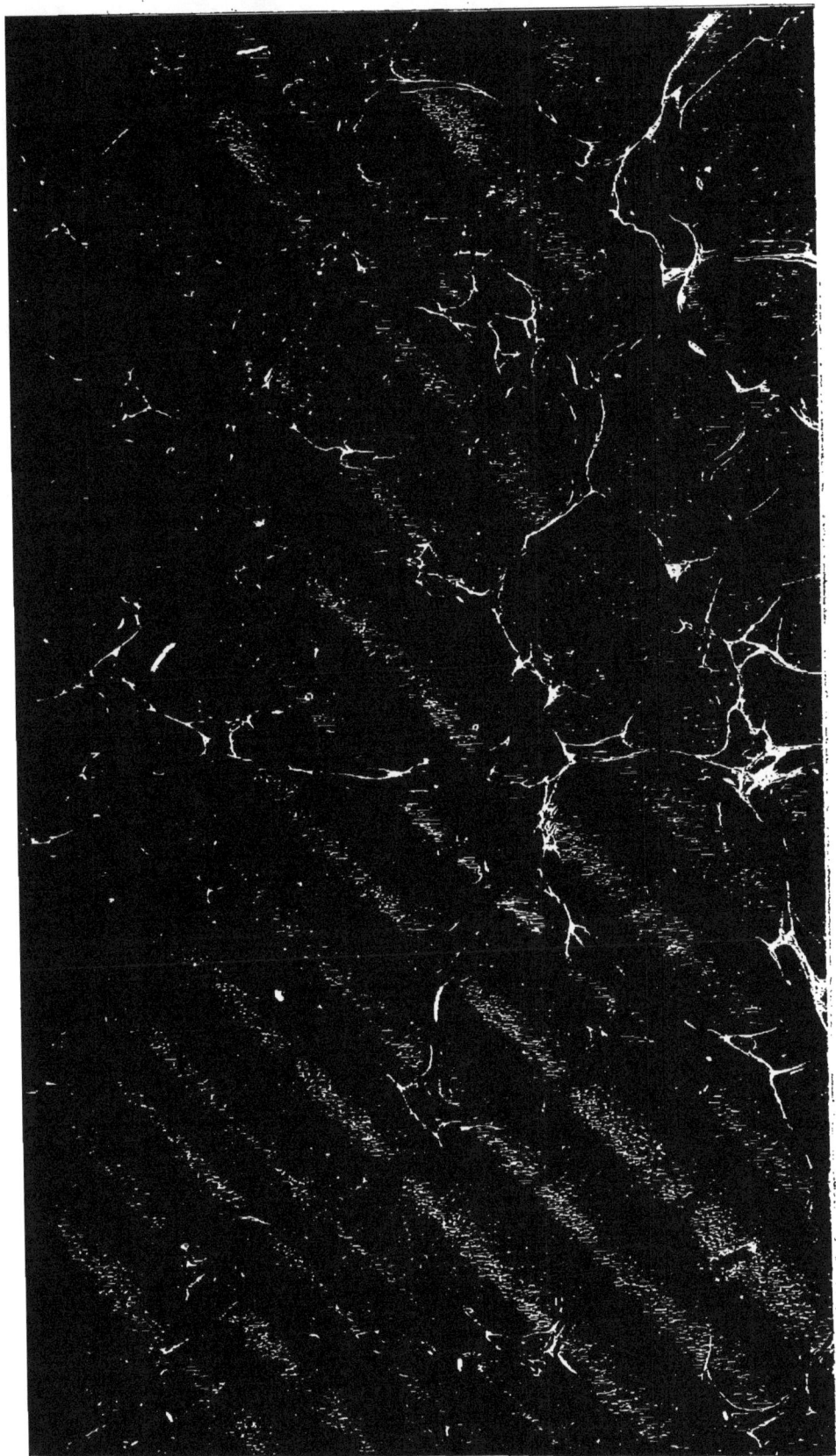

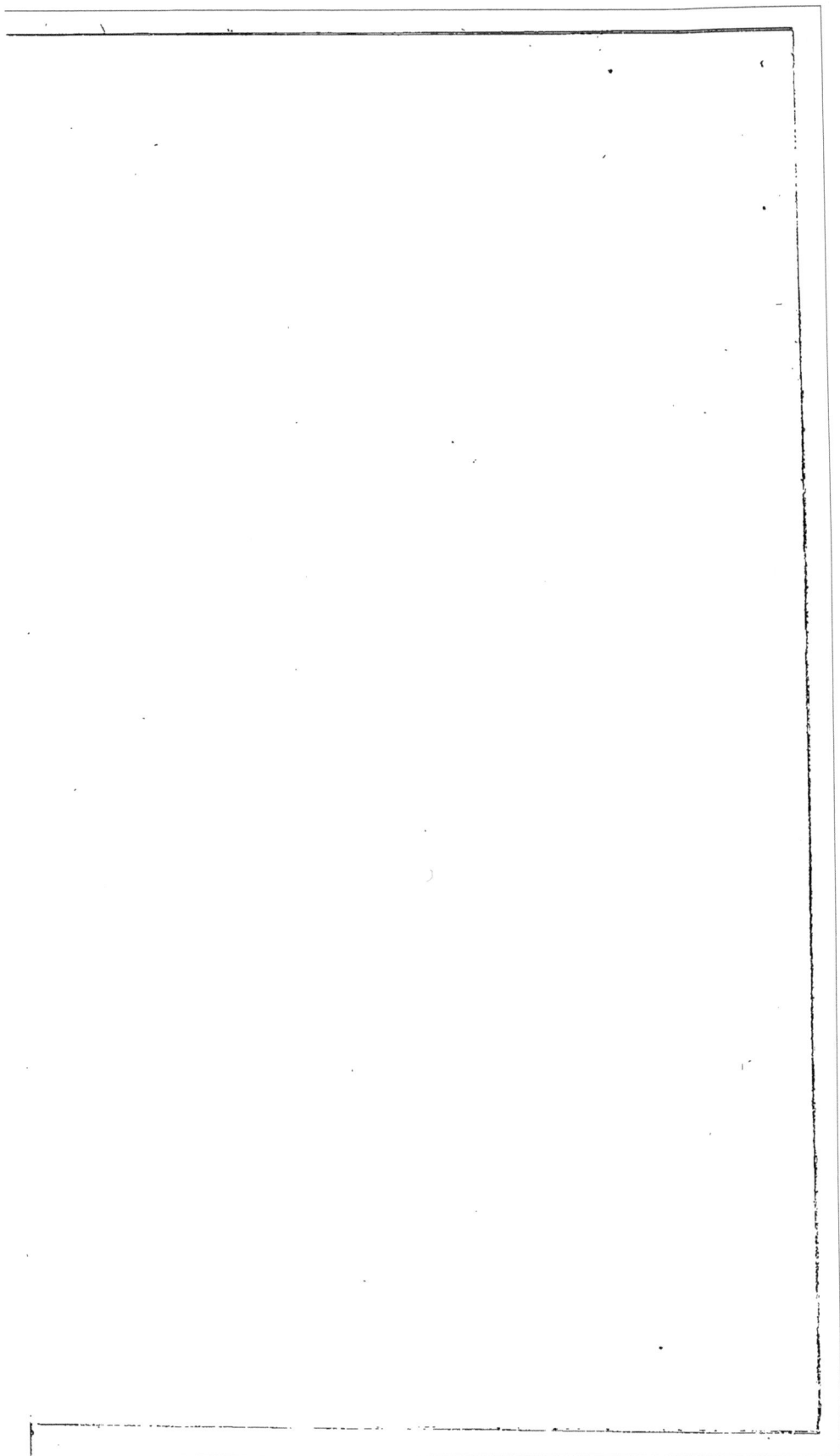

$T_a \, {}^{60}_{11}$
B

T_{3306}
A

MANUEL

DE L'ANATOMISTE.

DE L'IMPRIMERIE DE P. GUEFFIER,

Rue Guénégaud, n°. 31.

MANUEL
DE L'ANATOMISTE,

OU

Traité méthodique et raisonné sur la manière de
préparer toutes les parties de l'Anatomie, suivi d'une
Description complète de ces mêmes parties ;

Par J. P. MAYGRIER,

Docteur en Médecine de la Faculté de Paris, Professeur d'Anatomie
et de Physiologie, d'Accouchemens, de Maladies des Femmes et
des Enfans ; Médecin attaché au Bureau de Charité du dixième Ar-
rondissement et au deuxième Dispensaire ; Membre de la Société
Médicale d'Emulation de Paris, de celle de Médecine-pratique de la
même ville ; des Sociétés de Médecine de la ville de Liége, de Tou-
louse ; de celles des Sciences de Mâcon, de Marseille, etc.

QUATRIÈME ÉDITION,
REVUE, CORRIGÉE ET AUGMENTÉE.

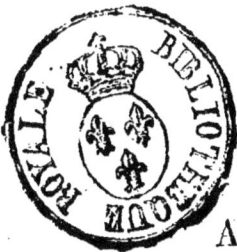

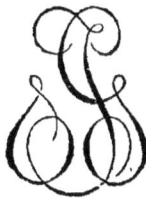

A PARIS,

Chez GABON, Libraire, rue de l'Ecole de Médecine, attenant
à ladite Ecole ;
Et à Montpellier, chez ANSELME GABON, Libraire, Grand'Rue.

1818.

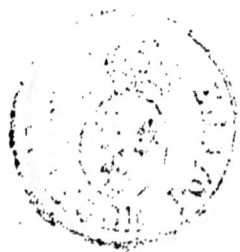

A MONSIEUR

DISTEL,

Chevalier de l'Ordre de Saint-Michel, ancien Chirurgien des Camps et Armées, premier Chirurgien ordinaire du Roi, faisant fonctions de premier Chirurgien.

MONSIEUR,

Vous avez mis le comble à tous les témoignages de bienveillance, je dirai même d'amitié, dont vous avez bien voulu m'honorer depuis long-tems, en permettant que la quatrième édition de mon Manuel de l'Anatomiste *parût sous vos auspices.*

Souffrez, Monsieur, que je saisisse cette occasion pour vous exprimer ma vive reconnaissance et vous prier de croire au dévouement sans bornes et à la haute considération avec laquelle

J'ai l'honneur d'être,

Monsieur,

Votre très-humble et très-obéissant Serviteur,

J. P. MAYGRIER, D. M. P.

AVIS

SUR

CETTE QUATRIÈME ÉDITION.

En publiant la quatrième édition de mon *Manuel de l'Anatomiste*, je crois devoir m'abstenir de toute réflexion nouvelle sur la distribution générale des matières qu'il renferme, ainsi que sur les avantages qu'en ont retirés ceux pour lesquels il a été composé. L'ouvrage est jugé : bon ou mauvais, il ne m'appartient plus de pouvoir en changer la destinée; quel que soit le jugement qu'on en portera désormais, on ne peut au moins contester qu'il ne soit d'une grande utilité pour ceux qui se destinent à l'étude pénible et minutieuse de l'Anatomie.

Les auteurs, en général, emploient toutes sortes de moyens, et souvent même font de très-grands sacrifices, pour obtenir que les personnes chargées de faire connaître les productions nouvelles, donnent une idée avantageuse de leurs ouvrages; ils ne peuvent supporter l'idée de la plus petite observation critique. Si ce malheur leur arrive, ils se tourmentent, se désolent et ne tarissent point sur la mauvaise foi et l'injustice des personnes qui les ont critiqués. C'est une grande foiblesse, pardonnable peut-être, mais dont il faut les guérir, en ne cessant de leur répéter que, quel que soit le mal ou le bien que l'on dit d'un ouvrage, il finit toujours par être mis à sa véritable place. Combien n'en a-t-on pas vus, en effet, dont la renommée vantait le mérite, tomber à la longue dans l'oubli le plus complet; et d'autres, au contraire, que la critique cherchait à faire oublier, triompher de tous les obstacles, et jouir enfin d'une véritable réputation, preuve incontestable du talent de leurs auteurs? *Habent sua fata libelli.*

Je dois répondre cependant au reproche qui m'a été fait par quelques personnes, d'avoir trop négligé peut-être, dans mon ouvrage, de citer les auteurs qui m'ont servi de guide ; j'avouerai que les livres m'ont été d'un faible secours, et que la vue répétée des mêmes sujets, sur la grande quantité de cadavres que j'ai disséqués, m'a paru devoir être la seule autorité que je dusse invoquer.

D'ailleurs, si j'ouvre les deux ouvrages d'Anatomie et de Physiologie qui, dans ces derniers tems, ont obtenu le plus de succès, j'y vois que leurs auteurs, Bichat et le professeur Richerand, ont été très-sobres de citations ; et certes, on ne peut accuser ni l'un ni l'autre de n'avoir pas possédé les connaissances les plus précieuses, comme les plus étendues, de la science sur laquelle ils ont écrit.

On ne rend pas assez de justice, en général , aux ouvrages élémentaires, ainsi qu'aux auteurs qui se livrent à ce genre de composition. On s'imagine que rien n'est plus facile ; c'est une erreur qu'il est nécessaire de combattre.

L'*Anatomie* de Dionis , et le *Traité d'Opérations* du même auteur , eurent, dans leur tems , un succès que les ouvrages de Winslow et de Sabatier, sur les mêmes matières, ont pu seuls faire oublier.

Qui ne connaît les *Principes de Chirurgie* de La Faye, et l'influence extraordinaire qu'ils ont eue, pendant un demi-siècle, sur les premières études médicales ?

Ceux que le docteur le Gouas a publiés sous le même titre jouissent d'un succès qu'ils doivent à leur forme élémentaire, et à l'excellent esprit dans lequel ils sont écrits.

La grande *Physiologie* de Haller aurait peut-être été moins appréciée, sans l'heureuse idée qu'il eut de publier ses Premières lignes de Physiologie.(*Primæ lineæ Physiologiæ.*)

Le *Système des Connoissances chimiques* est, sans contredit, un des plus beaux monumens élevés, dans ces derniers tems, à la chimie; mais la *Philosophie chimique*, du même auteur, me paraît une production inappréciable; enfin, les *Nouveaux Elémens de Physiologie* du professeur Richerand, en changeant la face de cette science, en ont tellement ré-

pandu le goût et l'étude, que sept éditions de
cet ouvrage, publiées dans l'espace de quelques années, ont à peine suffi à l'empressement que les élèves ont mis à se les procurer.

Mais ni Haller, ni La Faye, ni Fourcroy,
ni M. Richerand, ne se sont avisés de surcharger
les ouvrages qu'ils destinaient aux jeunes étu-
dians, d'une érudition qui leur eût été très-
inutile. Les uns et les autres ont été très-avares
de citations, et aucun d'eux ne s'est imaginé
qu'on l'accuserait un jour d'ignorer l'histoire
d'une science à laquelle, au contraire, il faisait
faire de nouveaux progrès.

Je n'ai point la prétention de m'égaler à des
noms si célèbres, et mon Manuel est loin, sans
doute, des ouvrages que je viens de citer ;
mais si mon travail a pu faciliter aux jeunes
élèves l'étude d'une science longue et fatigante
par les immenses détails dont elle se compose,
j'aurai rempli la tâche que je m'étais imposée.

Enfin, je ne dois point terminer ce court
Avertissement sans prévenir le lecteur que j'ai
mis tous mes soins à rendre cette édition plus par-

faite encore que les précédentes, et qu'indépendamment des corrections de tout genre, dont il sera facile de s'apercevoir, j'ai également fait de nombreuses additions, qui, sans être très-étendues et très-importantes peut-être, n'en donnent pas moins une valeur nouvelle à mon travail. C'est sur-tout à l'article du système lymphatique que ces additions sont plus remarquables.

INTRODUCTION.

On doit considérer dans l'étude de l'Anatomie, 1°. sa définition; 2°. son origine; 3°. ses progrès; 4°. son mode d'étude et d'enseignement; 5°. ses divisions générale et particulière.

1o. *Définition.*

Préparation des parties constituantes des animaux; étude et connaissance de ces parties; science de l'organisme animal.

On parvient à ce triple but par des travaux constans et soutenus sur le cadavre, par des analyses chimiques des substances animales, par des expériences sur les animaux vivans; enfin, par la comparaison et le rapprochement des mêmes parties dans divers animaux, d'où résulte la connaissance parfaite des lois de la nature pour le maintien de la vie et l'exercice des fonctions qui l'entretiennent; c'est l'objet spécial de l'Anatomie : considérée dans l'espèce humaine , son but est la conservation de l'homme en santé.

2°. *Origine.*

L'origine de l'Anatomie, comme celle de toutes les autres sciences, se perd dans la nuit des tems. Cet objet, d'ailleurs, ne peut inspirer qu'un médiocre intérêt par l'obscurité qui l'enveloppe. Seulement on dit qu'Apis, prince égyptien, favorisa l'étude de l'Anatomie ; mais qu'Acméon, qui vivait quelque tems avant Hippocrate, fut le premier qui s'en occupa d'une manière particulière ; les connaissances qu'il devait avoir en Anatomie étaient très-bornées, comme on doit le présumer, car il croyait que les chèvres respiraient par les oreilles. Cependant cette opinion, toute singulière qu'elle paraît au premier coup-d'œil, n'est pas aussi dénuée de fondement qu'on pourrait le croire, et M. Cuvier observe très-judicieusement qu'Acméon auroit bien pu être conduit à cette erreur par la communication de la trompe d'Eustache dans le pharynx ; en admettant, il est vrai, la possibilité du passage de l'air extérieur à travers les diverses parties de l'oreille interne.

Empédocle, Anaxagore le suivirent ; mais il ne nous reste rien d'eux. Démocrite d'Abdère vint ensuite ; une

vie extrêmement retirée et les études les plus approfon-
dies sur toutes les parties de la science de la nature,
lui donnèrent une telle célébrité, que ses contemporains, éblouis de ses grandes connaissances, et le
croyant atteint de folie, consultèrent Hippocrate qui
leur dit : *Celui que vous croyez atteint de folie, est le
plus sage d'entre vous.*

Aristote, qui vivait à-peu-près à cette époque, s'occupa beaucoup de l'étude des animaux ; mais ses travaux, principalement dirigés vers l'histoire naturelle,
ne firent point faire de véritable progrès à l'Anatomie
humaine proprement dite. C'est à Dioclès que l'on doit
les premières notions sur l'art de disséquer les animaux,
quoique les ouvrages de ce médecin, que l'on croit
avoir été contemporain de Platon, ne soient point parvenus jusqu'à nous. Tels sont les hommes qui ont fixé,
pour ainsi dire, l'origine de l'Anatomie. Mais comme ce
sont ses progrès qu'il importe sur-tout de connaître,
je vais en présenter le tableau ; pour mettre plus
d'ordre et de clarté dans cette exposition, j'assignerai
à l'Anatomie quatre époques mémorables, époques
pendant lesquelles, cultivée avec beaucoup d'éclat et
de succès, elle a fait des progrès véritables.

3o. *Progrès.*

Première époque. Elle se rapporte au tems d'Érasis-
trate et d'Hérophyle. Ces deux célèbres médecins,
contemporains d'Hippocrate, mais que quelques personnes font naître long-tems après le père de la médecine, s'occupèrent beaucoup d'Anatomie. Ils furent
l'un et l'autre poursuivis et persécutés pour avoir
disséqué des hommes. On dit même qu'ils portèrent la
hardiesse, ou, pour mieux dire, l'enthousiasme de
l'Anatomie, jusqu'à disséquer les hommes vivans;
c'est une erreur accréditée par l'ignorance des tems où
vécurent Hérophyle et Erasistrate, et par cet amour
du merveilleux, partage ordinaire de la multitude.
Comment concevoir, en effet, que des hommes aussi
éclairés que l'étaient Hérophyle et Erasistrate, foulant
aux pieds tout sentiment d'humanité, se fussent ainsi
exposés à la fureur de leurs contemporains, pour qui
la simple violation des dépouilles mortelles était un
crime que la mort seule devait expier ?

Tous deux se déterminèrent à faire le voyage d'A-
lexandrie, pour y exercer leur profession, et sur-tout
pour y jouir de la facilité d'y disséquer des cadavres,
sous la protection des rois d'Egypte.

Hippocrate, qui appartient à la première époque, joignit également à ses grandes connaissances celle de l'Anatomie. On trouve dans ses ouvrages un Traité imcomplet, il est vrai, sur cette science, mais étendu pour le tems où il vivait.

S'il est vrai qu'Hippocrate ait vécu long-tems avant Hérophyle et Erasistrate, il n'a pu connaître les beaux travaux de ces derniers sur l'Anatomie ; et ce qu'il nous a laissé sur cette matière, dans les écrits que nous possédons de lui, en devient encore plus précieux.

Entre ces hommes si recommandables et Galien, c'est-à-dire, pendant l'espace de près de sept cents ans, l'étude de l'Anatomie fut peu cultivée et ne fit que des progrès médiocres. On rencontre seulement quelques faits épars çà et là, mais qui étaient loin de donner une face nouvelle à la science. Il fallait qu'un homme également doué d'un génie actif et de connaissances étendues, se livrât tout entier à l'Anatomie et résolût d'en reculer les bornes. Ce fut Galien qui en eut la gloire.

Deuxième époque. Médecin de l'empereur Marc-Aurèle, Galien donna un nouvel essor à l'histoire des êtres organisés. Il voyagea beaucoup, et rapporta de ses voyages de grandes connaissances, dont il enrichit

b

sa patrie. Il avait beaucoup d'adresse dans les dissections, et faisait très-habilement des expériences sur les
animaux : on peut en juger par la facilité avec laquelle
il éteignait la voix, par la section nette et prompte du
nerf récurrent. Cependant on ne doit lire ses descriptions qu'avec une certaine réserve, parce qu'il n'em-
ploya le plus souvent que des animaux dans ses recherches anatomiques, des singes sur-tout. On peut s'en
convaincre par l'étonnement qu'il montra à la vue d'un
squelette d'homme. De son tems on faisait le voyage
d'Alexandrie pour voir des os humains, qu'il eût été
plus facile de préparer à Rome, comme le remarque
Vicq-d'Azir. Mais on connaît le respect religieux que
les Romains avaient pour les morts, et le soin qu'ils
prenaient de leurs funérailles. Les efforts que fit Galien
pour multiplier ses connaissances en Anatomie, n'en
sont que plus recommandables par conséquent. C'est
dans son livre intitulé *de Usu partium* que se trouve
consigné le résultat de ses travaux anatomiques.

Les médecins les plus recommandables, dont les
noms se rattachent à cette époque, sont Asclépiade,
Thémison, Thessalus, Celse et Cælius Aurelianus.

Après Galien un voile épais se répandit sur toutes
les sciences. Les guerres continuelles que firent les

peuples des extrémités opposées du globe , la descente des Goths et de tous les peuples du Nord dans les pleines fertiles et tempérées du Midi, et sur-tout le saccage de Rome , amenèrent la plus horrible barbarie , et les sciences furent entièrement plongées dans l'oubli. L'anatomie sur-tout l'éprouva plus que toutes les autres, et on est forcé de parcourir un espace de près de quatorze siècles pour la voir renaître et briller d'un nouvel éclat. Les médecins arabes , occupés des rêveries de l'alchymie et d'astrologie judiciaire , négligèrent l'Anatomie , qui ne fit aucun progrès entre leurs mains.

Troisième époque. C'est du seizième siècle que date la troisième époque. On la doit à Vésale , qui fut , à juste titre , nommé le grand Vésale , le père et le restaurateur de l'Anatomie. Il professait à Pavie, ville célèbre par son université. Ses connaissances étaient immenses. Son grand ouvrage fut fait à vingt-neuf ans. Tous ses travaux roulent sur l'anatomie de l'homme. Ses descriptions sont claires et exactes, et pour ainsi dire complètes, au moins pour ce qui regarde les os et les muscles. Son ouvrage est orné de planches magnifiques.

Comme Erasistrate , il fut accusé d'avoir porté le scalpel sur un homme vivant. La famille du mort

était puissante ; les ennemis du Vésale s'en servirent
pour lui faire éprouver les plus grandes amertumes. On
rapporte que le chagrin hâta ses jours, et qu'il mourut
à son retour d'un voyage de la Palestine, qu'il avait
été contraint de faire pour expier de prétendus crimes
que la calomnie lui avait suscités.

A-peu-près à la même époque naquirent une foule
de grands hommes, qui, cultivant à l'envi l'Anatomie
avec le plus grand succès, lui firent faire les progrès
les plus rapides. Les plus célèbres furent Colombus,
Fallope, Fabrice d'Aquapendente, Casserius, Eustache,
Sylvius, etc.

Quatrième époque. Les premières époques de l'Anatomie ne nous ont encore montré cette science qu'au
berceau et réduite, pour ainsi dire, à un très-petit
nombre de faits, qu'il était facile de graver dans sa
mémoire, sans le secours d'aucune méthode : mais à
mesure qu'elle s'est enrichie de nouvelles découvertes,
à mesure que les descriptions ont été et plus fidèles et plus
détaillées, on a senti le besoin d'une méthode qui pré-
sentât la science sous un point de vue général, et qui
la débarrassât des entraves qui jusque-là s'étaient opposées à son étude et à son avancement. Ce fut l'illustre
Bacon qui eut la gloire de démontrer et de convaincre

ju'on ne pouvait faire de progrès dans les sciences ,
et particulièrement en Anatomie , sans le secours d'une
bonne méthode. Ce qu'il conçut, Winslow l'exécuta
avec un succès dont la gloire ne s'est point affaiblie depuis, malgré les beaux travaux des anatomistes modernes. Je date donc la quatrième époque de l'Anatomie
du milieu du siècle dernier. L'ouvrage immortel de
Winslow la conservera et la rendra à jamais mémorable.
Personne , avant lui, n'avait présenté l'Anatomie sous
un jour aussi lumineux : beauté et élégance de descriptions , méthode ingénieuse , ordre , clarté et exactitude ,
son livre renferme tout ; et, sous ce rapport , l'Anatomie
descriptive au moins est parvenue à la perfection.

Dans le long intervalle de temps qui s'est écoulé
entre Vésale et Winslow, plusieurs hommes d'un grand
mérite firent de l'Anatomie l'objet de tous leurs travaux
et l'ont enrichie de faits nombreux et de découvertes
importantes. La reconnaissance de la postérité ne se
lassera point de répéter les noms de Sanctorius, de
Riolan, de Spigel, de Harvey , de Pecquet, de Glisson,
de Stenon , des deux Bartholin , de Willis , de Vieussens, de Ruisch, de Malpighy , de Morgagny , de
Palfin, d'Albinus, d'Heister, de Duverney , de Lieutaud, de Senac , et de tant d'autres savans anatomistes
dont s'honore la science de l'homme.

Mais une cinquième époque se prépare, plus grande, plus philosophique, plus majestueuse dans sa marche, plus intéressante dans ses résultats. Ce sera sur tout aux travaux immortels des Haller, des Buffon, des Daubenton, des Vicq-d'Asir, des Sabatier et des Desault, que nous en serons redevables ; et leurs dignes successeurs, Cuvier, Walter, Boyer, Sœmmering, Chaussier, Blumenbach, Zinn, Scarpa, Bichat, Dumas, Laumonier, Meckel, Portal, Duméril, Richerand, Dupuytren, Ribes, Larrey, etc., justifiant les hautes destinées qui les attendent, imprimeront au siècle présent un essor dont le but sera la connaissance complète de la nature.

4°. *Mode d'étude et d'enseignement.*

A l'époque actuelle de la science anatomique, il est très-difficile d'indiquer quel est le meilleur mode d'étude et d'enseignement à suivre pour la cultiver et en hâter les progrès. Cette branche de la médecine prend un tel essor, ses découvertes sont si nombreuses, ses faits si multipliés, les points de vue sous lesquels on peut l'envisager sont si féconds, qu'on ne peut encore offrir que des règles générales. Cependant dans cette espèce, non pas de confusion, mais d'incertitude, il serait peut-être plus avantageux qu'on ne pense que les ana-

tomistes modernes voulussent s'entendre sur cet objet. L'enseignement de l'Anatomie n'ayant pour but que
l'instruction des élèves, un pareil motif devrait les
engager à adopter un plan, une méthode uniforme,
dont ces mêmes élèves retireraient les plus grands
avantages. Car si les anatomistes modernes, dans leur
noble enthousiasme et leurs brillantes conceptions,
ne posent pas un but vers lequel désormais tous leurs
travaux doivent se diriger, alors je crains que, de tant
d'efforts réunis pour arriver à une perfection si désirée,
il ne reste que la douloureuse certitude d'avoir mé-
connu les véritables moyens d'y arriver. Je désire ar-
lemment que mes craintes à cet égard soient chimé-
riques.

L'Anatomie ne pouvant plus être isolée de la physiologie, et celle-ci étant le résultat des connaissances
que fournit la première, il faut absolument que le
professeur d'anatomie chargé de diriger les études des
élèves, réunisse ces deux branches d'une même science.
Mais les faits qui appartiennent à l'une et à l'autre ont
si nombreux, qu'il serait très-difficile de faire marcher de front l'enseignement de l'une et de l'autre.

Cette vérité a été sentie par tous ceux qui s'occupent
de l'enseignement de l'Anatomie ; c'est pourquoi cette

dernière et **la** physiologie forment chacune un corps
de doctrine distinct et séparé, ayant le même but,
mais procèdant par des voies différentes. Je n'agiterai
point ici la question de savoir s'il est plus avantageux
pour la science et plus utile pour l'instruction que la
physiologie soit enseignée à part ou réunie à l'enseignement de l'anatomie : le temps et l'expérience déci-
deront en faveur de l'une ou l'autre méthode, dont
le succès justifiera l'excellence.

Comme je n'ai point l'intention de donner un Traité
complet d'Anatomie, mais seulement un Essai sur les
préparations anatomiques, et que, dans la partie descriptive des objets, j'ai tenu une marche différente de
celle qu'ont adoptée les anatomistes les plus modernes,
il était assez peu important que je suivisse moi-même
telle ou telle méthode ; ou pour mieux dire, j'ai dû
en imaginer une qui me fût particulière, adaptée
d'ailleurs au genre de travail que je soumets au public.
En effet, je n'ai de commun avec les autres ouvrages
d'Anatomie que la matière qui y est traitée. Le but n'est
plus le même. Cependant je dois annoncer ici que, si
j'avais un travail de longue haleine à publier, et dans
lequel je voudrais faire entrer tout ce qui a rapport à
la science de l'homme, je donnerais la préférence au
plan proposé par le professeur Chaussier, et dont il a

offert de si beaux développemens dans ses *Tables synop-
tiques*. Mais n'ayant en vue que la plus grande utilité
des élèves , et les ouvrages qui leur servent de guide
dans leurs travaux anatomiques ayant un autre plan ,
j'ai dû me rapprocher de ces derniers. Je marcherai
sur-tout sur les traces de Winslow , dont le travail me
paroît inappréciable. Desault, qui a de si juste droits
à notre reconnaissance , a, selon moi, manqué le véritable but, en s'éloignant du plan et de la méthode de
Winslow. C'eût été pour lui une idée très-heureuse de
prendre Winslow pour type de ses leçons, d'en donner
une nouvelle édition corrigée et augmentée du fruit de
ses propres connaissances , et d'unir ainsi son nom à
un ouvrage que le sien n'a point fait oublier , et qui
vivra aussi long-tems qu'on cultivera l'Anatomie.

5°. *Divisions générale et particulière.*

Les anciens divisaient l'étude de l'Anatomie en Squélétologie et en Sarcologie. Dans la première, ils traitaient
spécialement des os, mais ils y faisaient entrer également l'étude des cartilages , des ligamens , du périoste ,
de la synovie , de la moelle et du suc médullaire. La
seconde comprenait l'histoire de toutes les parties molles,
qu'ils subdivisaient en Myologie , en Splanchnologie ,
en Angéiologie , en Névrologie et en Adénologie. Cette

division , tour-à-tour abandonnée et reprise par les anatomistes modernes , a été suivie en partie par Sabatier : Desault et Bichat l'ont négligée ; mais le professeur Chaussier l'a conservée dans toute sa pureté. Nous la croyons exacte et très-raisonnable ; c'est celle que nous préférons. Winslow , en suivant servilement le plan de Vésale , a donné une preuve d'une coupable condescendance , et la division générale de son *Anatomie* présente quelques vices. Mais sous le rapport des descriptions particulières , tout en l'égalant, les anatomistes modernes n'ont pas mieux fait que lui. M. Portal s'en est beaucoup rapproché dans son *Anatomie médicale* , et son ouvrage lui doit la plus grande partie de sa gloire. Ainsi , allier les méthodes générales modernes avec les descriptions particulières de Winslow , me paraît le véritable moyen de donner une idée exacte et précise des diverses parties de l'Anatomie. On trouve dans le *Traité d'Anatomie* de M. Boyer un modèle en ce genre, à la fin du volume de Myologie, sous le titre de *Myologie analytique.*

Quoique mes propres travaux m'aient été d'une grande utilité pour l'Ouvrage que je publie, et que j'aie scrupuleusement vu et vérifié par moi-même tout ce qui y est contenu, je n'ai point négligé de consulter les ouvrages des anatomistes modernes, et de profiter des lumières qu'ils m'ont fournies. De plus, dix-huit années employées en partie à l'étude de cette science, en partie à son enseignement, doivent me mériter la confiance de ceux pour qui cet Ouvrage est destiné.

Dans l'étude, comme dans l'enseignement de l'Anatomie, il y a la science et l'art. La première, qui touche à la perfection, se trouve exposée avec la plus grande exactitude dans des ouvrages qui jouissent d'une juste célébrité. L'art des dissections, au contraire, quoique cultivé avec beaucoup de succès dans ces derniers tems, ne se trouve écrit nulle part d'une manière méthodique ni assez détaillée. Il est vrai que les personnes attachées aux travaux anatomiques dans les amphithéâtres particuliers, possèdent cet art au plus haut degré de perfection; mais le plus grand nombre des élèves en ignore les principes. Rebutés par les difficultés dont se trouve hérissée la dissection de l'Anatomie, souvent ils en abandonnent l'étude, et leurs progrès dans les autres branches de la médecine en souffrent singulièrement. C'est pour eux spécialement que j'ai composé ce Traité.

Je me suis dispensé d'indiquer ces préparations si soignées, fruit de la patience et du tems, qui flattent l'œil et n'en sont pas plus instructives; nécessaires

quand il faut les offrir à la vue d'un nombreux audi-
toire, ou quand elles sont destinées à l'ornement des
cabinets d'anatomie, dans lesquels elles doivent être
conservées, mais inutiles à l'élève qui travaille pour
lui seul. Je me bornerai donc aux détails indispensables. On trouvera en tête de la Myologie des notions
préliminaires sur l'art de la dissection, dont l'élève
pouvait se passer pour l'étude de l'Ostéologie.

MANUEL

DE

L'ANATOMISTE.

EXPOSITION PRÉLIMINAIRE.

L'ÉTUDE de l'homme se compose de trois branches distinctes d'une même science. La première a pour objet la connaissance des parties constituantes de l'économie animale : c'est l'anatomie proprement dite ; comme science descriptive, elle appartient à l'histoire naturelle. La deuxième s'occupe de l'étude des phénomènes et des actes de la vie ; ces derniers portent le nom de fonctions, et la science qui en résulte, celui de physiologie. La troisième cherche à connaître les dérangemens qui surviennent, ou dans l'exercice de ces fonctions : c'est la physiologie médicale ; ou dans les organes qui les entretiennent : c'est l'anatomie pathologique. De ces trois branches, la première seule m'occupera.

Elle se divise en squelétologie et en sarcologie : cette dernière elle-même se subdivise en myologie, en splanchnologie, en angéiologie, en névrologie, et en histoire des vaisseaux lymphatiques. La squelétologie comprend l'histoire des os, des cartilages, des ligamens, du périoste, des prétendues glandes synoviales, de la synovie, de la moëlle et du suc médullaire.

Le premier soin de l'élève qui veut étudier l'anatomie, est d'avoir un squelette et des os séparés. Pour se procurer les derniers, il faut, s'il est possible, les préparer soi même : l'arran-

I

gement méthodique des os, pour en former un squelette, exige quelques soins que nous indiquerons plus bas.

Tous les cadavres ne sont pas également favorables pour en conserver les os; il y a du choix et de la préférence : sans cette précaution, on court les risques d'employer beaucoup de tems en pure perte. Pour les obtenir tels qu'on les désire, il faut choisir un sujet adulte, de vingt-cinq à trente ans, d'une stature de cinq pieds quatre pouces au moins, infiltré, s'il est possible, ou qu'une longue maladie a conduit lentement à la mort, sans difformités apparentes, et dont aucun virus connu n'a altéré l'intégrité des tissus. La préparation des os exige qu'on les dépouille d'abord, et avec précaution, de toutes leurs parties molles, et qu'on les sépare de leurs articulations : frottés rudement avec un linge sec et grossier, ou une brosse, ils sont ensuite plongés dans l'eau, que l'on renouvelle de tems en tems; on les retire au bout de deux ou trois mois, pour les exposer pendant quelques jours à l'air libre, et ensuite au soleil, si cela est possible. Les vertèbres, les os du bassin, les côtes et le sternum ne doivent pas rester plongés dans l'eau aussi longtems que les autres os, parce que leur tissu s'altère et se détruit par une trop longue macération : le sternum lui-même exige qu'on l'enlève avec les cartilages intercostaux, près de leur union avec les côtes, et qu'on le fasse sécher sans le soumettre à la macération.

Un moyen d'avoir encore plus promptement des os très-blancs, c'est de laisser manger une partie des chairs par les vers. Lorsque les os sont à-peu-près dépouillés, on les fait macérer pendant un mois environ; ensuite on les retire de l'eau pour les laisser sécher.

On emploie un procédé encore plus expéditif dans nos amphithéâtres. Après avoir grossièrement enlevé une partie des chairs, on met le tout, le sternum excepté, dans une chaudière remplie d'eau, que l'on fait bouillir six à sept heures. Les os, retirés successivement, sont à l'instant même complètement débarrassés des parties molles qui les recouvrent encore. Plongés ensuite dans de l'eau ordinaire pendant sept à huit jours, on les retire de nouveau pour les laisser sécher.

On peut également parvenir à avoir des os très-blancs, et même à les avoir très-promptement, par des procédés différens de ceux que je viens d'indiquer ; c'est, lorsqu'on les fait bouillir, d'y ajouter de la chaux, de la potasse pure ou du savon ; mais ces préparations demandent une main exercée, ainsi que la connaissance des ingrédiens et des doses que l'on doit employer. Je crois devoir passer sous silence ces détails, qui, sans être étrangers à mon sujet, le sont au moins au plan que je me suis tracé.

Les os bien macérés et ayant été suffisamment exposés à l'air, on peut s'en servir pour monter un squelette, ou les garder ainsi isolés pour les étudier séparément. L'art de monter un squelette suppose la connaissance parfaite des os, sans laquelle on ne peut les mettre dans le rapport respectif que la nature leur a assigné. Ce travail exige du soin, de la patience, de l'adresse et une certaine dextérité que tous les élèves n'ont pas ; c'est pourquoi je leur conseille d'avoir recours, pour cet objet, à ceux de leurs camarades qu'ils savent s'occuper de ces sortes de travaux.

Mais il ne faut pas se borner, quand on veut étudier l'ostéologie, à n'avoir qu'une seule espèce de squelette ; il est nécessaire de joindre à celui dont nous venons de parler, et qu'on nomme *squelette artificiel*, un autre de même grandeur, mais dont toutes les pièces soient maintenues entre elles par les liens que la nature elle-même a disposés ; on appelle celui-ci *squelette naturel* : enfin, il est à propos d'avoir, pour remplir le même objet, un squelette de fœtus, d'enfant et de vieillard. Si on avait du goût pour l'anatomie comparée, il faudrait se procurer des squelettes de quelques animaux, pour faire avec celui de l'homme des rapprochemens dont on retire toujours de grands avantages. Je ne manque point, autant que cela se peut, d'avoir égard à cette circonstance dans mes cours d'anatomie. Plusieurs faits en physiologie seraient encore inconnus sans le secours de l'anatomie comparée.

Le squelette naturel n'exige pas autant de soins et ne demande pas autant de tems pour sa préparation que le squelette artificiel. Pour le premier, on choisit un cadavre qui remplit les mêmes conditions que lorsqu'on veut en faire macérer les os. Il suffit alors de le débarrasser de toutes les chairs qui l'environnent, en respectant les articulations. Après l'avoir fait sécher, on passe à plusieurs reprises une couche de vernis sur l'ensemble des parties, et on les conserve pour l'étude.

On se sert plus généralement de jeunes sujets pour en faire des squelettes naturels. Mais quel que soit l'âge de ces derniers, la manière de se débarrasser du cerveau diffère de celle que l'on emploie pour le squelette artificiel. Comme le grand trou occipital n'est point mis à découvert dans le squelette naturel, et qu'il ne faut point toucher aux articulations, on ne peut évacuer le cerveau par cette ouverture ; mais on y parvient facilement en enlevant sur les parties latérales du crâne deux portions en lozange, de devant en arrière, à une distance de deux travers de doigt l'une de l'autre, pour ménager la tente du cerveau. La masse cérébrale évacuée, on dispose, en conservant l'intégrité des meninges, quelques fils d'archal pour assujétir les deux pièces qu'on a enlevées; ce qui donne la facilité de découvrir à volonté l'intérieur du crâne.

Pour les fœtus dont on veut faire des squelettes naturels, on se débarrasse de la masse cérébrale, par l'écartement des pariétaux à l'endroit de leur suture, ou par l'une des fontanelles.

———

On considère dans les os une conformation externe et une structure interne.

A. La conformation externe comprend :

1º. *Le nom.* Quoiqu'il ne soit pas toujours en rapport avec l'objet qu'il représente, il faut le conserver cependant, sans quoi la science serait un chaos. Il nous suffira d'indiquer le nom de chaque os, à mesure que nous en traiterons.

2º. *Le nombre.* Il est absolu ou relatif. Le nombre absolu des os se compose de tous ceux qui forment le squelette ; il est communément de 240. On les compte de la manière suivante :

A la tête. Le frontal, les pariétaux, l'occipital, les temporaux, l'ethmoïde et le sphénoïde, pour le crâne; les os maxillaires, de la pommette, propres du nez, unguis, cornets inférieurs, palatins, le vomer et la mâchoire inférieure, pour la face: on y ajoute les trente-deux dents et l'os hyoïde.

Au tronc. Vingt-quatre vertèbres, pour la colonne vertébrale; vingt quatre côtes, dont douze de chaque côté, pour la poitrine; les deux os coxaux, le sacrum et le coccix, pour le bassin.

Aux membres supérieurs. L'omoplate et la clavicule, pour l'épaule; l'humérus, pour le bras; le cubitus et le radius, pour l'avant-bras; les huit os du carpe, sous les noms de scaphoïde, semi-lunaire, pyramidal et pisiforme, pour la première rangée; de trapèze, trapézoïde, grand os et os crochu, pour la seconde rangée; des cinq os du métacarpe, et des cinq doigts, composés chacun de trois phalanges, excepté le pouce, qui n'en a que deux, pour la main.

Aux membres inférieurs. Le fémur, pour la cuisse; le tibia et le péroné, pour la jambe; la rotule, pour le genou; les sept os du tarse, qui sont: le calcaneum, l'astragal, le cuboïde, le scaphoïde et les trois cunéiformes; les cinq os du métatarse, et les cinq doigts ou orteils, composés chacun de trois phalanges, excepté le pouce, qui n'en a que deux, pour le pied.

Le nombre relatif a rapport à la place que les mêmes os occupent dans le squelette; en conséquence, ils sont *pairs* ou *impairs* : les derniers occupent constamment le centre du squelette; ils sont réguliers dans leur conformation, et représentent parfaitement à droite les objets qui sont à gauche : divisés dans leur partie moyenne, ils sont alors parfaitement semblables aux os *pairs* placés sur les parties latérales. Ceux-ci, qui se touchent quelquefois, comme les pariétaux, les os palatins, etc., le plus souvent sont séparés par les os *impairs*, et se trouvent même à des distances considérables, comme les os des membres.

3°. *La position.* Elle est absolue ou relative : la première indique d'une manière générale la place qu'occupe l'os dans le squelette; la seconde en détermine les rapports. *Exemple de la position absolue* : le coronal, ou frontal, est situé à la tête. *Exemple de la position relative* : le frontal est placé devant les pariétaux, au-dessus des os maxillaires supérieurs, etc. Pour bien saisir la théorie de la position des os, il faut supposer le squelette entouré de sept lignes ou plans, qui sont : l'antérieur, le postérieur, les deux latéraux, le supérieur, l'inférieur, et un septième qui, passant par le sinciput, et traversant directement le squelette de haut en bas, irait tomber entre les deux pieds. Selon qu'un os, ou une partie d'os, se rapproche davantage d'un de ces plans, on ajoute à la dénomination de la partie décrite le mot d'antérieur, de postérieur, etc.

4°. *La grandeur.* Parmi les os, les uns sont grands, les autres sont petits, d'autres enfin participent des premiers et des seconds; on les appelle os moyens: mais les dénominations de grand et de petit sont des abstractions, et supposent toujours que plusieurs objets de grandeur différente, mis en rapport, sont comparés entre eux. Ainsi, quand on dit que le fémur est un grand os, c'est que, dans le même instant, on le compare en idée à d'autres os du squelette qui ont des dimensions beaucoup moins étendues, et que, pour cette raison, on appelle os moins grands, moyens ou petits.

D'après ce raisonnement, les grands os du squelette sont le fémur, le tibia, le péroné, l'humérus et les os des hanches; les os de l'avant-bras, les côtes, les grands os du crâne, le sternum, l'omoplate et la clavicule sont des os moyens; et on range dans la classe des petits os tous ceux qui ne sont point compris dans les deux premières.

5°. *La figure.* C'est à l'aide de la géométrie qu'on a déterminé la figure particulière de chaque os; ils sont, d'après cea, carrés, triangulaires, prismatiques, cubiques, longs, courts, plats, etc. Cette figure se tire aussi de la disposition générale de leur conformation extérieure et de l'arrangement particulier des objets qu'on y remarque: ainsi les os impairs sont appelés réguliers ou symétriques, pour les raisons que nous avons énoncées plus haut, et le contraire a lieu pour les os pairs.

6°. *La direction.* Il en est de la direction des os comme de tous les autres corps de la nature; en conséquence, ils sont dans une direction verticale, horizontale ou oblique. Les grands os des membres sont dans une direction verticale; les clavicules, dans une direction horizontale; les côtes, le sternum, dans une direction oblique, etc. Chaque partie d'un os, isolée et distincte, peut aussi affecter une direction particulière, indépendante de celle de l'os lui-même. *Exemple :* la mâchoire inférieure est dans une direction horizontale ; mais son apophyse coronoïde affecte la verticale.

Indépendamment de ces considérations générales, les os présentent à leur surface extérieure des enfoncemens ou cavités, des élévations ou éminences : les premières sont articulaires ou non articulaires ; les articulaires sont profondes ou superficielles. Les profondes portent le nom de cavités cotyloïdes ; les superficielles, de glénoïdes.

Les cavités non articulaires reçoivent les noms de fosses, de trous, de conduits, de gouttières, de sinus, de sillons, de sinuosités, de canaux, d'aqueducs, etc. , selon que les cavités des os se rapprochent davantage de celles que je viens d'indiquer, et quelquefois d'après des conventions assez arbitraires, mais consacrées par l'usage.

Les éminences sont de même articulaires ou non articulaires : les premières sont appelées têtes, quand leur surface est parfaitement arrondie ; et condyles, quand elles sont applaties dans un sens et arrondies dans l'autre.

Les éminences non articulaires portent le nom d'épines, de crêtes, d'éminences coracoïdes, coronoïdes, mastoïdes, styloïdes, odontoïdes, clinoïdes, etc., quoique très-souvent il n'y ait pas la moindre ressemblance entre telle éminence et le corps connu auquel on la compare.

B. La structure interne des os comprend :

1°. *Leur couleur.* Elle diffère dans les divers âges de la vie. Plus foncée et rougeâtre dans les jeunes sujets par la surabondance de tous les fluides, elle pâlit à mesure qu'on avance en âge, et devient blanche dans la vieillesse ; elle est d'un blanc mêlé de gris chez l'adulte. Les os des femmes sont plus blancs que ceux des hommes. Les os des individus morts à la suite d'une longue maladie sont moins foncés en couleur que les os de ceux dont une mort violente et subite a terminé les jours.

2°. *Leur densité et épaisseur.* L'une est toujours en raison inverse de l'autre. La première est peu prononcée dans les os des jeunes sujets ; mais la seconde est considérable : c'est le contrai chez les vieillards. La densité étant le résultat de l'union intime et très-serrée des lames osseuses, doit être, pour ainsi dire, nulle chez les très-jeunes sujets, puisqu'alors leur tissu est facilement pénétré par une infinité de vaisseaux qui y versent des torrens de fluides de toute espèce. Avec l'âge, les élémens osseux deviennent surabondans Une grande partie des vaisseaux comprimée, identifiée avec l'os lui-même, ne reçoit plus de fluides, et tout concourt à donner aux os des personnes âgées une densité remarquable, et à diminuer leur épaisseur.

Dans les os longs, la densité est au centre, et l'épaisseur aux extrémités; dans les os plats, il en est de même pour la densité, mais l'épaisseur est à la circonférence : dans les os courts, cette disposition n'est pas aussi uniforme. On observe seulement que la plus grande densité de ces os se trouve aux endroits qui supportent le plus d'efforts.

3°. *Leurs élémens.* Nous renvoyons les détails de cet article à celui du développement.

4°. *Leurs cavités et vaisseaux.* Quoique la faiblesse de nos sens et l'imperfection de nos instrumens ne nous permettent pas de voir et de suivre très-loin les cavités et les vaisseaux des os, cependant nous n'ignorons pas que leur tissu, quelque serré qu'on le suppose, n'est qu'un réseau que pénètre une quantité incalculable de vaisseaux de tout genre : la sensibilité que manifestent les vieillards, même les plus avancés en âge, lorsque quelques maladies affectent ces organes, ou qu'on y pratique quelques opérations, ne laissent aucun doute à cet égard.

En n'examinant ici que ce qui est bien connu et avoué de tous les anatomistes, on admet trois sortes de cavités pour les os, et un nombre égal de vaisseaux qui les pénètrent. J'en excepte la grande cavité des os longs. On donne à ces cavités les noms de première, seconde et troisième espèces. Dans les grands os longs, et dans les os plats, les cavités de la première espèce se voient sans peine; elles se trouvent à quelque distance du centre de l'os : ce sont elles qui donnent passage aux vaisseaux nourriciers par excellence. Les cavités de la deuxième espèce occupent les extrémités des os longs, la circonférence des os plats, et toute la surface extérieure des os courts. Les cavités de la troisième espèce ne paraissent pas pénétrer dans l'intérieur de l'os : dispersées et disséminées à leur suface externe, ces cavités sont très-multipliées, et les vaisseaux qui s'y rendent très-déliés.

C. *Développement des os.* D'abord pulpeux, et comme mucilagineux, les os sont confondus avec le reste des parties, et ne peuvent pas en être distingués ; cet état dure au moins les sept premiers jours de la conception, après lesquels chaque système d'organes semble s'isoler, et présente des différences quant au mode d'accroissement. Avant de devenir cartilagineux, les os ont passé par l'état gélatineux, et ils le sont encore au vingtième jour de la première formation de l'embryon. Après vingt jours, les os passent rapidement de l'état cartilagineux à celui d'osseux ; et à six semaines, les clavicules, les côtes sont déjà osseuses : les os du crâne, ceux des membres suivent cet accroissement rapide des clavicules et des côtes. Quelques os de la face, les vertèbres, le sternum, ceux du bassin, les os courts de la main et du pied sont les plus lents à s'ossifier, et n'y parviennent même qu'après la naissance. Entre quinze à vingt ans, tous les os sont entièrement développés ; mais leur accroissement, qui ne se fait plus en longueur ni en épaisseur, continue d'avoir lieu cependant, et se prolonge même jusque dans la vieillesse la plus reculée. Le mécanisme du développement des os est celui-ci : — Lorsque l'embryon a acquis un certain degré de force, ce qui arrive vers le quarantième ou cinquantième jour de la grossesse, la nature transmet alors dans les vaisseaux qui se rendent aux os, une matière solidifiante, à laquelle on a donné le nom de terreuse, calcaire, de phosphate calcaire enfin. Cette matière terreuse, destinée à donner la force et la solidité aux os, se dépose d'une manière uniforme sur un point déterminé du cartilage. A ce premier point osseux viennent se rendre de nouvelles quantités de phosphate calcaire, qui, placées de proche en proche, et toujours d'une manière uniforme, finissent par envahir le cartilage et le font disparaître entièrement. Le phosphate calcaire qui, dans l'âge adulte, forme la majeure partie de chaque os, n'y est donc pas déposé de première origine ; il n'y vient que secondairement, et il est reçu dans les interstices du réseau cartilagineux. Cette vérité est pleinement démontrée par les expériences de Hérissant, qui consistent à plonger un os, ou portion d'os, dans de l'acide nitrique affaibli, et à le laisser ainsi jusqu'à ce qu'il devienne flexible, et, pour ainsi dire, cartilagineux : il reste au fond du vase une substance terreuse, qui n'est autre chose que le phosphate calcaire que l'acide nitrique a précipité.

Trois substances particulières semblent être le résultat du développement des os et de la distribution particulière de la matière solidifiante ; mais en y faisant une scrupuleuse attention, on voit qu'il n'y en a que deux, la gélatineuse et la terreuse. La première conserve toujours la forme et la figure particulière de l'os lui-même ; c'est le rudiment de l'os : la seconde n'est que déposée, et peut, pendant la vie ou après la mort, en être séparée : les urines en sont quelquefois singulièrement chargées.

Dans l'ordre naturel, voilà comment la partie solidifiante s'identifie à la partie gélatineuse, alors sous forme de cartilage. Dans les os longs, elle se montre d'abord dans le milieu de l'os, comme un petit anneau qui, prenant tous les jours plus d'extension, finit par envahir la presque totalité du cartilage. Il se passe un phénomène à-peu-près semblable aux extrémités de l'os ; chaque point osseux avance l'un vers l'autre, et ils s'arrêtent pendant quelque tems à l'endroit qui réunit les têtes au corps de l'os : c'est ce qui constitue les épiphyses. Par un nouvel effort d'accroissement, les épiphyses disparaissent, et à vingt ans il n'en existe plus dans aucun point de la charpente osseuse.

Les choses se passent autrement dans les os plats ; le premier point osseux se montre dans le centre, et par des irradiations gagne de proche en proche la circonférence.

Dans les os courts, le premier point osseux paraît à un endroit indéterminé de leur surface, et s'empare successivement de leur totalité.

De l'arrangement particulier du phosphate calcaire et du degré différent d'adhésion de ses molécules, résultent les substances compacte, spongieuse et réticulaire. La première se voit dans tous les os ; elle en occupe principalement l'extérieur : abondante dans

la partie moyenne des os longs, elle est plus rare à leurs extrémités, où la substance spongieuse prédomine. Elle forme dans les
os plats deux ames, entre lesquelles se trouve la spongieuse, qui
porte le nom de diploé aux os du crâne. Dans les os courts, elle
est réduite à une enveloppe très-mince, ces os étant presqu'en
totalité formés de substance spongieuse. La réticulaire n'existe que
dans les os longs, et elle en occupe l'intérieur.

D. *Connexion des os*. Deux choses constituent les connexions
des os : l'articulation et la symphyse. La première est le mode
d'union ; la seconde, le moyen. L'articulation n'est autre chose
que le rapprochement de deux ou de plusieurs os, par des surfaces
qui doivent continuellement être en rapport ; la disposition particulière de ces surfaces, leur degré de rapprochement, la mani-
festation plus ou moins grande du mouvement déterminent les
genres et les espèces particulières d'articulations. En les considérant dans leur ensemble, deux points essentiels fixent l'attention
et permettent d'en former deux classes bien distinctes : l'immobilité forme le caractère de la première ; la seconde a la mobilité
pour apanage. Examinons d'abord cette dernière ; l'autre ensuite
nous occupera.

2°. *Articulation mobile*. Celle-ci peut être à surfaces continues
ou contiguës. La première forme l'amphiarthrose ou l'articulation
mixte des anciens. On en voit des exemples dans l'articulation des
vertèbres et des os du bassin entre eux. Cette espèce d'articulation
ne permet point le glissement des surfaces ; et le mouvement,
quoiqu'obscur, a lieu dans la propre substance du cartilage inter-
articulaire. Lorsque, dans la vieillesse, le cartilage intermédiaire
se durcit ou s'ossifie, le mouvement cesse.

L'articulation par continuité est plus variée, et d'après le mouvement plus ou moins étendu que la disposition des surfaces permet
d'exécuter, on la divise en articulation en tout sens ou vague, et
en articulation alternative ou ginglyme.

La première se compose de l'énarthose quand une tête est reçue
dans une cavité, et de l'arthrodie quand les surfaces sont à-peu-
près planes. L'articulation de la tête du fémur avec la cavité coty-

loïde des os des hanches est une énarthrode, et celle du tibia avec le fémur, une arthrodie.

Le ginglyme est angulaire ou latéral; le premier est parfait ou imparfait, selon que les os se reçoivent mutuellement ou non. L'articulation du cubitus avec l'humérus fournit l'exemple d'un ginglyme angulaire parfait; et la mâchoire inférieure, dans son mouvement d'abaissement et d'élévation, celui d'un ginglyme angulaire imparfait.

Le second est simple quand les os ne se touchent que par un endroit, et double quand ils se touchent par deux. L'articulation de l'occipital avec la première cervicale fournit l'exemple d'un ginglyme latéral simple; et celle du radius et du cubitus, d'un ginglyme latéral double.

2°. *Articulation immobile.* On lui donne le nom de synarthrose. Les os du crâne offrent seuls des exemples de cette espèce d'articulation. Elle porte le nom de *suture* quand les os sont unis par des engrenures profondes; d'*harmonie*, quand ces engrenures sont à peine sensibles; d'*écailleuse*, quand un des bords de l'os s'applique sur l'os voisin, comme les écailles de certains bivalves; de *gomphose*, quand un des os est reçu profondément dans un autre. Les pariétaux s'articulent par suture, les os unguis par harmonie, la portion large des temporaux par suture écailleuse, et les dents par gomphose.

La symphyse peut être cartilagineuse, membraneuse, ligamenteuse ou musculeuse. La première porte le nom de synchondrose; la deuxième, de synévrose; la troisième, de méningose; et la quatrième, de syssarcose.

DE LA SQUELÉTOLOGIE.

Le squelette se divise communément en tête, en tronc et en extrémités ou membres.

La tête se divise en crâne et en face.

M. Chaussier divise le squelette en tronc et en membres. Le

tronc offre une partie moyenne et deux extrémités, l'une supérieure *céphalique*, ou la tête; l'autre inférieure *pelvienne*, ou le
bassin. Les membres sont distingués en thoraciques ou supérieurs,
et en abdominaux ou inférieurs. Quoique nous ne suivions pas cette
division de M. Chaussier, nous n'en avons pas moins fait usage
de sa nomenclature dans tout le cours de cet ouvrage, en la faisant
concorder avec l'ancienne.

DES OS DU CRANE.

Administration anatomique.

Quoiqu'on ait indiqué plusieurs moyens pour séparer les os du
crâne et de la face sans les briser, il est rare de les conserver intacts : leur quantité, la petitesse du plus grand nombre, leur peu
d'épaisseur, la manière serrée avec laquelle ils sont unis, expliquent d'une part la difficulté de les désarticuler, et de l'autre la
facilité de les briser. La tête, dont on veut désunir les os, doit
être celle d'un jeune sujet (15 à 25 ans). Pour être à-peu-près sûr
de le faire sans accident, il faut examiner si le cartilage inter-
articulaire de l'apophyse basilaire de l'occipital et du corps du
sphénoïde existe encore. L'ossification réciproque de ces deux os
l'ayant fait disparaître, craignez de vouloir désarticuler une pa-
reille tête ; à coup sûr les os se briseront. Dans le cas contraire,
procédez à la désarticulation, en commençant par les os unguis,
les cornets inférieurs, le vomer et les os propres du nez ; les autres
plus solides demandent moins de précautions. Les os de la pomette
enlevés, on peut facilement séparer les temporaux, l'occipital, etc.
Autant que vous le pourrez, ménagez les points du contact, pour
pouvoir à volonté rapprocher les os qui s'articulent ensemble. Pour
opérer cette désarticulation d'une manière prompte, on remplit
la cavité du crâne de pois ou de haricots secs; on bouche le trou
occipital et on plonge la tête dans l'eau chaude. Les haricots se
gonflent, écartent les sutures et séparent les os du crâne. Quand
la tête, dont on veut conserver les os séparés, est d'un jeune sujet
de huit à dix ans, par exemple, il suffit de la faire bouillir dan

l'eau; celle-ci fond et fait disparaître la gélatine et les autres sucs blancs, très-abondans à cette époque de la vie. La séparation des os du crâne et de la face se fait alors très-facilement, ce qu'on n'obtiendrait pas sur une tête d'un individu très-avancé en âge.

Pour se former une idée exacte de la capacité du crâne, il est nécessaire de faire à la tête deux coupes, l'une verticale et l'autre horizontale. La première consiste à porter la scie de haut en bas et de devant en arrière de la bosse frontale à la protubérance occipitale externe. De cette manière, la totalité de la tête se trouve partagée en deux parties parfaitement semblables. Dans la seconde coupe, la scie marche horizontalement d'une bosse coronale à la protubérance occipitale externe, et de celle-ci revient toujours horizontalement à la bosse coronale du côté opposé, où l'on termine. Sous le rapport de la préparation des os de la tête, je n'ai rien vu de plus beau que des têtes d'hommes et d'animaux disposées d'une manière particulière et tout-à-fait ingénieuse, qui sont dans le cabinet d'anatomie à Charenton.

DESCRIPTION.

Les os du crâne sont au nombre de huit. Le coronal, les pariétaux, l'occipital, les temporaux, le sphénoïde et l'ethmoïde.

DU CORONAL OU FRONTAL.

Situation et figure. Os impair, symétrique, situé à la partie antérieure du crâne et supérieure de la face, devant les pariétaux, au-dessus des os propres du nez, maxillaires, unguis, de la pommette, de l'ethmoïde et du sphénoïde.

Division. — En face *antérieure*, convexe : elle présente dans le milieu, et de bas en haut, la bosse et l'épine nazales; au-dessus, la ligne qui indique la séparation primitive de l'os en deux portions égales. Sur les côtés se voient également, de bas en haut, les arcades sourcillières, recouvertes par le muscle du même nom; les deux bosses coronales; une large surface lisse et polie, sur laquelle se déploie la plus grande partie du muscle occipito-frontal.

En face *postérieure* concave : elle présente dans le milieu, et de bas en haut, le trou appelé borgne ; au-dessus, une ligne saillante, espèce de crête, sur laquelle se place le commencement du sinus longitudinal : en s'affaissant toujours de plus en plus, la crête devient une gouttière, qui se continue sur les pariétaux, et qu'on appelle la gouttière longitudinale. Sur les côtés, deux enfoncemens qui répondent aux bosses coronales, et d'autres moins remarquables, résultat de la présence du cerveau.

En face *inférieure* : elle présente dans le centre l'échancrure ethmoïdale ; devant l'échancrure, la suture transverse et les deux sinus frontaux séparés par une cloison qui est quelquefois plus déjetée d'un côté que de l'autre ; sur les côtés, les deux fosses orbitaires terminées en devant par l'arcade du même nom. Celle-ci offre en dedans l'angle orbitaire interne, qui donne attache au tendon du muscle grand oblique de l'œil ; en dehors l'angle orbitaire externe ; la glande lacrymale est logée dans un petit enfoncement qui se voit en dedans de cet angle.

La *circonférence* présente deux parties : une supérieure, qui s'unit avec les pariétaux par suture profonde, et une inférieure horizontale, plus mince, qui s'articule avec le sphénoïde.

Structure interne et développement. La substance compacte se partage en deux lames : l'une externe, et l'autre interne, appelée vitrée. L'intervalle est occupé par le diploé.

Le coronal se développe par deux points d'ossifications, qui commencent aux deux bosses coronales.

DU PARIÉTAL.

Situation et figure. Pair, irrégulier, placé à la partie supérieure et latérale du crâne, derrière le coronal, devant l'occipital, au-dessus des temporaux et du sphénoïde.

Division. En face *externe*, convexe : elle présente dans le milieu la bosse pariétale ; en haut et en arrière, près de la suture, un petit trou appelé trou pariétal : le muscle occipito-frontal recouvre la presque totalité de la face externe.

En face *interne*, concave, parsemée d'impressions digitales, de sillons, dont un plus profond, placé vers l'angle antérieur, loge l'artère méningée. On voit dans le milieu de la fosse pariétale, et vers l'angle postérieur, portion de la gouttière latérale.

La *circonférence* offre quatre bords : le supérieur, l'antérieur et le postérieur s'articulent par suture profonde avec les os voisins ; l'inférieur par suture squammeuse ou écailleuse avec le temporal. Quatre angles se trouvent à l'endroit de réunion des quatre bords : on les distingue en antérieur, en postérieur, en supérieur et en inférieur.

Structure interne et développement. La structure interne du pariétal présente la même disposition qu'au coronal ; mais il se développe par un seul point d'ossification qui commence à la bosse pariétale.

DE L'OCCIPITAL.

Situation et figure. Impair, régulier, en forme de losange ; situé à la partie postérieure et inférieure du crâne, derrière les pariétaux, le sphénoïde, entre les temporaux et au-dessus de la première vertèbre cervicale.

Division. En face *externe* ou occipitale, convexe. Elle présente, de haut en bas, une partie recouverte par le muscle occipito-frontal ; plus bas, et dans le centre, la protubérance occipitale externe ; au-dessous, une ligne saillante, qui se perd dans le grand trou occipital ; sur les côtés, les deux lignes courbes, distinguées en supérieure et inférieure ; au-dessous, le grand trou occipital ; sur les côtés, les deux condyles, qui s'articulent avec la première vertèbre cervicale ; en avant et en arrière des condiles, les fosses et trous condyloïdiens ; devant le grand trou occipital, la surface basilaire.

En face *interne.* Elle présente quatre fosses partagées par une espèce de croix, dont les trois branches supérieures creuses forment la continuation de la gouttière longitudinale. Plus bas se voient le grand trou occipital, l'orifice interne des trous condyloïdiens, et en avant, la partie interne de la surface basilaire, creusée en forme de gouttière.

La *circonférence* offre quatre bords : les deux supérieurs s'articulent par suture profonde avec les pariétaux ; les deux inférieurs

s'articulent de même avec les temporaux, et, de plus, concourent
à la formation du trou déchiré postérieur. L'angle supérieur s'articule avec les deux pariétaux; l'inférieur, tronqué, s'articule avec
le corps du sphénoïde et finit, avec l'âge, par s'ossifier avec cet
os.

Structure interne et développement. La structure interne est ici
la même que dans les os précédens. L'occipital se développe par
quatre points d'ossification, dont un pour la portion large, deux
pour la région des condyles, et le quatrième pour la surface
basilaire.

DU TEMPORAL.

Situation et figure. Pair, irrégulier, situé sur les parties latérales
et inférieure du crâne, au-dessous du pariétal, devant l'occipital,
derrière le sphénoïde et l'os de la pommette.

Division. En trois parties principales : 1°. une *écailleuse*, située
au-dessus des deux autres. Elle présente une face externe qui fait
partie de la fosse temporale: à sa partie inférieure se voit l'apophyse
zygomatique, qui s'articule en devant avec l'os de la pommette, et
qui se perd en arrière sur le trou auditif externe : devant la cavité
glénoïdale se voit une partie allongée, proéminente, appelée apophyse transverse.

La face interne répond dans les fosses moyennes du crâne, et ne
présente rien de remarquable : sa circonférence s'articule avec le
pariétal par suture écailleuse.

2°. Une *mastoïdienne*, située en arrière des deux autres. Elle
présente une face externe, sur laquelle se voit l'apophyse mastoïde,
au-dessous la rainure digastrique : la face interne répond dans les
fosses postérieures du crâne, et loge partie de la gouttière latérale :
la circonférence s'articule avec l'occipital.

3°. *Le rocher* (apophyse *Pétrée*), de forme pyramidale, triangulaire, situé entre les deux premières. Il présente une face supérieure, où se voit l'*hiatus fallopii*; une postérieure, sur laquelle
se trouve le trou auditif interne ; et une inférieure, où se remarque, de derrière en devant, les objets suivans : le trou stylo-mastoïdien, l'apophyse styloïde, le canal carotidien, et portion du

golfe de la veine jugulaire; ces trois faces sont réunies par trois bords qui n'offrent rien de remarquable.

La base du rocher est tournée en dehors et en arrière. On y remarque la cavité glénoïdale, divisée par la scissure de *glaser*, et le trou auditif externe : le sommet s'articule avec le sphénoïde et l'occipital.

Structure interne et développement. La structure interne du temporal est différente dans les trois portions : semblable à celle des autres os plats du crâne dans l'écailleuse, elle est uniquement compacte dans le rocher, et presque toute celluleuse dans la mastoïdienne. Le temporal se développe par trois points d'ossification ; un pour la portion écailleuse, un second pour la mastoïdienne, et un troisième pour le rocher, alors sous forme de cercle osseux.

DU SPHÉNOÏDE.

Situation et figure. Impair, régulier, situé à la base du crâne, devant l'occipital et les temporaux, derrière le coronal, les os palatins, l'ethmoïde, le vomer, entre les pariétaux et les os de la pommette.

Division. 1°. En *corps* ou partie moyenne, qui offre quatre faces ; une *supérieure*, où se voient, de derrière en devant, la lame carrée, la selle turcique ou fosse pituitaire, une surface sur laquelle glissent les nerfs de l'odorat, et sur les côtés les ailes d'*ingrassias*, ou petites ailes du sphénoïde : à l'endroit de leur réunion au corps de l'os, se voit le trou optique. Une *inférieure*, qui s'articule avec le vomer ; une *antérieure* avec l'ethmoïde ; de plus, elle offre deux enfoncemens, connus sous le nom de sinus sphénoïdaux, formés en grande partie par deux petites lames osseuses, appelées *cornets de Bertin*. La face *postérieure* s'unit avec l'occipital.

2°. En *branches* ou grandes ailes : elles présentent trois faces. Une *supérieure*, qui répond dans les fosses moyennes du crâne ; on y voit les trous sphéno-épineux, maxillaire inférieur, et maxillaire supérieur. Une *externe*, partagée en portions temporale et zygomatique ; au bas, et en devant de cette dernière, naissent les apophyses ptérygoïdes, allongées de haut en bas, divisées en faces externe et interne, en bords antérieur et postérieur. Derrière ces apophyses, se voient les orifices externes des trous sphéno-épineux et maxillaire inférieur. La face *antérieure*, orbitaire, fait partie de l'orbite, et concourt à la formation de la paroi externe de cette cavité.

La *circonférence* du sphénoïde présente des articulations multipliées. En devant, avec le coronal, l'ethmoïde, les os palatins et ceux de la pommette; en arrière, avec l'occipital, les temporaux; sur les côtés, avec les pariétaux; et en bas, avec le vomer.

Structure interne et développement. La structure est en grande partie spongieuse au corps, et compacte aux branches.

La sphénoïde se développe par cinq points d'ossification, un pour le corps, deux pour les petites ailes, et deux pour les grandes.

DE L'ETHMOÏDE.

Situation et figure. Impair, régulier, situé à la partie antérieure de la base du crâne, devant le sphénoïde et les os palatins, devant et au-dessous du coronal, des os unguis, au dessus des maxillaires supérieurs, et derrière les os propres du nez.

Division. 1°. En partie *moyenne*. Elle offre en bas la lame perpendiculaire; en haut, l'apophyse crista-galli (*ethmoïdale*), et dans le milieu, la lame criblée.

2°. En masses *latérales*, allongées, cuboïdes. On les divise en face supérieure ou cérébrale, inférieure ou maxillaire, externe ou orbitaire, interne ou nazale; celle-ci présente, de haut en bas, le cornet supérieur de l'ethmoïde ou de *Morgagni*, et la lame plane; au-dessous, le méat supérieur, qui communique dans les cellules postérieures; au dessous, le cornet moyen; et plus bas, portion du méat moyen. Les faces antérieure et postérieure s'articulent par harmonie, la première avec l'os unguis, et la seconde avec le sphénoïde.

Structure interne et développement. Excepté l'apophyse crista-galli, qui offre un peu de substance celluleuse, tout l'ethmoïde n'est composé que de substance compacte, disposée en lames minces, repliées plusieurs fois sur elles-mêmes. Cet os se déve-

2*

loppe par trois points d'ossification ; un pour la partie moyenne, et un pour chaque masse latérale.

~~~~~~

DES OS DE LA FACE.

Les os de la face sont le maxillaire supérieur , l'os de la pommette, l'os unguis, l'os propre du nez, le cornet inférieur, le palatin, le vomer et le maxillaire inférieur. On y ajoute les dents et l'os hyoïde.

Administration anatomique.

L'administration anatomique de la face exige peu de soins , ou même n'en exige aucuns, et j'aurais passé cet article sous silence, si je n'avais pas l'intention de placer ici quelques notions générales sur la disposition de l'angle facial et sur la manière de le démontrer.

L'angle facial est une mesure idéale, imaginée par les anatomistes, et surtout par les peintres et les statuaires, pour avoir les proportions de la masse cérébrale, et déterminer par là le degré d'intelligence de chaque espèce. L'homme est, de toutes les espèces connues, l'être dont l'angle facial est le plus développé, et celui, par conséquent, chez lequel les fonctions intellectuelles sont portées au plus haut degré de perfection. Pour mesurer cet angle, on suppose deux lignes tirées, l'une des dents incisives supérieures au front, l'autre du même endroit, tout le long de la base du crâne. Selon que ces deux lignes, dans leur développement respectif, tendent à s'éloigner ou à se rapprocher davantage, elles donnent le degré d'ouverture d'un angle facial plus ou moins développé.

On a encore proposé un autre moyen pour avoir la mesure du développement de l'angle facial, c'est de faire une coupe verticale à la tête, de manière à séparer exactement le crâne de la face : par ce moyen on a , par la hauteur de la coupe des os de la face, le degré juste d'ouverture de l'angle facial. Cette coupe est encore nécessaire pour connaître les rapports de volume et d'étendue qui existent entre le crâne et la face : en comparant ces résultats dans les divers âges de la vie, on voit que dans l'enfance le volume et l'étendue de la face, comparés au volume et à l'étendue du crâne, l'emportent de beaucoup sur ces dernières, et que ces proportions vont toujours en décroissant à mesure qu'on avance en âge, sans cependant se pousser jusqu'à la vieillesse; car alors elles reviennent à peu près à leur état premier, par l'effet de la chute des dents et de la déperdition de la substance des mâchoires. D'après Camper et M. Cuvier, l'angle facial, chez un enfant européen, est de 90°, et de 85° chez un adulte : il n'est que de 7° chez le nègre, et de 67° dans l'orang-outang jeune.

La désarticulation des os de la face ayant été indiquée à l'article de la tête, je n'y reviendrai point ; seulement je ferai observer qu'il importe beaucoup que l'élève, dans l'étude de ces os, les ait tous continuellement sous les yeux, et qu'il puisse les mettre souvent en contact, pour en voir exactement les rapports.

Il n'est pas moins intéressant pour lui que les mâchoires soient ornées de leurs dents, il est même indispensable d'en posséder une assez grande quantité de désarticulées, pour les étudier séparément et pour voir le nombre et la direction de leurs racines. Afin d'acquérir une connaissance parfaite de leur développement, il faut avoir des mâchoires de fœtus, dont les germes, à peine éclos, soient encore contenus en entier dans les alvéoles.

DESCRIPTION.

DE L'OS MAXILLAIRE SUPÉRIEUR.

(Sus-Maxillaire.)

Situation et figure. Pair, irrégulier, situé au milieu de la face, au-dessous du coronal, de l'ethmoïde, de l'os unguis, du vomer et des os propres du nez ; au-dessus de l'os maxillaire inférieur, des dents supérieures et devant les os palatins.

Division. En région *externe* : elle présente l'apophyse montante, qui s'articule avec le coronal ; au-dessous, la fosse canine et le trou sous-orbitaire ; un peu en arrière, la protubérance maxillaire, qui répond dans la fosse zygomatique, d'autant plus saillante qu'on est moins avancé en âge, parce qu'alors la dent tardive est encore contenue dans son alvéole; au dessus, la face orbitaire, appelée le plancher de l'orbite : on y voit le commencement du canal sous-orbitaire; enfin, l'échancrure malaire, inégale, qui s'articule avec l'os malaire ou de la pommette.

En région *interne* : elle présente, dans le milieu, l'épine palatine, allongée de derrière en devant, faisant partie des fosses nasales en haut, dont elle forme le plancher ou la paroi inférieure, et formant au-dessous la fosse palatine. La réunion des deux épines donne lieu, en devant, à la formation du trou incisif, ou palatin antérieur.

Au-dessus de l'épine palatine se voit une grande cavité; c'est le sinus maxillaire, dont l'ouverture est large et spacieuse dans l'état osseux, mais singulièrement rétrécie par l'articulation des os voisins et la disposition des parties molles. Derrière ce trou se voit une surface assez inégale, qui s'articule avec l'os palatin et concourt à la formation du canal palatin postérieur.

La circonférence du maxillaire supérieur présente en bas le bord dentaire, garni de seize alvéoles, qui sont d'autant plus profondes qu'on les examine plus en devant.

Structure interne et développement. Le maxillaire supérieur offre une substance compacte assez inégalement distribuée, et une quantité peu considérable de celluleuse, excepté vers le bord dentaire : il se développe par un seul point d'ossification.

DE L'OS DE LA POMMETTE.

(*Malaire.*)

Situation et figure. Pair, irrégulier, situé sur les parties latérales et supérieures de la face, au-dessous du coronal, devant le temporal, le maxillaire supérieur et le sphénoïde.

Division. En face *externe*, convexe, recouverte par la peau des joues et les muscles zygomatiques : en face *interne*, articulée en partie avec le maxillaire supérieur et le sphénoïde, et concourant en partie à former les fosses temporale et zygomatique.

En quatre *bords* et quatre *angles*. Des deux bords antérieurs, l'un est confondu dans l'articulation de cet os avec le maxillaire ; l'autre fait partie de la circonférence de l'orbite ; c'est ce bord qui, en se prolongeant en arrière, concourt à la formation des parois inférieure et externe de l'orbite. Les deux bords postérieurs bornent, en devant, le supérieur, la fosse temporale, l'inférieur, la fosse zygomatique.

Des quatre angles, le supérieur s'articule avec le coronal, l'inférieur et l'antérieur avec le maxillaire, et le postérieur avec l'apophyse zygomatique du temporal.

Structure interne et développement. Les proportions des deux substances sont à peu près dans les mêmes rapports pour l'os de la pommette ; il se développe par un seul point d'ossification.

DE L'OS PROPRE DU NEZ.

(*Nasal.*)

Situation et figure. Pair, irrégulier, situé à la partie moyenne et supérieure de la face ; au-dessous du coronal, devant l'ethmoïde et l'apophyse montante de l'os maxillaire.

Division. En face *externe*, légèrement concave, recouverte par la peau du nez : en face *interne*, qui fait partie de la paroi supérieure des fosses nasales : en bord *antérieur*, qui s'articule avec son semblable : en bord *postérieur*, avec l'apophyse montante de l'os maxillaire : en bord *supérieur*, gros et court, avec le coronal : en bord *inférieur*, libre, sur lequel se fixe le cartilage du nez.

Structure interne et développement. Ce que j'ai dit de l'os de la pommette s'applique aux os propres du nez.

DE L'OS UNGUIS.

Division et figure. Pair, irrégulier, situé dans l'orbite, dont il concourt à former partie de sa paroi interne ; au-dessous du coronal, au-dessus et derrière l'os maxillaire supérieur, devant l'ethmoïde.

Division. En face *externe* ; elle répond dans l'orbite : en face *interne*, qui s'articule avec l'ethmoïde : en bord *supérieur*, qui s'articule avec le coronal : en bord *inférieur*, avec l'os maxillaire supérieur, et une petite portion du cornet inférieur : en bord *antérieur*, avec l'apophyse montante de l'os maxillaire : en bord *postérieur*, avec la portion plane de l'os ethmoïde.

Structure interne et développement. L'os unguis est entièrement composé de substance compacte : il se développe par un seul point d'ossification.

DU CORNET INFÉRIEUR.

Situation et figure. Pair, irrégulier, recourbé sur lui-même, situé dans l'intérieur des fosses nasales, à la partie interne des os maxillaire, du palais, et au-dessous de l'os unguis.

Division. En face *interne* convexe ; elle répond dans les fosses nasales : en face *externe*, concave ; elle est placée en arrière sur l'os palatin ; en devant, sur le maxillaire, et dans le milieu elle concourt à fermer en partie l'ouverture du sinus maxillaire : en bord *supérieur*, qui s'articule avec les os que je viens de citer : en bord *inférieur*, libre : en extrémité *postérieure*, unie avec le palatin ; et en extrémité *antérieure*, avec l'os unguis et le maxillaire supérieur.

Structure interne et développement. Le cornet inférieur est le seul qui offre la substance compacte en dedans, et la celluleuse en dehors : il se développe par un seul point d'ossification.

DE L'OS PALATIN.

Situation et figure. Pair, irrégulier, situé à la partie postérieure des fosses nasales et de la voûte palatine, derrière l'os maxillaire supérieur, devant le sphénoïde, et au côté externe de l'ethmoïde.

Division. 1°. En portion *horizontale* : elle présente une face supérieure qui fait partie du plancher des fosses nasales ; une inférieure, qui fait partie de la voûte palatine ; un bord antérieur, qui s'articule avec le maxillaire ; un bord postérieur, libre ; un bord interne, qui s'articule avec son semblable ; un bord externe, qui se confond avec la portion perpendiculaire ou verticale de l'os. La réunion du bord interne des deux os donne naissance en arrière à l'épine nasale postérieure, sur laquelle se fixe le muscle palato-staphylin.

2°. En portion *verticale*, divisée en corps et en deux extrémités supérieures. Le corps présente une face externe appliquée sur l'os maxillaire ; de l'union des deux os résulte, en arrière, le canal palatin postérieur : une face interne ; elle répond dans les fosses nasales, dont elle forme portion de la paroi externe ; un bord antérieur, articulé avec l'os maxillaire ; et un bord postérieur, articulé avec l'apophyse ptérygoïde du sphénoïde. Les extrémités supérieures sont, l'une orbitaire en devant, l'autre sphénoïdale en arrière.

A l'endroit de la réunion de la portion horizontale et de la verticale naît en arrière l'apophyse pyramidale de l'os palatin, dirigée en bas, et qui s'articule avec le sphénoïde.

Structure interne et développement. Composée en grande partie de substance compacte, l'apophyse pyramidale seule offre une quantité médiocre de substance celluleuse : l'os palatin se développe par un seul point d'ossification.

DU VOMER.

Situation et figure. Impair, régulier, placé dans l'intérieur des fosses nasales, dont il forme, en grande partie, la cloison ; situé au-dessous du sphénoïde, au-dessus des os maxillaires, derrière la lame perpendiculaire de l'ethmoïde.

Division. En deux faces latérales, qui répondent dans les fosses nasales, et en quatre bords, dont le supérieur s'articule avec le sphénoïde par une espèce de gouttière ; l'inférieur, avec les os maxillaires et les os palatins ; l'antérieur, avec la lame perpendiculaire de l'ethmoïde ; le postérieur est libre.

Structure interne et développement. Presque en totalité composé de substance compacte, le vomer se développe par un seul point d'ossification.

DE L'OS MAXILLAIRE INFÉRIEUR, OU OS DE LA MACHOIRE INFÉRIEURE.

(*Sous-maxillaire.*)

Situation et figure. Impair, régulier, situé au-dessous de l'os maxillaire supérieur, au-dessous et devant les temporaux.

Division. 1°. En *corps* : il présente une face *externe* convexe, recouverte par la peau et les muscles de la lèvre inférieure. On y voit, dans le milieu, la symphyse du menton; sur les côtés, les lignes obliques externes, qui se prolongent jusqu'à l'apophyse coronoïde; sur les côtés et en avant, le trou mentonnier.

En face *interne*, concave : elle présente dans le milieu la trace de la symphyse; au-dessous, les quatre tubercules génio-hyoïdiens et génio-glosses (apophyse *génienne*); sur les côtés, les fossettes digastriques et la ligne oblique interne, ou milo-hyoïdienne; au-dessous, un enfoncement qui loge les glandes maxillaire et sublinguale.

En bord supérieur dentaire, et en bord inférieur mentonnier. Le premier présente seize ouvertures appelées alvéoles et destinées à loger un nombre égal de dents; le second forme le menton proprement dit.

2°. En *branches* : elles présentent une face externe, recouverte par le muscle masseter; une face interne, par le ptérygordien : on y voit aussi l'orifice du conduit dentaire; un bord postérieur qui loge la glande parotide; un bord antérieur, libre; un bord inférieur qui fait partie du menton, et un supérieur qui présente deux éminences, l'une appelée coronoïde (myléene), et l'autre condyle, séparées par un enfoncement en forme de croissant. L'apophyse coronoïde donne attache au muscle temporal, et le condyle s'articule par double arthrodie avec la cavité glénoïdale du temporal.

Structure interne et développement. Les substances compacte et spongieuse sont également abondantes et à peu près distribuées comme aux os du crâne. Mais un canal parcourt l'os dans toute sa longueur, il porte le nom de dentaire. La mâchoire inférieure se développe par deux points d'ossification, dont la réunion se fait au centre de l'os.

Nota. Ici se voit la première espèce d'articulation mobile ; tous les autres os du crâne n'offrant que des articulations immobiles, en y comprenant celles des dents (1).

DES DENTS.

Situation et figure. Os pairs, irréguliers, cachés en partie dans les deux os maxillaires, en partie hors de ces os, et se touchant par leur extrémité libre, lorsque la bouche est fermée.

Division. En trois espèces : incisives, canines et molaires.

1°. *Des incisives* : au nombre de huit ; quatre à chaque mâchoire. On leur considère une *couronne*, qui présente une face externe convexe, tournée en devant ; une face interne concave, tournée en arrière ; deux côtés ; une base, appelée le collet, confondue avec le reste de la dent ; un sommet formant un bord tranchant ; une *racine* aplatie sur les côtés, allongée, terminée en pointe, percée à son extrémité d'un trou qui laisse passer une artère et un nerf dans l'intérieur de la dent. Un *collet* placé entre la couronne et la racine : sur lui s'applique d'une manière très-exacte le bord libre des gencives.

2°. *Des canines* : au nombre de quatre, deux à chaque mâchoire, placées entre les incisives en devant et les molaires en arrière. On leur considère, comme aux incisives, une *couronne* ; elle présente une face externe, convexe, tournée en devant ; une face interne, légèrement concave, tournée en arrière ; deux côtés, une base confondue avec le reste de l'os, et un sommet taillé en tête de diamant ; une *racine* très-longue, aplatie sur les côtés, terminée en pointe, également percée d'un trou, qui remplit les mêmes usages qu'aux incisives. Le *collet* est embrassé par le bord libre des gencives.

3°. *Des molaires* : au nombre de dix à chaque mâchoire, cinq de chaque côté, distinguées en deux petites et en trois grosses. On leur considère une *couronne* aplatie sur quatre côtés ; une *base*

---

(1) On trouvera l'histoire des ligamens et la manière de les préparer, à la fin de l'ostéologie.

confondue avec le reste de la dent, et un *sommet* terminé par quatre tubercules séparés par deux petits enfoncemens en forme de gouttières. Ces tubercules, plus élevés en dehors qu'en dedans, sont le résultat du développement naturel des dents; mais ils s'usent par l'effet de la mastication, et finissent même par disparaître avec l'âge. La *racine* des molaires est rarement unique, mais plus ordinairement double, triple, quadruple. L'extrémité de chaque branche d'une même racine est percée d'un trou par où pénètrent dans la dent les vaisseaux destinés à la nourrir et à lui donner le sentiment. Le *collet* offre les mêmes particularités qu'aux dents précédentes.

Structure et développement. La structure et le développement des dents présentent des différences avec les autres os, qu'il importe de faire connaître. Des trois substances connues, elles n'ont que la compacte; mais la portion placée hors des alvéoles est recouverte par une couche d'une substance particulière, qui porte le nom d'émail. Son organisation est peu connue, et cependant ses propriétés, très-multipliées, se manifestent d'une manière très-énergique.

D'une blancheur éclatante, l'émail résiste à l'action du tems et de la plupart des agens extérieurs. Une fois détruit, il ne se renouvelle plus : quoiqu'on ne puisse pas y découvrir de vaisseaux, on ne peut douter du sentiment exquis dont jouit cette substance ; on en juge par l'extrême sensibilité qu'y développent l'odontalgie et le contact instantané de certains corps, comme les acides, l'eau glacée, etc.

Chaque dent se développe par un seul point d'ossification, appelé germe. Par un effet singulier de ce développement, au lieu d'un seul germe, il y en a deux dans chaque alvéole, ce qui donne lieu à deux dentitions, qui se font dans des tems différens, mais avec des phénomènes semblables. Voici la marche que suit chaque dentition.

De six à huit, dix ou douze mois, les deux dents incisives moyennes de la mâchoire inférieure se montrent les premières ; elles sont bientôt suivies par les incisives parallèles de la mâchoire supérieure. Ensuite les incisives latérales inférieures, latérales supérieures, et les canines des deux mâchoires ne tardent pas à paraître. Alors la nature semble se reposer pour reprendre un travail plus pénible à l'occasion de l'éruption des molaires, qui a lieu depuis deux jusqu'à quatre ou cinq ans, toujours de bas en haut.

A cette époque, le nombre des dents, appelées dents de lait, ou de la première dentition, n'est encore que de vingt-quatre, la seconde dentition devant compléter celui de trente-deux. C'est à six ou sept ans que se fait la chute des dents de la première dentition, qui suit la marche de l'éruption. Une seule dent résiste et survit à cette espèce de bouleversement, c'est la grosse molaire. A neuf ans, les mâchoires sont garnies de vingt-huit dents, et à vingt ou vingt-cinq ans, de trente-deux, par l'effet du développement des dents de sagesse ou tardives, qui se fait à peu près à cet âge.

DE L'OS HYOÏDE.

Situation et figure. Impair, régulier, allongé transversalement, situé à la partie antérieure et supérieure du col.

Division. En corps et en branches. Le corps présente une face antérieure convexe, recouverte par quelques-uns des muscles du col ; une face postérieure concave, et deux bords, dont l'un est supérieur et l'autre inférieur.

Ce qu'on appelle les cornes de l'os hyoïde, sont les prolonge-mens qui naissent des extrémités de l'os. On les distingue, en raison de leur étendue, en grandes et en petites cornes : les unes et les autres se perdent dans les parties molles.

Structure et usage. Composé en grande partie de substance compacte, l'os hyoïde a pour usage de donner attache à un grand nombre de muscles ; il est le seul os qui ne s'articule point avec d'autres os ; il est comme perdu dans les parties molles du col : voilà pourquoi on ne peut le conserver qu'isolé.

DU TRONC.

Le tronc se compose de la colonne vertébrale, du bassin, et de la poitrine ou thorax.

Administration anatomique.

A mesure qu'on avance dans l'étude de l'ostéologie, il est moins nécessaire de s'occuper des moyens de préparer les objets de cette étude : le tronc n'en exige presque aucuns ; quelques côtes, autant de vertèbres, les os du bassin suffiraient à la rigueur pour prendre une connaissance nécessaire de cette partie du squelette : cependant on fera bien de ne pas s'en tenir à d'aussi simples résultats. C'est pour y parvenir qu'il faut avoir constamment sous les yeux les côtes, les vertèbres et les os du bassin unis entre eux et formant un tout parfait. Il est de même indispensable d'avoir toutes les vertèbres enfilées sur une tige de fer flexible, que l'on peut ôter à volonté et incliner dans tous les sens. On peut, par ce moyen, étudier les vertèbres successivement les unes après les autres, et prendre également connaissance des rapports qu'elles ont entre elles.

Les côtes doivent être étudiées séparément ; mais il faut aussi les examiner en place, pour voir la manière dont se comportent les cartilages avec elles et le sternum.

Les os du bassin demandent la même attention : on n'aurait qu'une faible idée des nombreux usages de cette cavité osseuse, si l'on n'en étudiait que les os isolés.

DESCRIPTION.

DE LA COLONNE VERTÉBRALE.

(*Rachis.*)

Espèce de pyramide placée entre l'occipital, où répond son sommet, et le sacrum, sur lequel repose sa base. La colonne ver-

tébrale, composée de vingt-quatre os, qui portent le nom de
vertèbres, présente deux faces, une postérieure (spinale), et une
antérieure (pré-spinale).

On y distingue aussi trois régions :

1°. Une cervicale, supérieure, composée de sept vertèbres, qui
répond au col. La partie antérieure porte le nom de face trachélienne, et la postérieure celle de cervicale.

2°. Une dorsale, composée de douze vertèbres. Sa partie postérieure porte le nom de dorsale, et l'antérieure de pré-dorsale.

3°. Une lombaire, composée de cinq vertèbres. Sa partie postérieure porte le nom de lombaire, et l'antérieure, de pré-lombaire.

DES VERTÈBRES.

Situation et figure. Os impairs, réguliers, au nombre de vingt-
quatre, placés les uns au-dessous des autres, entre l'occipital et le
sacrum.

Division. En cervicales, dorsales et lombaires. Dans toutes les
régions, chaque vertèbre présente un *corps*, partie volumineuse
de l'os, placée en devant, offrant en haut et en bas deux surfaces
articulaires, encroûtées de cartilage ; une apophyse *épineuse*, située
en arrière, qui donne attache à tous les muscles de la partie postérieure du tronc ; deux apophyses *transverses*, situées sur les côtés,
qui donnent attache aux mêmes muscles ; quatre apophyses *obliques* ou articulaires, parallèles aux surfaces cartilagineuses du
corps, encroûtées d'un cartilage diarthrodial, qui permet aux surfaces de glisser réciproquement les unes sur les autres ; deux *lames*
postérieures ; quatre *échancrures*, qui forment, avec les échancrures des vertèbres voisines, les trous de conjugaison par où
s'échappent les nerfs vertébraux (*rachidiens*) ; et un *trou*, dont
la succession dans toutes les vertèbres forme le canal vertébral ou
rachidien, qui loge la moëlle épinière et un prolongement des
trois membranes du cerveau.

1°. *Vertèbres cervicales* : elles sont au nombre de sept. Les caractères généraux des vertèbres de cette région sont : un corps peu
considérable ; une apophyse épineuse, bifurquée à son extrémité ;
des apophyses transverses, peu développées et percées à leur base

d'un trou, qui, par sa continuité dans toutes les vertèbres cervicales, donne lieu à un canal qui loge l'artère vertébrale ; des apophyses obliques, placées sur un plan horizontal, presque planes ; et un trou rachidien triangulaire dans sa circonférence, et très-grand. La première, la seconde et la septième vertèbres de cette région offrent des caractères particuliers.

La première, appelée *atlas* (atloïde), n'a point de corps ni d'apophyse épineuse ; ce sont deux cerceaux qui les remplacent. Les apophyses articulaires sont très-développées, et elles forment, avec les transverses, ce qu'on appelle les *masses latérales*. Elle s'articule supérieurement avec l'occipital, et inférieurement avec la seconde vertèbre cervicale.

La seconde, nommée *axis* (axoïde), a un corps très-volumineux : de sa partie supérieure naît une apophyse, appelée odontoïde, qui s'articule avec l'atlas. Son apophyse épineuse, très-grosse, est profondément bifurquée à son extrémité.

La septième porte le nom de *proéminente*, à cause de la longueur excessive de son apophyse épineuse, qui dépasse celle des autres vertèbres de la même région.

2°. *Vertèbres dorsales* : elles sont au nombre de douze. Leurs caractères généraux sont un corps, qui tient le milieu, pour la grosseur, entre les vertèbres cervicales et les lombaires : on y voit sur les côtés des petites demi-facettes articulaires, qui, réunies avec de semblables demi-facettes des vertèbres voisines, forment des facettes entières, qui reçoivent l'extrémité postérieure des côtes ; une apophyse épineuse très allongée, terminée en pointe, et fortement inclinée en bas ; des apophyses transverses, allongées, tuberculeuses à leur extrémité, inclinées en arrière, et s'articulant avec la tubérosité des côtes ; des apophyses articulaires, inclinées, les supérieures en arrière, et les inférieures en devant ; un trou vertébral (*rachidien*), arrondi dans sa circonférence, et plus étroit que dans les vertèbres des autres régions. La première, la onzième et la douzième offrent seules, pour caractères particuliers, une facette entière sur leurs corps pour s'articuler avec les côtes, et n'en présentent point à leur apophyse transverse.

3°. *Vertèbres lombaires* : elles sont au nombre de cinq. Leurs caractères généraux sont : un corps très-volumineux; une apophyse épineuse, large, aplatie transversalement; des apophyses trans-verses, longues, assez minces, et terminées en pointe ; des apo-physes articulaires très-étendues, tournées, les supérieures en dedans, les inférieures en dehors : un trou vertébral (*rachidien*) triangulaire dans sa circonférence : moins grand qu'aux vertèbres cervicales, mais plus qu'aux dorsales.

Les vertèbres s'articulent entre elles par amphiarthrose ou arti-culation de continuité, ainsi que la dernière lombaire avec le sa-crum. L'articulation de la tête avec la première cervicale, et de celle-ci avec la seconde, ainsi que celle des vertèbres dorsales avec les côtes, se fait par contiguité de surfaces ; c'est une double arthrodie : celle de l'apophyse odontoïde avec la première cervi-cale, est un ginglyme latéral simple.

Structure interne et développement. La substance compacte placée à l'extérieur, ne forme qu'une couche très-mince sur le corps des vertèbres, qui abonde en substance celluleuse : elles se développent par trois points d'ossification, un pour le corps, et un pour chaque masse latérale.

DU BASSIN.

(*Pelvis.*)

Il est composé du sacrum, du coccyx, et de deux os des isles. De la réunion de ces diverses pièces résulte une cavité osseuse, plus large en haut qu'en bas, divisée en grand et en petit bassin. L'un et l'autre sont séparés par un rétrécissement, auquel on donne le nom de détroit supérieur (*abdominal*), pour le distinguer d'un semblable rétrécissement qui se voit au bas du petit bassin, et qu'on appelle détroit inférieur (*périnéal*).

DU SACRUM.

Situation et figure. Impair, régulier, situé au-dessous de la dernière vertèbre lombaire, au-dessus du coccyx, entre les os des isles.

Division. En face *postérieure* : elle présente dans le milieu une

3

suite d'éminences qui répondent aux apophyses épineuses des vraies vertèbres ; sur les côtés, les trous sacrés postérieurs ; plus en dehors, des saillies distribuées inégalement, et qui répondent aux apophyses transverses et articulaires des vraies vertèbres. En face *antérieure* : elle répond dans l'intérieur du bassin, et présente, dans le milieu, des surfaces qui répondent aux corps des vertèbres ; sur les côtés, les trous sacrés antérieurs, plus grands que les postérieurs, et qui donnent passage aux nerfs sacrés. En bords *latéraux* : épais en haut, ils s'articulent avec les os des hanches, par diarthrose très obscure, et donnent attache, en bas, aux grand et petit ligamens sacro-ischiatiques. En *extrémités* : la supérieure, appelée la base de l'os, très-épaisse, s'articule par diarthrose très-obscure d'une part, et par double arthrodie de l'autre, avec la dernière vertèbre des lombes ; l'inférieure, appelée le sommet, s'articule avec le coccyx par une espèce d'amphiarthrose. Le cartilage intermédiaire qui réunit le sacrum au coccyx, jouit chez la femme, lors de l'accouchement, d'une très-grande mobilité, ce qui permet au coccyx de se porter en arrière. Par là s'explique la facilité de certains accouchemens, envisagés comme très laborieux sans cette circonstance.

Un canal commun, appelé sacré, plus large en haut qu'en bas, parcourt l'os dans toute sa longueur, et termine le canal rachidien.

Structure interne et développement. La structure interne du sacrum est en tout semblable à celle des vertèbres ; le développement se fait par cinq points d'ossification, et dans le premier âge de la vie par quinze.

DU COCCYX.

Situation et figure. Espèce d'appendice du sacrum, avec lequel il a la plus grande analogie, quoiqu'infiniment plus petit ; impair et régulier, situé au-dessous du précédent.

Division. En face *postérieure*, recouverte par la peau : en face *antérieure*, qui répond dans le bassin ; en bords latéraux, qui donnent attache aux ligamens sacro-ischiatiques ; en base, qui s'articule avec le sacrum ; en sommet libre et perdu dans les parties molles.

La structure est la même qu'au sacrum : le développement se fait par trois points d'ossification.

DE L'OS DES ISLES OU DES HANCHES.

(Coxal.)

Situation et figure. Pair, irrégulier, placé sur les côtés du bassin, au-dessus du fémur.

Division. En face *externe fémorale* : elle présente en haut une large surface appelée fosse iliaque externe : on y voit la trace de l'insertion des trois muscles fessiers ; plus bas, la cavité cotyloïde, qui reçoit la tête du fémur ; plus bas encore et en devant, le trou obturateur (*sous-pubien*). En face *interne*, abdominale : elle présente en haut la fosse iliaque interne et le trou nourricier de l'os ; plus bas, portion du détroit supérieur ; plus bas encore, une large surface et le trou obturateur. La *circonférence* commence en haut et en devant par l'épine antérieure et supérieure de l'os des isles ; en poursuivant en arrière on trouve la crête, en forme d'*S* italique ; plus en arrière, la grande échancrure ischiatique ; au-dessous, l'épine et la petite échancrure du même nom ; tout-à-fait en bas, la tubérosité de l'ischion, sur laquelle on repose quand on est assis ; en remontant, en devant, se voit une portion de l'os, appelée branche ascendante de l'ischion, et descendante du pubis ; plus haut, la symphyse du même nom, haute de 18 à 20 lignes, et large de 6 à 8 ; au devant, l'épine du pubis et la branche horizontale du même os, où se voit l'éminence pectinée, sur laquelle passent les vaisseaux cruraux ; plus en arrière, une coulisse, sur laquelle glissent les tendons du psoas et de l'iliaque : le reste de la circonférence ne présente rien de remarquable.

Structure interne et développement. Les anatomistes sont convenus de considérer dans l'os des hanches trois portions, auxquelles ils donnent le nom d'*ilion* en haut, d'*ischion* en bas et en arrière, et de *pubis* aussi en bas et en devant. Cette division, assez arbitraire, et qui ne repose sur aucun fondement, ne mérite pas que nous nous y arrêtions. Seulement il est vrai que l'os des hanches se développe par trois points d'ossification, dont

2*

la trace très visible en dedans et en dehors de la cavité cotyloïde, dans l'âge tendre, permet alors d'admettre cette distinction.

DE LA POITRINE.

(*Thorax.*)

Elle est placée à la partie antérieure et supérieure du tronc, et se trouve formée, en grande partie, par les côtes, espèces d'arcs osseux, placés les uns au dessous des autres, et réunis en devant au sternum, par le moyen des cartilages intercostaux.

DES CÔTES.

Situation et figure. Os pairs, irréguliers, au nombre de vingt-quatre, douze de chaque côté, allongés de derrière en devant, et légèrement contournés sur leur longueur, qui va en augmentant de la première à la huitième, et en diminuant de celle ci à la douzième.

Division. En vraies côtes (*sternales*), dont les cartilages se rendent directement au sternum; elles sont au nombre de sept : et en fausses (*a-sternales*), dont les cartilages ne se rendent au sternum que par le moyen des premiers; elles sont au nombre de cinq : toutes les côtes présentent pour caractères généraux, une face externe, une face interne, deux bords et deux extrémités.

-- *Face externe*, convexe, lisse, polie, recouverte par les muscles de la poitrine et la peau. — Face *interne*, concave, recouverte par la plèvre. — *Bords*, ils donnent attache aux muscles intercostaux; l'inférieur présente une gouttière qui loge l'artère et le nerf intercostal. — *Extrémités*, elles s'articulent, la postérieure par arthrodie avec la partie latérale du corps des vertèbres dorsales et leurs apophyses transverses; l'antérieure, avec les cartilages intercostaux, aussi par arthrodie. La première, la onzième et la douzième offrent des caractères particuliers.

La première est beaucoup plus petite que les autres, son cartilage est à peine visible; elle ne s'articule point avec l'apophyse transverse de la vertèbre correspondante; la onzième et la douzième, très-courtes aussi, n'ont point de cartilages en devant, et, pour cette raison, ont été appelées côtes flottantes : elles ne s'articulent point avec les apophyses transverses des vertèbres correspondantes.

Structure interne et développement. Ici commence la disposition générale de la structure des os longs, c'est-à-dire, qu'elle offre une couche de substance compacte, rapprochée dans le centre, plus rare aux extrémités, où la spongieuse est plus abondante. Quelques anatomistes ont prétendu y reconnaître une substance réticulaire, mais il est permis d'en douter. Les côtes se développent à une époque si peu avancée de la grossesse, et ce développement est si rapide, qu'il est difficile d'indiquer au juste si c'est par un seul ou par trois points d'ossification qu'il a lieu ; le plus grand nombre des anatomistes n'en admet qu'un.

DU STERNUM.

Situation et figure. Impair, régulier, allongé de haut en bas, situé à la partie antérieure de la poitrine, dans l'intervalle des sept premières côtes.

Division. En face *antérieure*, recouverte par la peau et par des expansions aponévrotiques des muscles pectoraux. — En face *postérieure ;* elle répond dans la poitrine ; le médiastin antérieur se fixe dans toute son étendue. — En bords *latéraux ;* ils présentent sept facettes articulaires pour les cartilages des sept premières côtes. — En extrémité *supérieure* ou base : on y voit deux facettes articulaires pour l'extrémité sternale de la clavicule ; les muscles sterno-mastoïdien, sterno-hyoïdien et sterno-tyroïdien s'y fixent également. — En extrémité *inférieure*, appelée appendice xiphoïde.

Structure et développement. Trois pièces composent le sternum ; la première, supérieure, et la moyenne ont une structure analogue à celle des os plats ; chacune se développe par plusieurs points d'ossification ; la troisième, inférieure, de nature cartilagineuse, conserve cette structure jusque dans l'âge avancé.

DES EXTRÉMITÉS OU MEMBRES.

On les divise en supérieurs (*thoraciques*) et en inférieurs (*abdominaux*).

Administration anatomique.

L'administration anatomique des extrémités exige seulement que tous les os qui les composent soient mis dans un rapport exact, par le moyen de liens artificiels, qui conviennent mieux ici que leurs propres ligamens; car, outre l'impossibilité de voir et d'étudier, dans un squelette naturel, la disposition extérieure des surfaces articulaires, l'état de roideur dans lequel sont toutes les articulations, par l'effet du desséchement et du racornissement des parties molles (les ligamens) qui les entourent, met un obstacle à la liberté de leurs mouvemens, qu'il importe cependant de connaître avec exactitude. C'est pour les mêmes raisons qu'on ne doit pas se borner à jeter un coup d'œil rapide sur ces mêmes surfaces articulaires sèches : pour en avoir une bonne idée, il faut en même temps se procurer des os des membres fraîchement désarticulés, et sur les surfaces desquels les cartilages diarthrodiaux soient encore dans toute leur intégrité. L'étude des petits os de la main, de ceux du carpe surtout, n'est profitable qu'autant qu'on a sous les yeux ces mêmes os encore enveloppés de leurs ligamens : en les divisant à mesure qu'on veut en étudier les surfaces articulaires très-multipliées, on acquiert une connaissance de ces parties, qu'on chercherait en vain à se procurer par la seule étude des os secs. Ce que je viens de dire des os de la main s'applique également à ceux des pieds, du tarse particulièrement. Ces légères notions sur l'administration anatomique des membres suffisent pour passer à l'étude particulière des os qui les composent.

DES EXTRÉMITÉS SUPÉRIEURES OU MEMBRES THORACIQUES.

Ils sont composés de l'épaule, du bras, de l'avant-bras et de
la main.

DE L'ÉPAULE.

Située sur les parties latérales et supérieures du tronc, l'épaule
est formée par l'omoplate en arrière, et la clavicule en devant.

DE L'OMOPLATE.

(Scapulum.)

Situation et figure. Os pair, irrégulier, triangulaire, situé à
la partie postérieure de l'épaule, en rapport avec les sept premières côtes.

Division. En deux faces, l'une postérieure, l'autre antérieure;
trois bords et trois angles. — *Face postérieure*. On y voit une
éminence appelée épine de l'omoplate : elle partage cette face en
deux régions, l'une supérieure, appelée sus-épineuse ; l'autre inférieure, appelée sous-épineuse ; toutes deux recouvertes par les
muscles du même nom. L'épine elle-même se termine en devant
par une apophyse nommée acromion, qui s'articule par artrhodie
avec la clavicule. — *Face antérieure*. Elle répond aux côtes, et
loge le muscle sous-scapulaire. — *Bords*. Ils sont au nombre de
trois : un supérieur, court et mince ; il donne attache à l'omoplat-hyoïdien ; un antérieur, appelé la côte de l'omoplate, épais,
plus long que le précédent ; il donne attache au triceps brachial ;
aux grands et petits ronds : un postérieur, le plus long des trois ;
mince ; il donne attache au rhomboïde et au grand dentelé. —
Angles. Au nombre de trois : un supérieur, qui donne attache
à l'angulaire ; un inférieur, an grand dorsal ; et un antérieur, tronqué et articulaire. On y voit une surface articulaire concave, ovalaire, appelée cavité glénoïdale ; elle reçoit la tête de l'humérus ;
au-dessus, une apophyse appelée coracoïde, qui donne attache à
des ligamens et aux muscles biceps, coraco-brachial, et petit
pectoral.

Structure interne et développement. Comme dans tous les os plats, les deux substances sont inégalement distribuées dans l'omoplate, qui se développe par un seul point d'ossification.

DE LA CLAVICULE.

Situation et figure. Os long, pair et irrégulier, situé transversalement à la partie supérieure du thorax, entre l'omoplate et le sternum.

Division. En corps et extrémités. — Le *corps* présente une face supérieure, sur laquelle s'attache le muscle sterno-cléido-mastoïdien et le trapèze ; une face inférieure qui donne attache en arrière au sous-clavier : et deux bords, l'antérieur donne attache au grand pectoral et au deltoïde, le postérieur est libre.

Des extrémités. L'une (*sternale*), est antérieure, volumineuse, arrondie, elle s'articule par artrhodie avec le sternum ; l'autre (*acromiale*) est postérieure, aplatie, elle s'articule de même par artrhodie, avec l'apophyse acromion.

Structure et développement. Les trois substances se trouvent à la clavicule, qui se développe par trois points d'ossification ; mais déjà le corps est tout ossifié, que les extrémités sont encore cartilagineuses.

DU BRAS.

Un seul os le compose, c'est l'humérus.

DE L'HUMÉRUS.

Situation et figure. Pair, irrégulier, situé au-dessous de l'omoplate, au-dessus du cubitus, sur les parties latérales du tronc.

Division. En corps et en extrémités. Le *corps* prismatique, triangulaire, et contourné sur lui-même, présente trois faces : la première, externe, recouverte en haut par le muscle deltoïde, et en bas par une portion du triceps brachial ; de plus, elle présente une coulisse pour le passage du nerf radial : la seconde, interne, recouverte par le coraco-brachial et le triceps brachial : on y voit le trou nourricier : la troisième, postérieure, recouverte dans toute sa longueur par le triceps. Trois bords résultent de ces trois faces : l'antérieur présente en haut la coulisse bicipitale, les autres n'offrent rien de particulier.

Des extrémités. L'une est *supérieure* : elle présente une éminence arrondie, articulaire, appelée la tête de l'humérus, qui s'articule avec la cavité glénoïdale de l'omoplate par énarthose ; au-dessous et en dehors, deux éminences non articulaires, qui portent les noms de grosse et de petite tubérosités (*trochiter et trochin*) ; au-dessous un rétrécissement, appelé le col de l'humérus.

L'extrémité *inférieure*, aplatie, allongée transversalement, présente, de dehors en dedans, une surface articulaire (*troklée*), composée d'une éminence arrondie, appelée la petite tête de l'humérus, de deux condyles et d'une coulisse ; en dedans et en dehors se voient deux tubérosités, l'une interne (*épitroklée*), l'autre externe (*épicondyle*), qui donnent attache à la couche superficielle des muscles de la partie antérieure et de la partie postérieure de l'avant-bras.

Structure et développement. Trois substances entrent dans la composition de l'humérus. La compacte, très-abondante, se trouve sur-tout vers le milieu de l'os, la spongieuse aux deux extrémités, et la réticulaire dans le centre : cet os se développe par trois points d'ossification.

DE L'AVANT-BRAS.

Deux os le forment, le radius en dehors, et le cubitus en dedans.

DU RADIUS.

Situation et figure. Pair, irrégulier et triangulaire, situé au-dessous de l'humérus, au-dessus de la main, au côté externe du cubitus.

Division. En corps et en extrémités. Le *corps* présente trois faces. La première, antérieure, recouverte par le long fléchisseur du pouce : on y voit en haut le trou nourricier ; la seconde, postérieure, recouverte par les muscles extenseurs de la main ; et la troisième, externe, recouverte par les muscles radiaux. Trois bords résultent de ces trois faces : l'antérieur et le postérieur ne présentent rien de particulier ; l'interne donne attache au ligament inter-osseux.

Des extrémités. L'une est *supérieure*, arrondie, concave : elle
s'articule par énarthrose avec la petite tête de l'humérus ; sur le
côté et en dedans, avec le cubitus, par ginglyme : au-dessous se
voit le col du radius ; plus bas et en devant, la tubérosité bicipitale, qui donne attache au tendon du biceps.

L'extrémité *inférieure*, plus volumineuse que la précédente,
légèrement aplatie sur quatre sens opposés, s'articule en bas avec
les os de la main ; sur le côté et en dedans, avec le cubitus : en
dehors se voit "apophyse styloïde, qui donne attache au ligament
latéral externe ; en avant elle donne attache à des ligamens, et
en arrière elle présente trois coulisses pour le passage de quelques
muscles de l'avant-bras.

Structure et développement. Comme dans tous les os longs, le
radius est composé de trois substances, et il se développe par trois
points d'ossification.

DU CUBITUS.

Situation et figure. Pair, irrégulier et triangulaire, situé au-
dessous de l'humérus, au-dessus de l'os pisiforme, et au côté
interne du radius.

Division. En corps et en extrémités. Le *corps* présente trois
faces : la première, antérieure, recouverte par le muscle fléchisseur
profond : en haut se voit le trou nourricier ; la seconde, postérieure, recouverte par les extenseurs des doigts ; la troisième, interne, par le cubital interne.

Des extrémités. L'une est *supérieure*, plus grosse que l'inférieure : elle présente l'apophyse olécrâne, qui donne attache en
arrière au triceps brachial ; en devant, se voit la grande cavité
sygmoïde, qui s'articule par ginglyme avec la poulie de l'humérus ; sur le côté, et en dehors, se voit la petite cavité sygmoïde :
elle s'articule par ginglyme latéral avec le radius ; au-dessous de
la grande cavité de l'olécrâne se trouve l'apophyse coronoïde ; immédiatement au-dessous, l'os présente un léger rétrécissement qui
porte le nom de col du cubitus.

L'extrémité *inférieure*, plus petite, est arrondie : elle présente
en dedans l'apophyse styloïde, qui donne attache au ligament

latéral interne de l'articulation du cubitus avec la main, et en dehors, une petite surface articulaire, qui s'articule par ginglyme latéral avec le radius.

Structure interne et développement. L'arrangement des trois substances et le développement comme dans les os longs.

DE LA MAIN.

Trois parties la composent : le carpe, le métacarpe et les doigts.

1°. *Du carpe.* Placé entre les os de l'avant-bras et le métacarpe, le carpe est formé de huit os, disposés sur deux rangées : on leur donne, en commençant par la rangée supérieure, et de dehors en dedans, les noms de premier, deuxième, troisième, etc.; ils portent encore les noms suivans :

Le scaphoïde. Pair, irrégulier, situé au-dessous du radius, au-dessus du trapèze, au côté externe du pyramidal.

Le semi-lunaire. Pair, irrégulier, situé au-dessous du radius, au-dessus du grand os, au côté externe du pyramidal, au côté interne du scaphoïde.

Le pyramidal. Pair, irrégulier, situé au-dessous du cubitus par l'intermédiaire d'un ligament, au-dessus de l'os crochu, au côté interne du semi-lunaire, au côté externe et postérieur du pisiforme.

Le pisiforme. Pair, irrégulier, situé devant le pyramidal. Le reste de la surface extérieure de l'os donne attache au muscle cubital antérieur, en haut, et à l'adducteur du petit doigt en bas.

Le trapèze. C'est le premier de la seconde rangée. Il est pair, irrégulier, situé au-dessous du scaphoïde, au-dessus du premier os du métacarpe, au côté externe du trapézoïde, et du second os du métacarpe.

Le trapézoïde. Pair, irrégulier, situé au-dessous du scaphoïde, au-dessus du second os du métacarpe, au côté interne du trapèze, et au côté externe du grand os.

Le grand os. C'est le plus volumineux des os du carpe. Il est pair, irrégulier, situé au-dessous du scaphoïde et du semi-lunaire, au-dessus du deuxième, troisième et quatrième os du métacarpe, au côté interne du trapézoïde, au côté externe de l'os crochu.

L'os crochu. Pair, irrégulier, situé au-dessous du semi-lunaire, au-dessus des quatrième et cinquième os du métacarpe, au côté interne du grand os, au côté externe du pyramidal.

Les côtés antérieurs et postérieurs de tous les os du carpe donnent attache à des ligamens destinés à affermir leurs articulations respectives, qui toutes ont lieu par arthrodie.

Structure et développement. Tous les os du carpe n'ont que les substances compacte et spongieuse : ils se développent tous, mais très-tard, par un seul point d'ossification.

2°. *Du métacarpe.* Placé entre les os du carpe et les doigts, le métacarpe est composé de cinq os, que l'on compte par les noms numériques de premier, deuxième, etc., en commençant par le pouce.

Situation et figure. Tous ont la forme allongée en partage : le premier est le plus court et le plus gros ; le second est le plus long, après le troisième, et ils vont ensuite en diminuant jusqu'au cinquième. Le premier est situé au-dessous de l'os trapèze et au-dessus du pouce ; le deuxième, au-dessous du trapèze et du trapézoïde, au-dessus du doigt indicateur ; le troisième, au-dessous du grand os, au-dessus du doigt du milieu ; le quatrième, au-dessous du grand os et l'os crochu, au-dessus du doigt annulaire ; le cinquième, au-dessous de l'os crochu, au-dessus du petit doigt.

Division. En corps et en extrémités. Le corps, plus mince dans le milieu, est légèrement arrondi : il présente un côté antérieur, qui, dans tous les os du métacarpe, est recouvert par les muscles nombreux et courts de la main ; un côté postérieur, sur lequel glissent les tendons des extenseurs du pouce et des doigts ; les côtés externe et interne répondent aux intervalles inter-osseux, et sont recouverts par les muscles du même nom, excepté pour le côté externe du premier, et le côté interne du cinquième, qui sont libres sous la peau.

Des extrémités. L'une supérieure, irrégulièrement disposée, s'articule, comme il a été dit, avec les os du carpe ; l'autre, inférieure, arrondie, appelée tête, s'articule dans tous par énarthrose avec l'extrémité supérieure des premières phalanges.

Structure et développement. Comme dans tous les os longs, ceux du métacarpe sont composés des trois substances, et ils se développent de même par trois points d'ossification ; là substance réticulaire seule est très-peu abondante.

3°. *Des doigts.* Ils sont au nombre de cinq, et portent les noms de pouce, de doigt indicateur, de doigt du milieu, de doigt annulaire, et de petit doigt. Leur grandeur relative est telle, que le doigt du milieu est le plus long, l'annulaire ensuite, le doigt indicateur vient après, et que le petit doigt et le pouce sont les plus courts. Chacun est composé de trois phalanges, excepté le pouce, qui n'en a que deux : on les compte par les noms numériques de première (*phalange*), deuxième (*phalangine*), et troisième (*phalangette*), en commençant par en haut.

DES PHALANGES.

Situation et figure. Les premières sont les plus longues, et les troisièmes les plus courtes : elles sont placées les unes au-dessous des autres ; les premières au-dessous des os du métacarpe, et les troisièmes au-dessous des secondes. Toutes ont la forme allongée en partage, légèrement concaves en devant, et convexes en arrière : leur grandeur relative suit celle des doigts.

Division. En corps et en extrémités. Le *corps*, dans toutes les phalanges, présente une face antérieure concave ; elle loge les tendons des fléchisseurs sublime et profond ; une face postérieure convexe : sur elle glissent les tendons des extenseurs du pouce et des doigts.

Des extrémités. Les *supérieures* sont concaves, circulaires dans les premières phalanges ; elles s'articulent avec les extrémités inférieures des os du métacarpe : dans les secondes, elles sont un peu saillantes dans le milieu, concaves sur les côtés, et s'articulent avec l'extrémité inférieure des premières phalanges : dans les troisièmes, elles offrent la même disposition que dans les secondes.

Les extrémités *inférieures* offrent, dans les premières et les secondes phalanges, deux petits condyles ; et dans les troisièmes, elles sont terminées par un bord arrondi, non articulaire, sur lequel s'implantent l'ongle en arrière, et une substance pulpeuse en devant : leur articulation réciproque se fait par ginglyme angulaire.

Structure et développement. Excepté dans les troisièmes, où le développement est très-obscur, toutes sont composées des trois substances : elles se développent par trois points d'ossification.

DES EXTRÉMITÉS INFÉRIEURES OU MEMBRES ABDOMINAUX.

Elles se composent de la cuisse, du genou, de la jambe et du pied.

DE LA CUISSE.

Un seul os la forme ; il porte le nom de fémur.

DU FÉMUR.

Situation et figure. Pair, irrégulier, le plus long de tous les os du squelette : situé au-dessous de l'os des hanches, au dessus du tibia, au-dessus et derrière la rotule.

Division. En corps et en extrémités. Le *corps*, prismatique et triangulaire, présente une face antérieure convexe, recouverte par le muscle crural ou fémoral ; une externe et l'autre interne également recouvertes par le même muscle. Trois bords sont le résultat de la disposition de ces trois faces : l'externe et l'interne n'offrent rien de particulier ; le troisième, postérieur, appelé ligne âpre du fémur, donne attache, par son interstice, aux trois adducteurs et à la courte portion du biceps. Deux trous nourriciers se voient sur cette ligne. Elle-même se partage en haut et en bas, en deux branches ; les deux supérieures donnent attache, l'externe au vaste externe, au grand fessier et au troisième adducteur ; l'interne au vaste interne et au pectiné. Les deux branches inférieures donnent attache, l'externe au vaste externe, et tout-à-fait en bas, au jumeau externe et au plantaire grêle ; l'interne, au vaste interne et au troisième adducteur.

Des extrémités. La *supérieure* se compose de la tête, du col et des deux trochanters : la tête est presque sphérique, lisse, polie, incrustée d'un cartilage diarthrodial, et elle s'articule par énarthrose avec la cavité cotyloïde de l'os des hanches; dans le milieu s'implante le ligament rond. Au-dessous de la tête se voit le col, allongé, aplati de devant ou arrière, dirigé obliquement de dedans en dehors : au-delà se remarquent les deux trochanters, l'un externe (*trokanter*), plus gros, recouvert par le grand fessier; le second, interne et postérieur (*trokantin*), plus petit : il donne attache aux tendons réunis du psoas et de l'iliaque.

L'extrémité *inférieure*, plus volumineuse que la supérieure, présente deux éminences arrondies dans un sens, et aplaties dans l'autre, appelées les condyles du fémur : l'un et l'autre sont recouverts par un cartilage diarthrodial, ils s'articulent par arthrodie avec le tibia. Derrière les condyles sont deux éminences appelées tubérosités : l'externe donne attache au ligament latéral externe de l'articulation, et au muscle poplité; l'interne, au ligament latéral interne, et au troisième adducteur.

Structure et développement. Le fémur est un des os dans lequel les trois substances se trouvent en plus grande quantité : un long canal se voit au centre de l'os, où la substance réticulaire abonde; la compacte se trouve au milieu et dans cet endroit, le fémur offre un rétrécissement qui annonce combien sont serrées les lames de cette substance; la spongieuse est uniformément répandue aux extrémités, où, sous un volume considérable, elle n'augmente point la pesanteur de l'os. Le fémur se développe par trois points d'ossification.

DE LA JAMBE.

Deux os la forment : le tibia en dedans, et le péroné en dehors.

DU TIBIA.

Situation et figure. Pair, irrégulier, triangulaire et prismatique : situé au-dessous du fémur, au-dessus du pied, et au côté interne du péroné.

Division. En corps et en extrémités. Le *corps*, épais dans sa partie supérieure, s'amincit à mesure qu'il approche de son extrémité inférieure; il présente trois faces : une interne, légèrement convexe, recouverte par la peau; une externe (*pré-tibiale*), légè-

rement concave, qui loge les muscles jambier antérieur, long
extenseur des doigts, et extenseur propre du pouce; une postérieure (*poplitée*), qui loge en haut le muscle poplité, et dans le
reste de son étendue les muscles long fléchisseur des orteils et jambier postérieur : le soléaire recouvre ces derniers. Le trou nourricier, le plus vaste de tous ceux de cette espèce, se voit un peu
au-dessus du tiers supérieur de cette face. Des trois bords, l'externe seul est remarquable; il donne attache au ligament inter-
osseux.

Des extrémités. La *supérieure* est très-grosse, et présente deux
surfaces articulaires, appelées condyles; ils sont légèrement concaves, et s'articulent par ginglyme angulaire avec le fémur; dans
le milieu se voit une saillie, sur laquelle s'implantent les ligamens
croisés; deux tubérosités sont placées sur les côtés : l'interne donne
attache au muscle demi membraneux.

L'extrémité *inférieure*, beaucoup moins volumineuse que la
supérieure, présente une surface articulaire concave, incrustée
d'un cartilage diarthrodial, qui s'articule, par ginglyme angulaire, avec l'astragal. Le côté externe de cette extrémité présente
une petite surface articulaire, sur laquelle s'appuie le péroné, et
en dedans une portion allongée et convexe, appelée la malléole
interne.

Structure et développement. Ici, une parfaite ressemblance avec
le fémur, quant à la structure et au développement.

DU PÉRONÉ.

Situation et figure. Pair, irrégulier, situé au côté externe du
tibia et de l'astragal, contourné sur lui-même, de dedans en
dehors.

Division. En corps et en extrémités. Le *corps* est prismatique
et triangulaire : il présente trois faces; l'une externe, recouverte
par les muscles péroniens; la seconde interne, partagée dans toute
sa longueur en deux parties par une ligne saillante, qui donne
attache au ligament inter-osseux; en devant sont les muscles de la
partie antérieure de la jambe; en arrière, ceux de la partie postérieure. La troisième, postérieure, est recouverte par les muscles

soléaire et fléchisseur du gros orteil : à son tiers supérieur se voit le trou nourricier.

Des extrémités. L'une est *supérieure*, arrondie ; elle offre en dehors un tubercule pour l'insertion du muscle biceps ; en dedans, une surface articulaire peu étendue, et qui s'articule par arthrodie avec le tibia. Immédiatement au-dessous, un léger rétrécissement, qui porte le nom de col du péroné.

L'extrémité *inférieure* est un peu plus allongée que la supérieure ; en dehors, elle forme la malléole externe ; en dedans, elle offre une surface incrustée d'un cartilage diarthrodial, pour son articulation avec l'astragal.

La *structure et le développement* ne diffèrent point de ce qui a été exposé plus haut pour les os longs.

DU GENOU.

En ostéologie, la rotule forme à elle seule le genou.

DE LA ROTULE.

Situation et figure. Os pair, irrégulier, court, situé au-dessous et devant le fémur.

Division. En face antérieure : elle est recouverte par la peau et le tendon du droit antérieur. En face postérieure, lisse, polie, formée de deux surfaces articulaires, propres à glisser sur la partie antérieure des condyles du fémur. En bord supérieur, sur lequel s'implante le tendon du droit antérieur ; en bord inférieur, espèce d'angle qui donne attache au ligament inférieur de la rotule (*rotulien*).

Structure et développement. Semblable aux os courts, la rotule est composée de deux substances ; elle se développe, mais très-tard, par un seul point d'ossification.

DU PIED.

Comme à la main, trois parties le composent : le tarse, le métatarse, et les doigts ou orteils.

1°. *Du tarse.* Placé à la partie postérieure du pied, il est composé de sept os, irrégulièrement disposés, qui portent les noms suivans :

Le calcaneum. Pair, irrégulier, situé au-dessous de l'astragal, derrière le cuboïde : il forme le talon, et c'est le plus grand des os du tarse. Il présente une face supérieure qui s'articule par arthrodie avec l'astragal : une inférieure, qui repose sur le sol, et qui donne attache postérieurement aux muscles de la plante du pied ; une externe, qui n'offre rien de particulier ; une interne, où se voit une grande coulisse, qui donne passage au long fléchisseur des orteils, aux artères et nerfs qui se rendent à la plante du pied ; une extrémité postérieure, qui forme le talon proprement dit, et qui donne attache au tendon d'Achille ; une antérieure, qui s'articule par arthrodie avec le cuboïde.

L'astragal. Pair, irrégulier, situé au-dessous du tibia, au-dessus du calcaneum, derrière le scaphoïde, et au côté interne du péroné. Il présente une face supérieure, qui s'articule par ginglyme avec le tibia ; une inférieure avec le calcaneum ; deux côtés, dont l'interne s'articule avec le tibia, et l'externe avec le péroné : deux extrémités ; la postérieure n'offre rien de particulier ; l'antérieure s'articule avec le scaphoïde.

Le scaphoïde Pair, irrégulier, situé devant l'astragal, derrière les trois os cunéiformes. Sa face postérieure s'articule avec l'astragal ; l'antérieure avec les trois os cunéiformes : les côtés externe et interne, les faces supérieure et inférieure n'offrent rien de particulier.

Le cuboïde. Pair, irrégulier, situé devant le calcaneum, derrière les quatrième et cinquième os du métatarse, au côté externe du troisième cunéiforme, avec lequel il s'articule par des surfaces réciproques : ses faces externe, supérieure et inférieure, n'offrent rien de particulier.

Les trois os cunéiformes. Pairs, irréguliers, placés les uns à côté des autres sur un plan uniforme, devant le scaphoïde, derrière les premier, deuxième et troisième os du métatarse, au côté interne du cuboïde, par le moyen du troisième.

Structure et développement. Quoique plus volumineux que les os du carpe, ceux du tarse présentent cependant les mêmes phénomènes, relativement à leur structure et leur développement, qui a lieu par un seul point d'ossification.

2°. *Du métatarse.* Il se compose de cinq os, disposés comme à la main, et que l'on compte, en commençant par le pouce, par les noms numériques de premier, second, etc. : ils ont tous la forme allongée en partage; le premier est le plus gros et le plus court.

Situation et figure. Pairs, irréguliers, situés entre l'os cuboïde, les trois cunéiformes en arrière, et les orteils en devant.

Division. En corps, qui en occupe la partie moyenne, et n'offre rien de particulier. En *extrémités*, dont la postérieure, dans les premier, deuxième et troisième, s'articule avec les trois os cunéiformes, et dans les quatrième et cinquième avec le cuboïde. Leur extrémité antérieure arrondie, s'articule avec les premières phalanges.

Structure et développement. Semblables aux os du métacarpe, ils sont composés de trois substances, et se développent chacun par trois points d'ossification.

3°. *Des doigts* ou *orteils.* Ils sont au nombre de cinq, que l'on compte par les noms numériques de premier, second, etc.; le plus gros porte celui de pouce. Chacun est composé de trois phalanges. Les premières portent le nom de *phalanges*, les secondes de *phalangines*, et les troisièmes de *phalangettes.* Comme à la main, le pouce n'en a que deux.

Des premières phalanges. Elles sont les plus longues et se trouvent placées entre les secondes en avant, et les os du métatarse en arrière; leur *corps*, mince, arrondi, est en partie recouvert par les muscles inter-osseux. Leurs *extrémités* s'articulent, la postérieure avec les os du métatarse, et l'antérieure avec les secondes phalanges.

Des secondes phalanges. Placées entre les premières et les troisièmes, avec lesquelles elles s'articulent, les secondes phalanges n'offrent rien de remarquable.

Des troisièmes phalanges. Elles terminent la pointe du pied, et leur conformation est semblable à celle des doigts de la main; articulées avec les secondes en arrière, elles offrent en devant

4*

un bord arrondi, qui reçoit l'ongle en dessus, et une substance pulpeuse en-dessous.

Structure et développement. Ce qui a été dit à cet égard pour les doigts de la main s'applique parfaitement à ceux du pied.

~~~~~~

DES CONNEXIONS DES OS.

DES LIGAMENS OU MOYENS D'ARTICULATION, ET DE LA MANIÈRE DE LES PRÉPARER.

À l'exemple de quelques anatomistes, j'aurais pu placer l'histoire des ligamens immédiatement après la description des os qui offrent des articulations mobiles ; j'ai préféré d'en présenter ici le tableau général. Cette méthode, qui n'a point d'inconvénient, offre autant d'avantages que toute autre qui en diffère. L'essentiel est que l'élève puisse préparer lui-même et étudier avec soin cette partie un peu ingrate de ses travaux anatomiques. C'est le seul moyen de pouvoir entendre quelque chose au jeu varié des articulations, aux phénomènes si multipliés de la mécanique des animaux, ainsi qu'à la théorie et au traitement des luxations.

L'ordre que je suivrai sera celui de la description des os, en commençant par les ligamens de l'articulation de la mâchoire inférieure, et finissant par ceux du pied, en me conformant, à cet égard, à la marche qu'ont suivie les meilleurs anatomistes modernes.

Les dénominations des articulations adoptées par Bichat me paraissant claires et exactes, je m'en servirai de préférence.

Les cartilages, la moëlle, le suc médullaire, le périoste et la synovie formant, avec les ligamens, les parties accessoires de l'ostéologie, ou ce qu'on appelait autrefois l'*ostéologie fraiche*, on trouvera à leur suite une description succincte de chacun de ces objets.

Administration anatomique.

La préparation des ligamens exige en général qu'on enlève exactement toutes les autres parties qui entourent les articulations ; il faut également râcler les os et détacher le périoste dont ils sont enveloppés, de manière à ne laisser absolument que les ligamens, afin que ces parties étant parfaitement isolées, on ne puisse les confondre avec les tendons nombreux qui viennent presque toujours s'insérer au voisinage des articulations. Plusieurs de ces tendons fournissent même des expansions aponévrotiques, qui vont s'épanouir sur les articulations et se confondre avec leurs propres ligamens, de manière qu'on est, pour ainsi dire, obligé d'en abandonner quelquefois la séparation.

Il ne faut pas cependant, comme quelques-uns le conseillent, pour rendre les ligamens plus apparens, mettre tremper pendant quelque temps, dans l'eau, les pièces sur lesquelles on les prépare ; car cette dernière venant à s'emparer des parties colorantes, il en résulte que les débris des muscles, etc., prenant une couleur blanche, se confondent avec les ligamens, embarrassent la marche du scalpel, et s'opposent ainsi à ce qu'on puisse les distinguer et les préparer avec le soin qu'exige cette partie de l'anatomie.

Les ligamens qui entourent une grande articulation, telle que l'articulation ilio-fémorale, celle du genou, etc., sont assez faciles à préparer ; mais les difficultés augmentent à mesure que les articulations sont plus serrées et les surfaces des os dans des rapports plus intimes. Ainsi, par exemple, les ligamens de la colonne vertébrale sont très-difficiles à préparer ; ceux du pied et de la main le sont encore davantage ; difficultés qui, comme je l'ai dit, tiennent à ce que ces articulations étant et plus multipliées et plus rapprochées des ligamens qui les assujétissent, doivent nécessairement présenter les mêmes dispositions.

Les ligamens se reconnaissent en général à une couleur blanche, à un tissu serré et résistant. Ils tiennent le milieu entre la couleur argentine et luisante des aponévroses et des tendons, et la couleur *mat* des nerfs.

DES LIGAMENS EN PARTICULIER.

Articulation temporo-maxillaire. Les moyens d'union de la mâchoire inférieure avec l'os temporal, sont trois ligamens, dont un stilo max illaire et deux latéraux, divisés en externe et en interne, une capsule de l'articulation (membrane synoviale), et un cartilage inter-articulaire (fibro-cartilage). Pour préparer ces objets, il faut d'abord se débarrasser, autant qu'il est possible, des parties molles qui environnent l'articulation ; ensuite, après avoir enlevé, par une coupe circulaire, toute la calotte du crâne afin d'en extraire le cerveau, ce qui rend la pièce plus légère et moins embarrassante, on fait à cette dernière une coupe verticale, de manière que la scie passe à droite et à gauche, derrière les apophyses styloïde et mastoïde. A cette première coupe on en ajoute une seconde, qui partage les deux mâchoires en deux parties égales, en passant par leur partie moyenne : de cette manière, on a deux pièces semblables, sur lesquelles on peut préparer à son aise les ligamens en question.

Ligament stilo-maxillaire. Il se rend de l'apophyse styloïde à la partie postérieure des branches de la mâchoire inférieure. Il est très-mince, et se trouve immédiatement recouvert par la glande parotide. Pour ne point intéresser les ligamens dans la dissection de cette glande, il faut la saisir avec une érigne : on la détache alors plus facilement du lieu qu'elle occupe.

Ligament latéral externe. Cette préparation facilite également celle du ligament latéral externe, qui est en partie recouvert par l'extrémité supérieure de la glande en question, et par la conque de l'oreille, qu'il faut enlever jusqu'à son implantation sur le contour du conduit auditif externe. De même que le stilo-maxillaire, le latéral externe est très-mince, et pourrait être facilement enlevé quand on débarrasse l'articulation du tissu cellulaire et des portions aponévrotiques qui l'environnent.

Ce ligament, extrêmement court, ne s'étend que du tubercule

qui se voit à la base de l'apophyse zigomatique, à la partie voisine du condyle de la mâchoire. Sa forme aplatie, ses points d'insertion aux parties que je viens d'indiquer, le font aisément reconnaître.

Ligament latéral interne. Pour le bien voir, il faut d'abord écarter en dehors la portion correspondante de la mâchoire divisée : deux muscles se trouvent dans l'intervalle mis à découvert, ce sont les ptérigoïdiens ; enlevez-les, mais ménagez les coups de scalpel du côté de la mâchoire, car le ligament en question est, pour ainsi dire, collé au côté externe du grand ptérigoïdien : en prenant cette précaution, on conserve ce ligament, qui se présente sous la forme d'une bandelette, venant de la partie postérieure de la cavité glénoïde, et qui de là va s'attacher dans les environs du trou dentaire ou maxillaire inférieur. Les vaisseaux du même nom passent entre ce ligament et la branche de la mâchoire, pour entrer dans le canal dentaire. Si on ne perd pas de vue cette disposition, on distinguera facilement ces vaisseaux du ligament, et celui-ci des premiers.

Les deux ligamens latéraux répondent également à la capsule, dont on reconnaît sans peine alors la forme et l'étendue, en tirant en divers sens le condyle de la mâchoire, comme si l'on voulait l'isoler de la cavité glénoïde. Du tissu cellulaire graisseux se trouve devant et derrière la capsule : rien de plus facile que de l'enlever, ainsi que tout ce qui pourrait rester encore du petit ptérigoïdien, dont l'extrémité postérieure s'implante en partie sur l'articulation.

La capsule de l'articulation doit d'abord être étudiée en place ; ensuite, en l'ouvrant en dehors et en arrière seulement, on en découvre facilement l'intérieur, dans lequel se voit, outre les surfaces articulaires, le cartilage du même nom, que l'on peut étudier sans autre préparation.

DESCRIPTION.

Ligament stylo-maxillaire. *Situation et figure.* Allongé, mince, situé entre l'os temporal et la mâchoire inférieure.

Étendue. De l'apophyse styloïde, à la partie postérieure des branches de l'os maxillaire inférieur.

Division. Il répond, en dehors, à la glande parotide et au muscle masseter; en dedans, au ptérigoïdien. Son extrémité supérieure se fixe à l'apophyse styloïde, et l'inférieure à la base de l'angle de la mâchoire inférieure, dont il occupe l'interstice.

Structure et usages. Tous les ligamens ont une structure uniforme. Celui-ci est composé de fibres longitudinales et parallèles. Il borne, quoique faiblement, les mouvemens de la mâchoire en avant.

Ligament latéral externe. *Situation et figure.* Aplati, très-court, situé au côté externe de l'articulation.

Etendue. Du temporal à la mâchoire inférieure.

Division. Son côté externe est recouvert par la glande parotide; l'interne répond à l'articulation. Son extrémité supérieure s'attache au tubercule qui se voit à la base de l'apophyse zygomatique, l'inférieure au côté externe du condyle de la mâchoire.

Structure et usages. Composé de fibres longitudinales et parallèles, le ligament latéral externe modère le trop grand abaissement de la mâchoire, et s'oppose également à ce qu'elle ne soit trop fortement entraînée du côté opposé à son insertion.

Ligament latéral interne. *Situation et figure.* Un peu aplati, allongé, situé au côté interne de l'articulation.

Etendue. De l'os temporal à la mâchoire inférieure.

Division. Son côté interne répond au grand ptérigoïdien; le côté externe, à la partie interne des branches de la mâchoire, dont il est séparé par les vaisseaux dentaires inférieurs.

Structure interne et usages. Composé de fibres longitudinales et parallèles, il seconde l'action du précédent lors de l'abaissement de la mâchoire, et s'oppose de même à ce qu'elle ne soit trop fortement entraînée en dehors.

Capsule de l'articulation. *Situation et figure.* Autour de l'articulation; sa figure approche de celle d'un petit sac à deux ouvertures.

Etendue. Du temporal à l'os maxillaire inférieur.

Division. Ses rapports extérieurs sont avec le ligament latéral externe en dehors, et dans le reste de sa circonférence, avec beaucoup de tissu cellulaire. En dedans, elle répond au cartilage inter-articulaire, sur lequel elle se réfléchit pour former deux petits sacs adossés , sans communication (1). Supérieurement, la capsule s'implante en avant de la félure de *glaser* d'une part , et sur l'apophyse transverse du temporal de l'autre; inférieurement , elle embrasse le contour du condyle de la mâchoire inférieure.

Structure et usages. Composée de fibres entrelacées en tout sens, elle retient le condyle dans ses rapports d'articulation avec l'os temporal , et secrète la synovie.

Cartilage inter-articulaire. *Situation et figure.* Circulaire , situé dans l'intervalle de l'articulation, au-dessous de la cavité glénoïde, au-dessus du condyle; convexe en haut, concave en bas ; sa circonférence touche de toute part l'intérieur de la capsule.

Structure et usages. Composé de fibres concentriques, ce cartilage a pour usages d'établir un rapport plus exact entre le condyle et la surface articulaire du temporal , de faciliter le mouvement de ces parties les unes sur les autres, et de recevoir une partie des efforts que le condyle exerce sur la cavité glénoïde.

L'articulation temporo-maxillaire permet des mouvemens d'abaissement et d'élévation de la mâchoire ; sous ce rapport, c'est un ginglyme angulaire simple; elle permet également des mouvemens de la mâchoire, en avant et en arrière , à droite et à gauche. Ici, cette articulation fournit l'exemple d'une double arthrodie.

ARTICULATIONS DE LA COLONNE VERTÉBRALE.

Il n'y a point , en anatomie , de préparation plus difficile que celle des divers ligamens qui unissent les vertèbres entre elles. La multiplicité de ces dernières, l'obscurité de leurs mouvemens , le rapprochement extrême de leurs surfaces , les aspérités nombreuses dont elles sont armées , expliquent facilement la raison de ces difficultés. Pour les diminuer en partie, il faut joindre à beaucoup de patience une connaissance parfaite des surfaces articulaires , et ne procéder à ce travail que le livre à la main.

(1) Cette disposition a lieu pour toutes les articulations à capsule, qui ont également pour usage de sécréter la synovie.

Les articulations de la colonne vertébrale peuvent être distinguées en générales et en particulières. Les premières sont celles qui, répétées sur un très-grand nombre de vertèbres à-la-fois, offrent dans toutes les mêmes objets à étudier. Les secondes ne se voient qu'à quelques vertèbres; différentes dans chacune de ces dernières, elles exigent qu'on les étudie toutes séparément. Ainsi, l'articulation de la tête avec la première vertèbre cervicale, de celle-ci avec la seconde, de cette dernière avec la tête, sont autant d'articulations particulières et spéciales; une articulation commune ou générale a donc lieu pour toutes les autres vertèbres, excepté pour la dernière et l'avant-dernière, qui en offrent aussi de particulières avec les os du bassin.

Administration anatomique.

ARTICULATIONS SPÉCIALES OU PARTICULIÈRES.

Quoique le ligament cervical dans l'homme soit principalement destiné à servir de point d'appui aux muscles de la partie postérieure de la tête et du col, on peut aussi le considérer comme moyen de maintenir la première dans sa rectitude naturelle sur le tronc, et de s'opposer, quoique faiblement, à sa trop grande flexion. C'est pourquoi je conseille de l'examiner un instant avant de se débarrasser des parties molles, placées à la partie postérieure du col, et qu'il est indispensable d'enlever avant de passer à la préparation des ligamens nombreux qui appartiennent aux articulations de cette série.

Ces articulations sont celle de l'occipital avec la première vertèbre ou l'atlas, celle du même os avec la seconde vertèbre ou l'axis, et celle des deux premières vertèbres entre elles.

On peut, sur la même colonne vertébrale, préparer, non seulement les ligamens des articulations en question, mais aussi ceux de toutes les vertèbres, ainsi que celles de ces dernières avec les côtes. Le tronc étant complètement débarrassé des viscères pectoraux et abdominaux, et, en général, de toutes les parties molles qui se trouvent sur toute l'étendue de la colonne, on coupe les côtes à quatre travers de doigt de leur articulation avec cette dernière. On sépare également la colonne du bassin ; ensuite on fait à la tête une coupe horizontale, comme si l'on voulait en étudier l'intérieur après avoir enlevé la totalité du cerveau : on termine enfin par scier toute la partie antérieure de la base du crâne, en portant la scie sur l'apophyse basilaire, le plus près possible du trou occipital, sans en intéresser le contour. On passe alors sans peine à l'examen de l'articulation de l'occipital avec l'atlas.

Articulation occipito-atloïdienne. Les ligamens qui affermissent cette articulation sont les deux ligamens vertébraux, distingués en antérieur et en postérieur, et les deux capsules.

Les deux ligamens vertébraux, appelés par quelques anatomistes *surtouts ligamenteux*, ne sont autre chose qu'une espèce de bande ligamenteuse placée en avant et en arrière, dans l'intervalle qui sépare l'occipital de la première cervicale. On peut se contenter, pour les rendre visibles, d'incliner alternativement la tête, tantôt en avant, tantôt en arrière, cela suffit pour en donner une idée ; mais si on voulait en prendre une connaissance plus étendue, il faudrait alors scier la portion postérieure de l'occipital le plus près possible du trou du même nom, ainsi que ses parties latérales ; séparer la première cervicale de la troisième, et ne pas se contenter d'étudier ces ligamens en dehors, mais les examiner également en dedans, après avoir exactement enlevé les portions des membranes du cerveau, qui tapissent le canal vertébral. On peut aussi, par cette préparation, voir la manière différente dont les ligamens vertébraux de l'articulation occipito-atloïdienne se comportent en dedans. Il faut examiner également la manière dont les artères vertébrales entrent dans le crâne. Elles sont reçues dans une espèce de canal que leur fournit la portion ligamenteuse qui, de l'arc postérieur de la première cervicale, se rend à la partie voisine du grand trou occipital.

Les deux capsules n'exigent point d'autre préparation. Mais pour en voir en même tems toutes les particularités, il faut en diviser une en totalité et laisser l'autre intacte. Ces capsules sont extrêmement serrées et ne permettent que des mouvemens bornés.

Il ne faut pas ignorer cette circonstance et savoir que l'instrument ne peut à peine passer entre les surfaces osseuses.

Articulation occipito axoïdienne. Comme l'occipital a des rapports d'articulation avec la seconde vertèbre cervicale, il ne faut pas se presser de détruire ceux que le même os présente avec la première. Les ligamens qui unissent l'occipital avec la seconde cervicale sont tous placés dans l'intérieur du canal ; ce sont les ligamens odontoïdiens et l'occipito-axoïdien. Pour bien voir ces ligamens, il faut exécuter une coupe au moyen de laquelle on met à découvert toute la partie postérieure du canal rachidien, qui est également formé par la portion correspondante des deux premières vertèbres que l'on doit enlever avec la scie, en respectant les points d'articulation de ces vertèbres. On peut alors porter avec facilité et les regards et le scalpel sur les parties qu'on désire préparer. Le ligament occipito-axoïdien s'étend de la surface basilaire de l'occipital jusque dans les environs de la troisième cervicale, en passant, pour s'y rendre, derrière l'apophyse odontoïde. Comme il est collé intimement aux ligamens odontoïdiens placés au-dessous, il faut, pour voir ces derniers, n'emporter le précédent que par lames, ce que l'on exécute sans peine en se servant d'une erigne ou de l'extrémité de la pince pour le soulever.

L'odontoïdien vient ensuite. Il s'étend de l'extrémité supérieure de l'odontoïde aux deux tubercules qui se voient sur les parties latérales et antérieures de la circonférence du grand trou occipital. En faisant exécuter des mouvemens latéraux à l'apophyse odontoïde et de petits mouvemens semblables, mais en sens contraire, à la portion de l'occipital conservée pour étudier ces parties, on prend une idée très-exacte de la forme et de l'étendue de l'odontoïdien. On peut alors séparer et enlever la portion de l'occipital qui tient à la première cervicale, en coupant en travers les ligamens dont nous venons d'indiquer la préparation. Cela est même nécessaire pour pouvoir examiner l'articulation des deux vertèbres entre elles.

Articulation atloïdo-axoïdienne. Cette articulation se compose des rapports de l'apophyse odontoïde avec la première cervicale, et de ceux des deux vertèbres entre elles. Le premier mode offre le ligament transverse et les petites capsules antérieure et postérieure; le second présente les ligamens antérieur et postérieur et les deux capsules.

Quand on a enlevé avec soin les portions de moëlle, de meninges et le ligament occipito-axoïdieu, qui se trouvent à l'entrée du canal rachidien, le transverse est à nu. On le reconnaît à sa direction, à sa figure annulaire, à sa force et à son épaisseur. On le rend plus apparent encore en faisant exécuter des mouvemens de rotation à l'apophyse odontoïde. Après l'avoir bien examiné, on le coupe près de l'une de ses attaches, pour le renverser du côté opposé et voir en même tems la petite capsule qui l'unit à l'odontoïde. Cette dernière en présente une seconde en devant, pour son articulation avec la partie postérieure de l'arc antérieur de la première cervicale. On la coupe dans sa partie supérieure, et en renversant les deux surfaces en sens contraire, on en voit très-bien l'intérieur.

Les ligamens antérieur et postérieur des deux premières cervicales n'offrent que de très légères difficultés pour leur préparation. Quant aux capsules, il suffit d'en diviser une et de laisser l'autre intacte pour en étudier l'ensemble.

ARTICULATIONS COMMUNES OU GÉNÉRALES DES VERTÈBRES.

Toutes les vertèbres s'articulent entre elles : 1°. par leur corps ; 2°. par les apophyses articulaires ; 3°. par les lames ; 4°. enfin par les apophyses épineuses.

L'étude des ligamens de la colonne vertébrale n'exige point qu'on les prépare sur toutes les vertèbres ; deux suffisent, le même mode d'articulation se répétant pour toutes les autres. Mais comme une bande ligamenteuse s'étend de haut en bas sur les faces antérieure et postérieure du corps de chaque vertèbre, de manière à former une espèce de chaîne qui les lie toutes ensemble, on doit, avant de passer à l'examen particulier des ligamens des vertèbres, jeter un coup d'œil sur cette espèce d'enveloppe générale. Rien de plus facile que de la voir à l'extérieur, après avoir complètement débarrassé la face antérieure de la colonne de toutes les parties molles qui la recouvrent. On recon-

naît le ligament en question à sa situation et à son étendue. Il
offre çà et là des portions non adhérentes au corps des vertèbres,
et au-dessous desquelles on peut facilement engager la pointe
du scalpel, ce qu'on ne peut exécuter à l'endroit des cartilages
inter-vertébraux, à cause de l'intime adhérence qu'il contracte
avec ces substances inter-articulaires.

Quant à la bande analogue, placée à la partie postérieure du
corps des vertèbres, et qui ne se voit que dans l'intérieure du canal
rachidien, on pourrait se borner à ne l'examiner que sur quelques
vertèbres, pour ne pas sacrifier toute la colonne, dont la préparation a été longue et pénible. Dans le cas contraire, la scie doit
emporter de haut en bas toute la partie postérieure des vertèbres :
de cette manière, on a deux demi-canaux rachidiens : la moitié
antérieure sert pour l'étude de la bande ligamenteuse postérieure,
l'autre moitié pour la partie interne des ligamens jaunes.

Articulation du corps des vertèbres. Il n'y a point de ligamens pour l'articulation du corps des vertèbres, un seul cartilage
sert de moyen d'union dans cet endroit : il porte le nom de cartilage inter-articulaire, cartilage inter-vertébral, ou fibro-cartilage. En le considérant successivement dans l'intervalle de toutes
les vertèbres, on le voit sensiblement devenir plus épais de haut
en bas. Si on le coupe en travers, on s'aperçoit, sur-tout dans la
région lombaire, que le centre en est et plus mou, et plus blanc
que la circonférence. Son élasticité est très-remarquable, on peut
s'en convaincre en enfonçant la pointe d'un scalpel dans son tissu,
qui repousse l'extrémité de l'instrument. Plus blanc et plus mou,
dans l'enfance, il devient jaune chez l'adulte, dur et compacte
dans la vieillesse. On le détache difficilement du corps des vertèbres, et ce n'est que par des efforts considérables qu'on y parvient, à moins qu'on ait fait bouillir plusieurs vertèbres ou qu'on
les ait laissé très-longtemps macérer. Il faut aussi remarquer la
différence d'épaisseur que ce cartilage présente dans les trois régions de la colonne, d'où résultent les différentes courbures de
cette partie.

*Articulation des apophyses articulaires, des lames et des
apophyses épineuses.* Je renferme dans un même article la pré-

paration de toutes ces parties , parce qu'elles ne présentent pas de
grandes difficultés. Il faut seulement savoir distinguer chaque
objet. Les capsules , les ligamens jaunes sont faciles à reconnaître
à cause de leur étendue et de leur situation : il n'en est pas ainsi
des ligamens appelés sur-épineux et inter-épineux. Les auteurs ne
s'accordent ni sur leur situation ni sur leur nombre. Il existe bien
une espèce de bande ligamenteuse , épaisse , qui , de l'extrémité
de l'apophyse épineuse de la dernière vertèbre lombaire, se porte
successivement sur toutes celles de cette région , cette bande
semble se prolonger sur les mêmes parties dans la région dorsale , mais on n'en trouve plus de trace dans la région cervicale.
Il en est de même des ligamens inter-épineux placés dans l'intervalle de deux apophyses épineuses. On les retrouve aux lombes
et au dos ; mais quelques anatomistes n'en admettent pas au col ,
et prétendent qu'ils sont remplacés par les muscles du même nom.
Le peu d'étendue de ces petits ligamens , la facilité de les confondre avec les fibres presque blanches des muscles qui les avoisinent, me dispensent de m'étendre davantage sur cet objet.

DESCRIPTION.

ARTICULATION OCCIPITO-ATLOÏDIENNE.

Ligament antérieur. *Situation et figure.* Aplati , épais, situé
entre l'occiput et la première cervicale. *Étendue.* De l'apophyse
basilaire à l'arc antérieur de l'atlas.

Division. La face *antérieure* est recouverte par les muscles
petits et grands droits antérieurs de la tête ; la postérieure répond
aux ligamens de l'apophyse odontoïde. Son bord supérieur s'attache à la partie antérieure de la circonférence du grand trou
occipital, l'inférieure à la partie supérieure de l'arc antérieur de
l'atlas. Ses deux extrémités s'implantent vers les capsules.

Structure et usages. Composé de deux plans de fibres , qui se
portent dans diverses directions, ce ligament affermit l'articulation
de l'atlas avec la tête, et modère les mouvemens d'extension de
cette dernière.

Ligament postérieur. *Situation et figure.* Aplati, épais, plus large que le précédent, situé entre l'occipital et l'atlas. *Étendue.* De la partie postérieure du grand trou occipital, à l'arc postérieur de l'atlas.

Division. Sa face *postérieure* est recouverte par les muscles petits et grands droits postérieurs de la tête ; l'antérieure répond à la dure-mère. Son bord supérieur s'attache à la partie postérieure de la circonférence du grand trou occipital; l'inférieure, à la partie supérieure de l'arc postérieur de l'atlas. Ses deux extrémités répondent à la capsule. On y voit une échancrure pour le passage de l'artère vertébrale.

Structure et usages. Semblable au précédent, sous le rapport de la structure et des usages, il en diffère seulement en ce qu'il modère le mouvement de flexion de la tête.

Capsules. *Situation et figure.* Circulaires, situées entre l'occipital et l'atlas. *Étendue.* Des condyles de l'occipital aux surfaces articulaires correspondantes de l'atlas. *Division.* La face superficielle de chaque capsule répond aux muscles droits latéraux de la tête, à l'artère vertébrale et aux nerfs sous-occipitaux; la face profonde répond dans l'articulation. Le bord supérieur s'attache aux inégalités qui sont sur le contour des condyles de l'occipital, l'inférieur aux inégalités de la surface articulaire correspondante de l'atlas.

La structure et les usages sont les mêmes qu'aux autres capsules.

L'articulation de l'occipital avec la première vertèbre cervicale permet des mouvemens en tous sens; mais les surfaces réciproques étant presque planes, cette articulation porte le nom d'arthrodie.

ARTICULATION OCCIPITO-AXOÏDIENNE.

Ligamens odontoïdiens. *Situation et figure.* Au nombre de deux, allongés, parallèles, situés dans l'intérieur du canal vertébral. *Étendue.* De l'apophyse odontoïde à l'occipital. *Division.* Ils répondent, en arrière, au ligament occipito-axoïdien; en devant, à l'occipital. Leur extrémité inférieure se fixe sur les parties latérales du sommet de l'apophyse odontoïde, la supérieure à la partie interne des condyles de l'occipital.

Structure et usages. Composés de fibres parallèles, fortes et serrées, ils assujétissent l'articulation de l'odontoïde, et servent de régulateurs à ses mouvemens.

Ligament occipito-axoïdien. *Situation et figure.* Allongé, mince et aplati, situé dans l'intérieur du canal vertébral. *Etendue.* De la deuxième cervicale à l'occipital. *Division.* En face postérieure appliquée sur la dure-mère, en face antérieure qui répond à l'axis et à l'odontoïde. Son extrémité supérieure se fixe sur la surface basilaire, l'inférieure se perd sur le ligament transverse de l'odontoïde, et dans le ligament vertébral postérieur.

Structure et usages. Composé de fibres parallèles, il affermit également et l'articulation de l'occipital avec les deux premières cervicales, et celle de ces dernières entre elles.

ARTICULATION ATLOÏDO-AXOÏDIENNE.

Ligament transverse. *Situation et figure.* Allongé transversalement, épais, presque demi-circulaire, situé dans l'intérieur du canal vertébral. *Etendue.* D'une des masses latérales de l'atlas à l'autre. *Division.* Sa partie postérieure est immédiatement recouverte par le ligament occipito-axoïdien; l'antérieure, lisse et polie, répond à la facette postérieure de l'apophyse odontoïde. Ses deux extrémités s'implantent aux inégalités de la partie interne des masses latérales de l'atlas.

Structure et usages. Composé de fibres transversales, serrées, la force de ce ligament est considérable. Il fournit un point d'appui solide à l'apophyse odontoïde, favorise ses mouvemens de rotation, et s'oppose à ce que cette apophyse ne puisse, en se renversant en arrière, exercer une compression nuisible sur la moëlle rachidienne.

Les deux petites membranes capsulaires de l'apophyse odontoïde sont l'une en devant et l'autre en arrière. La première réunit cette apophyse à l'arc antérieur de l'atlas, la seconde la fixe au ligament transverse. L'une et l'autre ont pour usages de retenir l'apophyse

5

odontoïde dans le lieu qu'elle doit occuper, sans gêner ses mouvemens de rotation.

On trouve également entre les deux premières vertèbres cervicales deux espèces de ligamens destinés à maintenir les rapports de ces vertèbres entre elles. L'un est placé à la partie antérieure; l'autre, plus considérable, se trouve à la partie postérieure. Ces deux ligamens, d'une texture très-lâche, afin de permettre la liberté des mouvemens des deux vertèbres, ont beaucoup d'analogie avec ceux qui unissent la première de ces vertèbres avec l'occipital.

Capsules. Ces deux capsules, remarquables par leur extrême laxité, ne diffèrent point, quant à leur forme générale, de celles de la première cervicale avec l'occipital; elles permettent des mouvemens libres et étendus, sans que cette grande extension de leur part puisse entraîner la déchirure de leur tissu.

L'articulation des deux premières cervicales par leurs apophyses articulaires est une double arthrodie; celle de l'apophyse odontoïde est un ginglyme latéral simple.

ARTICULATIONS GÉNÉRALES DES VERTÈBRES.

Ligament vertébral antérieur. *Situation et figure*. Allongé, aplati, étroit dans sa partie supérieure, large inférieurement, situé sur toute la partie antérieure de la colonne vertébrale. *Etendue*. De la seconde cervicale à la partie supérieure du sacrum. *Division*. Sa face antérieure répond, en haut, au pharinx, à l'œsophage et aux muscles longs du col; dans la poitrine, à l'aorte, au canal thorachique et à la veine azigos; dans l'abdomen, à l'aorte ventrale, aux piliers du diaphragme et aux muscles psoas. Sa face postérieure est appliquée d'une manière assez lâche sur la partie antérieure du corps de toutes les vertèbres et sur les cartilages inter-vertébraux correspondans, auxquels ce ligament adhère davantage. Son extrémité supérieure se fixe sur la deuxième cervicale, l'inférieure au-devant du sacrum.

Structure et usages. Les fibres de ce ligament sont, en général, longitudinales; mais leur longueur n'est pas égale, à beaucoup près, à celle de la totalité du ligament. On s'aperçoit que les superficielles, qui sont les plus longues, ne dépassent pas l'intervalle de quatre à cinq vertèbres : à mesure qu'elles deviennent plus profondes, elles sont aussi plus courtes. C'est aux cartilages inter-vertébraux que les fibres de ce ligament se fixent particulièrement.

Ses usages sont d'affermir l'articulation des vertèbres entre elles.

Ligament vertébral postérieur. *Situation et figure.* Allongé, aplati, large dans sa partie supérieure, étroit dans l'inférieure, situé dans le canal vertébral et couché dans toute son étendue sur la partie postérieure du corps des vertèbres. *Etendue.* De la deuxième cervicale au commencement du canal sacré. *Division.* En face postérieure, concave, unie à la dure-mère par du tissu cellulaire peu serré ; en face antérieure appliquée sur la partie postérieure du corps des vertèbres et des cartilages inter-vertébraux, avec lesquels le ligament contracte de fortes adhérences. Son extrémité supérieure se fixe à la deuxième cervicale ; l'inférieure, pointue, dans le canal sacré.

Structure et usages. Semblable, sous ces deux rapports, au ligament vertébral.

ARTICULATION DU CORPS DES VERTÈBRES.

Cartilages inter-vertébraux. *Situation et figure.* Au nombre de vingt-trois, larges, aplatis, demi-circulaires, situés entre le corps des vertèbres, et d'autant plus épais qu'on les examine plus près de la partie inférieure de la colonne.

Etendue. Le premier cartilage inter-vertébral se trouve entre la seconde et la troisième cervicale, et le dernier entre la cinquième lombaire et le sacrum. L'étendue de chaque cartilage est toujours analogue à l'étendue des surfaces articulaires.

Division. Les faces supérieure et inférieure sont adhérentes aux surfaces articulaires correspondantes des vertèbres, avec lesquelles elles contractent, avec l'âge, une union intime. La circonférence de chaque cartilage correspond aux ligamens vertébraux.

Structure et usages. Composés de fibres concentriques, plus serrées et plus denses en dehors, plus molles et plus élastiques à mesure qu'on les examine vers le centre. Les usages de ces cartilages sont d'unir les vertèbres entre elles, de concourir avec ces dernières à la formation du canal vertébral, et de permettre des

5*

mouvemens bornés pour chaque cartilage, mais qui, répétés dans tous, sont très-étendus pour la totalité de la colonne.

ARTICULATION DES APOPHYSES ARTICULAIRES.

Capsules. Ces petites poches synoviales, très-serrées, embrassent la circonférence de chaque surface articulaire des vertèbres. Elles répondent en dehors aux différentes parties qui recouvrent la colonne dans la direction des apophyses articulaires; en dedans, elles se déploient sur ces surfaces. Leurs usages sont de maintenir l'articulation des vertèbres entre elles, en ne permettant que des mouvemens très-bornés.

ARTICULATION DES LAMES DES VERTÈBRES.

Ligamens jaunes. Situation et figure. Larges, aplatis, quadrilatères, plus visibles en dedans du canal qu'en dehors, situés dans l'intervalle des lames de toutes les vertèbres depuis la deuxième.

Division. La face postérieure est recouverte par tous les muscles de la région postérieure et profonde du tronc; l'antérieure répond à la moëlle vertébrale. Les bords supérieur et inférieur se fixent aux bords correspondans des lames. Leur extrémité interne répond à l'apophyse épineuse de chaque vertèbre; l'externe n'offre rien de remarquable.

Structure et usages. Composés de fibres transversales, parallèles, très-serrées et de couleur jaune, ils ont pour usages de fixer les vertèbres entre elles, sans exclure un mouvement assez considérable, en raison de leur élasticité.

ARTICULATION DES APOPHYSES ÉPINEUSES.

Ligamens sur-épineux et inter-épineux. Situation et figure. Allongés, placés dans l'intervalle des apophyses épineuses des vertèbres dorsales et lombaires. Les sur-épineux se fixent à l'extrémité de ces apophyses; les inter-épineux répondent dans leur intervalle. Ces derniers sont doubles : un petit vide les sépare.

Leurs usages sont de maintenir rapprochées entre elles les apophyses épineuses des vertèbres dorsales et lombaires, et de s'opposer à des mouvemens trop étendus de la colonne en devant...

L'union des vertèbres offre plusieurs espèces d'articulations.
Celle des apophyses articulaires est une arthrodie ; celle du corps
fournit l'exemple le plus remarquable de l'articulation appelée
amphi-arthrose par les anciens, et articulation par continuité par
les modernes. Ici le mouvement n'a pas lieu entre les surfaces
articulaires des vertèbres ; mais dans le propre tissu du cartilage
inter-vertébral, qui, pour cet effet, offre une élasticité d'autant plus
grande que l'individu est moins avancé en âge ; comme il perd de
son élasticité et se durcit dans la vieillesse, le mouvement, toujours plus faible, finit par disparaître entièrement.

ARTICULATIONS DE LA POITRINE.

La poitrine est, en grande partie, formée par des arcs osseux,
appelés côtes, qui présentent, en avant avec le sternum, en arrière
avec la colonne vertébrale, des articulations qui résultent de ces
divers rapports.

Par leurs articulations postérieures, les côtes offrent, d'une part,
une surface articulaire à leur extrémité, reçue dans chacune des
surfaces articulaires du corps des vertèbres ; d'une autre part, la
tubérosité de chaque côte présente également une surface articulaire, reçue dans une cavité correspondante de l'apophyse transverse des vertèbres, excepté dans la première et les deux dernières,
qui en sont dépourvues.

Les articulations antérieures des côtes avec le sternum se font
par le moyen de cartilages intermédiaires, dont les sept supérieurs
aboutissent directement au sternum, tandis que les cinq suivans,
unis seulement les uns avec les autres, n'ont point de rapport
direct avec ce dernier os.

Administration anatomique.

La préparation des articulations de la partie postérieure des
côtes avec les vertèbres correspondantes, composées d'une capsule
et d'un ligament antérieur, exige qu'on débarrasse avec soin les
pièces articulées de toutes les parties molles étrangères à leur

articulation ; il n'est pas nécessaire de préparer toutes celles des côtes, une seule suffit. Mais pour mieux voir celles de l'extrémité postérieure de la côte, il faut auparavant diviser celle de la tubérosité, ce qui facilite les mouvemens de la côte sur la vertèbre, et donne une idée plus exacte de son étendue et des dispositions du ligament et de la capsule. Ce sont là les seuls moyens d'union. De même que dans cette dernière, l'articulation de la tubérosité avec l'apophyse transverse est extrêmement serrée ; aussi l'une et l'autre exigent-elles que l'on agite souvent la côte en sens contraire, pour mieux distinguer la figure et l'étendue bornée de chaque capsule.

Un seul ligament costo-vertébral, comme je l'ai dit, augmente la solidité de l'articulation ; il se voit dans l'intérieur de la poitrine. On le reconnait à son application exacte sur l'articulation, qu'il dépasse cependant, et à la direction rayonnée de ses fibres.

Mais l'articulation de l'extrémité vertébrale de la côte présente une particularité que n'offre point celle de sa tubérosité : en effet, excepté dans la première, la onzième et la douzième, chaque côte, articulée avec deux vertèbres à-la-fois, est retenue en place par un petit prolongement cartilagineux, qui s'implante, d'une part, sur une saillie transversale de l'extrémité de la côte ; et de l'autre, sur le cartilage inter-vertébral correspondant. Rien n'est plus facile que de voir cette disposition, en ouvrant, en haut ou en bas, quelques capsules costo-vertébrales.

La préparation des articulations de la partie antérieure des côtes est encore moins difficile que la précédente. Ici les objets sont plus à découvert. En coupant les cartilages dans leur partie moyenne, et en agitant en divers sens chaque extrémité coupée, on peut se former une idée très-exacte de l'étendue et de la manière dont les ligamens propres à affermir ces cartilages avec les côtes sont disposés d'une part avec ces dernières, et de l'autre avec le sternum.

En examinant l'extrémité costale de chaque cartilage, on voit qu'il est reçu dans une petite cavité analogue, appartenante à la côte correspondante ; deux petits ligamens rayonnés assujétissent cette articulation synchodrotique. L'un est en devant, et l'autre en arrière. Du côté du sternum, l'articulation présente la même disposition, et on y voit les mêmes ligamens. On observera seulement qu'entre la septième côte et l'appendice xiphoïde existe un ligament particulier qui unit ces deux parties entre elles. Il faut aussi voir l'articulation spéciale des cartilages inter-costaux, car rien ne doit échapper à l'œil et aux recherches d'un anatomiste attentif.

DESCRIPTION.

ARTICULATIONS COSTO-VERTÉBRALES.

Ligament antérieur ou interne. *Situation et figure.* Aplati, rayonné, situé à la partie antérieure de l'articulation. *Etendue.* De la tête des côtes aux corps des vertèbres. *Division.* La face superficielle est recouverte par la plèvre et par le grand nerf intercostal. La face profonde est appliquée sur le ligament capsulaire. Fixé en devant sur l'extrémité de la côte, il se dirige en divergeant vers l'épine, et vient s'attacher par trois espèces de fibres, les supérieures au corps de la vertèbre qui est au-dessus, les inférieures au corps de la vertèbre qui est au-dessous, et les moyennes au cartilage inter-articulaire. Cette disposition n'est plus la même pour la première, la onzième et la douzième côtes, qui ne s'articulent qu'avec une seule vertèbre.

Structure et usages. Composé de fibres superficielles plus longues, et de profondes plus courtes, rayonnées de la côte à la vertèbre, ce ligament a pour usages d'affermir l'articulation et de s'opposer au mouvement trop étendu de la côte en dehors.

Capsules. Celle de l'extrémité de chaque côte et du corps des vertèbres se fixe, d'une part, sur la circonférence de la tête de chaque côte; et de l'autre, sur le contour des surfaces articulaires des vertèbres. Elle est en grande partie recouverte, du côté de la poitrine, par le ligament antérieur. Dans l'intérieur, elle répond au cartilage inter-articulaire. L'usage de cette capsule n'est point équivoque : extrêmement serrée, elle assujétit fortement la côte sur les vertèbres, et ne permet que des mouvemens obscurs et très-bornés.

Un ligament inter-articulaire se trouve dans l'intérieur de chaque capsule costo-vertébrale, excepté dans la première, la onzième et la douzième. Il consiste en un faisceau fibreux, court et épais, fixé, d'une part, sur l'angle saillant de l'extrémité costale; et de l'autre, à l'angle de la cavité qui le reçoit. Ce ligament sépare, dans les articulations costo-vertébrales, qui en sont pourvues, la capsule, qui paraît être double; et d'une autre part, il va s'implanter dans le cartilage inter-vertébral correspondant.

s articulations costo-vertébrales sont autant d'arthrodies.

ARTICULATIONS COSTO-TRANSVERSAIRES.

L'articulation de la tubérosité de la côte avec l'apophyse transverse est entourée d'un faisceau fibreux extrêmement court et très-serré; toutes les fibres se portent, de haut en bas, de l'apophyse transverse au col des côtes. La capsule costo-transversaire, en partie recouverte par le faisceau précédent, entoure, d'une part, la facette articulaire de la tubérosité de chaque côte; et de l'autre, se fixe autour de la facette correspondante des apophyses transverses des vertèbres.

Ces divers moyens d'union concourent, avec les précédens, à affermir les articulations costo-vertébrales, et s'opposent à la trop grande étendue du mouvement de ces articulations.

ARTICULATIONS COSTO-STERNALES.

Cartilages inter-costaux. *Situation et figure.* Au nombre de douze, transversalement situés à la partie antérieure de la poitrine. Allongés, légèrement aplatis d'avant en arrière, augmentant de longueur du premier au septième, et diminuant ensuite jusqu'au douzième. *Étendue.* De l'extrémité antérieure de chaque côte au sternum, pour les sept premiers.

Division. En corps et en extrémités.

Le corps présente une face antérieure, recouverte par les muscles pectoraux; une face postérieure ou interne, recouverte par la plèvre; les bords supérieur et inférieur donnent attache aux muscles inter-costaux. De plus, le bord supérieur du premier donne attache au costo-claviculaire, et le bord inférieur du dernier au muscle petit oblique.

L'extrémité externe ou costale s'articule avec l'extrémité correspondante de chaque côte ; l'interne, dans les sept premières, avec le sternum, et dans les cinq dernières, elle se confond avec le dernier des cartilages qui se rend au sternum.

Structure et usages. D'un tissu dense et serré, analogues d'ailleurs à ce que présentent en général les autres cartilages, ils ont pour usages d'augmenter la longueur des côtes et de présenter une élasticité favorable à la dilatation et au resserrement de la poitrine.

L'articulation des cartilages costaux avec le sternum se fait au moyen d'une capsule, d'un ligament articulaire et de deux ligamens rayonnés, divisés en antérieur et en postérieur.

La capsule, très-serrée, embrasse, d'un côté, l'extrémité de chaque cartilage sternal, et de l'autre, se fixe sur le coutour de la facette articulaire du sternum. Sa surface externe adhère en avant au ligament rayonné antérieur, et en arrière, au ligament rayonné postérieur. Sa face interne répond dans l'articulation.

Le ligament inter-articulaire présente la même disposition que celui de l'extrémité postérieure des côtes.

Les ligamens rayonnés antérieurs, situés au-devant de l'articulation, sont recouverts par le grand pectoral en dehors, et répondent en dedans à la capsule.

Les ligamens rayonnés postérieurs, situés à la partie postérieure de l'articulation, sont recouverts dans l'intérieur de la poitrine par la plèvre, et répondent d'une autre part à la capsule.

Les uns et les autres, composés de fibres qui naissent du cartilage, vont se rendre en rayonnant sur la partie voisine du sternum.

La structure, les usages et le mode d'articulation sont ici les mêmes que pour les articulations costo-vertébrales.

DES ARTICULATIONS DU BASSIN.

Ces articulations sont celles du sacrum avec la colonne vertébrale, celles du même os avec le coccix et avec l'os des hanches,
de celui-ci avec la dernière vertèbre et avec l'os des hanches du
côté opposé.

Administration anatomique.

Quoique les moyens d'union de tout genre, qui affermissent les
os du bassin entre eux, soient extrêmement multipliés, cependant
leur préparation ne présente pas de grandes difficultés. Cela tient,
d'une part, à l'étendue des surfaces articulaires, et de l'autre, à
l'isolement et à la situation superficielle des ligamens, si l'on en
excepte cependant les ligamens de la partie postérieure du bassin,
qui présentent un entrelacement, pour ainsi dire, inextricable.

On doit, avant la préparation d'aucun ligament particulier du
bassin, exécuter, pour l'ensemble de cette préparation, un travail
préliminaire long et fatiguant, mais indispensable. On commence
donc par enlever grossièrement les parties molles qui entourent le
bassin ; on en fait autant pour la partie supérieure des cuisses et la
partie inférieure du tronc ; on scie alors les fémurs à six ou huit
travers de doigt de leur articulation iliaque, ainsi que la colonne
vertébrale à la même hauteur ; de cette manière on a une pièce sur
laquelle, outre les propres ligamens du bassin, on peut également
étudier ceux qui unissent le sacrum, avec la dernière et même
l'avant-dernière vertèbre lombaire et ceux de l'articulation ilio-
fémorale, dont la préparation cependant n'appartient pas à cette
série. La pièce ainsi isolée, il faut alors enlever, d'une manière
assez minutieuse, ce qui reste des parties molles encore adhérentes aux diverses surfaces articulaires, sans en laisser néanmoins
aucune trace sur les os. Grattez et regrattez avec le scalpel, jusqu'à ce que vos surfaces articulaires soient bien à découvert ; on
doit seulement ménager ces mêmes parties et ne point les intéresser
avec l'instrument. Ainsi, outre le cartilage intermédiaire de la

symphyse, se trouve au-dessus et au-dessous un ligament qu'il faut conserver. On trouve également au-dessus des symphyses postérieures, des ligamens à ménager ; au-dessous des mêmes symphyses sont les grands et petits ligamens sacro-sciatiques, auxquels il ne faut pas toucher. Enfin un ligament occupe la totalité de l'ouverture obturatrice; il doit rester en place. Ceux du coccix avec le sacrum demandent les mêmes attentions; enfin lorsque toutes ces parties ont été examinées et étudiées, il faut alors porter l'instrument dans le propre tissu du cartilage inter-pubien, pour en mieux connaître la structure, et séparer pour le même objet, avec effort, en écartant les deux pubis, les cartilages des symphyses postérieures. Ce sont là les plus simples préparations et les seules nécessaires, pour étudier les ligamens et autres moyens d'union du bassin.

DESCRIPTION.

Articulation sacro-vertébrale. Les moyens propres à affermir le sacrum avec la dernière vertèbre lombaire ne diffèrent point de ceux que j'ai exposés à l'article de l'articulation du corps des vertèbres entre elles. La seule différence qu'on y trouve, c'est que, dans cette dernière articulation, le cartilage inter-vertébral, très-épais en devant, plus mince en arrière, contribue par cette disposition à la formation de la saillie sacro-vertébrale. Cette conformation, qui s'aperçoit déjà dans tous les cartilages lombaires, est surtout très-apparente dans le dernier.

Articulation sacro-coccigienne. La partie inférieure du sacrum s'articule avec la première pièce du coccix par un moyen d'union semblable à la précédente, ce qui me dispense d'en parler, ainsi que du mode d'articulation des autres pièces du coccix entre elles. Mais indépendamment des cartilages inter-articulaires, on trouve pour le coccix et le sacrum deux ligamens appelés sacro-coccigiens. Ils exigent une courte description.

Ligament sacro-coccigien antérieur. Celui-ci est à peine sensible, souvent même on ne peut le distinguer. C'est un assemblage de quelques fibres ligamenteuses, qui se portent du sacrum sur la face pelvienne du coccix.

Ligament sacro-coccigien postérieur. Ce dernier est beaucoup plus fort et plus marqué que le précédent : fixé supérieurement aux bords de l'échancrure qui termine le canal sacré, il descend perpendiculairement jusqu'à la région spinale du coccix et s'y épanouit. Sa face postérieure, sous-cutanée, est recouverte par quelques fibres du muscle fessier; l'antérieure est appliquée sur le coccix, et d'une autre part elle contribue à compléter en arrière la fin du canal sacré.

Les fibres de ce ligament, très-nombreuses, affermissent l'articulation sacro coccigienne.

ARTICULATION VERTÉBRO-ILIAQUE.

Il n'y a point d'articulation immédiate entre la dernière vertèbre des lombes et l'os des îles. Un ligament destiné à affermir leurs rapports se porte de l'un à l'autre de ces deux os. Il porte le nom d'iléo lombaire.

Ligament iléo-lombaire. Situation et figure. Dans la région lombaire, allongé, aplati et triangulaire. *Étendue.* De l'os des îles aux dernières vertèbres lombaires. *Division.* Sa face postérieure est recouverte par les muscles sacro-lombaire et long dorsal; l'antérieure, par les muscles psoas et iliaque. Il répond supérieurement au muscle carré des lombes et à la symphyse sacro iliaque dans sa partie inférieure. Son sommet, épais, s'implante sur la partie interne de la tubérosité iliaque. De là ce ligament se porte, en s'épanouissant en forme d'éventail, vers la colonne vertébrale, où sa base s'attache au sommet de la cinquième et de la quatrième lombaires.

Structure et usages. Composé de fibres, qui vont en divergeant de l'os des îles à la colonne vertébrale, le ligament iléo-lombaire a pour usages d'affermir l'articulation de la partie inférieure de la colonne vertébrale aux os du bassin, et de s'opposer à son renversement sur les côtés.

ARTICULATION SACRO-ILIAQUE.

Le sacrum et l'os des îles offrent, pour leur articulation réci-

proque, une surface articulaire incrustée chacune d'un cartilage
diarthrodial, qui est double dans la jeunesse, mais qui, devenant
plus dense et plus serré avec l'âge, ne paraît plus formé à cette
époque que d'une seule lame. Ce cartilage occupe la surface articulaire du sacrum et de l'os des îles, auxquels il adhère d'une
manière si intime, qu'on ne peut l'en séparer qu'avec les plus
grands efforts.

Les autres liens qui affermissent l'articulation sacro-iliaque sont
les deux ligamens sacro-sciatiques, un ligament sacro-épineux,
et un sacro-iliaque postérieur; quelques fibres ligamenteuses,
irrégulièrement disposées autour de l'articulation, complètent
les moyens d'union, mais elles ne méritent pas une description
particulière.

GRAND LIGAMENT SACRO-SCIATIQUE OU POSTÉRIEUR.

Situation et figure. Mince, aplati, triangulaire, situé à la
partie postérieure et inférieure du bassin. *Étendue.* De la tubérosité de l'ischion aux parties latérales du sacrum. *Division.* Sa face
postérieure est recouverte par le muscle grand fessier, auquel il
donne attache; sa face antérieure répond au petit ligament sacro-
sciatique avec lequel il contracte des adhérences; de plus, il
répond en dehors au muscle obturateur. Son bord supérieur,
oblique de haut en bas et de dedans en dehors, concourt à la
formation de la grande échancrure sciatique, et répond, dans son
étendue, au muscle pyramidal, aux vaisseaux sciatiques et au
grand nerf du même nom. Son bord inférieur, oblique comme
le précédent, concourt à former les côtés du détroit inférieur.
Son extrémité interne naît des deux épines iliaques postérieures
et des parties latérales du sacrum; de là ce ligament, très-large
d'abord et mince, se rétrécit ensuite, et son épaisseur augmente
proportionnellement, à mesure qu'il approche de la tubérosité de
l'ischion, sur laquelle il se fixe en s'élargissant de nouveau.

Dans cet endroit il fournit un petit prolongement falciforme,
qui va se perdre sur le muscle obturateur interne.

Structure et usages. Les fibres du grand ligament sacro-sciatique, placées parallèlement du côté du sacrum, vont toujours

en convergeant jusqu'à la tubérosité de l'ischion. Ce ligament a
pour usages d'affermir l'articulation du sacrum avec l'os des
hanches, de présenter des surfaces étendues et solides pour l'attache de quelques muscles, de compléter les parois du petit bassin
et de soutenir le poids des viscères qui s'y trouvent logés.

PETIT LIGAMENT SACRO-SCIATIQUE OU ANTÉRIEUR.

Situation et figure. Aplati, triangulaire, situé devant le précédent à la partie postérieure du bassin. *Étendue.* De l'épine sciatique au sacrum et au coccix.

Division. Sa face postérieure adhère au grand ligament sacro-
sciatique. L'antérieure est recouverte par le muscle releveur de
l'anus. Son bord supérieur correspond d'abord au bord inférieur
du précédent, il le croise ensuite, et contribue, en devant, à former la grande échancrure sciatique. Le bord inférieur forme en
haut la petite échancrure sciatique. Son extrémité interne, ou
base, s'attache sur les parties latérales inférieures du sacrum et
sur les parties latérales supérieures du coccyx; de là, il se porte
en dehors et en devant, croise la direction du grand ligament
sacro-sciatique, et se fixe au sommet de l'épine sciatique.

Structure et usages. Le petit ligament sacro-sciatique présente
absolument les mêmes dispositions que le précédent, sous le
rapport de la structure et des usages.

LIGAMENS ILIO-SACRÉS.

On donne en général le nom de ligamens ilio-sacrés à un assemblage de fibres ligamenteuses placées à la partie supérieure, inférieure et postérieure de l'articulation sacro-iliaque.

Les ligamens de la partie supérieure recouvrent en haut la symphyse sacro-iliaque. Ils s'étendent de la partie postérieure de la
fosse iliaque interne, jusque sur les parties du sacrum qui l'avoisinent. Ces fibres sont très-courtes et se confondent avec le périoste,
qui recouvre les mêmes parties.

Les ligamens sacro-iliaques inférieurs ne sont autre chose
qu'une bande ligamenteuse, qui s'étend de l'épine iliaque posté-

rieure et supérieure, à la dernière des apophyses transverses des fausses vertèbres du sacrum. Ce ligament est recouvert en arrière par le grand fessier, et il répond en devant à la symphyse sacro-iliaque.

Les ligamens sacro-iliaques postérieurs sont les plus nombreux et les plus forts. Ils consistent en un faisceau aplati, qui s'étend des apophyses iliaques aux parties latérales et postérieures du sacrum. Ces ligamens sont recouverts en arrière par les muscles long du dos et sacro-lombaire, auxquels ils fournissent des attaches. Ils sont séparés par des intervalles multipliés que remplit du tissu cellulaire graisseux.

Les usages de tous ces ligamens ne sont point équivoques. La multiplicité de leurs fibres, leur peu de longueur, leur rapprochement, les rendent très-propres à assurer, d'une manière ferme et solide, l'union des os du bassin entre eux.

ARTICULATION PUBIENNE.

Les deux os des îles présentent en devant, pour leur articulation réciproque, chacun une surface articulaire de forme elliptique, encroûtée d'une lame cartilagineuse, dont la face externe est adhérente à l'os, et la face interne, libre et comme humectée de synovie, est simplement continue à la lame cartilagineuse du côté opposé. En devant et en arrière, des fibres ligamenteuses s'appliquent sur l'articulation, passent à droite et à gauche, et de cette manière affermissent l'union des deux pubis. Mais indépendamment de ces prolongemens, on trouve au-dessous de la symphyse un ligament remarquable, qui porte le nom de sous-pubien.

Ce ligament, dont la forme est triangulaire, répond en devant aux corps caverneux dans l'homme, et au clitoris chez la femme; en arrière, au col de la vessie, et à la prostate chez l'homme.

On trouve enfin, à la partie antérieure et supérieure de la symphyse pubienne, plusieurs fibres ligamenteuses, mais qui ne sont autre chose que l'entrecroisement des fibres aponévrotiques des piliers de l'anneau et de celles des muscles droits de l'abdomen.

On conçoit que, de tant de moyens réunis pour affermir l'articulation des os du bassin, il doit en résulter une solidité, et, pour ainsi dire, une immobilité absolue. C'est ce qui existe dans l'état ordinaire ; mais il n'est pas rare de voir, dans certaines grossesses, et surtout après quelques accouchemens très-laborieux, les substances cartilagineuses et ligamenteuses qui servent de moyen d'union, s'infiltrer et se relâcher par une espèce de stagnation des fluides, causée par la compression des vaisseaux. Il peut arriver alors, entre les os du bassin, un écartement plus ou moins considérable ; c'est ce que confirment l'expérience et l'ouverture des femmes mortes à la suite d'accouchemens très-pénibles.

Les articulations des os du bassin forment ce qu'on appelle communément une amphiarthrose ou articulation mixte. C'est l'articulation par continuité des modernes. Le mouvement, dans cette espèce d'articulation, n'a pas lieu par le glissement des surfaces les unes sur les autres, mais par suite de l'élasticité de quelques-uns des cartilages inter-articulaires.

ARTICULATIONS DE L'ÉPAULE.

Les articulations de l'épaule sont : 1° celle de la clavicule avec le sternum ; 2° de l'omoplate avec la clavicule. Pour la première de ces articulations, le sternum présente d'une part, sur les parties latérales de son extrémité supérieure, une facette articulaire, incrustée d'un cartilage diarthrodial ; de l'autre, on voit sur l'extrémité sternale de la clavicule une facette également articulaire, plus grande que la précédente, incrustée comme elle d'une lame cartilagineuse, séparée de celle du côté opposé par un ligament inter-articulaire. Cette articulation est affermie par quatre ligamens, un antérieur, un postérieur, un costo-clavicalaire, un inter-claviculaire, et deux capsules.

Pour la seconde articulation, l'extrémité scapulaire de la clavicule et l'apophyse acromion présentent, l'une et l'autre, une surface articulaire étroite, encroûtée d'un cartilage mince, mais qu'affermissent deux ligamens et une petite capsule.

En outre, la clavicule est unie à l'apophyse coracoïde, sans contiguité de surfaces, par deux ligamens appelés, l'un conoïde et l'autre rhomboïde.

Administration anatomique.

Il faut, pour la préparation de ces divers moyens d'union, après avoir enlevé les muscles qui recouvrent l'articulation sterno-claviculaire et scapulo-claviculaire, séparer le sternum des côtes et l'un des bras du tronc; mais on n'a pas besoin de la totalité du membre, on peut scier l'humérus dans sa partie moyenne, et en faire autant pour la clavicule du côté opposé.

On doit conserver les deux extrémités sternales des deux clavicules, pour pouvoir examiner le ligament inter-claviculaire, qui serait nécessairement détruit si l'on ne conservait qu'une clavicule. Les ligamens de l'articulation sterno-claviculaire présentent peu de difficultés, à cause de leur situation, pour ainsi dire, sous-cutanée. Il n'en est pas de même des ligamens de l'articulation scapulo-claviculaire; ceux-ci sont plus profondément cachés, surtout les ligamens conoïde et rhomboïde, qui se portent de la partie inférieure de l'extrémité scapulaire de la clavicule, dans les environs de l'origine de l'apophyse coracoïde, en partie recouverts par l'acromion.

En conservant les deux clavicules en place, on peut ouvrir, d'un côté seulement, les capsules articulaires qui fixent cet os sur le sternum et sur l'omoplate; ce qui permet d'en examiner l'intérieur, et conserver celles du côté opposé pour en étudier la forme générale et l'étendue.

DESCRIPTION.

LIGAMENT STERNO CLAVICULAIRE ANTÉRIEUR.

Situation et figure. Aplati, quadrilatère, situé devant l'articulation sterno-claviculaire. *Étendue.* De la clavicule au sternum. *Division.* Sa face antérieure est recouverte par quelques fibres du muscle grand pectoral; la postérieure adhère à la capsule. Il s'implante en dehors devant l'extrémité sternale de la clavicule ; en dedans, aux inégalités qui se voient devant la facette articulaire du sternum.

Structure et usages. Composé de fibres rayonnées qui se portent de la clavicule sur la portion voisine du sternum ; il s'oppose, quoique faiblement, au déplacement de la clavicule en devant.

LIGAMENT STERNO-CLAVICULAIRE POSTÉRIEUR.

Situation et figure. Aplati, situé à la partie postérieure de l'articulation sterno-claviculaire. *Etendue.* De la clavicule au sternum.

Division. Il répond en arrière aux muscles sterno-hyoïdien et sterno-tyroïdien ; en devant, il adhère à la capsule de l'articulation. Il s'implante en dehors à la partie postérieure de l'extrémité sternale de la clavicule, et en dedans à la partie voisine du sternum.

Structure et usages. Quoique plus fort que le précédent, il a la même structure et la même disposition. Il s'oppose au déplacement de la clavicule en arrière.

LIGAMENT COSTO CLAVICULAIRE.

Situation et figure. Allongé transversalement, aplati de devant en arrière, situé entre la clavicule et la première côte. *Etendue.* De l'extrémité sternale de la clavicule, à la partie voisine de la première côte.

Division. Sa face antérieure répond au muscle grand pectoral, la postérieure à du tissu cellulaire. Il se fixe en dehors et en bas à la partie supérieure du cartilage de la première côte ; en haut et en dedans à une empreinte qui se voit à la partie interne et inférieure de la clavicule.

Structure et usages. Composé de fibres parallèles, plus longues en dehors ; ce ligament fixe la clavicule dans son articulation sternale, et s'oppose à son écartement quand les épaules sont élevées.

LIGAMENT INTER-ARTICULAIRE.

Situation et figure. Allongé transversalement, légèrement aplati de devant en arrière, situé dans l'intervalle des deux articulations sterno - claviculaires. *Étendue.* D'une clavicule à l'autre.

Division. Sa face antérieure répond au muscle sterno-cleïdo-mastoïdien, la postérieure au sterno-thiroïdien; supérieurement, il est libre et concave; inférieurement, il répond à cet enfoncement du sternum qui porte le nom de fourchette. Ses deux extrémités s'implantent aux extrémités sternales des deux clavicules.

Structure et usages. Composé de fibres parallèles, il a pour usages de maintenir en place les deux clavicules, et de s'opposer à l'écartement de leurs extrémités dans l'abaissement des épaules.

Capsule. Elle entoure l'articulation. L'un de ces bords s'implante autour de la facette articulaire de la clavicule, l'autre embrasse la circonférence de la facette correspondante du sternum. Les quatre ligamens dont je viens de parler l'entourent de toutes parts. La structure et les usages sont les mêmes qu'aux autres articulations mobiles. On trouve dans l'intérieur de la clavicule un fibro-cartilage, qui offre une structure semblable et les mêmes usages que celui de l'articulation temporo-maxillaire.

ARTICULATION SCAPULO-CLAVICULAIRE.

Capsule. Elle s'attache par ses deux bords à la circonférence des deux facettes articulaires. A l'extérieur, elle est entourée par des parties molles nombreuses. On ne voit point à l'intérieur de cartilage inter-articulaire. Elle a les mêmes usages que les autres capsules du même genre.

Plusieurs fibres ligamenteuses, qui ne méritent pas une description particulière, la recouvrent immédiatement dans tous les sens.

6*

LIGAMENT CORACO-CLAVICULAIRE.

Situation et figure. Il résulte de la réunion des ligamens conoïdes et rhomboïde. Il est épais, à-peu-près triangulaire. *Etendue.* De la clavicule à l'apophyse coracoïde.

Division. En deux faisceaux, dont l'interne, conoïde, répond au muscle trapèze ; et l'externe, plus long, plus large, à du tissu cellulaire. Il se fixe, d'une part, à la partie postérieure et externe de l'apophyse coracoïde ; et de l'autre, à la partie inférieure de l'extrémité scapulaire de la clavicule.

Structure et usages. Les fibres de ce double ligament marchent dans des directions très-variées. Ils fixent non-seulement la clavicule dans son articulation scapulaire, mais ils s'opposent également à la luxation de cet os, et retiennent en place ses fragmens lorsqu'il a été fracturé en arrière.

Toutes ces articulations sont autant d'arthrodies ou articulations planiformes.

ARTICULATIONS DES MEMBRES SUPÉRIEURS.

Les articulations sont ici très-multipliées et les ligamens très-nombreux, à cause de la grande variété des mouvemens qu'ils exécutent. Ces articulations sont celles de l'épaule avec le bras, du bras avec l'avant-bras, de celui-ci avec la main et les articulations de cette dernière. Je vais les examiner successivement, des parties supérieures aux inférieures.

Administration anatomique.

Articulation scapulo-humérale. Cette articulation ne se compose que d'une capsule et d'un ligament glénoïdien ou bourrelet cartilagineux. Aussi est-ce à ce petit nombre de moyens et à la grande laxité de la capsule, que sont dues les luxations assez fréquentes du membre supérieur. En effet, la tête de l'humérus dépasse de beaucoup, par son volume, l'étendue de la cavité glénoïde de l'omoplate, dans laquelle cependant elle est reçue ; c'est ce dont il est facile de se convaincre, en jetant les regards sur les surfaces réciproques de cette articulation. Avant d'en venir à cet examen, il faut mettre la capsule à découvert ; pour cela, on doit enlever tous les muscles qui entourent l'humérus et l'omoplate, détacher complètement la clavicule, et ne laisser absolument de parties molles que les ligamens que l'on doit étudier. La pièce sur laquelle on a déjà préparé les ligamens de l'articulation scapulo-claviculaire, peut très-bien convenir ; elle est même meilleure que ne le serait une nouvelle pièce, parce que déjà une partie de la préparation est faite, au moins pour ce qui regarde l'omoplate. Je dois faire observer seulement qu'il ne faut pas trop chercher à enlever les tendons des muscles sur-épineux, sous-épineux et sous-scapulaire de la capsule, à laquelle ils adhèrent d'une manière très-intime.

Quand on a mis bien à découvert la capsule de l'articulation scapulo-humérale, et qu'on l'a examinée avec soin pour prendre connaissance de ses rapports, on peut briser les deux apophyses acromion et coracoïde, qui gênent un peu pour l'étude, ainsi que pour la préparation de ce qui reste encore à connaître.

En préparant les ligamens en question sur les deux membres à-la-fois, on n'a pas autant de ménagemens à garder, l'une des deux pièces devant être sacrifiée pour l'étude plus exacte de l'autre. Alors on peut aussi ouvrir dans son entier l'une des capsules, pour examiner l'intérieur de l'articulation, et surtout pour voir la manière dont se comporte l'un des tendons du biceps qui pénètre dans l'articulation, en perforant, pour ainsi dire, la capsule, pour aller ensuite se placer sur la circonférence du ligament glénoïdien.

Articulation cubito-humérale. Cette articulation se compose des rapports de l'humérus non-seulement avec le cubitus, mais aussi avec le radius. Cependant le mode d'union n'est pas le même entre ces divers os. En effet, l'humérus s'articule, d'une part, avec le cubitus, de l'autre, avec le radius, et ces deux derniers ensemble, sans que les moyens d'union d'une de ces articulations puissent convenir à l'autre, et *vice versá*.

Il faut les examiner toutes séparément. Leur préparation générale présente peu de difficultés, quand on veut se contenter de les
mettre à découvert, en les isolant des parties molles qui les recouvrent ; mais il faut aussi pénétrer dans leur intérieur pour en voir
l'arrangement particulier.

Pour disséquer la capsule, il faut renverser de haut en bas le
tendon commun des extenseurs, couper le ligament postérieur de
l'articulation, et se débarrasser du paquet graisseux subjacent. En
commençant à l'examiner en cet endroit, on la voit s'étendre de la
cavité olécrâne à la partie supérieure du radius, descendre entre
les deux os, se prolonger le long du col du radius, remonter ensuite devant l'articulation, pour revenir à l'olécrâne dont elle est
supposée prendre naissance.

Il se trouve entre les deux os de l'avant-bras une bande ligamenteuse, appelée ligament inter-osseux, qui les unit, sans contiguité
de surfaces, dans toute leur longueur. On doit également la mettre
à découvert, pour passer ensuite à la préparation des ligamens
de l'avant-bras avec la main, et à celle des moyens d'union des
deux os de l'avant-bras inférieurement.

Articulation radio-carpienne. A mesure qu'on veut étudier les
ligamens du membre supérieur, on s'aperçoit que les difficultés
augmentent, à cause de la multiplicité des moyens d'union et du
rapprochement plus intime des surfaces, ce qui sera plus sensible
encore à la main, comme on va le voir dans un instant.

L'articulation radio-carpienne est le résultat des rapports du
radius avec les deux premiers os de la première rangée du carpe...
Le radius présente également, comme je l'ai dit plus haut, un
rapport d'articulation avec le cubitus ; on ne peut même séparer
la préparation ni l'étude de ces deux articulations. C'est aussi la
conduite que l'on doit tenir à l'égard de toutes les articulations de
la main, qui présentent : 1° celle de la première et de la deuxième
rangées des os du carpe entre eux ; 2° celle de la deuxième rangée
avec la partie supérieure des os du métacarpe ; 3° celle de la tête
de ces os avec les premières phalanges ; 4° enfin, celle des phalanges entre elles. On ne peut donner sur la préparation de tous
ces moyens d'union que des préceptes généraux, l'élève devant

s'aider continuellement de la description de ces parties pour s'y reconnaître. L'essentiel est d'enlever avec soin toutes les parties molles, ce qui constitue déjà un travail très long et fort ennuyeux, mais dont il faut avoir le courage de s'occuper.

DESCRIPTION.

Les ligamens de l'articulation scapulo-humérale sont une capsule et le ligament glénoïdien.

Ceux de l'articulation huméro-cubitale sont un ligament externe, un interne, des ligamens antérieurs et postérieurs, et une capsule.

Les ligamens des deux os de l'avant-bras peuvent être divisés en ceux de l'extrémité supérieure et ceux de l'extrémité inférieure. Les premiers sont un ligament annulaire et portion de la capsule huméro-cubitale ; les seconds sont une capsule et une portion cartilagineuse intermédiaire aux deux os ; on trouve de plus, dans l'intervalle des deux os, de haut en bas, le ligament inter-osseux, et le ligament rond.

Les ligamens du radius avec la main sont un ligament externe, un interne, un antérieur, un postérieur et une capsule.

Ceux des os du carpe sont des ligamens dorsaux, des palmaires, des inter-osseux et des capsules ; de plus, pour l'ensemble des os du carpe, un ligament latéral externe et un interne, quelques fibres ligamenteuses, antérieures et postérieures.

Pour les os du carpe avec ceux du metacarpe, des ligamens dorsaux, des palmaires et autant de capsules.

L'articulation générale des os du métacarpe avec les premières phalanges, et de toutes les phalanges entre elles, présente des ligamens palmaires, des dorsaux, et autant de capsules ; de plus, pour les phalanges, des ligamens latéraux.

ARTICULATION HUMÉRO-SCAPULAIRE.

Capsule. *Situation et figure.* Sa figure, qui est celle d'un cône, entoure l'articulation de l'humérus et de l'omoplate. *Etendue.* De la circonférence de la cavité glénoïde, à la base du col de

l'humérus. *Division.* Elle répond extérieurement à tous les muscles de l'épaule, dont les tendons, en partie confondus avec son
propre tissu, augmentent son épaisseur et sa force. Dans l'intérieur, elle correspond à l'articulation et au bourrelet ligamenteux, auquel elle adhère dans sa partie inférieure. Mais à l'endroit
de la coulisse bicipitale, l'insertion de la capsule est interrompue
par une ouverture dans laquelle passe le tendon du biceps. Une
gaîne synoviale enveloppe ce tendon et l'accompagne dans l'intérieur de l'articulation.

Structure et usages. Sa structure ne diffère point des autres
capsules; on observe seulement qu'elle est très-mince en bas, ce
qui favorise les luxations dans cet endroit. Bien différente des
capsules que nous avons vues jusqu'ici, elle permet des mouvemens très-étendus, que favorise sa grande laxité.

Ligament glénoïdien. Situation et figure. De forme annulaire,
situé dans l'intérieur de l'articulation. *Etendue.* Autour de la
circonférence de la cavité glénoïde. *Division.* Il adhère, par un
de ses côtés, à la cavité glénoïde; par l'autre, il est contigu à la
tête de l'humérus. En dehors, il correspond à la capsule. Ce ligament, composé de fibres circulaires, a pour usages d'augmenter
l'étendue et la profondeur de la cavité glénoïde et de s'opposer par là au déplacement de l'humérus. La synovie épaisse dont
il est abreuvé, le fait paraître comme cartilagineux.

On trouve, entre l'acromion et l'apophyse coracoïde, un ligament de forme triangulaire, recouvert par la clavicule et le deltoïde supérieurement; c'est lui qui concourt, avec les deux apophyses précédentes, à former la voûte qui fournit un point d'appui
à la tête de l'humérus, et s'oppose à sa luxation en haut.

ARTICULATION CUBITO-HUMÉRALE.

Ligament latéral externe. Situation et figure. Allongé, un peu
aplati, situé au côté externe de l'articulation. *Etendue.* De l'humérus au radius. *Division.* En dehors, il est recouvert par les
muscles extenseurs de l'avant-bras; en dedans, il est appliqué sur
la capsule. Il se fixe en haut à la tubérosité externe de l'humérus;
il va, de là se perdre en divergeant, sur le ligament annulaire

et se confondre avec la capsule. Il soutient la capsule et s'oppose au mouvement de la tête du radius en dehors.

Ligament latéral interne. *Situation et figure.* Plus fort que le précédent, aplati, triangulaire ; il est situé au côté interne de l'articulation. *Etendue.* De l'humérus au cubitus. *Division.* Sa face superficielle répond aux fléchisseurs des doigts ; sa face profonde adhère à la capsule. Il se fixe supérieurement à l'extrémité du condyle interne de l'humérus ; inférieurement, il va, en s'épanouissant, s'insérer, d'une part, à l'apophyse coronoïde du cubitus ; et de l'autre, à son apophyse olécrâne. Il fortifie la capsule.

On trouve de plus, à la partie antérieure et postérieure de l'articulation, des prolongemens ligamenteux peu apparens, qui ne méritent point de description particulière, et dont les usages sont également de fortifier la capsule.

Capsule. *Situation et figure.* Elle entoure l'articulation. *Etendue.* Du cubitus à l'humérus et au radius. *Division.* Elle est recouverte en dedans et en dehors par les deux ligamens latéraux ; en devant, par le brachial antérieur ; et en arrière, par le triceps, et plus immédiatement par les épanouissemens ligamenteux dont je viens de parler. Elle se fixe, d'une part, dans les environs de l'apophyse olécrâne, et de l'autre, en dessous de la grande cavité sigmoïde du cubitus. Dans cet endroit, elle fournit un prolongement qui va se continuer avec le bord supérieur du ligament annulaire du radius, pour regagner ensuite la petite cavité sigmoïde et se termine à l'endroit d'où elle est partie.

ARTICULATION RADIO-CUBITALE.

Ligament annulaire. *Situation et figure.* Aplati, recourbé, de dehors en dedans, pour décrire autour de la tête du radius les trois quarts d'un cercle. *Etendue.* Du radius au cubitus. *Division.* Sa partie superficielle est recouverte par le ligament latéral externe ; sa face profonde répond dans l'articulation. Ses bords supérieur et inférieur n'offrent rien de remarquable.

L'articulation inférieure des deux os de l'avant-bras offre : 1° un cartilage inter-articulaire, mince et de forme triangulaire. Il se fixe, d'une part, à l'enfoncement qui sépare l'apophyse styloïde

d'avec la surface articulaire du cubitus, s'unit dans son trajet aux
fibres de l'articulation radio-carpienne, et maintient les deux os
de l'avant-bras en rapport continuel; 2° une petite capsule qui
passe du radius au cubitus, et qui permet une grande liberté de
mouvement par son extrême laxité.

Enfin, on trouve dans l'intervalle des deux os de l'avant-bras,
le ligament inter-osseux et le ligament rond ou corde ligamenteuse de Weitbrect. Le premier est très-considérable; il se présente sous la forme d'une toile mince, recouverte en devant
par les muscles fléchisseurs, et en arrière par les extenseurs.
Ses deux bords adhèrent, l'externe au radius, l'interne au cubitus. Il se termine en pointe dans la partie inférieure; en
haut, il répond au ligament rond, et laisse dans cet endroit
un espace libre pour le passage des vaisseaux inter-osseux postérieurs.

Le ligament rond n'est autre chose qu'un faisceau ligamenteux
qui part de la partie externe de la tubérosité du cubitus, et qui
descend obliquement jusqu'au dessous de la tubérosité bicipitale
du radius où il s'attache.

Ces deux ligamens maintiennent les rapports des deux os de
l'avant bras et servent d'appui aux muscles de la partie antérieure
et de la partie postérieure de l'avant-bras.

ARTICULATION RADIO-CARPIENNE.

Un ligament latéral externe est placé au côté externe de l'articulation; il s'attache en haut au sommet de l'apophyse styloïde du
radius; en bas, à la partie externe de l'os scaphoïde.

Un ligament latéral interne est placé au côté interne de l'articulation. Il s'attache supérieurement à l'apophyse styloïde du cubitus; inférieurement, à l'os pisiforme.

Ces deux ligamens sont composés de fibres parallèles, unies
entre elles par un tissu cellulaire très-serré. Ils bornent les mouvemens latéraux de la main.

Le ligament antérieur ou palmaire recouvre toute la partie
antérieure de l'articulation de l'avant-bras avec la main. Le postérieur ou dorsal répond en arrière aux mêmes parties.

La capsule se déploie sur la surface articulaire du radius, puis revêt la surface interne des déux ligamens latéraux, passe sur la convexité des os du carpe, et se fixe sur la scaphoïde, la semi-lunaire et le pyramidal.

ARTICULATIONS CARPIENNES.

Les os du carpe sont unis entre eux par des ligamens qu'on peut diviser en dorsaux ou postérieurs, et en palmaires ou antérieurs. Chaque intervalle est occupé par un de ces ligamens; de plus, une petite capsule maintient les rapports de ces divers os, et assure leur solidité. Mais indépendamment de ces moyens généraux d'union, on trouve, sur les côtés du carpe, des ligamens latéraux, dont la structure et les usages sont les mêmes qu'aux articulations précédentes. Enfin, une capsule générale enveloppe ces petits os et se confond avec tous les autres ligamens.

ARTICULATIONS CARPO-MÉTACARPIENNES.

L'articulation du premier os du métacarpe avec le carpe diffère des quatre suivans, qui ont un mode d'union uniforme. Pour la première de ces articulations, on trouve un ligament capsulaire, qui s'attache autour des facettes articulaires réciproques du premier os du métacarpe, d'une part, et du trapèze, de l'autre.

Pour l'articulation des quatre métacarpiens suivans, on trouve des ligamens dorsaux et des ligamens palmaires, dont la structure et la disposition sont les mêmes. Ils naissent de la partie inférieure de la rangée métacarpienne des os du carpe, et vont se fixer à la partie voisine des quatre derniers os du métacarpe.

. Les os du métacarpe ont aussi des rapports d'articulation entre eux. On trouve, pour les assujétir, une espèce de bande ligamenteuse placée à la partie postérieure et antérieure de ces os.

ARTICULATIONS MÉTACARPO - PHALANGIENNES ET DE CELLES DES PHALANGES ENTRE ELLES.

Il y a, pour chaque articulation des os du métacarpe avec l'extrémité supérieure des premières phalanges, deux petits ligamens latéraux et une capsule, qui présentent les dispositions qui ont déjà été exposées pour des articulations analogues.

Les autres phalanges ne diffèrent point entre elles, quant au mode d'articulation, de ce qui vient d'être exposé pour l'articulation de l'extrémité supérieure des premières phalanges avec l'extrémité inférieure des os du métacarpe.

Les diverses articulations dont nous avons exposé le mode d'union, sont différentes quant à l'étendue et à l'espèce de mouvement qu'elles permettent. Ainsi, l'articulation de la tête de l'humérus avec la cavité glénoïde est une énarthrose par excellence. Celle du même os avec ceux de l'avant-bras en offre de deux espèces : la première est un ginglyme angulaire parfait; la seconde, une espèce d'énarthrose.

L'articulation des deux os de l'avant-bras entre eux offre les deux exemples de ginglyme latéral, et celle de ces deux os avec le carpe, une espèce d'énarthrose.

Celle des os du carpe entre eux, ainsi qu'avec les os du métacarpe, se fait dans tous par arthrodie.

L'articulation des phalanges donne des exemples dans toutes, de ginglymes angulaires simples ou imparfaits.

ARTICULATIONS DES MEMBRES INFÉRIEURS.

Il y a beaucoup d'analogie entre les diverses articulations des membres inférieurs et celles des membres supérieurs. Si on n'en excepte, en effet, l'étendue et la largeur des surfaces, on retrouve ici une parfaite ressemblance avec ce qui a été exposé plus haut.

Les articulations des membres inférieurs se composent de celle

du fémur avec la cavité cotyloïde de l'os des hanches. Elle porte
le nom d'ilio-fémorale. On y trouve une capsule, un ligament
cotyloïdien, un ligament inter-articulaire et un bourrelet cartilagineux. L'articulation du fémur avec les os de la jambe, appelée fémoro-tibiale, se compose d'un ligament latéral externe,
d'un ligament latéral interne, du rotulien, du ligament postérieur, des deux ligamens obliques ou croisés, et d'une capsule,
dans laquelle se voient les cartilages semi-lunaires ou fibro-
cartilages.

L'articulation péronéo-tibiale doit être considérée en haut, en
bas et dans le centre. On trouve en haut un ligament antérieur,
un postérieur et une capsule ; en bas, on trouve également un
ligament antérieur, un postérieur, et de plus, un ligament inter-
osseux. L'articulation moyenne, ou du centre, n'offre que le ligament inter-osseux.

L'articulation tibio-tartienne, ainsi que celles des autres parties
du pied, diffèrent peu de celles de la main.

Administration anatomique.

La préparation des ligamens des membres supérieurs a tellement d'analogie avec celle des membres inférieurs, que cette
dernière peut être regardée comme une répétition de la première. Aussi aurais-je passé cet objet sous silence, si je n'avais
l'intention d'indiquer quelques précautions relatives à des particularités, peu importantes cependant, de la préparation des
membres inférieurs. Ainsi, dans la préparation de l'articulation
ilio-fémorale, il ne faut pas oublier de bien isoler l'un des tendons de l'extrémité supérieure du droit antérieur, qui va se
perdre sur la capsule. Il faut également faire attention à la manière dont l'extrémité inférieure de ce muscle se dispose sur l'articulation de la rotule avec le fémur. On n'oubliera pas d'ouvrir
la capsule de la grande articulation ilio-fémorale, ainsi que la
fémoro-tibiale, pour en considérer l'intérieur, dans lequel se
voient des ligamens qu'on ne retrouve nulle autre part. Quant à
la préparation des autres ligamens du reste des membres infé-

rieurs, je crois inutile d'en parler, pour les raisons que j'ai indiquées plus haut.

DESCRIPTION.

ARTICULATION ILIO-FÉMORALE.

Capsule. *Situation et figure.* Autour de l'articulation, la plus grande et la plus forte de toutes celles qui se voient dans le corps humain, mais qui ne diffère point des autres de la même espèce pour la forme générale. *Étendue.* Du contour du bourrelet cartilagineux fixé sur la circonférence de la cavité cotyloïde, à la base du col du fémur. *Division.* Sa face superficielle est recouverte par tous les muscles qui entourent l'articulation ; mais les tendons du psoas et de l'iliaque, du droit antérieur et du petit fessier, lui fournissent des prolongemens, avec lesquels elle contracte de fortes adhérences. Dans l'intérieur, elle répond à l'articulation ; son bord supérieur s'attache autour de la cavité cotyloïde, en dehors du bourrelet cartilagineux. Vers l'échancrure antérieure, ce bord se réfléchit en se partageant en deux lames, dont l'externe se perd sur le périoste voisin, et l'interne pénètre dans l'articulation, pour aller tapisser la lame cartilagineuse de la cavité cotyloïde. Son bord inférieur s'attache, autour de la base du col du fémur, à une empreinte saillante qui se porte de devant en arrière du grand au petit trochanter. Comme le précédent, il se réfléchit en se partageant en deux lames, dont l'interne se continue avec la lame cartilagineuse de la tête du fémur.

Structure et usages. Très-épaisse en devant, moins en bas, moins encore dans sa partie postérieure; la capsule ilio-fémorale est composée de fibres entrelacées en tous sens, plus serrées à l'intérieur, plus lâches à l'extérieur. Ses usages sont les mêmes que ceux de toutes les capsules; mais en raison de sa grande épaisseur, elle résiste davantage aux efforts propres à la distendre, et s'oppose par là plus efficacement aux déplacemens de la tête du fémur, et par conséquent aux luxations de cet os.

Bourrelet ligamenteux, ou ligament cotyloïdien. *Situation et figure.* De forme circulaire, situé autour de la cavité cotyloïde, dans l'intérieur de l'articulation. *Division.* Il répond en dehors à la capsule, en dedans à la cavité cotyloïde, en passant par dessus les échancrures qu'on remarque autour de cette cavité et qu'il efface en partie : vers l'échancrure antérieure, il passe par dessus le ligament transversal, qui lui sert de soutien et auquel il adhère fortement. Son bord libre, tranchant, répond dans la cavité formée par la capsule.

Structure et usages. Le ligament cotyloïdien est composée de fibres circulaires qui s'entrelacent, et dont les intervalles, remplis d'une synovie épaisse, le font paraître comme cartilagineux. Il a pour usages d'augmenter l'étendue et la profondeur de la cavité cotyloïde. Il n'est pas rare de le voir s'ossifier à mesure qu'on avance en âge.

On trouve, pour fermer l'échancrure antérieure de la cavité cotyloïde, un ligament auquel on a donné les noms de transversal, d'inter-articulaire. Quoique ce ligament ne paraisse s'étendre que de l'un des bords de l'échancrure à l'autre, un examen plus approfondi fait voir qu'il est placé sur toute la circonférence de la cavité cotyloïde, et qu'il se confond avec le ligament cotyloïdien.

On trouve également dans l'intérieur de l'articulation une portion fibreuse allongée, de forme un peu arrondie, qui, d'une empreinte que l'on voit sur le sommet de la tête du fémur, où il se fixe, va se porter dans le fond de la cavité cotyloïde, pour s'y fixer également.

ARTICULATION FÉMORO-TIBIALE.

Ligament rotulien. *Situation et figure.* Aplati, très-large, situé à la partie antérieure de l'articulation fémoro-tibiale. *Etendue.* De la rotule à la tubérosité du tibia.

Division. Sa face antérieure est recouverte par la peau, dont elle est séparée par un tissu cellulaire lâche ; la postérieure répond à l'articulation : dans l'intervalle se trouve un paquet de tissu graisseux, auquel les anatomistes donnent le nom de ligament adipeux. Il se confond sur les côtés avec l'aponévrose du fascia-lata. Son extrémité supérieure se fixe sur l'angle inféuriere de la rotule qu'il embrasse, en se confondant dans cet endroit avec le tendon inférieur du droit antérieur de la cuisse. Inférieurmeent, il s'attache à la tubérosité antérieure de la rotule.

Structure et usages. Le ligament rotulien est le plus fort de tous ceux qui servent aux connexions des os. Il est composé de fibres parallèles, réunies par un tissu cellulaire très-dense. Ses usages sont de fixer la rotule sur le fémur et le tibia, d'empêcher son déplacement et de propager l'action des muscles de la cuisse jusque sur le tibia.

Ligament latéral externe. *Situation et figure.* Aplati transversalement, situé au côté externe de l'articulation. *Etendue.* Du fémur au péroné.

Division. Superficiellement, il est recouvert par l'aponévrose du fascia-lata et par quelques fibres de la portion externe du fémoral. Profondément, il répond à l'articulation dont il est séparé par de la graisse et par l'une des artères articulaires. Son extrémité supérieure s'attache à la tubérosité externe du fémur, l'inférieure au côté externe de la tête du péroné.

Structure et usages. Sa structure lui donne l'aspect tendineux. Il a pour usages de s'opposer à la trop forte extension de la jambe.

Ligament latéral interne. *Situation et figure.* Aplati, plus mince que le précédent, situé au côté interne de l'articulation. *Etendue.* Du fémur au tibia.

Division. Il est recouvert superficiellement par quelques fibres de la portion interne du fémoral, et par l'espèce de patte d'oie formée par la réunion de quelques muscles de la cuisse, et qui se voit à la partie supérieure et interne du tibia. Sa face profonde est appliquée sur l'articulation, et n'en est séparée que par de la graisse et les vaisseaux articulaires internes. Ses deux extrémités s'implantent sur la tubérosité interne des deux os, fémur et tibia.

Structure et usages. Il diffère du précédent, en ce qu'il est plus mince, mais il a les mêmes usages.

Ligament postérieur. *Situation et figure.* Aplati et de forme triangulaire, situé obliquement à la partie postérieure de l'articulation. *Etendue.* Du fémur au tibia.

Division. Sa face postérieure est recouverte par le muscle plantaire, le jumeau externe et par les vaisseaux poplités. Sa face profonde ou antérieure répond à l'articulation et au ligament croisé
postérieur. Son extrémité inférieure, pointue, se fixe à la tubérosité interne du tibia, dans le même endroit que le demi-membraneux, dont il paraît être la continuation. De là ce ligament se
porte, en s'épanouissant en forme d'éventail, vers le condyle
externe du fémur, où il se fixe. Il a pour usages d'augmenter la
force de la capsule.

Capsule ou ligament capsulaire. *Situation et figure.* De la circonférence des facettes articulaires du tibia, à celles des mêmes
facettes du fémur.

Division. Sa face superficielle est recouverte, en devant, par le
tendon inférieur du droit antérieur, et au-dessous de la rotule, par
le ligament inférieur de cet os ; en dehors, par le ligament latéral
externe ; en arrière, par les ligamens obliques ou croisés ; en dedans, par le ligament latéral interne. Sa face profonde se voit dans
l'intérieur de l'articulation. Supérieurement, elle prend origine de
la partie antérieure des condyles, recouverte dans cet endroit par
les extenseurs de la jambe ; de là elle se porte à la partie postérieure
de l'articulation, après s'être réfléchie sur les condyles, qu'elle
revêt dans toute leur étendue, fournit une espèce de gaine aux
ligamens croisés, qui, sans cela, seraient renfermés dans l'articulation ; enfin elle descend sur la surface articulaire du tibia, et
vient se terminer derrière le tendon inférieur de la rotule, qu'elle
embrasse dans toute son étendue.

L'épaisseur de la capsule est peu considérable. Ses usages sont
les mêmes que ceux des autres ligamens de la même espèce.

Les ligamens obliques ou croisés, ainsi appelés à cause de leur
direction, sont deux cordons fibreux, très-forts, placés à la partie
postérieure de l'articulation. L'un est antérieur : il s'implante en
dedans du condyle externe, de là se porte obliquement à l'épine
du tibia, et se confond avec le cartilage semi-lunaire ; l'autre,
postérieur, fixé en dehors du condyle interne, se porte, de là,
derrière l'épine du tibia, où il s'implante en se confondant avec le
cartilage semi-lunaire.

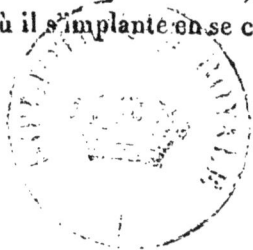

7.

Les cartilages semi-lunaires, au nombre de deux, sont placés dans l'intérieur de l'articulation. Inférieurement, ils sont appliqués l'un et l'autre sur les surfaces correspondantes du tibia, auxquelles ils adhèrent. Supérieurement, ils correspondent aux condyles du fémur. Leur grande circonférence, plus épaisse, adhère aux ligamens latéraux; leur petite circonférence, très-mince, regarde l'intérieur de l'articulation. Ces deux fibro-cartilages sont unis entre eux, au moyen d'un prolongement du ligament capsulaire. Ils sont composés de fibres qui, partant de l'une de leurs extrémités, vont, en décrivant des courbes concentriques, se rendre à celle du côté opposé.

Leurs usages sont de garnir les surfaces articulaires, et d'amortir l'effet des pressions que les extrémités du fémur et du tibia exercent l'une sur l'autre dans les sauts et les chutes, et même dans la progression ordinaire.

ARTICULATION PÉRONÉO-TIBIALE.

Il y a, pour l'articulation du péroné et du tibia, des ligamens qui les unissent supérieurement, d'autres qui ont les mêmes usages inférieurement, enfin un ligament inter-osseux.

Les ligamens supérieurs sont : un antérieur, un postérieur et une capsule. Le premier ou antérieur, de forme quadrilatère, aplati, est couché sur la partie antérieure de l'articulation. Il se fixe, d'une part, à la tubérosité externe du tibia, et de l'autre, à la facette articulaire correspondante du péroné.

Le postérieur, d'une figure semblable au précédent, situé à la partie postérieure de l'articulation, se fixe, d'une part, au tibia, et de l'autre, à la partie correspondante du péroné.

La capsule a très-peu d'étendue. Elle s'implante, d'une part, sur le contour de la facette diarthrodiale du tibia, et, de l'autre, sur la facette correspondante du péroné. Superficiellement, elle répond aux deux ligamens précédens, et de l'autre, dans l'intérieur de l'articulation.

L'articulation inférieure du tibia avec le péroné est composée de deux ligamens, un antérieur et un postérieur.

L'antérieur est tendu obliquement sur la partie antérieure de l'articulation inférieure des deux os de la jambe. En dedans, il se fixe au tubercule externe et antérieur de l'extrémité inférieure du tibia; en dehors, à la malléole externe.

Le postérieur a une situation opposée au précédent. Il se fixe, d'une part, au tubercule externe et postérieur de l'extrémité inférieure du tibia, et de l'autre, à la partie postérieure de la malléole externe.

Ces quatre ligamens ont une structure semblable, et sont composés de fibres parallèles, réunies par un tissu cellulaire très-serré. Ils ont pour usages d'assujétir tellement les deux os de la jambe l'un contre l'autre, qu'ils paraissent comme immobiles, et ne semblent, sous ce rapport, former qu'un seul et même os.

Le ligament inter-osseux, allongé, aplati, placé dans l'intervalle des deux os de la jambe, est large dans sa partie supérieure et étroit inférieurement. Sur sa face antérieure s'appuient les extenseurs des orteils; sur sa face postérieure, les fléchisseurs; ses deux bords se fixent aux lignes saillantes du bord externe du tibia et de la face interne du péroné. Supérieurement, il laisse une grande ouverture pour le passage des vaisseaux tibiaux postérieurs. Il est formé de fibres entrelacées en tous sens, naissant également du péroné et du tibia. Ses usages ne sont pas seulement d'unir le tibia et le péroné, mais aussi de servir de point d'appui aux muscles de la partie antérieure et de la partie postérieure de la jambe.

ARTICULATION TIBIO-TARSIENNE.

Cette articulation offre une capsule et quatre ligamens, distingués en antérieur, en postérieur, en externe et en interne.

Le ligament interne, placé au côté interne de l'articulation, se fixe, d'une part, à la malléole interne; de l'autre, il envoie des prolongemens qui vont s'implanter au côté interne de l'astragal.

Le ligament externe, étroit, épais, placé au côté externe de l'articulation, vient du sommet de la malléole externe; de là, il se porte verticalement en bas, et s'insère au côté externe du calcaneum.

2*

Le ligament antérieur est composé de deux faisceaux, qui, du tibia et du péroné, vont se fixer également au côté externe de l'astragal.

Le ligament postérieur est également composé de deux faisceaux, qui se fixent, en haut, à la partie externe et postérieure du péroné, et de là vont se rendre à la partie voisine de l'astragal où ils s'implantent.

La capsule, semblable à toutes celles de la même classe, est comme enveloppée par les divers ligamens que nous venons d'examiner. Elle se fixe en haut à toute la circonférence de la grande cavité formée par l'extrémité inférieure du tibia et du péroné. De ce bord, il en part un prolongement qui va s'attacher au-dessous des deux facettes par lesquelles ces deux os s'articulent. Dans sa partie inférieure elle embrasse toute la circonférence de la facette articulaire de l'astragal.

Cette capsule, mince et très-lâche, sert à maintenir l'union des os de la jambe avec l'astragal, mais surtout à sécréter et à contenir une grande quantité de synovie.

ARTICULATIONS TARSIENNES.

Le calcaneum et l'astragal s'articulent ensemble par deux et quelquefois trois surfaces articulaires. Chaque surface correspondante offre une capsule. De plus, il naît de la rainure qui se voit à la face inférieure de l'astragal, un faisceau fibreux qui se porte sur la rainure correspondante du calcaneum, et maintient fortement ces deux os en rapport. Il naît également de la partie postérieure de l'astragal des fibres ligamenteuses, qui se portent en dedans à la partie voisine du calcaneum.

Quoique le calcaneum ne soit point immédiatement articulé avec le scaphoïde, on trouve cependant deux ligamens entre ces deux os, l'un inférieur, qui se porte de la tubérosité interne du calcaneum à la partie inférieure du scaphoïde; l'autre, qui va de la même tubérosité à la partie externe du scaphoïde.

Mais le calcaneum s'articule avec le cuboïde; pour cette articulation on trouve une capsule qui se déploie sur les deux surfaces articulaires. De plus, deux ligamens, dont l'un supérieur, large et aplati, qui, de la partie antérieure et supérieure du calcaneum, se porte au cuboïde, et l'autre inférieur, épais et très-long, qui, de la partie inférieure et antérieure du calcaneum, se porte à la partie inférieure du cuboïde.

Le scaphoïde et le cuboïde sont unis entre eux, sans contiguité de surfaces, au moyen de deux ligamens, l'un dorsal, transversalement situé, quadrilatère, et l'autre plantaire, plus fort que le précédent et arrondi.

Le cuboïde s'articule immédiatement avec le troisième os cunéiforme par des surfaces qu'entourent une petite capsule et deux ligamens, dont l'un dorsal et l'autre plantaire.

Le scaphoïde, de son côté, s'articule par sa face antérieure avec les trois os cunéiformes. Une capsule commune assujétit les rapports de ces divers os. Trois ligamens plantaires et autant de dorsaux se portent du scaphoïde aux cunéiformes, et augmentent leur solidité respective.

Enfin, les trois os cunéiformes s'articulent ensemble. Trois ligamens transverses supérieurs et autant d'inférieurs sont étendus des uns aux autres de ces os, et affermissent leur articulation respective.

ARTICULATIONS TARSO-MÉTATARSIENNES.

Les os du métatarse sont articulés avec quelques os du tarse, savoir : le premier avec le premier cunéiforme; le second avec le second cunéiforme, et, de plus, avec le premier et le troisième, en sorte qu'il est comme enclavé dans cette triple articulation; le troisième avec le troisième cunéiforme, et les deux derniers avec le cuboïde : de petites lames cartilagineuses facilitent le glissement des os. On trouve, pour ces diverses articulations, une petite capsule; de plus, entre chaque os du métatarse et la partie voisine de l'os du tarse, correspondent deux ligamens, l'un dorsal et l'autre plantaire. Le second os du métatarse seul en reçoit trois, un de chaque cunéiforme.

ARTICULATIONS MÉTATARSIENNES.

Les os du métatarse s'articulent entre eux par les parties latérales de leur extrémité tarsienne. Tous présentent deux surfaces articulaires, excepté le premier, qui en manque à son côté interne, et le cinquième à son côté externe. Pour assujétir ces articulations réciproques, les capsules correspondantes des os du tarse se déploient en partie sur celles des os du métatarse entre eux. De plus, des ligamens dorsaux et plantaires, disposés comme à la main, affermissent ces articulations.

Outre les ligamens dorsaux et plantaires, on trouve, entre les extrémités postérieures des os du métatarse, d'autres fibres interosseuses très-fortes, qui servent à maintenir leurs rapports.

On trouve enfin, au-dessus de leurs extrémités antérieures, un ligament transversal qui sert à les unir, et dont la situation et les usages ont beaucoup d'analogie avec celui des os du métacarpe.

ARTICULATIONS MÉTATARSO-PHALANGIENNES.

L'extrémité concave des premières phalanges s'articule avec les têtes correspondantes des os du métatarse. On trouve pour cette articulation une petite capsule, conforme à celles de la main, mais plus lâche, et des ligamens latéraux divisés en externes et en internes.

ARTICULATIONS PHALANGIENNES.

Les phalanges des orteils s'articulent entre elles de la même manière que celles des doigts de la main : une petite capsule, plus étendue dans le sens de la flexion que dans celui de l'extension, se déploie sur chacune des articulations en particulier. Deux ligamens latéraux, plus petits qu'aux phalanges des doigts de la main, affermissent les articulations phalangiennes.

L'articulation de la tête du fémur, dans sa cavité glénoïde, est une énarthrose ; celle du fémur avec le tibia, une double arthrodie.

Les deux os de la jambe forment également une arthrodie, malgré l'obscurité du mouvement.

L'articulation de la jambe avec le pied est un ginglyme angulaire parfait, quand on ne considère que les mouvemens de flexion et d'extension ; mais c'est une arthrodie, si on a égard aux mouvemens en tout sens que permet cette articulation.

L'articulation des os du tarse, et de ceux-ci avec les os du métatarse, est une arthrodie.

Les os du métatarse s'articulent avec les premières phalanges par énarthrose, et les phalanges entre elles, par ginglymes angulaires.

DES CARTILAGES EN GÉNÉRAL.

Les cartilages, en général, sont des substances dures, blanchâtres, placées dans différentes parties du corps, et qui, par leur situation, leur structure et leurs usages, méritent qu'on les distingue en plusieurs espèces ; les uns servent aux articulations, les autres à fermer ou à compléter certaines cavités.

Les cartilages qui servent aux articulations sont ceux des articulations mobiles, ceux des articulations immobiles, et ceux enfin qui appartiennent à des articulations qui tiennent le milieu entre les deux premières, et qu'on appelle articulations mixtes ou par continuité. Les premiers se rencontrent à l'extrémité des os qui offrent ces articulations. Ils se présentent, en général, sous la forme d'une lame plus ou moins épaisse, qui tapisse les surfaces articulaires auxquelles ils adhèrent toujours d'une manière très-solide. La surface qui répond dans l'intérieur de l'articulation est lisse et polie, continuellement humectée d'une quantité plus ou moins considérable de synovie, humeur grasse et onctueuse qui facilite le glissement des surfaces articulaires des os. Sur ces lames cartilagineuses se déploie constamment un prolongement du ligament capsulaire.

Les cartilages des articulations immobiles ne se rencontrent qu'aux os de la tête. Visibles seulement dans l'extrême jeunesse, ils disparaissent avec l'âge, et finissent même par passer à l'état osseux, comme on le voit lors de la soudure des os plats du crâne.

Les cartilages des articulations mixtes se voient entre le corps des vertèbres, entre les os du bassin, et dans l'intervalle qui sépare les côtes du sternum. Ils sont, en général, d'une couleur jaunâtre, durs, épais, élastiques; ce sont les cartilages par excellence : intimement fixés sur les surfaces des os qu'ils mettent en rapport, ils ne permettent que des mouvemens bornés dont leur élasticité fait tous les frais. Ils se durcissent avec l'âge, et finissent par devenir d'une consistance osseuse.

Les cartilages de la seconde espèce, ou qui ne servent point aux articulations, sont de deux sortes ; ils servent, ou à compléter une cavité, comme les cartilages inter-costaux, ou bien à la former, comme les cartilages du larynx et du nez.

L'organisation des cartilages présente un entrelacement de fibres tellement serrées, qu'on peut à peine distinguer la direction particulière qu'elles affectent. Malgré qu'on n'y aperçoive point de vaisseaux sanguins, et que tout porte à croire qu'ils ne reçoivent, dans l'état ordinaire, que des sucs blancs, cependant certaines maladies ne laissent aucun doute sur l'existence du passage du sang dans ces substances.

Les propriétés des cartilages sont physiques et vitales. Les premières reconnaissent surtout pour caractère l'élasticité, qui se manifeste par des expériences multipliées, soit pendant la vie, soit après la mort.

Les propriétés vitales sont très-obscures dans les cartilages; on ne peut les reconnaître que lorsque quelques maladies y développent beaucoup de sensibilité.

Ces parties se développent à-peu-près comme les os. Plus épais, plus souples chez l'enfant, ils durcissent avec l'âge, et finissent en grande partie par s'ossifier dans la vieillesse.

DES FIBRO-CARTILAGES.

On donne, en général, le nom de fibro-cartilages à des substances dures, élastiques, blanchâtres, qui tiennent le milieu,
pour la force et l'épaisseur, entre le cartilage proprement dit et la
plupart des ligamens. Sous le rapport de leurs usages, on peut les
distinguer en trois classes. La première comprend ceux que l'on
trouve placés dans l'intérieur de certaines articulations, et qui
sont intermédiaires aux cartilages diarthrodiaux. Ceux de la seconde espèce se voient hors des articulations ; ils concourent à la
formation de la trachée-artère, etc. Enfin les fibro-cartilages de
la troisième espèce ne sont autre chose que certaines substances
fibreuses que l'on rencontre sous le passage de quelques tendons,
dont ils modèrent le frottement.

Sous le rapport de la structure, des propriétés et du développement, le fibro-cartilage a beaucoup d'analogie avec le cartilage,
mais il s'ossifie et plus tard et plus rarement.

DU PÉRIOSTE.

Le périoste est une espèce de membrane fibreuse qui revêt
tous les os, excepté dans les endroits recouverts par des cartilages. Cette enveloppe générale des os est d'un tissu serré, résistante, d'une couleur grisâtre, d'une épaisseur plus grande dans
l'enfance, plus mince à proportion dans l'adulte, où elle est aussi
plus dense et plus serrée.

L'adhérence du périoste aux os est peu prononcée dans l'enfance ; elle le devient davantage à mesure qu'on avance en âge,
et dans l'extrême vieillesse on peut à peine l'isoler des os. Placé,
d'une part, à la superficie des os, le périoste répond, de l'autre,
presque généralement, à des muscles qui envoient des prolongemens tendineux et aponévrotiques dans son propre tissu, ce qui

le fait paraître, dans quelques endroits, plus épais qu'il ne l'est réellement.

Son organisation est très-difficile à démontrer ; on n'aperçoit que des fibres, dont la direction est très-variée et dont le resserrement est extrême.

Le périoste, dans le fœtus, est mou, spongieux, pénétré d'une grande quantité de fluide gélatineux. A mesure qu'on avance en âge, il devient plus serré, plus dense, et ses fibres sont aussi plus distinctes.

Ses propriétés, peu apparentes dans l'état ordinaire de la vie, se développent avec une rapidité et une intensité très-remarquables dans certaines maladies.

Ses usages sont nombreux et importans. Appliqué sur toute la surface extérieure des os, il les garantit de l'altération qu'auraient pu leur causer le frottement des muscles et le battement des artères. Il remplace, dans quelques circonstances, la partie solide des os, que font disparaître certaines nécroses ; enfin, il est le moyen qui fournit aux vaisseaux les plus ténus la facilité de pénétrer le tissu résistant des os.

Le périchondre, membrane de nature fibreuse, est appliqué sur les cartilages, comme le périoste l'est sur les os.

Les tendons, les aponévroses sont des parties du système fibreux, dont la présence sert à augmenter la force et l'étendue des muscles auxquels ils appartiennent constamment.

Sous le rapport de leur organisation, ces parties ont la plus grande analogie avec les membranes en général.

DE LA MOELLE ET DU SUC MÉDULLAIRE.

La moelle, ou, si l'on veut, le système médullaire, n'est point uniformément répandue dans toute l'économie. On ne la voit, au contraire, que dans quelques points du système osseux, et particulièrement dans les cavités qu'offrent les diverses parties de ce système. Deux espèces de cavités reçoivent le tissu médullaire ; de là deux manières de l'envisager : 1° dans la grande cavité des os longs ; 2° dans les cavités plus petites des extrémités de ces os, et dans les cavités analogues des os plats et des os courts.

Dans la grande cavité des os longs, la moelle ou système médullaire se présente sous la forme d'une membrane mince, tapissant toute la cavité de l'os, se repliant sur elle-même un grand nombre de fois, de figure cylindrique et d'une nature spongieuse. Cette portion du système médullaire ne paraît point communiquer avec le suc du même nom, placé aux extrémités des os longs.

Son organisation est peu connue. Certaines maladies, le scrophule, par exemple, fournissent quelques moyens de la développer ainsi que ses propriétés. Ses usages sont mieux déterminés. Le principal et le moins équivoque est de sécréter le suc médullaire par voie d'exhalation. On sait également que le système médullaire sert à la nutrition de l'os, comme on peut s'en convaincre par ce qui arrive à ce dernier lorsque la moelle a été détruite ; sa mort en est la suite inévitable.

On trouve dans les cavités multipliées de l'extrémité des os longs et dans des cavités analogues des os plats et des os courts, un suc huileux, qui a beaucoup de rapport avec celui qui est sécrété par le système médullaire de la grande cavité des os longs, et qu'on appelle suc médullaire. Il paraît être le résultat de l'exhalation que fournissent les vaisseaux nombreux qui pénètrent dans ces cavités ; mais il est très-difficile d'en apprécier exactement l'organisation et les propriétés.

Ses usages ne paraissent point différer du même suc, sécrété par le système médullaire de la cavité des os longs.

DE LA SYNOVIE.

Cette humeur, que l'on avait crue jusqu'ici fournie par de prétendues glandes placées dans l'intérieur des articulations immobiles, doit être, avec plus de raison, considérée comme une sécrétion des membranes synoviales ou capsules des articulations.

Lorsqu'on l'examine, séparée de la masse du sang, elle se présente sous l'apparence d'un fluide visqueux, blanchâtre et transparent. Sa nature, onctueuse et filante, la rend très-propre à lubréfier les surfaces articulaires mobiles, à faciliter leur glissement réciproque et a modérer les effets fâcheux de leur pression. Sa quantité, qui n'est point la même dans les diverses articulations, est toujours analogue à l'étendue et à la variété des mouvemens que permettent ces articulations. C'est elle qui paraît être la cause de ce gonflement plus ou moins considérable de quelques articulations, et qui portent le nom d'hydropisie des articulations.

DE LA MYOLOGIE.

EXPOSITION PRÉLIMINAIRE.

Malgré les travaux des anatomistes modernes, le système musculaire m'a paru susceptible d'être présenté sous un point de vue plus méthodique, et qui, d'ailleurs, s'accorde davantage avec les brillantes applications de la physiologie moderne.

Les anatomistes ont divisé les muscles d'après des combinaisons particulières que la nature est loin d'avouer; car elle n'a jamais eu l'intention de faire des muscles longs, larges, ou courts; mais elle a distribué dans chaque région du corps les organes nécessaires pour l'exercice et l'entretien des fonctions qui leur sont propres, et la forme qui en est résultée appartient toute entière à la conformation des parties, et non à un arrangement particulier, soi-disant naturel; enfin, les surfaces du corps n'ont point été faites pour recevoir tel ou tel muscle; mais, au contraire, chaque muscle a été organisé et disposé de manière à s'accommoder à la figure de la surface sur laquelle il s'est développé, et surtout aux usages qu'il doit remplir.

D'après cette courte exposition, je pense qu'on peut diviser tous le système musculaire en trois ordres bien distincts de muscles, qui diffèrent essentiellement par le lieu qu'ils occupent, par leur structure, et surtout par leurs usages.

Ier ORDRE. *Muscles à grands mouvemens de flexion, d'extension et de rotation :* ils forment l'ordre le plus considérable du système musculaire ; la masse seule de chaque muscle, pris en particulier, est ordinairement très-volumineuse. Cet ordre se trouve principalement aux membres ; ce sont les muscles locomoteurs par excellence ; on les rencontre partout où il est nécessaire que de grands mouvemens de flexion ou d'extension s'exécutent : on les voit au bras, à l'avant-bras, à la main, à la cuisse, à la jambe, à la partie postérieure et latérale du cou : dans tous ces endroits, les mouvemens sont étendus et très-manifestes. Ce sont ces muscles qui ont excité le plus de recherches, et fixé davantage l'attention des anatomistes : ceux de la face les ont singulièrement embarrassés ; et ne pouvant pas les faire entrer dans leur système de classification générale, la plupart en ont renvoyé l'étude à la splanchnologie.

La forme allongée appartient exclusivement aux muscles du premier ordre : ce sont eux que les anatomistes ont appelés muscles longs ; mais cette longueur diffère singulièrement dans les uns et les autres ; plus prononcée dans les muscles de la cuisse, elle est presque réduite à rien dans ceux de la main, qu'ils ont placés dans les muscles courts ou petits ; cependant ce sont absolument les mêmes organes, et tous ont la même dimension en partage, c'est la longueur ; s'ils diffèrent par l'étendue, la structure et les usages restent les mêmes.

Structure. Tous les muscles de cet ordre ont une structure analogue : composés en grande partie de fibres rouges, ils sont ordinairement terminés par une portion allongée, blanche, appelée tendon. En prolongeant l'étendue réelle du muscle, sans augmenter la longueur de sa portion rouge, le tendon contribue à rendre sa contraction plus énergique, puisqu'il est prouvé qu'un muscle est d'autant plus fort, que ses fibres sont plus courtes et plus multipliées.

Comme les membres sont les parties qui exécutent les plus

grands mouvemens, c'est aussi là que se voient presque tous les muscles du premier ordre. Mais on remarque que leur forme s'éloigne toujours davantage de celle que nous leur avons assignée, à mesure qu'ils sont destinés à exécuter des mouvemens moins étendus, mais non moins énergiques; ce qui permet de diviser le premier ordre en deux genres.

1° *Muscles à flexion et à extension.* Presque tous parallèles à la longueur des membres, allongés, renflés dans leur milieu, et toujours terminés par un ou deux tendons, dont la grosseur et la longueur sont relatives à l'étendue et à l'énergie des mouvemens.

2°. *Muscles rotateurs, et de la station.* Moins allongés que les précédens, ayant tous un point très-large d'insertion au tronc, terminés cependant par un tendon qui se rend aux membres.

IIe. Ordre. *Muscles du tronc, à mouvemens bornés, concentrés.* Moins nombreux et moins forts que les muscles de l'ordre précédent, ils occupent cependant des espaces plus considérables. On les voit exclusivement au tronc : leur principal caractère est tout dans leur largeur extrême et leur peu d'épaisseur ; répandus sur une très-grande surface, ils eussent surchargé le corps d'un poids inutile et incommode, si leur volume cût égalé celui des muscles à grands mouvemens.

Si l'évidence et l'étendue du mouvement caractérisent spéciale-ment les muscles de l'ordre précédent, ceux du tronc sont surtout remarquables par les efforts qu'ils manifestent pour résister au déplacement. On ne peut les appeler muscles locomoteurs; car, dans la progression, loin de la précipiter, leur contraction, au contraire, tend coustamment à ramener la ligne de gravité dans le centre, et à maintenir l'équilibre, continuellement rompu par le déplacement des membres inférieurs : il est vrai qu'en fixant le tronc d'une manière, pour ainsi dire, immuable, ils ajoutent à la sûreté et à l'exactitude de la progression ; leurs points d'inser-tion multipliés, leur grande largeur, expliquent la nature de leurs usages.

Structure. Composés en grande partie de fibres rouges, contrac-tiles, la partie blanche l'emporte dans plusieurs muscles de cet ordre. Cette partie blanche est épanouie sous la forme d'une toile mince, qui, n'étant pas susceptible de contraction, ôte à la partie contractile la faculté d'agir sur des surfaces, qu'il eût été inutile, et même nuisible, de mettre en mouvement. La largeur de ces muscles, qui est leur caractère le plus frappant, a pour usage principal de s'accommoder à la figure des surfaces, sur lesquelles ils sont développés. Les anciens admettaient dans tous les musc'es un point fixe ou d'origine, et un point mobile ou d'insertion, ce qui les avait portés à les comparer à un rat écorché; mais où retrouver cette figure dans les muscles de l'abdomen?

IIIe. ORDRE. *Muscles à expression, cutanés, à mouvemens très-variés.* Les muscles de cet ordre ne se voient, ni aux extrémités, ni au tronc; ils semblent appartenir plus particulièrement à la face, aux organes des sens et de la déglutition; quoique soumis, en grande partie, à la volonté, nous ne sommes pas toujours les maîtres d'en augmenter ou d'en diminuer l'action. Leur jeu varié, la vivacité et la promptitude de leurs mouvemens ont mis l'homme bien au-dessus des animaux. Ces derniers, les quadrupèdes sur-tout, et en particulier les grands carnassiers, possèdent au plus haut degré de perfection les muscles des deux ordres précédens; mais l'homme seul peut donner une idée des passions qui l'agitent, peut varier à l'infini la mélodie de sa voix. Sous ce rapport, on a très-bien observé que les animaux, même les plus parfaits, ne faisaient que des grimaces, tandis que l'homme, au contraire, peut, à son gré, peindre les passions les plus violentes, comme les sentimens les plus doux.

Les muscles de cet ordre sont, en général, peu volumineux; mais comme ils sont tout muscle, pour ainsi dire, le mouvement le plus varié, le plus prompt, est leur caractère spécial; presque tous vont se perdre à la peau, ou même s'y insèrent de toutes parts : ici, point de tendon, point d'aponévrose, point de figure déterminée et semblable pour tous; leur figure est aussi variée que leurs mouvemens, et leurs mouvemens plus prompts que la pensée. Peu connus jusqu'à ce jour, les physiologistes en ont dédaigné l'étude, et semblent l'avoir abandonnée aux nécromanciens, aux bateleurs, aux prétendus physionomistes, à tous ces charlatans

enfin, qui, forts de notre crédulité, osent parler de choses qu'ils
ignorent absolument. Cependant les muscles de la face sont susceptibles des plus ingénieuses et des plus brillantes considérations.
Qui pourra jamais rendre la vivacité et la finesse d'expression des
muscles qui meuvent les lèvres?

Structure. Entièrement charnus, les muscles de cet ordre sont
également susceptibles de se contracter dans tous les points de leur
petite masse; point de parties tendineuses, aponévrotiques, qui
n'eussent servi qu'à gêner la vivacité de leur action. Chargés d'exprimer jusqu'aux moindres nuances des passions, il était nécessaire que la totalité du muscle fût également irritable. Sous ce
rapport, ils sont, pour ainsi dire, séparés du reste du système
musculaire : ils ne servent ni aux mouvemens de flexion et d'extension, ni à ceux de rotation, etc. A eux seuls ils forment un
système musculaire séparé et distinct, par leur situation, leur
structure et leurs usages. La fibre qui les compose paraît plus fine,
plus délicate, plus parfaitement organisée que dans tous les autres
muscles, et le nombre et la grosseur des vaisseaux qui les pénètrent, semblent établir encore davantage cette différence. Telles
sont les considérations nouvelles que j'ai cru devoir placer à la tête
de la Myólógie.

Je passe aux notions générales et préliminaires de la dissection,
que je n'ai point placées au commencement de l'Ostéologie, parce
que cette dernière n'exige que des préparations très-simples, et que
les élèves ne commencent réellement à disséquer qu'à la Myologie.
Qu'on ne m'accuse point de manquer de méthode : si j'ai de préférence adopté celle que je soumets au public dans cet ouvrage,
c'est qu'après bien des réflexions j'ai vu que je ne pouvais pas en
suivre d'autre; car j'ai dû constamment me rapprocher de la manière dont les élèves étudient, et préférer ce qui peut leur être
utile, à ce qui aurait pu plaire à mon imagination.

INTRODUCTION

A L'ART DE DISSÉQUER.

Il ne paraît pas que l'art de disséquer chez les anciens ait été poussé très loin : tout, en effet, concourt à le prouver, et parmi les causes qui paraissent en avoir retardé les progrès, on doit sur-tout compter le peu de connaissances qu'ils avaient de l'anatomie, la pusillanimité qu'ils mettaient dans les grandes opérations de chirurgie, et le défaut de pièces préparées. Cependant les embaumemens et les ouvertures fréquentes d'animaux propres aux sacrifices, annoncent au moins qu'ils n'étaient pas tout-à-fait étrangers à cette partie de l'anatomie; car il devait y avoir des préceptes, des règles, pour guider ceux qui étaient chargés d'embaumer les morts, et on n'était pas moins scrupuleux sur la manière d'ouvrir les animaux, dans les entrailles desquels on prétendait fixer la destinée de quelques hommes élevés en dignités, ou même de tout un peuple; et l'imposture se mêlant ici souvent à la superstition, il fallait beaucoup d'adresse, même une certaine habileté, pour tromper l'œil des assistans: l'on sait que de prétendus oracles, appuyés sur le mensonge, disposaient quelquefois du sort des peuples et des empires.

Quelles que fussent les notions que devaient à la longue acquérir ceux qui, tous les jours, jetaient les regards sur les entrailles des animaux qu'on égorgeait, ainsi que les monumens durables que les peintres et les statuaires grecs nous ont laissés de leurs connaissances en anatomie, cela ne change point mon opinion sur le peu de progrès qu'avait fait l'art de disséquer chez les anciens. En effet, l'anatomie superficielle seule était nécessaire aux derniers. La beauté des formes extérieures, et les justes proportions qu'ils avaient continuellement sous les yeux, en contemplant leurs propres contemporains, suffisaient à leurs travaux; et l'on sait que Praxitelle n'eut besoin, pour former sa Vénus, que d'emprunter un trait de chacune des courtisanes célèbres de son temps.

8

Galien seul, dans la vue de faire avancer la science anatomique, fit une étude particulière de la dissection des animaux ; depuis cet homme célèbre, plusieurs anatomistes s'en sont occupés avec beaucoup d'ardeur et de succès. Que ne doit-on pas aux travaux des Willis, des Malpighi, et de tant d'autres savans anatomistes, qui, embrassant l'art dans toute son étendue, ou bornant leurs recherches à quelques points particuliers, l'ont également enrichi des plus précieuses découvertes ! Il parviendra à la perfection, si les anatomistes, prenant pour guide de leurs recherches et de leurs efforts le plan et les vues proposées par M. Duméril, que j'ai eu occasion de citer plus haut, s'en occupent davantage désormais.

La dissection en anatomie n'est autre chose que la préparation méthodique et raisonnée des parties constituantes des animaux. Pour l'exécuter avec succès, il faut avoir égard aux considérations suivantes :

1° N'employer dans ses travaux anatomiques que de bons instrumens, et en avoir la quantité nécessaire pour suffire à l'ensemble des préparations. Les premiers, et les plus indispensables, sont des *scalpels* bien trempés, d'une forme commode et variée pour toutes les espèces de préparations. Ceux dont on se sert pour la myologie ne conviennent point pour l'angéiologie, encore moins pour la névrologie : plus forts pour la première partie, et pour ainsi dire plus grossiers, ils doivent être plus délicats, plus fins, plus minces et plus déliés pour les deux dernières. Les pinces et les ciseaux ne demandent pas moins d'attention ; il faut que les premières, longues, fortes, pour la myologie, soient plus petites pour la névrologie, et que leurs dents réciproques se croisent très-exactement. Les élèves ne consultent ni leur intérêt ni leur instruction en se servant, dans leurs travaux anatomiques, d'instrumens aussi grossièrement faits, qu'ils sont mal trempés : les couteliers Grangeret, Sir-Henry et les deux Lesueur, sont seuls en possession d'en vendre de très-bons.

2° Avoir une idée générale des diverses régions du corps humain, pour pouvoir faire les coupes et les ouvertures convenables. Je vais en offrir un tableau rapide.

Le corps de l'homme se divise, comme le squelette, en tête, en tronc et en membres. La tête offre six régions: la première, supérieure, porte le nom de sommet de la tête; la deuxième, inférieure, celui de base de crâne; la troisième, antérieure, celui de face : on y voit, de haut en bas, les régions du front, des sourcils, des paupières et des yeux, des joues, du nez, de la bouche, des lèvres et du menton; une quatrième, postérieure : on y voit la nuque; deux latérales, qui présentent la région de l'oreille et celle des tempes. Au-dessous de la tête se voit le cou, divisé en parties antérieure, postérieure, et deux latérales.

Le tronc offre quatre surfaces. Une *antérieure*; elle présente la poitrine et le bas-ventre. La première offre, sur les côtés, la région des mamelles. La seconde se divise en trois régions : une supérieure, appelée épigastrique; une moyenne, ombilicale, et une inférieure, hypogastrique: ces trois régions se trouvent à des distances égales du creux de l'estomac au pubis, et présentent une partie moyenne et deux côtés. Le milieu de la région supérieure s'appelle épigastre, et les côtés, hypocondres; le milieu de la région moyenne s'appelle ombilic, et les côtés, les flancs ou lombes; le milieu de la région inférieure s'appelle hypogastre, et les côtés, les îles ou hanches. Entre l'hypogastre et le pubis, on est encore dans l'habitude de considérer une quatrième et dernière région, appelée hypogastrique inférieure : le milieu s'appelle région de la vessie ou région pubienne, et les côtés, les aines.

La surface *postérieure* se divise en région du dos et en celle des lombes; l'une et l'autre sont séparées dans toute leur longueur par la suite des apophyses épineuses des vertèbres, appelée vulgairement épine du dos : sur les côtés de la première surface se voit la région des épaules, et les fesses sur celle de la seconde.

Les surfaces latérales n'offrent point de divisions particulières.

Quelques anatomistes comptent encore une région inférieure du tronc : elle présente, dans l'un et l'autre sexe, les organes de la génération. Dans l'homme on voit, de devant en arrière, le pénis ou verge, terminée en devant par le gland, sur lequel se développe une peau lâche, appelée prépuce : au-dessous de la verge, les bourses; plus en arrière, le périné, qui se termine à l'anus.

8*

Dans la femme, ce sont, de devant en arrière, le pénil, la fente ou vulve, et sur les côtés, les grandes lèvres; en dedans de celles-ci, les petites lèvres, le clitoris; plus bas, le méat urinaire, l'orifice externe du vagin, l'hymen chez les jeunes filles et chez les femmes non déflorées ; la fourchette, et en arrière, le périné jusqu'à l'anus.

Les membres supérieurs commencent en haut par l'épaule, se continuent par le bras, l'avant-bras et la main. A la partie supérieure du bras et en-dessous se remarque l'aisselle. Entre le bras et l'avant-bras, se voient en devant le pli du bras, appelé vulgairement la saignée, et en arrière, le coude : la main présente en dedans la paume, et en dehors, le dos de la main : elle commence par le poignet.

Les membres inférieurs commencent en haut et en arrière, par les fesses, se continuent par la cuisse, le genou, la jambe et le pied. La partie postérieure du genou porte le nom de jarret, et la partie postérieure de la jambe, celui de mollet; en bas se voient, en dedans et en dehors, les deux molléoles. La partie supérieure du pied s'appelle le dos, où se voit, près de l'articulation de la jambe, le coude-pied; et l'inférieure, la plante, qui se termine en arrière par le talon.

3° Avoir une grande habitude de l'ouverture des cadavres; la faire avec méthode et précision. Voici la manière d'y procéder.

Ouverture de la tête. Elle est, sans contredit, la plus longue et la plus difficile; la forme arrondie de la tête, la dureté de ses parois, en sont les causes les plus ordinaires. Pour y parvenir cependant, on fait aux parties molles extérieures une section circulaire, qui, commençant immédiatement au-dessus de la région des sourcils, se rend sur les côtés, de là à la protubérance occipitale externe, et se termine au même endroit en devant : la tête alors fortement retenue ou placée dans le centre d'un corps circulaire et élevé sur ses bords, on porte la scie progressivement sur tous les points de la division que l'on a faite aux tégumens. Il est essentiel, en divisant les os, de ne point intéresser l'intégrité de la dure-mère, ni celle du cerveau; ce qu'on évitera en allant avec lenteur, à mesure qu'on s'aperçoit que la résistance des est moins considérable : cela fait, on enlève la portion sciée, espèce de calotte qui sert à recevoir le cerveau, ou quelques-unes de ses parties, quand on les a étudiées.

Une autre méthode, plus facile et plus prompte, imaginée et constamment mise en usage par Bichat, consiste à ouvrir circulairement le crâne, à coups de marteau aigu, convenablement ménagés. La résistance de la dure-mère empêche que l'ébranlement ne se communique au cerveau, et cet organe reste intact.

Les autres coupes de la tête, plus recherchées, et parfaitement étrangères aux travaux des élèves, sont inutiles à indiquer dans un ouvrage de la nature de celui-ci.

Ouverture de la poitrine. Commencez par une incision cruciale de la peau de la poitrine; enlevez les quatre lambeaux et les chairs qui recouvrent les os; divisez ensuite tous les cartilages intercostaux de haut en bas, et le plus près possible de leur union avec les côtes, en évitant de porter l'instrument sur les poumons ou le cœur : soulevez alors, de bas en haut, le sternum et les cartilages, en détachant à mesure le médiastin antérieur : vous avez, par ce moyen, la poitrine à découvert, et vous pouvez y faire les recherches convenables. Pour les rendre plus exactes et plus étendues, on peut briser les côtes près de leur articulation avec les vertèbres, en incisant d'abord les chairs, qui sont dans les intervalles inter-costaux, et en tirant ensuite fortement sur les côtes, de dedans en dehors : on en use de même pour les clavicules. On peut encore, en suivant un procédé différent de celui que nous venons d'exposer, commencer par une incision longitudinale, qui, de l'extrémité supérieure du sternum, se prolonge jusqu'à l'appendice xiphoïde. De la partie inférieure de cette première incision, on en fait partir deux autres, qui suivent à-peu-près le rebord inférieur de la poitrine. On enlève les deux lambeaux de dedans en dehors et de bas en haut, et on termine comme précédemment.

Ouverture du bas-ventre. Si cette dernière n'est pas la plus difficile, elle est au moins celle qui demande le plus d'attention, soit relativement à la manière de la pratiquer, soit relativement aux nombreuses précautions qu'exigent les viscères abdominaux ; libre et flottans dans la cavité du bas-ventre, la moindre cause, la plus petite secousse, peuvent changer leur situation et leurs rapports nombreux. A ces premiers motifs se joignent souvent les dérangemens organiques survenus à la suite de longues maladies ou de lésions graves, occasionnées par des coups extérieurs, comme coups d'épée, de couteau, etc.; une grande quantité d'eau, de l'air, un enfant, contenus dans cette cavité, donnent quelquefois lieu à des changemens et à des différences, soit dans la forme extérieure des parois, soit dans la disposition intérieure des parties, qui méritent une attention scrupuleuse. Trop de précipitation dans l'examen des objets induit en erreur, nuit à la science et humilie l'amour-propre : j'ai vu des personnes qui se donnaient pour d'habiles anatomistes, se tromper très-grossièrement dans des ouvertures cadavériques.

Celle du bas ventre exige qu'on fasse une première incision, qui, de l'appendice xiphoïde, se prolonge jusqu'au pubis, en laissant l'ombilic intact : une seconde incision coupe la première en travers dans le milieu, et embrasse l'étendue qu'il y a d'un côté à l'autre. Les premiers coups de scalpel ne doivent intéresser que la peau, le tissu cellulaire, les muscles et la graisse, quand il y en a : le péritoine doit être divisé le dernier; sans cette précaution, les intestins pourraient se précipiter au dehors, avant que l'opération ne fût finie, et c'est ce qu'il faut éviter, sur-tout quand il y a des liquides épanchés dans l'abdomen. Pour arriver à ce but, on a même proposé de ne faire d'abord qu'une très-petite incision au péritoine, dans les environs de l'ombilic, suffisante pour y placer deux doigts, et de faire filer un bistouri, ou scalpel, de haut en bas et de bas en haut, pendant que les doigts soutiennent et soulèvent cette membrane : les lambeaux sont écartés avec précaution à droite et à gauche, le plus en arrière possible, et par ce moyen, la cavité abdominale est entièrement à découvert.

Pour remplir le même objet, on a conseillé de ne pousser la première incision que jusqu'à l'ombilic, et de là d'en prolonger deux autres obliquement vers la région des aines : de cette manière, on n'a que trois lambeaux, deux supérieurs qu'on relève sur les côtés, et un inférieur qu'on porte en bas, pour couvrir les organes de la génération.

L'ouverture des enfans nouveaux-nés exige un procédé différent. On peut l'exécuter de deux manières. La première consiste à faire aux parois abdominales une incision en forme d'arcade, dont la convexité se trouve à la partie supérieure et moyenne. On prolonge les deux branches ou piliers sur les côtés jusqu'aux aines. Il résulte de là un large lambeau que l'on renverse de haut en bas, et à la partie interne duquel se voient les vaisseaux ombilicaux, dont l'examen ne doit pas être négligé à cet âge. .

Le second procédé consiste à faire deux incisions longitudinales dans toute l'étendue des parois abdominales, éloignées supérieurement de deux travers de doigt, et de six inférieurement. On détache en haut et en bas ce lambeau, que l'on renverse à contre-sens jusqu'à l'ombilic, qu'il faut conserver. De cette manière on voit très-bien aussi les vaisseaux ombilicaux.

Je passe maintenant à quelques considérations générales sur les précautions que présentent la dissection des diverses parties de l'anatomie. Le choix du sujet, celui de la saison, les précautions que doit prendre l'élève pour lui-même, forment autant de points essentiels, sur lesquels je me permettrai quelques réflexions rapides.

Le choix du sujet à disséquer est une chose à ne point négliger. Tel qui convient pour la myologie, serait fort incommode pour la névrologie. Mais comme on n'est pas toujours à même de faire ce choix, l'élève doit tirer le meilleur parti possible du cadavre qui lui est destiné; et son travail n'en sera que plus recommandable, si, l'adresse et l'intelligence suppléant au mauvais état des parties qu'il doit préparer, il vient à bout de triompher des difficultés. Il est seulement assez convenable qu'il prenne quelques précautions, relativement aux cadavres des personnes mortes de maladies contagieuses, ou dans un état de putréfaction trop avancé; mais il ne faut pas s'effrayer sans motif, et s'imaginer qu'à la moindre piqûre on ait contracté une maladie funeste. Il est vrai que j'ai vu quelques jeunes gens être victimes de leur zèle; mais j'en ai vu aussi un très grand nombre se couper assez profon-

dément et à plusieurs reprises, sans qu'il en soit jamais résulté
rien de fâcheux.

La saison, pour disséquer, n'est pas toujours très-favorable,
et on est, avec juste raison, dans l'habitude de préférer celle de
l'hiver pour se livrer aux travaux anatomiques. Cependant il est
certains jours d'hiver, tels qu'on en voit beaucoup dans les mois
de novembre et de décembre ou après un dégel, qui sont aussi
défavorables que les plus beaux jours d'été. Cette dernière saison
ne peut pas convenir, sans doute, par la rapidité avec laquelle les
parties animales passent à la putréfaction. Le tems des fortes gelées
ne permet pas de disséquer, à moins d'avoir du feu; mais c'est
une très-mauvaise habitude de se chauffer en disséquant, c'en est
encore une plus mauvaise de faire dégeler les cadavres au feu, rien
ne les altérant plus vîte. Indépendamment du choix de la saison,
on ne doit point ignorer que l'heure du matin vaut mieux que celle
du soir, et qu'on ne doit jamais, autant qu'on le peut, disséquer
la nuit à la lumière, parce qu'il est prouvé qu'alors l'activité plus
grande des miasmes ambians les rend aussi bien plus délétères.

Il faut également régler le tems de son travail, et ne point le
pousser au-delà des bornes prescrites par la raison. Une trop grande
application d'esprit et la présence trop long-tems prolongée des
élèves dans les amphithéâtres, nuisent à leur santé et peuvent les
rendre victimes de leur zèle. Il n'est pas nécessaire de leur recommander la propreté, eux-mêmes en sentent trop le besoin. Cette
propreté s'entend également de la personne qui dissèque, du lieu
de travail et des parties préparées. Rien n'est plus préjudiciable à
la santé, que l'oubli de semblables précautions. L'élève doit avoir
un habillement destiné pour l'amphithéâtre, et dont il a fait le
sacrifice; sans ce soin, il emporte souvent avec lui le germe d'une
maladie, qu'il n'eût jamais éprouvée en changeant de vêtement.
Que sa nourriture soit abondante et substantielle, et que le vin en
fasse partie. L'expérience m'a prouvé que la plupart des maladies
des élèves, pendant l'hiver, étaient assez généralement dues à trop
d'économie dans la nourriture, à la mauvaise qualité des alimens,
et à l'abstinence qu'ils font du vin. Qu'ils n'oublient jamais de se
laver les mains dans une eau vive et froide: c'est de tous les anti-

putrides le meilleur et sans contredit le plus abondant ; qu'il en soit souvent répandu sur les tables, dans les salles de l'amphithéâtre ; qu'avec une éponge on lave fréquemment les parties contenues dans les grandes cavités du corps humain, où les foyers de putréfaction sont multipliés et prompts à se développer. L'aspersion du vinaigre et de l'eau-de-vie camphrée, les fumigations de plantes aromatiques, du genièvre particulièrement, mais sur-tout le dégagement du gaz acide muriatique, sont autant de moyens puissans, dont le fréquent emploi entretient la salubrité des amphithéâtres et prévient la contagion de certaines maladies. On n'a pas besoin de recommander aux élèves de ne jamais fermer, à moins d'un froid rigoureux, les croisées des appartemens dans lesquels ils dissèquent. Le meilleur de tous les ventilateurs, ce sont les courans d'air dont l'ouverture des croisées permet l'entrée libre et continuelle. Par ces précautions, aussi sages que faciles à mettre en usage, la fréquentation des amphithéâtres, les travaux anatomiques, loin d'inspirer le dégoût et l'éloignement, deviendront, au contraire, des lieux d'étude aussi salubres qu'agréables.

DISSECTION PARTICULIÈRE DE LA MYOLOGIE.

Quoique de toutes les parties de l'anatomie, la myologie soit une des plus faciles à préparer, comme elle est la première qu'étudient les élèves, la dissection leur en paraît toujours hérissée de difficultés ; mais c'est bien plutôt à leur inexpérience et à leur défaut d'habitude qu'il faut en attribuer la cause. Le tems et la patience, joints à quelques préceptes indispensables, aplanissent bientôt ces difficultés, et l'élève animé du vif désir de son instruction, et qui a du goût pour la dissection, devient en peu de tems un habile anatomiste.

Les muscles étant tous composés de fibres à-peu-près parallèles les unes aux autres, semblent indiquer, pour ainsi dire, la manière de les disséquer ; le plus pénible est de les mettre à découvert, et de les bien isoler de la graisse et du tissu cellulaire, sous lesquels ils sont cachés. Quelques muscles du bas-ventre présentent, sous ce rapport, de très-grandes difficultés. Il faut donc, dans la dissection des muscles en général, que le scalpel suive, autant que

possible, la direction des fibres, pendant que la peau qui les recouvre est fortement tirée dans un sens contraire, de manière qu'
la pointe de l'instrument, que l'on doit tenir, dans le plus grand
nombre de cas, comme une plume à écrire, divise exactement la
couche superficielle et très-mince du tissu cellulaire qui recouvre
immédiatement le muscle.

Il faut s'habituer de bonne heure à disséquer avec assurance et
promptitude, à ne point ménager les coups de scalpel, à les prolonger autant qu'on le peut, et à jeter, de tems en tems, un coup
d'œil attentif sur l'ensemble de son travail, pour en mieux saisir
la distribution et l'arrangement. Les muscles d'une couche étant
mis à découvert, on doit procéder à la dissection des couches profondes, comme on l'a fait pour les premières, c'est-à-dire, qu'il
faut enlever avec beaucoup de soin tout ce qui les recouvre, en
emportant avec les muscles disséqués et étudiés, la graisse, le
tissu cellulaire, et tout ce qui pourrait nuire et gêner l'étude des
autres.

On a indiqué diverses manières de se débarrasser momentanément d'un muscle qui en recouvre un autre que l'on doit étudier;
les uns veulent qu'on le détache à l'un des points de son insertion;
d'autres conseillent de le couper constamment par le milieu, et
d'en renverser les deux lambeaux en sens opposés. Je crois qu'on
ne peut pas suivre exclusivement l'un ou l'autre procédé; ce qui
convient pour un muscle ne pouvant s'appliquer à tous indistinctement. Les muscles longs des membres doivent être divisés par
leur partie moyenne, et on doit conserver les deux points d'insertion. Quelques-uns des muscles larges du tronc veulent qu'on les
détache à leurs points d'insertion; d'autres peuvent être également coupés en travers; d'autres, ceux de la face, par exemple,
doivent rester en place. Tout cela, d'ailleurs, dépend du lieu
qu'occupe le muscle, de la facilité qu'on a de mettre à découvert celui que l'on veut étudier, et d'une infinité de petites circonstances sur lesquelles on ne peut donner que des préceptes
généraux.

Les meilleurs cadavres pour faire la myologie doivent être d'une
stature élevée, d'une complexion forte et vigoureuse, un peu

avancés en âge, et morts, s'il est possible, d'une manière violente et prompte. Les cadavres infiltrés, trop maigres ou trop gras ; ceux dont une longue maladie a terminé les jours, ne conviennent pas : les hommes sont préférables aux femmes.

DES MUSCLES EN PARTICULIER.

Dans la préparation, comme dans la description des muscles, je serai obligé de m'écarter un peu de l'ordre suivi par les auteurs modernes. Cet ouvrage étant spécialement consacré à la plus grande instruction des élèves, j'ai nécessairement dû me rapprocher, en effet, dans l'exposition des divers objets de l'étude anatomique, de la méthode qu'ils sont obligés de suivre en disséquant. C'est pour cette raison, par exemple, que je commence par les muscles de la partie postérieure du tronc, parce que j'ai remarqué que les élèves qui suivaient une autre manière de faire la myologie, ne disséquaient presque jamais ces muscles : en effet, des quatre élèves qui travaillent ensemble, deux commencent ordinairement par les muscles du bas-ventre, les deux autres par ceux de la face ; mais les premiers, ayant bien plutôt terminé leur travail, n'ont point assez de patience pour attendre que les derniers aient fini ; et pour pouvoir plus à leur aise disséquer les parties inférieures qui leur sont destinées, ils coupent le cadavre par la moitié : ceux qui sont occupés à la dissection des muscles de la face font, pour le second sujet, ce que leurs *congénères* ont pratiqué pour le premier. De cette manière, les uns et les autres ont souvent très-bien vu, à la fin de l'hiver, toutes les parties de l'anatomie, excepté les muscles de la partie postérieure du tronc.

Quelque soin que l'on prenne, d'ailleurs, pour mettre de l'ordre et de la méthode dans les objets de ses travaux, il est rare qu'on ne soit pas obligé de s'en écarter quelquefois ; l'esprit humain s'efforcerait vainement de vouloir assujétir la marche de la nature à la faiblesse de ses conceptions. C'est sur-tout dans les sciences descriptives que cette imperfection se fait plus vivement sentir ; et l'anatomie nous en offre des exemples multipliés : tout, dans cette science, nous donne l'idée des plus ingénieuses et des plus savantes combinaisons ; mais l'art qui les forma se dérobe à nos yeux, et les travaux des anatomistes s'en ressentiront toujours. Je désire, et j'ose espérer que ces raisons me serviront d'excuse pour la marche que j'ai suivie dans la préparation, ainsi que dans l'étude des muscles. Voici le tableau des principales distributions de la myo-ologie, telles que l'exige la dissection de ces organes.

PREMIÈRE RÉGION. — *Trachélo-Dorso-Lombo-Spinale*.

Muscles de la partie postérieure du col, du dos et des lombes.

DEUXIÈME RÉGION. — *Abdominale cutanée ou superficielle*.

Muscles du bas-ventre.

TROISIÈME RÉGION. — *Thoracique*.

Muscles de la partie antérieure de la poitrine.

QUATRIÈME RÉGION. — *Lombo-Abdominale*.

Muscles profonds de l'abdomen et de la génération.

CINQUIÈME RÉGION. — *Costo-Thoracique*.

Muscles des côtés du tronc.

SIXIÈME RÉGION. — *Épicranienne*.

Muscles du sommet de la tête.

SEPTIÈME RÉGION. — *Faciale*.

Muscles de la face.

HUITIÈME RÉGION. — *Temporo-Zigomatique.*

Muscles des parties latérales de la tête et ceux qui entourent l'articulation de la mâchoire inférieure.

NEUVIÈME RÉGION. — *Cervicale-Superficielle.*

Muscles de la partie antérieure du col.

DIXIÈME RÉGION. — *Linguale.*

Muscle de la langue.

ONZIÈME RÉGION. — *Staphylo-Pharingienne.*

Muscles du pharinx et du voile du palais.

DOUZIÈME RÉGION. — *Laringienne.*

Muscles du Larinx.

TREIZIÈME RÉGION. — *Cervicale profonde.*

Muscles profonds de la partie antérieure du col.

QUATORZIÈME RÉGION. — *Scapulo-Humérale.*

Muscles de l'épaule.

QUINZIÈME RÉGION. — *Humérale.*

Muscles du bras.

SEIZIÈME RÉGION. — *Radio-Cubitale.*

Muscles de l'avant-bras.

———

DIX-SEPTIÈME RÉGION. — *Carpo-Métacarpienne.*

Muscles des faces palmaire et dorsale de la main.

———

DIX-HUITIÈME RÉGION. — *Coxo-Fémorale.*

Muscles de la partie postérieure du bassin et supérieure de la cuisse.

———

DIX-NEUVIÈME RÉGION. — *Fémorale postérieure.*

Muscles de la partie postérieure de la cuisse.

———

VINGTIÈME RÉGION. — *Fémorale antérieure, interne et externe.*

Muscles de la partie antérieure, interne et externe de la cuisse.

———

VINGT-UNIÈME RÉGION. — *Tibiale antérieure.*

Muscles de la partie antérieure de la jambe.

———

VINGT-DEUXIÈME RÉGION. — *Tibiale postérieure.*

Muscles de la partie postérieure de la jambe.

———

VINGT-TROISIÈME RÉGION. — *Tarso-Métatarsienne.*

Muscles du dos et de la plante du pied.

PREMIÈRE RÉGION.

TRACHÉLO-DORSO-LOMBO-SPINALE.

Muscles de la partie postérieure du col, du dos et des lombes.

Les muscles de cette région sont : le trapèze, le grand dorsal, le rhomboïde, les deux petits dentelés postérieurs, le splénius, l'angulaire, les deux complexus, le transversaire, les petits et grands droits postérieurs de la tête, les petits et grands obliques, le long dorsal, le sacro-lombaire, les inter-transversaires et les inter-épineux.

Administration anatomique.

Cette préparation est longue et fatiguante par la grande quantité de peau qu'il faut détacher, et par l'obligation continuelle de l'isoler exactement des muscles placés dessous. Pour y parvenir, faites une incision qui, de la protubérance occipitale externe, se prolonge jusqu'au coccyx, en suivant la direction du ligament cervical postérieur, des apophyses épineuses de toutes les vertèbres, du sacrum et du coccyx. A cette première incision, ajoutez-en trois autres transversales : la première, de l'apophyse épineuse de la septième cervicale à l'acromion ; la deuxième, de l'apophyse épineuse de la douzième dorsale aux fausses côtes ; et la troisième, des apophyses épineuses du sacrum à l'épine antérieure et supérieure de l'os des îles.

Des trois lambeaux qui résultent de ces incisions, le supérieur doit être détaché obliquement de dedans en dehors, de bas en haut, de manière que l'instrument marche continuellement dans la direction des fibres du muscle trapèze. Les deux lambeaux inférieurs seront détachés également de dedans en dehors et de haut en bas. On suivra de cette manière la direction des fibres du grand dorsal, comme on l'a fait pour le trapèze. L'un et l'autre muscles sont faciles à reconnaître; ils se terminent également, en dehors, par un bord libre, qui fournit le moyen d'en connaître parfaitement l'étendue et d'en apprécier plus exactement les rapports. Lorsque tout ce travail, qui est très-long, qui demande de la patience et du tems, est fini, alors on a sous les yeux les muscles trapèze et grand dorsal exactement découverts, et qui occupent à eux seuls la presque totalité de la partie postérieure du tronc. La portion du grand dorsal, qui se rend à l'humérus, n'est point mise à découvert dans cette préparation; en poursuivant cette dernière portion, il faut éviter de gâter la préparation des muscles du bras: j'y reviendrai à l'article de ces derniers. La peau de la partie postérieure du tronc présente cette différence, que depuis la protubérance occipitale externe, jusqu'au milieu du dos, elle est appliquée sur des muscles, et que dans le reste de son étendue elle repose sur des aponévroses; que sa dissection demande plus de soins en haut, et que dans sa partie inférieure on peut porter l'instrument avec moins de précautions, parce que dans cet endroit il se trouve toujours une couche très-épaisse de graisse et de tissu cellulaire qu'il faut emporter pour mettre à nu la surface extérieure des larges aponévroses des muscles du dos. On les reconnaît à leur aspect luisant et à la résistance plus grande qu'elles présentent à l'instrument.

Du trapèze. Avant de passer à l'étude de l'un des deux muscles superficiels du dos, il est convenable d'en détacher un de chaque côté, pour examiner les rapports qu'ils présentent à leur face interne. Le trapèze doit l'être le premier, puisqu'il recouvre une partie très-petite, il est vrai, du grand dorsal. Lauth et la plupart des anatomistes conseillent de le couper en travers, ce qui est un procédé très-mauvais, parce que le rhomboïde, situé immédiatement au-dessous, est constamment intéressé par l'instrument. Il vaut beaucoup mieux détacher ce muscle, en coupant très-près de l'omoplate les fibres tendineuses qui y sont attachées; ensuite on le renverse progressivement de dehors en dedans, en suivant, autant que possible, la direction des fibres des muscles qui sont placés dessous, et qui n'en sont séparés que par une couche très-mince de tissu cellulaire.

Du grand dorsal. Il doit être enlevé d'un côté seulement, également de dehors en dedans. Je conseille de le couper d'abord à l'endroit de son insertion à l'omoplate; d'abandonner, par conséquent, la portion qui se rend au bras, et qu'on pourra étudier, d'ailleurs, du côté opposé. La dissection du grand dorsal exige qu'on le sépare avec précaution des muscles situés dessous, à cause de la couche serrée et très-peu épaisse du tissu cellulaire qui les sépare. Dès l'instant où l'on s'aperçoit que ce muscle devient aponévrotique, il faut en abandonner l'isolement; car son aponévrose est tellement confondue avec celle des autres muscles du dos, qu'on s'efforcerait en vain de la détacher. Aussitôt que la préparation de ces deux grands muscles (*le trapèze et le grand dorsal*) est achevée, on doit alors les étudier, pour passer ensuite à la préparation des muscles qui forment la couche profonde, et qui ne présentent plus que de légères difficultés.

En jetant un coup-d'œil rapide sur tous les objets que l'isolement de ces deux premiers muscles laisse à nu et permet de considérer, on aperçoit, de haut en bas, le splénius; plus bas et en dehors, l'angulaire; un peu plus bas et en dedans, le rhomboïde; et dans un espace triangulaire, circonscrit par ces trois muscles, portion du sacro-lombaire, du long dorsal et du petit dentelé supérieur : au-dessous du rhomboïde, la continuation du sacro-lombaire et du long dorsal, recouverts par l'aponévrose mince des deux dentelés postérieurs; sur les dernières fausses côtes, le petit dentelé inférieur; entre ces dernières et la crête de l'os des îles, portion du grand et petit obliques du bas-ventre; enfin, les six dernières fausses côtes restées en partie à nu, par suite de la dissection du grand dorsal.

Du rhomboïde. C'est le plus superficiel et le premier dont on doive s'occuper après la dissection et l'étude du trapèze et du grand dorsal. Après en avoir bien examiné la disposition et la figure, il faut le couper avec précaution dans la partie moyenne, pour en renverser les deux lambeaux, l'un en dedans et l'autre en dehors. On pourrait me reprocher de tomber ici dans l'inconvénient contre lequel je m'élevais tout-à-l'heure relativement à la manière d'isoler le trapèze; l'épaisseur plus grande du rhomboïde, sa

9

moindre étendue, et la facilité de le soulever en passant le manche du scalpel au-dessous, sont les motifs qui m'autorisent à suivre ce procédé.

Des deux dentelés. Ceux-ci n'exigent pas une grande prépara-tion, il importe seulement de bien voir l'aponévrose commune qui les unit, mais qui quelquefois est si mince, qu'on peut à peine en apercevoir quelques traces. Pour mettre à nu le sacro-lombaire et le long dorsal, on peut indifféremment détacher les dentelés de leur insertion aux côtes et les renverser en dedans, ou les couper en travers, comme le rhomboïde, après les avoir bien isolés d'un tissu cellulaire très-lâche qui les recouvre, sur-tout l'inférieur.

Du splénius. Ce n'est qu'après avoir terminé la préparation et l'étude de tous les muscles de la partie postérieure du cou et supé-rieure du dos, qu'on peut passer à celles du sacro lombaire et du long dorsal, qui doivent être étudiés les derniers. Le simple isole-ment du lambeau supérieur de la peau a mis à découvert le splé-nius; le tissu cellulaire interposé entre la peau et ce muscle, vers l'apophyse mastoïde, est très-serré; il devient également très-abondant sur les parties latérales du cou : deux circonstances qu'il ne faut pas oublier. Le splénius est assez difficile à bien découvrir et sur-tout à bien reconnaître, à cause de ses attaches aux apo-physes transverses des premières vertèbres cervicales et au grand écartement qui se trouve entre cette portion qu'on appelle le splé-nius du cou, et celle qui s'attache à la tête, qui porte le nom de splénius de la tête. L'étude anatomique peut bien admettre cette distinction, mais la dissection ne doit pas la reconnaître. La suite de cette préparation consiste à faire une incision oblique au splé-nius, qui, de son insertion au ligament cervical supérieur, aille se rendre à l'apophyse transverse de la quatrième vertèbre cervi-cale, et de renverser le lambeau supérieur en haut et en dehors et l'inférieur en bas et en dedans; ce qui se fait avec facilité excepté vers la tête, où le tissu cellulaire est plus dense et plus serré. Le splénius enlevé, on voit, dans toute leur étendue, l'an-gulaire, le grand et le petit complexus, ainsi que le transversaire

De l'angulaire. En détachant le splénius, on voit très-facilement l'angulaire, qui est presqu'à nu sous la peau des parties latérales du cou. Il suffit, pour le bien apercevoir, de le détacher, avec quelqu'attention, des parties voisines, et d'enlever le tissu cellulaire assez abondant qui l'environne de toutes parts. Avant de le séparer entièrement, il faut l'examiner en place pour voir sa position absolue et ses rapports avec les objets environnans.

Du grand et du petit complexus. La préparation et l'étude de ces muscles ne peuvent guère être séparées; ils ont à-peu-près là même origine, ils sont adossés dans presque toute leur étendue, et leurs attaches inférieures sont, pour ainsi dire, confondues. J'ai toujours vu les élèves très - embarrassés pour isoler et pour bien voir le petit complexus sur-tout : pour y parvenir, il faut d'abord détacher exactement et écarter le splénius, principalement en haut et en dehors; ensuite, suivre avec précaution le bord externe du grand complexus, sur lequel est couché le petit, qui s'attache, il est vrai, comme le grand, à la ligne courbe supérieure de l'occipital, mais tout-à-fait en dehors, et qui ne descend pas aussi bas : il est même inutile de couper le petit complexus pour faire le grand; il suffit de le renverser en dehors après l'avoir disséqué : l'un et l'autre sont reconnaissables aux portions blanches et tendineuses qui traversent et se mêlent à leur portion rouge. Cette préparation terminée, coupez en travers le grand complexus, portez l'instrument un peu profondément, à cause de l'épaisseur du muscle et d'une assez grande quantité de tissu cellullaire, qui le sépare des petits muscles de la partie supérieure et postérieure du cou. Les deux lambeaux du complexus doivent être portés, l'un en haut et l'autre en bas, ce qui facilite beaucoup la préparation des muscles situés au-dessous.

Du transversaire. Ce petit muscle, très - long et très - mince, est un des plus difficiles à bien préparer; mais cette difficulté tient plus à la disposition très - compliquée des parties, qu'au défaut d'habileté du préparateur. Couché entre le sacro-lombaire et le long dorsal en dedans, d'une part, et le petit complexus en dehors, de l'autre, le transversaire est tellement uni avec ces divers muscles à ses deux extrémités, qu'il est à-peu-près impossible de l'en séparer. Je ne conseille même pas de l'essayer; il faut se contenter d'en suivre, autant que possible, le prolongement en

9*

haut et en bas, et l'abandonner au moment où l'on s'aperçoit que ses connexions intimes avec les muscles voisins en rendent la préparation trop difficile. Plusieurs anatomistes ne l'isolent point des grands muscles situés à la partie postérieure du tronc, que M. Chaussier a confondus sous le nom commun de *sacro spinal*.

Des petits et grands droits postérieurs du cou, et des petits et grands obliques de la même région. La préparation de ces muscles n'exige point qu'on les détache des parties sur lesquelles ils sont placés; mais comme ils sont recouverts par une très-grande quantité de tissu cellulaire, leur dissection demande un peu de patience et beaucoup d'adresse. En imprimant à la tête un mouvement de rotation, tantôt à droite, tantôt à gauche, on met tour-à tour les muscles droits et obliques dans un état d'allongement et de tension très-favorables à leur préparation : c'est d'après les mêmes vues qu'il faut placer la tête dans une grande flexion, ce que l'on obtient en la plaçant au-delà du bord de la table, et en l'abandonnant à son propre poids ; ou bien en plaçant la partie antérieure du col sur un billot, une pierre ou tout autre corps élevé et solide, de manière à faire saillir sa partie postérieure : le grand droit, le petit et le grand obliques, circonscrivent, par leurs bords respectifs, un espace triangulaire, dans lequel on voit le tronc de l'artère occipitale et la première paire cervicale.

Du sacro-lombaire et du long dorsal. Ils terminent les muscles de la partie postérieure du tronc, dont la préparation successive a singulièrement facilité l'étude de ces derniers; la seule chose qui reste à faire, c'est de séparer, en haut seulement, le sacro-lombaire qui est en dehors, du long dorsal qui est en dedans: pour y parvenir, on portera le scalpel dans la direction d'une ligne, qui serait à-peu-près celle des apophyses transverses des vertèbres dorsales; mais il ne faut pas pousser trop loin cette séparation, les deux muscles étant intimement confondus dans leur moitié inférieure, et formant, à mesure qu'ils descendent, une masse commune très considérable. La division indiquée plus haut permet de porter en dehors les portions du sacro-lombaire : alors se voient les nombreux tendons qui s'attachent aux côtes, et qu'il faut laisser en place. De plus amples détails sur la préparation de ces muscles

seraient parfaitement inutiles, par l'impossibilité d'en profiter. Je
conseille de s'en tenir à cette courte exposition, et de ne point
s'engager dans un dédale de difficultés dont on ne pourrait sortir;
je ne conseille point non plus de vouloir trouver au dos beaucoup
de muscles indiqués dans quelques ouvrages, et dont les plus habiles anatomistes sont forcés d'abandonner la recherche, par la
confusion qui résulte de leur multiplicité, et sur-tout par les fortes
connexions et le rapprochement de toutes leurs parties.

Il n'en est pas de ces muscles, comme de ceux des membres, par
exemple, où les lignes de séparation sont visibles et bien mar-
quées : chacun de ces muscles exécutant des mouvemens qui leur
sont particuliers, il était indispensable qu'ils fussent bien isolés.
Au dos, au contraire, le mouvement, borné à la flexion et à l'extension, est uniforme : les muscles qui s'y trouvent placés ont tous
une direction parallèle, et pour ainsi dire la même ; l'union forte
et serrée de ces muscles coïncide singulièrement avec leurs usages,
et contribue beaucoup à les rendre plus parfaits. Tout ceci s'applique sur-tout à la préparation, comme à l'étude, du sacro-lombaire et du long dorsal, masse charnue, dont quelques anatomistes
ont singulièrement multiplié les divisions, mais que le professeur
Chaussier a sagement confondus en un seul muscle, auquel il a
donné le nom de sacro-spinal. Pour ne pas trop m'écarter cependant de la division la plus généralement reçue, je diviserai cette
masse charnue, que la dissection des muscles précédens a laissée à
découvert, en deux muscles, connus sous le nom de sacro-lombaire
et de long dorsal. Le transversaire épineux, les inter-épineux du
cou, du dos et des lombes, sont tellement confondus avec les deux
muscles précédens, que je n'ai pas cru devoir en faire la matière
d'une préparation et d'une étude particulière.

Les inter-épineux du cou, du dos et des lombes, ainsi que les
inter-transversaires, ne sont, d'ailleurs, autre chose que de très-
petites masses charnues, placées, les premières, dans l'intervalle
des apophyses épineuses des vertèbres, et les secondes, dans l'intervalle des apophyses transverses. Pour les mettre à découvert,
il faut nécessairement enlever toute la masse du sacro-lombaire,
du long dorsal, et de tous les muscles imaginés par les auteurs

sous les noms de long-épineux du cou, long-épineux du dos, de multifidus d'*albinus*, etc.; encore ne parviendra-t-on que très-difficilement à voir ce qu'on appelle les inter-épineux du dos et des lombes.

DESCRIPTION.

DU TRAPÈZE.

(*Dorso-sus-acromien.*)

Situation et figure. Large, aplati, triangulaire, situé à la partie postérieure de la tête, du cou, et supérieure du dos. *Etendue.* De l'occipital, du ligament cervical postérieur, des apophyses épineuses des vertèbres dorsales, à la clavicule et à l'omoplate. *Division.* En face postérieure, recouverte par la peau. En face antérieure, qui recouvre portion du grand complexus, le splénius, le sus-épineux, l'angulaire, le rhomboïde, le petit dentelé supérieur, et une portion du sacro-lombaire et du long dorsal. En bord interne : il commence à la protubérance occipitale externe, marche le long du ligament cervical postérieur, et se termine à l'apophyse épineuse de la onzième ou douzième dorsale. En bord supérieur : il se porte obliquement de la ligne courbe supérieure de l'occipital, au tiers externe du bord supérieur de la clavicule. En bord inférieur, obliquement, de l'apophyse épineuse de la onzième ou douzième dorsale, à l'épine de l'omoplate, à l'apophyse acromion, et se confond avec le précédent. *Direction.* Les fibres supérieures obliques de dedans en dehors, et de haut en bas; les inférieures, de dedans en dehors, et de haut en bas, et les moyennes transversales.

Structure et usages. Presque entièrement charnu, aponévrotique seulement à ses attaches. Il porte la tête en arrière et en dehors, entraîne l'épaule en dedans, et maintient la rectitude du trone.

DU GRAND DORSAL.

(*Lombo - Huméral.*)

Situation et figure. Large, aplati, à-peu-près quadrilatère, situé à la partie postérieure, latérale et inférieure du tronc. *Étendue.* De la crête de l'os des îles, des apophyses épineuses du sacrum, des lombes, des six dernières dorsales, à l'angle inférieur de l'omoplate, et à la coulisse bicipitale de l'humérus. *Division.* En face postérieure, recouverte en haut par le trapèze, dans le reste de son étendue par la peau. En face postérieure : elle recouvre portion du grand et du petit oblique du bas-ventre, les côtes inférieures, et les muscles inter-costaux correspondans, le petit dentelé postérieur, l'angle inférieur de l'omoplate, le sous-épineux, le grand dentelé, et le grand rond. En bord inférieur, attaché au quart postérieur de la crête de l'os des îles. En bord supérieur, libre sous la peau : il se porte de l'apophyse épineuse de la sixième ou huitième dorsale, à la coulisse bicipitale de l'humérus. En bord postérieur : il s'attache aux apophyses épineuses des dernières dorsales, à celles des lombaires et du sacrum. En bord antérieur, qui, de la crête de l'os des îles se porte directement à la coulisse bicipitale de l'humérus. Dans sa partie inférieure, ce bord s'unit avec le grand oblique de l'abdomen par trois dentelures. *Direction.* Les fibres antérieures presque verticales, les suivantes de plus en plus obliques, et les supérieures horizontales.

Structure et usage. Aponévrotique en bas et en dedans, tendineux en haut, et charnu dans le reste de son étendue ; il porte le bras en bas et en arrière, le maintient appliqué au tronc ; quand on est suspendu par les mains et qu'on veut s'élever, il soulève le tronc et le rapproche des bras ; il agit particulièrement quand on monte dans une échelle, quand on veut grimper, etc.

DU RHOMBOÏDE.

(*Dorso - Scapulaire.*)

Situation et figure. Aplati, quadrilatère, situé à la partie pos-

térieure du cou, et supérieure du dos. *Etendue.* Du bord postérieur de l'omoplate aux apophyses épineuses de la dernière cervicale, et des quatre ou cinq premières dorsales. *Division.* En
face postérieure, recouverte en partie par la peau, et en partie
par le trapèze. En face antérieure : elle recouvre le petit dentelé
supérieur, le splénius, le sacro-lombaire, le long dorsal, quelques
côtes supérieures et les muscles inter-costaux correspondans.
Des quatre bords, le supérieur et l'inférieur sont libres : l'externe
s'attache à la base de l'omoplate, et l'interne aux apophyses
épineuses de la septième cervicale, et des quatre ou cinq premières dorsales. *Direction.* Toutes les fibres légèrement obliques
de dedans en dehors, et de haut en bas.

Structure et usage. Aponévrotique seulement à ses attaches,
charnu dans le reste de son étendue, il porte l'omoplate en haut
et en arrière, en la rapprochant de celle du côté opposé.

DU PETIT DENTELÉ SUPÉRIEUR.

(*Dorso - costal.*)

Situation et figure. Aplati, mince, quadrilatère, situé à la
partie supérieure du dos, postérieure et inférieure du cou. *Etendue.* De la 7e. cervicale, des deux ou trois premières dorsales,
aux 2e., 3e., 4e. et 5e. côtes. *Division.* En face postérieure, recouverte par le rhomboïde, et une petite portion de l'angulaire et
du trapèze. En face antérieure : elle recouvre le transversaire, le
splénius, le long dorsal et le sacro-lombaire. Ses bords supérieur
et inférieur sont libres : l'interne se fixe aux apophyses épineuses
de la 7e. cervicale et des deux ou trois premières dorsales; l'externe, dentelé, s'attache à la face externe et postérieure des 2e,
3e., 4e. et 5e. côtes. *Direction.* Légèrement oblique de dedans
en dehors et de haut en bas.

Structure et usage. Aponévrotique en dedans, charnu en dehors,
il élève les côtes auxquelles il s'attache.

DU PETIT DENTELÉ INFÉRIEUR.

(*Lombo - costal.*)

Situation et figure. Mince, aplati, quadrilatère, situé à la

partie inférieure du dos. *Etendue.* Des deux dernières vertèbres
dorsales, des deux ou trois lombaires, aux quatre dernières côtes.
Division. En face postérieure, recouverte par le grand dorsal,
qui lui est fortement uni : en face antérieure, elle couvre portion
du sacro-lombaire, du long dorsal, de l'aponévrose du transverse, et les trois ou quatre dernières côtes. Ses bords supérieur
et inférieur sont libres : l'interne se fixe aux apophyses épineuses
des deux dernières dorsales et des trois premières lombaires ;
l'externe à la partie postérieure des quatre dernières côtes. *Direction.* Légèrement oblique de dedans en dehors, et de bas en haut.

Structure et usage. Aponévrotique en dedans, charnu en dehors,
il abaisse les dernières fausses côtes.

DU SPLÉNIUS.

(*Cervico-mastoïdien.*)

(*Dorso-trachélien.*)

Situation et figure. Aplati, allongé, situé à la partie postérieure de la tête, latérale du cou, et supérieure du dos. *Etendue.*
De l'occipital, du ligament cervical postérieur, des deux premières vertèbres cervicales, à la 7e. et aux cinq premières du dos.
Division. En face postérieure, recouverte par une portion du
sterno-cléido-mastoïdien, de l'angulaire, du petit dentelé supérieur, du rhomboïde, du trapèze et de la peau ; en face antérieure : elle couvre le grand et le petit complexus, le long
dorsal et le transversaire. En bords : l'interne, libre en haut,
s'attache plus bas au ligament cervical postérieur, aux apophyses
épineuses de la 7e. cervicale, et des quatre ou cinq premières dorsales ; l'externe est libre depuis l'apophyse épineuse de la 5e.
dorsale, jusqu'aux apophyses transverses des deux premières cervicales, auxquelles il s'attache. En extrémités : la supérieure,
large, s'implante sur la région mastoïdienne du temporal, et
dans les environs de la ligne courbe supérieure de l'occipital :
l'inférieure, terminée en pointe, s'attache à l'apophyse épineuse
de la 5e. dorsale. *Direction.* Oblique de bas en haut, et de
dedans en dehors.

Structure et usages. Aponévrotico-tendineux à ses attaches, charnu dans le reste de son étendue, il entraîne la tête de son côté, en lui faisant exécuter un mouvement de rotation dans le même sens.

DE L'ANGULAIRE.

(*Trachélo-scapulaire.*)

Situation et figure. Allongé, situé sur les parties latérales du col. *Etendue.* Des quatre premières cervicales à l'omoplate. *Division.* En face externe, recouverte par le trapèze, le sterno-mastoïdien : en face interne, appliquée sur le splénius, le transversaire et le sacro-lombaire. En extrémités : la supérieure, divisée en quatre portions, s'attache aux apophyses transverses des quatre premières cervicales : l'inférieure se fixe à l'angle supérieur de l'omoplate. *Direction.* Oblique de haut en bas, et de devant en arrière.

Structure et usages. Tendineux à ses attaches, charnu dans le reste de son étendue, il élève l'omoplate, et dans quelques cas il entraîne le col et la tête sur l'épaule.

DU GRAND COMPLEXUS.

(*Trachélo-occipital.*)

Situation et figure. Allongé, épais supérieurement, terminé en pointe inférieurement, situé à la partie postérieure de la tête, du cou, et supérieure du dos. *Etendue.* De l'occipital, aux six dernières cervicales, et cinq premières dorsales. *Division.* En face postérieure : recouverte en haut par une très-petite portion du trapèze, plus bas par le splénius, le petit complexus et le transversaire. En face antérieure, qui couvre les muscles droits et obliques de la tête, et les branches postérieures des nerfs cervicaux. En bords : l'interne marche parallèlement à celui du côté opposé dans sa partie supérieure : il s'en éloigne dans le reste de son étendue, et en est séparé par la présence des apophyses épineuses des vertèbres cervicales : l'externe, libre supérieurement, est fixé dans le reste de son étendue, aux apophyses transverses des six dernières cervicales et des cinq premières dorsales. En extrémités : la supérieure s'attache dans l'intervalle des deux lignes courbes de l'occipital, l'inférieure se fixe à l'apophyse transverse de la 5ᵉ. dorsale. *Direction.* Légèrement oblique de haut en bas, et de dedans en dehors.

Structure et usages. Aponévrotico-tendineux à ses attaches ; la portion charnue, qui est abondante, est souvent entre-coupée par des espèces de tendons, sur la figure et la distribution desquels les auteurs ne tarissent point : il porte la tête en arrière, et maintient sa rectitude sur le tronc.

DU PETIT COMPLEXUS.

(*Trachélo-mastoïdien.*)

Situation et figure. Allongé, mince et étroit, situé à la partie postérieure de la tête et du cou. *Etendue.* De la région mastoïdienne du temporal, aux quatre dernières cervicales. *Division.* En face postérieure, recouverte par le splénius et le transversaire ; en face antérieure, appliquée dans presque toute sa longueur sur le grand complexus. En bords : l'interne est confondu avec le grand complexus ; l'externe l'est en haut avec le splénius, et il s'attache en bas aux apophyses transverses des quatre dernières cervicales. L'extrémité supérieure se fixe à la partie postérieure de l'apophyse mastoïde ; l'inférieure à l'apophyse transverse de la 7ᵉ. cervicale. — *Direction.* Verticale.

Structure et usages. Tendino-aponévrotique à ses attaches, charnu dans le reste de son étendue, il porte la tête en arrière en l'inclinant un peu de son côté.

DU GRAND DROIT POSTÉRIEUR DE LA TÊTE.

(*Axoïdo occipital.*)

Situation et figure. Allongé, situé à la partie postérieure de la tête. *Division.* En face postérieure, recouverte par le grand complexus ; en face antérieure, placée sur le petit droit et l'arc postérieur de l'atlas ; en bords, qui n'offrent rien de remarquable ; en extrémité supérieure, qui s'attache dans un petit enfoncement qui se voit au-dessous de la ligne courbe inférieure de l'occipital; en extrémité inférieure, qui se fixe à l'apophyse épineuse de la seconde cervicale (axis). *Direction.* Oblique de haut en bas, et de dehors en dedans.

Structure et usages. Très-peu tendineux à ses attaches, charnu dans le reste de son étendue, il porte la tête en arrière, et lui fait exécuter un mouvement de rotation de son côté.

DU PETIT DROIT POSTÉRIEUR DE LA TÊTE.

(*Atloïdo-occipital.*)

Situation et figure. Allongé, aplati, situé à la partie postérieure de la tête et supérieure du cou. *Étendue.* De l'atlas, à la ligne courbe inférieure de l'occipital. *Division.* En face postérieure, recouverte par le grand complexus, et partie du grand droit postérieur de la tête; en face antérieure, appliquée sur l'occipital et l'artère vertébrale; en bords, qui n'offrent rien de remarquable; en extrémité supérieure, qui s'attache au-dessous de la ligne courbe inférieure de l'occipital; en extrémité inférieure, fixée à l'arc postérieur de l'atlas. *Direction.* Presque verticale.

Structure et usages. Très-peu tendineux à ses points d'insertion, charnu dans le reste de son étendue, il étend la tête et la maintient dans sa rectitude sur le tronc.

DU PETIT OBLIQUE, OU OBLIQUE SUPÉRIEUR.

(*Atloïdo sous-occipital.*)

Situation et figure. Allongé, légèrement aplati, situé à la partie postérieure, supérieure et latérale du cou. *Étendue.* De l'occipital à l'apophyse transverse de l'atlas. *Division.* En face postérieure, recouverte par le splénius, le grand et le petit complexus; en face antérieure, appliquée sur l'occipital et l'artère vertébrale; en bords, qui n'offrent rien de particulier; en extrémité supérieure, qui s'attache à la ligne courbe inférieure de l'occipital; en extrémité inférieure, qui se fixe à l'apophyse transverse de la première cervicale. *Direction.* Oblique de haut en bas, et de dedans en dehors.

Structure et usages. Semblable au muscle précédent pour la structure, ses usages sont d'étendre la tête et de l'incliner de son côté.

DU GRAND OBLIQUE, OU INFÉRIEUR.

(*Axoïdo-atloïdien.*)

Situation et figure. Allongé, légèrement arrondi, situé à la partie supérieure et latérale du cou. *Etendue.* De la première cervicale à la deuxième. *Division.* En face postérieure, recouverte par les grand et petit complexus; en face antérieure, appliquée sur l'artère vertébrale et l'intervalle des deux premières cervicales: il n'y a point de bords. En extrémité supérieure, qui s'attache à l'apophyse transverse de la première cervicale; en extrémité inférieure, à l'apophyse épineuse de la deuxième. *Direction.* Oblique de haut en bas, et de dehors en dedans.

Structure et usages. La structure est la même que celle des muscles précédens : ses usages sont d'imprimer à la tête un mouvement de rotation, en vertu duquel la face est tournée de son côté.

DU TRANSVERSAIRE.

(*Compris dans le sacro-spinal.*)

Situation et figure. Allongé, mince à ses deux extrémités, plus épais dans sa partie moyenne; situé à la partie postérieure et latérale du cou, et supérieure du dos. *Etendue.* Des cinq ou six dernières cervicales, aux quatre ou cinq premières dorsales, après la seconde. *Division.* En face postérieure, recouverte, en partie, par le sacro-lombaire et le long dorsal; en face antérieure, appliquée sur les grand et petit complexus : il contracte de fortes adhérences avec ces muscles, ce qui rend son étude et sa dissection très-difficiles. Son extrémité supérieure s'attache à l'apophyse transverse de la cinquième cervicale, et l'inférieure à l'apophyse transverse de la sixième ou septième dorsale; il s'attache également à toutes les apophyses transverses intermédiaires. *Direction.* Oblique de haut en bas, et de dehors en dedans.

Structure et usages. Tendineux à toutes ses attaches aux vertèbres; charnu dans l'intervalle, il étend la portion cervicale de la
colonne vertébrale, et l'incline de son côté.

DU SACRO-LOMBAIRE.

(Compris dans le sacro-spinal.)

Situation et figure. Allongé, épais dans sa partie inférieure,
plus mince dans la supérieure; situé à la partie postérieure du
tronc. *Etendue.* Du sacrum, de l'os des îles, de la partie postérieure de toutes les côtes, aux quatre dernières cervicales. *Division.* En face postérieure, recouverte par le grand dorsal, les deux
dentelés, le rhomboïde, le trapèze et les aponévroses du petit et
grand oblique de l'abdomen; en face antérieure, appliquée sur le
sacrum, l'aponévrose du transverse, la face externe et postérieure
des côtes, et les muscles inter-costaux correspondans; en bord
interne, seul remarquable, uni dans presque toute son étendue
avec le long dorsal. En extrémités : l'inférieure s'attache au quart
postérieur de la crête de l'os des îles, et à la partie voisine du
sacrum; la supérieure, à l'apophyse transverse de la troisième ou
quatrième cervicale. *Direction.* Légèrement oblique de haut en
bas, et de dehors en dedans.

Structure et usages. La partie aponévrotique et tendineuse l'emporte sur la portion charnue. Une large aponévrose se remarque
en bas, des tendons à ses attaches aux côtes et aux apophyses
transverses des vertèbres. Il produit l'extension directe du tronc,
qu'il maintient dans sa rectitude; ses points d'attache multipliés le
rendent très-propre à cet usage.

DU LONG DORSAL.

(Compris dans le sacro-spinal.)

Situation et figure. Allongé, épais dans sa partie inférieure,
plus mince supérieurement, situé à la partie postérieure du tronc,
dont il occupe toute la longueur. *Etendue.* Du sacrum, à l'apophyse transverse de la première dorsale. *Division.* En face postérieure, recouverte par les aponévroses des muscles oblique et

transverse du bas-ventre, les deux dentelés, le rhomboïde, le grand dorsal, le trapèze et le splénius; en face antérieure, appliquée sur le sacrum, les apophyses tranverses des lombes et du dos, les côtes et les inter-costaux correspondans. En bords, l'interne répond aux apophyses épineuses de toutes les vertèbres; l'externe est uni et confondu avec le sacro-lombaire. En extrémités : l'inférieure s'attache au sacrum et au quart postérieur de la crête de l'os des îles; la supérieure, à l'apophyse transverse de la première dorsale. *Direction.* Verticale.

Structure et usages. Une large aponévrose, confondue avec celle du sacro-lombaire, se remarque à sa partie inférieure; des tendons à ses attaches aux apophyses transverses, et la masse charnue dans les intervalles : il produit et maintient l'extension directe du tronc.

Ces trois derniers muscles forment avec les inter-transversaires des lombes, le *sacro-spinal*, qui est composé d'une portion *costo-trachélienne*, d'une portion *dorso-trachélienne*, et d'une portion *lombo-cervicale.*

Les muscles que nous venons d'examiner présentent des usages très-variés, et d'ailleurs indépendans les uns des autres : si l'ordre de la dissection en rapproche l'étude, l'histoire de leurs usages ne permet pas de les confondre; nous allons les examiner ici successivement.

Le trapèze, le splénius, les deux complexus et même l'angulaire ont plus particulièrement pour usages d'imprimer à la tête de grands mouvemens de rotation, de la maintenir en équilibre sur le tronc, et de s'opposer aux efforts qu'elle fait continuellement pour s'incliner en devant et tomber sur la poitrine. Lorsque l'action de ces muscles est très-affaiblie ou momentanément suspendue comme dans la syncope, l'ivresse ou par le sommeil, alors la tête abandonnée à sa propre pesanteur, obéissant aux lois de gravité, se porte fortement en avant, et entraîne même la chute de l'individu, s'il est debout, assis ou sur les genoux.

Le rhomboïde n'agit que sur l'épaule qu'il entraîne en arrière et qu'il fixe sur le tronc.

Les petits muscles de la région profonde du cou, sans produire d'aussi grands mouvemens, n'en ont pas moins des usages très-importans. Ce sont eux qui impriment à la tête, lorsqu'elle est parfaitement en équilibre, ces mouvemens si variés et si prompts de rotation et de légère inclinaison. Très-près du centre d'action, ils n'ont besoin que du plus petit effort pour faire rouler sur elle-même la tête, qui obéit alors avec d'autant plus de facilité, que les surfaces par lesquelles elle repose sur la portion cervicale de la colonne vertébrale sont extrêmement lisses et polies.

Quant aux grands muscles qui tapissent la presque totalité de la partie postérieure du tronc, leurs usages étant à-peu-près uniformes, il est très-facile de s'en former une juste idée ; ils maintiennent la rectitude du tronc, ramènent le centre de gravité, que le poids des viscères abdominaux, de ceux de la poitrine et de la tête, tend à incliner en avant. Lorsque, dans la vieillesse, la sécheresse et le défaut d'élasticité des cartilages inter - vertébraux ne permettent plus à ces muscles, dont l'action s'épuise de plus en plus, de redresser la colonne vertébrale, alors le dos s'arrondit, le tronc se courbe en devant, et l'homme ne peut plus marcher qu'appuyé sur un bâton ou soutenu par un bras étranger. Inévitable effet de notre triste destinée...., comme si la nature voulait nous faire entrevoir que nous devons bientôt retourner d'où nous avons été tirés.

DEUXIÈME RÉGION.

ABDOMINALE CUTANÉE OU SUPERFICIELLE.

Muscles du bas-ventre.

Les muscles de cette région sont : le grand oblique, le petit oblique, le transverse, le muscle droit et le pyramidal.

Administration anatomique.

Si c'est le même cadavre sur lequel on a préparé les muscles de la partie postérieure du tronc, qui serve à l'étude de ceux de la partie antérieure, on peut, en le retournant, continuer les incisions transversales, de manière à découvrir les muscles du bas-ventre, que l'on doit préparer les premiers après ceux de la partie postérieure du tronc. Cette manière d'enlever les tégumens, a même, pour les muscles de la partie antérieure du tronc, un avantage que ne présente pas la méthode ancienne. Si l'on procède comme je viens de le conseiller, il faut, en enlevant la peau, avoir la plus grande attention de ne point laisser de graisse ou de tissu cellulaire sur les muscles de l'abdomen ou leurs aponévroses : cette faute une fois commise, ne peut être réparée, tant il est difficile de revenir sur son premier travail. Il s'agit donc d'aller avec lenteur et de porter très-exactement le scalpel entre le muscle grand oblique et la peau, en ayant soin de tirer fortement sur celui-ci, jusqu'à ce qu'on soit arrivé à la ligne blanche, qu'il faut ménager et laisser intacte. On peut alors, si l'on veut, garder les lambeaux en place ou les enlever, pourvu qu'on en conserve une portion pour couvrir les parties mises à nu, quand on cesse de travailler, rien n'altérant la beauté d'une préparation, comme le contact immédiat de l'air. Il est des sujets chez lesquels la graisse est extrêmement abondante entre les muscles de l'abdomen et la peau qui les recouvre ; cette circonstance, qui rend plus difficile encore la préparation de ces muscles, ne doit pas cependant autoriser l'élève à en laisser sur ces parties.

Si on préfère la méthode ordinaire de diviser les tégumens du bas-ventre, on s'y prend comme je l'ai indiqué à l'article de l'ouverture de cette cavité (*page 117*), et que l'on peut consulter ; mais je dois faire observer qu'il est difficile, en procédant de cette dernière manière, d'enlever exactement toute la graisse et le tissu cellulaire, qui se trouvent à l'endroit des premières incisions ; inconvénient qu'on n'a pas à craindre en enlevant les tégumens par la partie postérieure. Dans tous les cas, les lambeaux supérieurs doivent être détachés très-haut, de manière à mettre à découvert une grande partie des muscles de la poitrine, parce que ceux du bas-ventre, le grand oblique surtout, et le muscle droit, ont leurs points d'insertion supérieurs jusqu'sur la septième côte. Quand, au contraire, on enlève les tégumens par la partie pos-

10

térieure, on voit très-bien les muscles de l'abdomen dans toute leur étendue dans ce sens ; mais quand on le fait par l'ancien procédé, il est rare qu'on ait l'attention de poursuivre assez loin en arrière la dissection de la peau, parce qu'il faut absolument mettre le cadavre sur le côté. Aussi on ne voit jamais bien la partie postérieure de ces muscles, et la plupart des élèves n'ont qu'une connaissance imparfaite de la manière dont la partie postérieure du muscle grand oblique surtout, s'unit et confond ses dentelures avec celles du grand dorsal ; par le procédé que j'indique, rien n'est plus facile, au contraire. Quoi qu'il en soit, la longueur de la préparation, sa grande difficulté, l'obligation continuelle de porter ses regards, tantôt en devant, tantôt en arrière, pour voir les muscles dans toute leur étendue, l'union intime de leurs aponévroses, feront toujours de la dissection des muscles du bas-ventre un travail très-pénible pour quiconque veut les bien préparer.

Je passe à leur préparation particulière.

De l'oblique externe. La dissection de la peau et le soin particulier qu'on a pris de ne laisser aucune trace de graisse ni de tissu cellulaire en enlevant les tégumens de la partie antérieure de l'abdomen, montre à nu, dans toute son étendue, l'oblique externe ou grand oblique. Indépendamment des préceptes généraux indiqués pour la préparation de ce muscle ; on doit de plus avoir l'attention de ne point intéresser les aponévroses, qui le forment en grande partie, et de bien isoler le cordon des vaisseaux spermatiques, qui, de l'intérieur du ventre, va se rendre aux testicules par une ouverture qu'offre ce muscle inférieurement. Chez la femme il ne sort de cette ouverture, beaucoup plus petite que chez l'homme, qu'un cordon assez mince, qui exige encore plus d'attention : chez l'un et l'autre sexe, il importe de bien conserver la ligne blanche qui s'étend de l'appendice xiphoïde jusque dans les environs du pubis. A-peu-près à sa partie moyenne se voit la cicatrice ombilicale, qu'il faut ménager et laisser en place, l'étude de ces parties devant se faire avec celle des muscles de l'abdomen. Tous les muscles, et ceux du bas-ventre en particulier, sont immédiatement recouverts par une pellicule mince,

fortement collée à leur surface extérieure : on donne avec raison
le précepte de l'enlever avec la peau ; nulle part elle ne donne
autant de peine à disséquer qu'aux muscles de l'abdomen, ce qui
doit faire redoubler d'attention pour la comprendre dans la dissection de la peau ; sans cette précaution, la préparation de ces
muscles est toujours manquée : on s'efforce en vain de vouloir
l'enlever après coup, jamais elle ne peut l'être en totalité, et pour
un inconvénient on en a dix.

De l'oblique interne. Pour mettre à nu celui-ci, il faut nécessairement enlever le grand oblique, qui le recouvre dans sa
presque totalité. Lieutaud et les autres anatomistes conseillent
de détacher le grand oblique de ses points d'insertion aux côtes
et à la crête de l'os des iles ; préparation très-défectueuse. Que
signifie, en effet, un muscle quand il ne tient plus aux parties
auxquelles il s'attache ? L'essentiel, au contraire, est de conserver ses points d'insertion pour en bien voir l'étendue, la
direction, et prendre par là une connoissance plus exacte de ses
usages. Une bonne préparation ne passera jamais pour telle,
qu'autant qu'elle rendra l'étude des parties plus précise et plus
facile ; en conséquence, je crois que le grand oblique doit être
enlevé de la manière suivante : faites une première incision transversale de derrière en devant, au milieu de l'espace compris entre
la crête de l'os des iles et les fausses côtes, jusqu'à l'endroit où
les aponévroses de tous les muscles abdominaux se confondent,
ce qui correspond au bord externe du muscle droit ; prolongez
une deuxième incision de l'appendice xiphoïde à l'épine antérieure et supérieure de l'os des iles, en portant l'instrument de
préférence sur les fibres charnues. Les deux lambeaux externes
sont renversés, l'un en bas et l'autre en haut ; l'interne ne doit
être détaché que jusqu'à la gaine du muscle droit : de cette
manière, on conserve toutes les attaches du grand oblique,
on met le petit oblique à nu, ainsi que les six dernières côtes
et les muscles intercostaux correspondans. La couche de tissu
cellulaire, interposée entre les grand et petit obliques, est si
mince, qu'on ne peut prendre trop de précautions en séparant
ces deux muscles : le plus difficile, il est vrai, est de commencer

10*

cette séparation, car une fois qu'on peut saisir l'intervalle des deux muscles, le reste du travail devient assez aisé, et même facile, si on ne veut pas aller trop vîte. Je n'ai pas besoin de dire qu'il faut toujours laisser l'un des deux muscles en place, et même n'enlever l'autre qu'après avoir pris une bonne idée de leurs rapports respectifs, surtout pour ceux qui ne sont séparés que par de très-petits intervalles, comme les muscles du bas-ventre.

N. B. En disséquant de nouveau ce muscle, j'ai vu qu'on pouvait, sans inconvénient, le détacher comme Lieutaud le conseille. On peut ainsi employer l'un et l'autre procédés.

Du transverse. On ne peut avoir une connaissance exacte de ce muscle, qu'en mettant à nu en même temps le muscle droit, qui est enveloppé dans les aponévroses du grand, et même du petit oblique ; mais pour ne point gâter son travail, il faut d'abord se borner à mettre la portion charnue du transverse à découvert, ce qu'on obtient en faisant au petit oblique une incision transversale sur toute l'étendue de la portion charnue, et en renversant les lambeaux, l'un en haut, jusqu'aux fausses côtes, l'autre en bas, jusqu'à la crête de l'os des îles. Je conseille de ne point toucher aux aponévroses, dont la dissection ne ferait que compliquer le travail, sans lui donner plus d'intérêt ; il suffit de prendre une connaissance exacte de la direction des fibres du transverse, et de remettre la préparation de toutes les aponévroses après l'étude du muscle droit. Cette manière n'est pas trop méthodique, peut-être, mais elle est la seule que puisse mettre en usage l'élève qui commence.

Du muscle droit. Ce muscle ne peut être bien préparé qu'autant qu'on enlèvera les feuillets des aponévroses qui l'enveloppent : cette dissection est toujours difficile et désagréable, parce que ces aponévroses sont fortement unies aux intersections tendineuses qu'il faut conserver ; on doit donc se contenter de les enlever dans les intervalles des intersections, et mettre de cette manière la totalité du muscle droit à découvert. A sa partie inférieure, on rencontre ordinairement un très-petit muscle, appelé pyramidal, qu'il faut laisser en place et étudier conjointement avec le muscle droit ; mais on doit savoir que le pyramidal manque quelquefois d'un côté ou même des deux à la fois : la petitesse du muscle rend cette circonstance assez peu importante.

Quant aux aponévroses de tous les muscles du bas - ventre, dont j'ai renvoyé la préparation à la fin de cet article, je dois faire observer qu'on ne peut pas les préparer de manière à les voir aussi bien que les muscles auxquels elles appartiennent. La partie postérieure de ces aponévroses se confond tellement avec celles du grand dorsal, du sacro-lombaire et du long dorsal, qu'il est impossible de les isoler : ce n'est qu'à l'aide d'une longue macération ou de l'immersion des parties dans l'eau chaude, qu'on pourrait y parvenir, et les avantages qu'on en retirerait ne compenseraient pas la peine et le travail que cela coûterait. Il n'en est pas ainsi de la partie antérieure ; avec un peu de patience on peut les suivre devant et derrière le muscle droit, et prendre une idée assez exacte de leur distribution. L'aponévrose du grand oblique et le feuillet antérieur du petit recouvrent le muscle droit en devant, qui est appliqué en arrière sur le feuillet postérieur du petit oblique et l'aponévrose du transverse ; mais toutes ces aponévroses passent devant ce muscle à son tiers inférieur, et le laissent ainsi à nu sur le péritoine : en le coupant à sa partie supérieure, et en le renversant en bas, on voit assez bien cet arrangement. En général, il est nécessaire de jeter de tems en tems un coup d'œil sur la description des parties, à mesure qu'on les dissèque, surtout quand on éprouve de la difficulté à bien saisir l'ensemble d'une préparation.

DESCRIPTION.

DE L'OBLIQUE EXTERNE OU GRAND OBLIQUE.

(Costo - Abdominal.)

Situation et figure. Mince, large, quadrilatère, situé sur les parties antérieures et latérales de l'abdomen. *Étendue.* De la ligne blanche, à la région lombaire, et des sept ou huit dernières côtes, à l'os des îles.

Division. En face externe, recouverte en arrière par une très-petite portion du grand dorsal, et par la peau dans le reste de son étendue. En bas et en dedans se voit une ouverture allongée de haut en bas, et de dehors en dedans, appelée *l'anneau inguinal.* Plus grand chez l'homme, l'anneau livre passage au cordon des vaisseaux spermatiques ; réduit à très-peu de chose chez la femme, le ligament rond seul le traverse : la face interne du muscle est appliquée sur le petit oblique. En bords : l'antérieur se perd dans la ligne blanche qu'il contribue à former ; le postérieur à la région lombaire, à quatre travers de doigt des apophyses épineuses des vertèbres lombaires ; le supérieur s'attache aux sept ou huit dernières côtes, et s'unit par des dentelures avec le grand dentelé et le grand dorsal ; l'inférieur, après s'être attaché aux trois quarts antérieures de la crête de l'os des îles, devient libre, forme en partie le ligament de Fallope et va se terminer à l'épine du pubis. *Direction.* Oblique de derrière en devant, et de haut en bas.

Structure et usages. Aponévrotique en devant ; charnu dans le reste de son étendue, il porte la poitrine sur le bassin, et le bassin sur la poitrine, en resserrant la cavité abdominale.

OBLIQUE INTERNE, OU PETIT OBLIQUE.

(*Ilio abdominal.*)

Situation et figure. Large, aplati, quadrilatère, situé sur les parties antérieures et latérales de l'abdomen. *Étendue.* De la ligne blanche, aux dernières vertèbres lombaires et au sacrum, et des dernières fausses côtes, à l'os des îles. *Division.* En face externe, recouverte par le grand oblique et le grand dorsal ; en face interne, appliquée sur le transverse, et en partie sur le muscle droit. En bords : l'antérieur se perd à la ligne blanche ; le postérieur s'attache aux apophyses épineuses des deux dernières lombaires et des deux premières du sacrum ; le supérieur, au cartilage des quatre dernières fausses côtes ; l'inférieur, aux trois quarts antérieurs de la crête de l'os des îles, et de là se termine au pubis en formant la plus grande partie du ligament crural ou de Fallope. *Direction.* Oblique de bas en haut, et de derrière en devant.

Structure et usages. Aponévrotique en arrière et en devant, où l'aponévrose forme deux feuillets qui embrassent le muscle droit ; charnu dans le reste de son étendue, il a les mêmes usages que le grand oblique.

DU TRANSVERSE.

(*Lombo-Abdominal.*)

Situation et figure. Large, aplati, quadrilatère, situé sur les parties antérieures et latérales de l'abdomen. *Etendue.* De la ligne blanche, aux vertèbres lombaires, et des dernières côtes, à l'os des îles. *Division.* En face externe, recouverte par le petit oblique, le sacro-lombaire et le long dorsal ; en face interne, appliquée sur le péritoine, le carré des lombes et portion du muscle droit. En bords : l'antérieur se perd à la ligne blanche ; le postérieur s'attache aux apophyses épineuses des quatre premières lombaires ; le supérieur, à la partie interne des sept dernières côtes, en s'unissant par des dentelures avec le diaphragme ; l'inférieur, aux trois quarts antérieurs de la crête de l'os des îles, et de là se termine au pubis. *Direction.* Transversale.

Structure et usages. Aponévrotique en devant et en arrière, où l'aponévrose forme trois feuillets, et charnu dans l'intervalle, il rétrécit la cavité abdominale.

DU MUSCLE DROIT.

(*Sterno-pubien.*)

Situation et figure. Aplati, allongé, situé à la partie antérieure et moyenne de l'abdomen. *Etendue.* Des environs de l'appendice xiphoïde, au pubis. *Division.* Les faces antérieure et postérieure sont également recouvertes par les aponévroses des autres muscles de l'abdomen, qui le renferment comme dans une gaîne.

En bords : l'interne répond à la ligne blanche ; l'externe, aux aponévroses des autres muscles abdominaux. En extrémités : la supérieure s'attache à la face externe des cartilages des trois dernières vraies côtes, et à la partie voisine du sternum ; l'inférieure, au corps du pubis. *Direction.* Verticale.

Structure et usages. Tendineux à ses extrémités : de plus, il offre en devant quatre ou cinq intersections tendineuses, placées en travers à une distance de quatre à cinq travers de doigt : il abaisse la poitrine vers le bassin, et entraîne ce dernier vers la poitrine, en resserrant la cavité abdominale.

DU PYRAMIDAL.

(*Pubio-sous-ombilical.*)

Situation et figure. Aplati, triangulaire ; situé à la partie inférieure et antérieure de l'abdomen. *Étendue.* Du pubis, à quatre ou cinq travers de doigt au-dessus, le long de la ligne blanche. *Division.* En face antérieure, recouverte par les aponévroses des autres muscles de l'abdomen ; en face postérieure, appliquée sur le muscle droit. En bords : l'interne se perd dans la ligne blanche ; l'externe est libre. En extrémités : l'inférieure s'attache au pubis ; la supérieure reste appliquée sur le muscle droit. *Direction.* Verticale.

Structure et usages. Aponévrotique inférieurement, charnu dans le reste de son étendue, il aide, mais faiblement, les usages du muscle droit.

Il résulte de la disposition générale des muscles du bas-ventre et de la direction particulière des fibres qui les composent, un mécanisme au moyen duquel la cavité abdominale est exactement resserrée et complètement rétrécie dans tous les points possibles de son étendue, sans que l'action de l'un des muscles puisse, en aucune manière, nuire à celle de l'autre. Cette action a lieu surtout dans les efforts que l'on fait pour aller à la garde-robe, dans le travail de l'accouchement, et d'une manière moins vive, dans le moment de l'expiration et lors de l'expulsion des urines. Je ne parle point ici des usages de position de ces muscles,

qui est de former les parois libres et flexibles de la cavité abdominale, et par laquelle ils peuvent, à l'aide de leur mouvement
alternatif de légère contraction et de relâchement, exercer une
pression douce et constante sur les viscères abdominaux.

Par une distribution aussi sage qu'elle était nécessaire et que
l'on ne doit point ignorer, on s'aperçoit que là où se voient
des aponévroses de l'un des muscles du bas-ventre, des portions
charnues d'un autre muscle s'y rencontrent également, d'où il
résulte que la totalité des parois abdominales se trouve ainsi
généralement pourvue d'une quantité égale de fibres charnues
et de fibres aponévrotiques, de manière que la même force d'action
dans le moment de la contraction de muscles, et de résistance,
dans celui de relâchement, existe dans toute l'étendue de l'enveloppe abdominale. Deux circonstances remarquables peuvent seules
déranger cette harmonie si nécessaire; ce sont, ou une hydropisie ascite, ou une grossesse excessive, ou même une hydropisie
de la matrice. Les muscles du bas - ventre, dans ces diverses
circonstances, distendus outre mesure, ne reviennent que très-
difficilement sur eux-mêmes, lors même que les causes qui les
distendaient ont cessé, ou bien ne pouvant s'opposer au passage
de quelques-unes des parties flottantes, contenues dans l'abdomen
à travers leurs fibres plus ou moins écartées, donnent lieu à des
hernies, dont le volume et le danger sont alors relatifs au degré
de relâchement ou de résistance des fibres des muscles du bas-
ventre.

TROISIÈME REGION.

THORACIQUE.

Muscles de la partie antérieure de la poitrine.

Dans cette section sont compris les muscles grand pectoral,
petit pectoral et le sous-clavier.

Administration anatomique.

Du grand pectoral. Prolongez l'incision de la peau, de l'appendice xiphoïde à la symphyse du menton ; partagez-la en deux autres, par une seconde incision transversale, qui suive à-peu-près la direction des clavicules jusqu'à l'omoplate ; détachez le lambeau inférieur de dedans en dehors, et de haut en bas, de manière que le grand pectoral, une grande partie du grand dentelé et du deltoïde soient mis à découvert. Pour rendre cette préparation plus facile, portez fortement le bras en dehors et détachez la peau jusqu'à l'insertion du tendon du grand pectoral à l'humérus ; mais conservez-le en place jusqu'à la dissection ultérieure des muscles du bras, pour bien voir la manière dont ce tendon, ainsi que ceux des muscles grand dorsal et grand rond, se fixent sur la gouttière bicipitale de l'humérus. Il n'est cependant pas rigoureusement nécessaire d'attendre qu'on en soit à l'étude des muscles du bras, pour examiner la disposition particulière du tendon du grand pectoral, relativement à la coulisse bicipitale. Mais il est indispensable qu'après avoir étudié ce muscle, on le coupe à quatre ou six travers de doigt de son insertion à l'humérus, pour laisser en place son tendon, jusqu'au moment où l'on s'occupera des muscles du bras.

C'est pourquoi je conseille de se borner, pour le moment, à le mettre à découvert autant qu'on le pourra ; ce qu'on obtiendra plus facilement en portant, de tems en tems, pendant sa préparation, le bras en dehors et en haut. Ce procédé, en éloignant la clavicule de la première côte, contribue également à tendre le muscle sous-clavier, à l'allonger et le découvrir suffisamment pour qu'on puisse l'étudier sans briser la clavicule.

Du petit pectoral. Coupez le grand pectoral depuis l'endroit où le bord supérieur cesse de s'attacher à la clavicule, jusqu'à son bord inférieur ; renversez les lambeaux, l'un en dedans, l'autre en dehors, en emportant dans cette dissection une très-grande quantité d'un tissu cellulaire abondant, qui se trouve surtout vers la partie supérieure, pour mettre à nu le tendon du petit pectoral, qui s'attache à l'apophyse coracoïde.

Du sous-clavier. L'isolement du grand pectoral est indispensable pour découvrir le sous-clavier; mais il n'est pas également nécessaire de détacher le petit pectoral. Pour voir parfaitement le sous-clavier, enlevez seulement le tissu cellulaire lâche, mais abondant, qui le tient caché sous la clavicule. Craignez de couper l'artère axillaire, et les veines du bras placées au-dessus du petit pectoral, si vous désirez conserver les rapports de ses diverses parties.

Comme le sous-clavier est en grande partie caché sous la clavicule, on pourrait en remettre la description après les muscles du cou, parce que, pour le bien voir, il faut nécessairement scier la clavicule dans sa partie moyenne. On peut cependant à la rigueur l'étudier en place.

DESCRIPTION.

DU GRAND PECTORAL.

(*Sterno-huméral.*)

Situation et figure. Large, aplati, triangulaire; situé à la partie antérieure et supérieure de la poitrine. *Etendue.* Du sternum, de la clavicule, des sept premières côtes, à l'humérus. *Division.* En face antérieure, recouverte par la peau; en face postérieure, qui couvre de dedans en dehors les sept premières côtes, les muscles inter-costaux correspondans, le petit pectoral, le sous-clavier, les vaisseaux axillaires, et le plexus brachial. En bords : le supérieur s'attache au côté inférieur des deux tiers internes de la clavicule; dans le reste de son étendue, il marche parallèlement au bord antérieur du deltoïde, dont il n'est séparé que par la veine céphalique; l'inférieur est libre, il forme postérieurement le bord antérieur de l'aisselle; le bord interne s'attache au sternum. Des bords supérieur et inférieur résulte une extrémité tendineuse qui va s'attacher au bord antérieur de la coulisse bicipitale de l'humérus. *Direction.* Les fibres supérieures obliques de haut en bas, les inférieures de bas en haut, et les moyennes transversales.

Structure et usages. Aponévrotique à ses attaches, excepté à l'humérus, où il présente un large tendon, charnu dans le reste de son étendue, il porte le bras vers la poitrine et entraîne celle-ci vers le bras.

DU PETIT PECTORAL.

(*Costo coracoïdien.*)

Situation et figure. Large, aplati, triangulaire ; situé à la partie antérieure et supérieure de la poitrine. *Étendue.* Des troisième, quatrième et cinquième vraies côtes, à l'apophyse coracoïde. *Division.* En face antérieure, recouverte par le grand pectoral ; en face postérieure, appliquée sur les troisième, quatrième et cinquième côtes. Les bords supérieur et inférieur n'offrent rien de particulier ; l'interne (base) se fixe aux côtes déjà citées ; le sommet à l'apophyse coracoïde. *Direction.* Semblable à celle du grand pectoral.

Structure et usages. Aponévrotique à ses attaches aux côtes, tendineux à celle de l'omoplate, charnu dans le reste de son étendue, il porte l'épaule en devant, et élève les premières côtes.

DU SOUS-CLAVIER.

(*Costo-claviculaire.*)

Situation et figure. Allongé, placé sous la clavicule. *Étendue.* Du cartilage de la première côte à la clavicule. *Division.* Placé sous la clavicule, il en est entièrement recouvert, et sa forme, légèrement arrondie, ne permet pas de lui assigner d'autres rapports. Des extrémités : l'interne s'attache au cartilage de la première côte ; l'externe, à la partie inférieure de l'extrémité humérale de la clavicule. *Direction.* Transversale.

Structure et usages. Légèrement tendino-aponévrotique à ses extrémités, charnu dans le reste de son étendue, il entraîne la première côte vers la clavicule.

Quoique les muscles de cette région soient peu nombreux, leurs usages n'en sont pas moins multipliés et dignes de fixer l'attention de l'anatomiste. Les deux pectoraux, épanouis sur la presque totalité des côtes, les mettent jusqu'à un certain point à l'abri de la percussion des agens extérieurs, et de plus protègent les viscères contenus dans la cavité thoracique. Mais c'est sur le bras, partie essentiellement mobile chez l'homme, qu'ils exercent sur-tout une action remarquable : lorsqu'en effet le bras est plus ou moins éloigné du corps, ils le ramènent vers le tronc et le fixent fortement sur ses parties latérales, aidés dans cette action par le grand dorsal ; comme ce dernier ils donnent à l'individu la facilité de s'élever sur ses poignets ou ses coudes, et agissent sur-tout lorsqu'on veut entraîner un corps lourd et pesant, monter sur une échelle, grimper sur un arbre, etc. Le petit pectoral, outre les mouvemens de rotation qu'il imprime à l'omoplate, contribue à augmenter la force du grand pectoral, dont il devient alors le congénère.

C'est le grand pectoral, qui, dans la luxation du bras, en bas et en devant, entraîne fortement la tête de l'humérus dans cette direction, et la cache alors, pour ainsi dire, dans le creux de l'aisselle.

Le sous clavier ne prend aucune part à ces différentes actions ; il fixe la première côte sur la clavicule, dans le moment de l'inspiration sur-tout, et devient ainsi la cause éloignée de l'élévation successive des sept ou huit premières côtes les unes sur les autres. Ce sont ces usages bien constans du sous-clavier, qui, dans la grande querelle d'Amberger et de Haller, sur les usages des intercostaux internes, ont beaucoup contribué à décider la question en faveur de ce dernier.

QUATRIÈME RÉGION.

LOMBO-ABDOMINALE.

Muscles profonds de l'abdomen et de la génération.

Dans cette section sont compris les deux psoas, l'iliaque, le carré des lombes et le diaphragme, pour la cavité abdominale.

Quant à ceux de la génération, ce sont l'ischio-caverneux, bulbo-caverneux et le transverse, d'une part; de l'autre, les deux sphincters, le releveur de l'anus et l'ischio-coccygien. Les trois premiers n'existent point chez la femme.

Administration anatomique.

Après avoir terminé les muscles du bas-ventre et ceux de la poitrine, pénétrez dans l'abdomen : débarrassez-vous alors de tous les viscères et autres parties molles contenues dans cette cavité. Pour cela, liez l'œsophage à deux travers de doigt au-dessous du diaphragme, en tirant sur l'estomac; coupez-le au-dessus de la ligature, et détachez de haut en bas le canal intestinal, le foie, la rate, le pancréas, les reins et les uretères, de manière que le tout ne fasse qu'une seule et même masse, que l'on entraîne ainsi successivement jusque dans les environs du bassin. Alors on lie l'intestin rectum à son origine en deux endroits, et on coupe dans l'intervalle, pour enlever définitivement tous ces objets.

Des deux psoas et du carré des lombes. Quand on s'est débarrassé de tous les viscères de l'abdomen, la préparation des psoas et du carré est, pour ainsi dire, faite. Il suffit en effet, pour les mettre parfaitement à découvert, de les débarrasser du péritoine et du tissu cellulaire lâche qui les recouvrent encore.

De l'iliaque. La préparation de psoas entraîne nécessairement celle de l'iliaque, qui même est d'autant plus facile, qu'étant fixé dans la fosse iliaque interne, on peut se borner à le débarrasser du tissu cellulaire lâche, qui le recouvre vers son bord interne. Près de l'arcade crurale, il s'unit principalement aux deux psoas, et les tendons confondus de ces deux muscles vont ensemble se fixer au petit trochanter. On peut remettre la dissection ultérieure de ces tendons, lorsqu'on s'occupera des muscles de la partie interne de la cuisse, pour passer, à cette époque, à la préparation du diaphragme, qui ne peut être placée ailleurs.

Du diaphragme. On peut user de deux procédés différens pour préparer ce muscle. Le premier mode consiste à faire, pour la cavité de la poitrine, ce qui vient d'être exposé pour le ventre, c'est-à-dire, d'enlever les poumons, le cœur et toutes les autres parties molles contenues dans la poitrine, de manière à mettre parfaitement à nu la face thoracique du diaphragme; mais les côtes étant nécessairement enlevées pour faciliter la vue de la face convexe du diaphragme, il en résulte l'obligation de soutenir, par des moyens étrangers, la portion des côtes a-sternales qui tiennent encore à ce muscle, pour pouvoir le maintenir en place ; inconvénient que l'on évite en procédant d'une autre manière, comme je vais l'exposer.

On se contentera, pour cela, d'ouvrir l'abdomen, et d'enlever les viscères qui s'y trouvent contenus, comme il a été dit plus haut; cette préparation préliminaire suffit absolument, parce qu'alors le diaphragme est convenablement tendu, et dans sa situation naturelle; et que, de plus, sa dissection en est alors extrêmement facile. Lorsqu'au contraire la poitrine est ouverte, il est presque impossible de le bien disséquer. D'ailleurs, sa face inférieure ou abdominale est celle qui demande le plus de soin et d'attention. De cette manière, on remettrait à un autre moment l'étude de la face supérieure ou thoracique, qu'il est du reste facile de se représenter.

Des muscles de la génération. L'ischio-caverneux, le bulbo-caverneux et le transverse du périné, demandent d'être préparés en même temps, car il serait difficile de disséquer l'un des trois sans mettre les autres à nu. Procédez donc de la manière suivante : le sujet placé sur le dos, fléchissez fortement les cuisses sur le ventre, et les jambes sur les cuisses, en écartant les genoux; relevez les bourses et faites une incision de chaque côté, dans la direction des branches du pubis et de l'ischion ; disséquez la peau de dehors en dedans jusqu'au raphé, qui, de l'anus, se rend aux bourses. La graisse et le tissu cellulaire abondent dans cet endroit; emportez l'un et l'autre jusqu'à ce que vous découvriez les muscles situés très-profondément : le transverse surtout demande, plus que les deux autres, beaucoup de soins et d'attention. L'ischio-caverneux est le plus facile à bien isoler, parce qu'il adhère, dans presque toute son étendue, aux branches du pubis et de l'ischion. Le bulbo-caverneux, ne s'attachant à aucune partie solide, l'est beaucoup moins, par la difficulté de le fixer;

ou n'y parvient qu'en relevant fortement les bourses et en portant également la verge vers le pubis. Enfin, pour rendre encore
cette dissection plus facile, placez du linge, de la charpie ou
autre corps analogue, dans l'intérieur du bassin, pour faire saillir
l'anus et la peau du périné : cela d'ailleurs est indispensable pour
la préparation des sphincters et du releveur de l'anus. Malgré
toutes ces précautions, il est encore à craindre qu'on ne puisse
pas distinguer le bulbo-caverneux, à cause de l'uniformité de sa
couleur avec celle de la portion spongieuse de l'urètre et de son
bulbe : on fait en partie disparaître ce petit inconvénient, en
passant l'éponge à plusieurs reprises sur ces parties.

*Des deux sphincters, du releveur de l'anus et de l'ischio-
coccygien.* La préparation de ces quatre muscles exigeant que la
situation du cadavre et les autres moyens accessoires soient les
mêmes que dans la préparation précédente, je n'ai pas cru
devoir en séparer l'exposition, comme je l'ai fait pour les
muscles de la génération. Si pour ceux-ci il est assez convenable de placer le cadavre sur le dos, il est indispensable
pour ceux-là de le renverser sur le ventre, et d'élever la partie
inférieure du tronc le plus possible ; ce que l'on obtient en mettant
un billot, un pavé ou une bûche sous le ventre du cadavre, ou
bien en le plaçant comme un malade auquel on veut faire l'opération de la fistule, c'est-à-dire, le ventre et la poitrine à plat sur
la table, les jambes et les cuisses pendantes. On ne doit pas négliger non plus de placer dans l'intérieur du bassin, un corps destiné à faire saillir en dehors toute la région du périné et de l'anus.
Les parties ainsi tendues, enlevez la peau mince qui circonscrit
l'ouverture inférieure du rectum, bientôt vous apercevrez des
fibres rougeâtres, circulaires, qui appartiennent au sphincter
cutané ou externe. Après en avoir examiné la figure et les rapports
avec le bulbo-caverneux, il faut procéder à la préparation du
releveur de l'anus, qui est situé beaucoup plus profondément, et
que l'on découvre cependant, en emportant avec précaution toute
la graisse qui se trouve dans l'intervalle circonscrit par l'anus, le
coccyx et la branche de l'ischion. Par le même procédé, on découvre également l'ischio-coccygien, plus extérieur et moins

volumineux que le releveur de l'anus, et qui est situé entre le coccyx et la partie voisine de l'os des îles. Mais, je le répète, on espérerait en vain de bien préparer ces divers muscles, si on n'a pas l'attention de faire saillir fortement la région du périné et de l'anus, par quelques morceaux de linge, de filasse ou de papier mouillé, placés dans l'intérieur du bassin et dans le rectum, après en avoir débarrassé toutes les parties molles qui s'y trouvent contenues, et en ne laissant absolument que l'espèce de plancher formé par la peau et les muscles releveur de l'anus et ischio-coccygien.

Le sphincter interne n'est autre chose que la terminaison de l'intestin rectum : il est placé au-delà du sphincter cutané, et ne demande point d'autre préparation que celle indiquée pour les autres muscles du périné et l'anus.

DESCRIPTION.

DU DIAPHRAGME.

(Idem.)

Situation et figure. Large, aplati, presque circulaire : il sépare les deux cavités thoracique et abdominale. *Etendue.* De l'appendice xiphoïde, aux vertèbres lombaires, et des six dernières côtes droites aux six dernières gauches. *Division.* En face supérieure, thoracique, convexe, en rapport avec les deux poumons, le cœur et la plèvre. En face inférieure, abdominale, concave, en rapport avec le foie, l'estomac, la rate, les deux reins, le pancréas et le péritoine. Sa circonférence s'attache en devant à l'appendice xiphoïde ; sur les côtés, aux six dernières côtes droites et gauches, en contractant des adhérences avec le transverse par des dentelures réciproques. En arrière, le diaphragme se fixe aux premières vertèbres lombaires ; dans cet endroit, il donne naissance à deux portions allongées, appelées les piliers du diaphragme : le droit, plus long, s'attache au corps des trois premières lombaires ; le gauche, plus court, se fixe au corps des deux précédentes. *Direction.* Les fibres, en général horizontales, rayonnent du centre vers la circonférence.

11

Structure et usages. En grande partie charnu ; une large aponévrose en forme de feuille de trèfle, appelée *centre tendineux*, se
remarque à sa partie moyenne, et des tendons à l'extrémité de ses
piliers.

Le diaphragme est percé de trois ouvertures, dont une très-
large dans le centre tendineux, pour le passage de la veine cave ;
les deux autres se voient dans l'intervalle des piliers : l'antérieure
donne passage à l'œsophage, et la postérieure à l'aorte.

Par l'effet de la respiration, il agrandit et rétrécit tour à
tour la cavité pectorale, ainsi que celle de l'abdomen.

DU GRAND PSOAS.

(*Pré-lombo-trochantinien.*)

Situation et figure. Allongé, arrondi ; situé sur les parties latérales de la cavité de l'abdomen et du bassin. *Etendue.* Des vertèbres lombaires, au petit trochanter. *Division.* En partie antérieure, recouverte par le diaphragme, le rein et le petit psoas ;
en partie postérieure, appliquée sur le carré, les apophyses transverses des vertèbres lombaires, et le muscle iliaque. En extrémités : la supérieure s'attache sur les parties latérales du corps
des premières lombaires : l'inférieure, confondue avec celle de
l'iliaque, va se fixer au petit trochanter. *Direction.* Verticale.

Structure et usages. Très-peu aponévrotique à son extrémité
supérieure, tendineux à l'inférieure, et charnu dans le reste de
son étendue, il fléchit la cuisse sur le bassin, le bassin sur la
cuisse, et maintient le tronc en équilibre dans la station et la
progression.

DU PETIT PSOAS.

(*Pré-lombo-pubien.*)

Situation et figure. Allongé, étroit ; situé sur le précédent.
Etendue. De la dernière vertèbre dorsale au pubis. *Division.* En
face antérieure, recouverte par le diaphragme, les vaisseaux
émulgens, et l'artère iliaque externe. En face interne, appliquée
sur le grand psoas. En extrémités : la supérieure s'attache au corps

de la dernière dorsale ; l'inférieure, à l'éminence iléo-pectiné, et au corps du pubis. *Direction.* Un peu oblique de haut en bas, et de dehors en dedans.

Structure et usages. Tendineux inférieurement, charnu dans le reste de son étendue, il a les mêmes usages que le grand psoas, excepté qu'il n'agit pas sur la cuisse.

DE L'ILIAQUE.

(*Iliaco-trochantinien.*)

Situation et figure. Aplati, rayonné, triangulaire ; situé dans la fosse iliaque interne. *Etendue.* De l'os des îles au petit trochanter. *Division.* En face interne ; recouverte à droite par le cœcum, à gauche par l'S du colon. En face externe, appliquée sur la fosse iliaque interne. En bords : l'interne est confondu avec le psoas ; l'externe, libre en haut, est couvert en bas par le couturier : le supérieur, ou base, s'attache à la lèvre interne de la crête de l'os des îles. Une extrémité inférieure, tendineuse, s'unit à celles des deux psoas et s'attache au petit trochanter. *Direction.* Oblique de haut en bas, et de dehors en dedans.

Structure et usages. Tendineux inférieurement, charnu dans le reste de son étendue, il fléchit la cuisse sur le bassin, et le bassin sur la cuisse.

DU CARRÉ DES LOMBES.

(*Ilio-costal.*)

Situation et figure. Aplati, quadrilatère, situé sur les parties latérales et inférieures du tronc. *Etendue.* De la dernière côte, à l'os des îles. *Division.* En face postérieure, recouverte immédiatement par l'aponévrose moyenne du transverse, et par la masse charnue du sacro-lombaire et du long dorsal. En face antérieure : recouverte par le rein, le colon, et l'aponévrose du transverse. En bords : l'externe libre, est caché dans l'écartement des aponévroses du transverse : l'interne s'attache aux apophyses transverses des quatre premières lombaires ; l'inférieur, au quart postérieur de la crête de l'os des îles, et le supérieur au

11*

bord inférieur de la dernière côte. *Direction*. Légèrement oblique
de haut en bas, et de dedans en dehors.

Structure et usages. Aponévrotique à ses attaches, charnu dans
l'intervalle, il entraîne la dernière côte en bas, et fléchit le bassin
sur le tronc.

DE L'ISCHIO-CAVERNEUX.

(*Ischio sous-pubien*.)

Situation et figure. Allongé, mince; situé à la partie inférieure
du tronc. *Etendue*. De l'ischion, aux corps caverneux. *Division*.
En partie externe, appliquée sur la branche de l'ischion; en
partie interne, qui correspond au transverse et au bulbo-caverneux. En extrémités : l'inférieure s'attache à la lèvre interne de
la tubérosité de l'ischion; la supérieure, à la racine du corps
caverneux. *Direction*. Oblique de bas en haut, et de dehors en
dedans.

Structure et usages. Tendino-aponévrotique inférieurement
charnu dans le reste de son étendue, il entraîne la verge en bas.

DU BULBO CAVERNEUX.

(*Bulbo-urétral*.)

Situation et figure. Allongé, mince; situé à la partie inférieure
du tronc. *Etendue*. Du bulbe de l'urètre, à la racine de la verge.
Division. En face inférieure, recouverte par la peau; en face
supérieure, appliquée sur le bulbe et le canal de l'urètre, et une
portion du corps caverneux. En bords : l'interne se confond avec
le muscle du côté opposé, l'externe adhère à la membrane externe du corps caverneux. En extrémités : la postérieure se confond avec le sphincter externe; l'antérieure se termine près de la
racine de la verge. *Direction*. Horizontale.

Structure et usages. Tout charnu, il comprime le canal de
l'urètre, et accélère le cours des urines et de la semence.

DU TRANSVERSE.

(Ischio-périnéal.)

Situation et figure. Aplati, triangulaire; situé à la partie in-férieure du tronc. *Etendue.* De l'ischion, à l'urètre. *Division.* En face antérieure, recouverte par l'ischio et le bulbo-caverneux, par du tissu cellulaire et de la graisse : en face postérieure; elle répond au releveur de l'anus, et est traversée par la branche profonde de l'artère honteuse. En bords : l'externe s'attache à la tubérosité et à la branche de l'ischion; l'interne est confondu avec son semblable dans l'espace marqué entre le bulbe de l'urètre et l'anus; le postérieur est libre sous la peau. *Direction.* Transversale.

Structure et usages. Aponévrotique à son insertion à l'ischion, charnu dans le reste de son étendue, il comprime le canal de l'urètre.

DU SPHINCTER EXTERNE.

(Coccigio-anal.)

Situation et figure. Aplati, presque circulaire, percé dans le centre; situé à la partie inférieure du tronc, autour de l'anus. *Etendue.* Du coccyx, au périné. *Division.* En face inférieure, recouverte par la peau mince de l'anus: en supérieure, en rapport avec le releveur de l'anus, l'ischio et le bulbo-caverneux. Il s'attache en arrière au coccyx, et en devant il se perd dans le bulbo-caverneux.

Direction. En arcs concentriques, de la circonférence au centre.

Structure et usages. Tout charnu, il fronce la peau de l'anus, et rétrécit le rectum.

DU SPHINCTER INTERNE.

(Coccigio-anal.)

Situation et figure. Mince, circulaire, en forme d'anneau; situé à la partie inférieure du tronc, à l'extrémité du rectum.

Division. En partie externe, perdue dans l'intestin rectum ; en partie interne, recouverte par la membrane interne du même intestin. En bords : le supérieur se confond avec l'extrémité inférieure du rectum ; l'inférieur, éloigné d'un travers de doigt du précédent, est confondu avec le sphincter externe. *Direction.* Les fibres sont toutes circulaires.

Structure et usages. Charnu, il resserre l'intestin rectum.

DE L'ISCHIO - COCCYGIEN.

(Coccigio - anal.)

Situation et figure. Aplati, triangulaire, situé à la partie inférieure du tronc. *Etendue.* De l'ischion au coccyx et au sacrum. *Division.* En face postérieure, recouverte par la peau et les ligamens sacro-sciatiques ; en face antérieure, qui correspond à l'intestin rectum. En bords : le supérieur se fixe à l'ischion, l'inférieur se confond avec le releveur de l'anus ; la base, tournée en arrière, se fixe au coccyx et au sacrum, le sommet à l'ischion. *Direction.* Les fibres sont divergentes de l'ischion au coccyx.

Structure et usages. Mélanges de fibres charnues et aponévrotiques, il soutient le poids des matières stercorales.

DU RELEVEUR DE L'ANUS.

(Sous-pubio-coccygien.)

Situation et figure. Aplati, mince, quadrilatère ; situé à la partie inférieure du tronc. *Etendue.* De l'ischion au coccyx et au rectum. *Division.* En face externe, appliquée sur les parties latérales de l'excavation du bassin ; de plus, elle répond à l'obturateur interne et au grand fessier ; en face interne, qui répond à la vessie et au rectum. En bords : le supérieur s'attache à la partie supérieure de l'excavation du bassin ; l'inférieur se confond avec celui du côté opposé, depuis le coccyx jusqu'au rectum ; le postérieur s'unit à l'ischio-coccygien, l'antérieur s'unit également avec celui du côté opposé, en embrassant le rectum. *Direction.* Oblique de haut en bas, et de devant en arrière.

Structure et usages. Un peu aponévrotique en haut, charnu dans le reste de son étendue, il soutient le rectum dans l'expulsion des matières fécales; il le relève ensuite et le ramène à sa situation naturelle.

De toutes les régions de la myologie, il n'en est point qui présente autant de variétés, relativement aux usages des muscles, que celle que l'on vient d'étudier. En effet, le diaphragme ne confond point son action avec celle des psoas, de l'iliaque et du carré des lombes, ni ceux-ci avec les muscles de la génération et du périné.

Le diaphragme, dont l'action n'est pas absolument dépendante de la volonté, quoiqu'il ait tous les caractères des muscles de la vie de relation, est placé de manière à former une espèce de plancher mobile, interposé entre la poitrine et le bas-ventre, dont il sépare exactement les organes respectifs. Jouissant d'un mouvement alternatif de contraction et de relâchement, il augmente dans le premier cas la capacité de la poitrine, facilite l'entrée de l'air dans les cellules aëriennes, et devient ainsi un des grands agens de la respiration. Il porte, au même instant, en bas et en devant les viscères abdominaux, en forçant les parois du bas-ventre à se prêter à ce mouvement, et de cette manière augmente également les deux cavités pectorale et abdominale. Dans son mouvement opposé ou de relâchement, le diaphragme remonte vers les poumons, ajoute à la force d'expiration de ces organes, et laissant aux muscles du bas-ventre la facilité de revenir sur eux-mêmes, favorise l'action de ces derniers sur les viscères abdominaux.

En parlant des usages des muscles du bas-ventre, j'ai déjà indiqué la part active que prenait le diaphragme dans l'action d'aller à la garde-robe, dans l'expulsion des urines, ainsi que dans l'accouchement.

Les deux muscles psoas et l'iliaque ont une action simultanée. Leurs usages particuliers sont de maintenir le tronc en équilibre sur les membres inférieurs dans la station ordinaire, en empêchant le tronc de se jeter en arrière; mais lorsque celui-ci est le point fixe, ils entraînent les cuisses et la totalité du membre inférieur par conséquent sur le bassin, ce qui se voit particulièrement dans la progression, où le déplacement alternatif de chaque membre abdominal exige d'abord son élévation du sol et un léger raccourcissement; ils sont alors congénères des muscles fessiers; comme ces derniers, ils peuvent entraîner le bassin sur la cuisse, mais dans un sens opposé, c'est-à-dire, en devant et en fléchissant le tronc, surtout le grand psoas, ce qui facilite la progression, soit lente, soit précipitée. Voyez le voyageur, à la fin d'une marche un peu longue, ou qui veut accélérer ses pas, loin de se tenir droit, il se courbe au contraire, et semble, pour ainsi dire, se jeter en avant.

Le carré des lombes, comme isolé dans la cavité abdominale, dont il forme une partie des parois, ne laisse pas que de concourir, quoique faiblement, aux grands phénomènes de la respiration, en entraînant en bas la dernière fausse-côte, et en exerçant sur celle-ci, mais en sens contraire, la même action qu'exerce le sous-clavier sur la première; il concourt également à entraîner le tronc sur le côté, et devient ainsi l'antagoniste de celui du côté opposé, dont il est le congénère dans le moment de l'inspiration.

Dans les muscles dont il nous reste à examiner les usages généraux, il faut établir une différence entre ceux de la marge de l'anus et ceux de la génération. Quelquefois, il est vrai, ces divers organes ont des actions simultanées, mais le plus souvent ils agissent séparément, et c'est sous ce dernier point de vue que nous les examinerons d'abord.

Le but du releveur de l'anus n'est pas seulement, comme son nom l'indique, de relever l'extrémité inférieure de l'intestin rectum, mais de former, conjointement avec l'ischio-coccygien, le plancher inférieur de la cavité abdominale, comme le diaphragme en forme le plancher supérieur, et de soutenir ainsi, dans le moment des grandes inspirations, le poids des viscères abdominaux, que porte dans cette direction l'action vive et puissante du diaphragme.

Dans les efforts que fait la tête de l'enfant, lors de l'accouchement et dans l'expulsion des matières fécales, les deux muscles en question soutiennent alors réellement la violence de ces efforts, s'opposent à la déchirure du périné dans le premier cas, et à la sortie complète de l'anus dans l'autre. Les deux sphincters, congénères de ces derniers dans presque toutes les circonstances, ont de plus pour usage de tenir l'extrémité inférieure du rectum continuellement fermée, et de ne permettre à aucunes matières, soit liquides, soit solides, de s'échapper par cette ouverture, hors le moment de l'expulsion naturelle des matières fécales.

Quant aux muscles de la génération, leurs usages ne sont pas en raison de l'énergie et de la vivacité des fonctions génératrices. Ici l'action musculaire eût été trop faible : il fallait à la nature des puissances bien autrement organisées. L'ébranlement général de toute la machine, le désordre des sensations, l'exaltation convulsive de toutes les forces de la vie peuvent à peine suffire à la violence des désirs dans l'accomplissement de l'acte de la génération. Que pouvait, en effet, dans de pareilles circonstances, l'action faible et incertaine du transverse du périné, ou du bulbo-caverneux? Voyons cependant quels sont les usages de ces muscles.

De ces trois muscles, l'ischio caverneux seul a des usages assez prononcés; ceux des deux autres sont au contraire des plus obscurs. On sait, en effet, que l'ischio caverneux tire la verge en bas lorsque celle-ci est en érection; qu'il dilate en même temps le canal de l'urètre, ce qui donne à l'urine, mieux encore à la semence, la facilité de s'échapper au dehors; qu'il est par conséquent antagoniste du bulbo-caverneux, dont l'action se borne à presser le canal de l'urètre, sans pouvoir cependant entraîner la verge dans aucune direction particulière.

Quant au transverse, ses usages paroissent se borner à tirer légèrement, en sens contraire, la portion du canal de l'urètre, à laquelle il s'insère, et à faciliter le cours des urines.

~~~~~~

CINQUIÈME RÉGION.

COSTO-THORACIQUE.

Muscles des côtés du tronc.

Ces muscles sont le grand dentelé et les inter-costaux externes et internes.

Administration anatomique.

Du grand dentelé. Le grand pectoral et les muscles de la partie postérieure du tronc enlevés, le grand dentelé s'aperçoit facilement en soulevant l'omoplate. Disséquez le tissu cellulaire qui se trouve entre ce dernier et le sous-scapulaire ; enlevez également celui qui est interposé entre la partie postérieure de quelques côtes et le grand dentelé : ne cherchez pas à détacher ce dernier trop loin de ces mêmes côtes, mais désarticulez, si vous le voulez, l'humérus de la clavicule, et promenez ainsi le bras détaché, tantôt dans un sens, tantôt dans un autre ; vous en aurez plus de facilité à voir le grand dentelé dans tous ses rapports. Mais dans l'étude de ce muscle, rapprochez toujours le plus possible la tête de l'humérus de la cavité glénoïdale, afin de bien saisir l'ensemble de sa description.

Des inter-costaux externes et internes. Le bras détaché du corps, la clavicule enlevée, ainsi que tous les muscles superficiels du tronc, vous avez à nu les côtes et les muscles inter-costaux correspondans. Rien, dans cet état de choses, ne peut gêner l'étude de ces muscles : les externes sont les seuls, il est vrai, qu'on aperçoive d'abord ; mais la préparation des internes n'exige que le plus léger travail. Enlevez, pour cet effet, les fibres des inter-costaux externes, jusqu'à ce que vous aperceviez celles des internes, qui marchent dans une direction opposée : la couche des unes et des autres est peu épaisse, et ils ne sont séparés que par une très-

petite quantité de tissu cellulaire. Les deux inter-costaux occupant
à-peu-près tout l'intervalle de chaque côte , il est indispensable
d'en poursuivre la préparation de la partie antérieure à la postérieure ; ce qui met dans l'obligation , comme je l'ai dit plus haut ,
de débarrasser le tronc de tous les muscles qui le recouvraient. Il
faut également pénétrer dans l'intérieur de la poitrine pour mieux
voir les inter-costaux internes ; mais comme on n'a point encore
fait le triangulaire du sternum , on pourrait s'en dispenser pour le
moment, et remettre cette étude après celle des muscles superficiels de la partie antérieure du col.

DESCRIPTION.

DU GRAND DENTELÉ.

(*Costo-scapulaire.*)

Situation et figure. Large , aplati , quadrilatère , situé sur les
parties latérales du tronc. *Etendue.* De l'omoplate aux huit premières côtes. *Division.* En face externe , recouverte par le sous-
scapulaire , par une portion du grand et du petit pectoral, du grand
dorsal , et de la peau : en face interne ; elle recouvre les sept ou
huit premières côtes , et les muscles inter-costaux correspondans.
En bords. Le supérieur plus court, et l'inférieur plus long , ne
présentent rien de remarquable : le postérieur se fixe à la base de
l'omoplate : l'antérieur s'attache aux sept ou huit premières côtes ,
par des dentelures , dont les inférieures se confondent avec celles
du grand oblique. *Direction.* D'autant plus oblique de derrière en
devant, et de haut en bas, qu'on examine davantage le muscle
dans sa partie inférieure.

Structure et usages. Très - peu aponévrotique à ses diverses
attaches , charnu dans le reste de son étendue : il entraîne l'omoplate en avant et en haut, et dans quelques cas il élève les côtes.

DES INTER-COSTAUX EXTERNES.

(*Idem.*)

Situation et figure. Aplatis , minces ; situés dans l'intervalle des

côtes. *Etendue.* De la partie postérieure des intervalles inter-costaux, à la partie antérieure. *Division.* En face externe, recouverte
par le grand et le petit pectoral, les trois dentelés, le grand oblique de l'abdomen, le sacro-lombaire et le long dorsal; en face
interne, appliquée sur les inter-costaux internes, et sur la plèvre
en arrière. En bords. Le supérieur s'attache à la côte qui est au-
dessus, et l'inférieur à celle qui est au-dessous. *Direction.* Oblique
de haut en bas, et d'arrière en avant.

Structure et usages. Légèrement aponévrotiques à leurs attaches, charnus dans le reste de leur étendue, ils élèvent les côtes.

DES INTER-COSTAUX INTERNES.

(*Idem.*)

Situation et figure. Aplatis, minces; situés dans l'intervalle des
côtes. *Etendue.* De la partie postérieure de cet intervalle, à la
partie antérieure. *Division.* En face externe, recouverte par les
inter-costaux externes; en face interne, appliquée sur la plèvre.
En bords. Le supérieur s'attache à la côte qui est au-dessus, et l'inférieur à celle qui est au-dessous. *Direction.* Oblique de haut en
bas, et de devant en arrière.

Structure et usages. Très-peu aponévrotiques à leurs attaches,
charnus dans le reste de leur étendue, ils élèvent les côtes.

Le muscle grand dentelé a des usages assez bornés chez l'homme.
Rapprocher l'épaule du tronc, et donner par-là plus d'énergie aux
mouvemens du bras; d'une autre part, agir sur la poitrine qu'il
dilate faiblement quand les membres thoraciques sont en repos;
telle est en deux mots son histoire physiologique. Mais si on l'étudie dans les oiseaux, dont le vol s'étend au loin ou se fait dans les
plus hautes régions, le dentelé présente alors les usages les plus
prononcés. En soulevant fortement les côtes chez ces animaux, il
augmente considérablement la dilatation de la poitrine, permet
l'entrée d'une très-grande quantité d'air dans cette cavité, et contribue ainsi à leur donner cette force puissante à l'aide de laquelle
ils peuvent s'élever et se soutenir à une si grande hauteur.

Les inter-costaux externes et internes, dont les usages ont excité tant de querelles et de discussions, sont aujourd'hui beaucoup plus connus et mieux appréciés qu'ils ne l'avaient été au milieu du siècle dernier. On sait maintenant que les uns et les autres ont une action simultanée; que les sept ou huit premiers, en comptant de haut en bas, élèvent les côtes supérieures, et que les quatre ou cinq derniers abaissent les côtes inférieures, de manière que la totalité de la poitrine se trouve ainsi également agrandie de haut en bas. Les premiers sont aidés dans leur action par le petit dentelé postérieur et supérieur, et les derniers par le petit dentelé postérieur et inférieur.

SIXIÈME ET SEPTIÈME RÉGIONS.

ÉPICRANIENNE ET FACIALE.

Muscles du sommet de la tête et de la face.

Je réunis dans un même article la préparation et l'étude des muscles de ces deux régions, parce qu'il est difficile de les séparer. Ces muscles sont, pour le sommet de la tête, l'occipito-frontal, les trois auriculaires, le surcilier et le pyramidal; ceux de la face sont : l'orbiculaire des paupières, le releveur des ailes du nez et de la lèvre supérieure, le releveur propre de la lèvre supérieure, le triangulaire du nez, les deux zygomatiques, le canin, le triangulaire du menton, le carré, le myrtiforme, la houppe du menton, le buccinateur, et l'orbiculaire des lèvres.

Administration anatomique.

La préparation des muscles de la tête et de la face a toujours été regardée comme une des plus délicates et des plus difficiles de la myologie : en effet, autant les muscles du tronc veulent être disséqués à grands traits, autant ceux de la face demandent de dextérité et de lenteur. Quelques-uns sont enveloppés de graisse, d'autres reposent sous un tissu cellulaire dense et très-serré; d'autres encore ne sont recouverts que par une enveloppe cutanée, tellement mince, qu'on peut à peine distinguer l'intervalle qui les sépare : toutes ces considérations réunies rendent donc la préparation des muscles de la face extrêmement difficile. Mais une circonstance indépendante de ces premiers inconvéniens peut rendre encore plus embarrassante la préparation de ces muscles; c'est la mauvaise qualité *du sujet*. En effet, on ne saurait dire jusqu'à quel point il est difficile de disséquer les muscles de la face des sujets infiltrés ou de ceux qui ont péri à la suite d'une mort violente, de la strangulation, de l'apoplexie, etc., et il vaut mieux, dans ce cas, remettre son travail à un autre tems, que de l'employer en pure perte; car je défie le plus habile anatomiste de trouver et d'isoler exactement les muscles de la face d'un *sujet* infiltré, par exemple. La trop grande quantité de graisse en rend également la dissection pénible et désagréable; la disposition de ces muscles explique, jusqu'à un certain point, la nature et la cause de tous ces inconvéniens; tous se rendent à la peau, en suivent les mouvemens, et, comme elle, obéissent aux agens qui la distendent. Perdus dans la graisse, le tissu cellulaire ou l'eau épanchée, on ne les saisit qu'avec peine, et on ne parvient jamais à les fixer. C'est pour cette raison qu'on est dans l'habitude, par exemple, de placer dans la bouche et dans l'intervalle des lèvres et des gencives, des corps plus ou moins durs et solides, qui, en soulevant les parties extérieures, offrent un point d'appui, qu'on trouve difficilement sans cette précaution. Au reste, un plus long préambule sur cet objet n'applanirait que très-peu les difficultés de la préparation qui nous occupe; c'est en indiquant la manière de disséquer chacun de ces muscles en particulier, qu'on parviendra mieux à les faire disparaître.

De l'occipito - frontal. Il est rare que les élèves qui veulent préparer ce muscle pour la première fois, ne l'enlèvent pas avec la peau du crâne. Il lui est si intimement adhérent, et le muscle lui-même est si mince, que la faute en est bien pardonnable. Pour ne pas y tomber, observez les précautions suivantes : au lieu d'inciser la peau, de la racine du nez à la protubérance occipitale externe, comme l'indiquent les auteurs, commencez, au contraire, cette incision vers la région auriculaire, comme si vous vouliez procéder à l'ouverture de la tête ; mais n'enfoncez que très-peu le scalpel , et ayez l'attention de ne couper absolument que les tégumens , parce que pour éviter l'inconvénient de couper l'occipito-frontal par l'incision ordinaire , vous diviseriez nécessairement les auriculaires , qui sont encore plus minces. Il est vrai que dans cet endroit la couche du tissu cellulaire est un peu plus abondante , et sous ce rapport on a moins de risques à courir.

Du milieu de la première incision on doit en prolonger une seconde qui aille gagner le sommet de la tête, de manière à faire deux lambeaux, dont l'un est renversé en devant et l'autre en arrière. Mais on ne doit détacher la peau, qui doit former l'un ou l'autre lambeau, qu'à mesure qu'on met le muscle à découvert; ou bien on peut encore, après la première incision indiquée plus haut, enlever la totalité de la peau du crâne de devant en arrière, en la coupant dans le milieu, à mesure qu'on la détache. Après tant de peines et de soins on n'a cependant qu'un seul muscle à découvert ; mais celui qui parviendra , pour la première fois, à bien mettre à nu l'occipito-frontal , aura déjà fait de très-grands progrès dans l'art de disséquer.

Des trois auriculaires. En enlevant la peau du crâne pour voir l'occipito-frontal, on a dû mettre à découvert une très-grande partie des auriculaires, qui demandent d'autant plus de soins, qu'ils sont quelquefois très-pâles et si minces, qu'à peine peut-on les rendre visibles , même par l'attention la plus scrupuleuse. Pour en voir plus facilement les traces , tirez en divers sens la totalité de l'oreille, et étudiez-les dans le même instant : un peu plus tard , ils sont desséchés et ne reparaissent plus.

Du surcilier. Prolongez une incision longitudinale de la bosse frontale, au bout du nez et même jusqu'au menton. Détachez ensuite la peau, de dedans en dehors, et de haut en bas, dans une étendue indéterminée , puisque la dissection de tous les muscles de la face demande qu'elle soit enlevée, dans ce sens , jusqu'au menton. Mais pour le surcilier , il suffit de le faire de manière à mettre seulement à découvert une portion de l'orbiculaire des paupières : alors coupez en travers sur le trajet de l'arcade surcilière le muscle occipito frontal ; portez l'instrument avec ménagement dans cet endroit, car le surcilier est dessous. Il ne faut que renverser les portions de l'occipito-frontal divisées, pour reconnaître le surcilier, dont les fibres marchent dans la direction de l'arcade ellemême : c'est la seule manière de le bien voir.

Du pyramidal. Ce petit muscle n'étant qu'un prolongement de l'occipito-frontal, il suffit, pour le voir, d'enlever la peau qui couvre ce dernier sur la racine du nez : mais si on n'y prend garde, on peut l'emporter avec la peau. Pour le rendre plus apparent, il faut tirer fortement en haut l'occipito-frontal, dont il n'est d'ailleurs qu'un prolongement.

De l'orbiculaire des paupières. La difficulté de la préparation de ce muscle vient surtout de sa forte adhérence à la peau et de la grande laxité de cette dernière. Le muscle lui-même et la peau deviennent si minces vers le bord libre des paupières, qu'il faut toute l'habitude de la dissection pour conserver l'orbiculaire intact; et si, comme cela arrive quelquefois, les paupières sont dans un état de bouffissure, alors les difficultés sont encore plus grandes : peut-être ne sera-t-il pas mal de se servir d'un scalpel plus délié que ceux dont on fait usage pour le reste de la myologie. Alors procédez à la dissection de la peau, en la mettant dans la tension la plus parfaite; faites tirer en bas, en même tems, le bord libre de la paupière supérieure, et poursuivez la séparation de la peau jusqu'au grand angle de l'œil : arrivé là, continuez votre dissection de haut en bas, de dedans en dehors, et, de cette manière, vous mettez également à découvert le transverse du nez et les releveurs de la lèvre, et tout à fait en dehors les zygomatiques, surtout si vous prolongez un peu en bas l'isolement de la peau. Il est même assez convenable de préparer de suite tous les muscles de la face, parce que l'étude de chacun en particulier, après la dissection de la peau, se réduit à peu de chose, et que les rapports nombreux qu'ils présentent exigent qu'on les voie dans leur ensemble. Enlevez donc toute la peau de la face : allez doucement, parce qu'elle est lâche, abondante en tissu cellulaire, en graisse, et que les muscles, de leur côté, sont quelquefois très-pâles.

Voici le peu de soins qu'exige ensuite chacun d'eux en particulier.

*Du releveur des ailes du nez et de la lèvre supérieure, et du
releveur propre de la lèvre supérieure.* Ces deux muscles sont un
peu recouverts dans leur partie supérieure par l'orbiculaire, qu'il
faut soulever et porter en haut pour les bien voir. Tirez en
bas le bord libre de la lèvre, pour mieux distinguer les deux
releveurs ; quelquefois on les sépare facilement, souvent on
éprouve de la difficulté ; alors la description doit suppléer.

Du transverse du nez. En partie caché par les deux précédens, il est appliqué sur les parties latérales du nez. Si on néglige
d'étudier ce muscle dès l'instant où il est mis à découvert, il se
sèche et disparaît : hâtez-vous de le bien voir, en tirant en sens
inverse et en bas les ailes du nez, ce qui rend plus apparentes
les fibres du muscle transverse.

Des zygomatiques. Comme les releveurs, les zygomatiques sont
un peu recouverts en dehors par l'orbiculaire dans leur partie
supérieure ; en portant fortement la peau en bas et en dedans, ce
qui se fait en saisissant l'angle de la bouche avec une érigne, on
isole bien ces muscles, surtout s'il y a de la graisse, parce qu'ils
ont peu de surface, et une longueur assez remarquable.

Du canin. Enlevez, ou mieux encore, écartez, sans les détacher, les muscles précédens ; débarrassez-vous de la graisse qui
enveloppe le canin, et mettez à nu ce muscle qui est couché
dans la fosse canine : rien n'est plus aisé que cette préparation,
quand celle des autres muscles de la face a été bien faite.

Du myrtiforme. L'élève qui n'est point guidé dans la préparation de ce muscle ne le trouve jamais, parce qu'il le cherche
constamment où il n'est pas, et qu'il l'emporte en voulant le découvrir : en effet, ce n'est pas en dehors, mais en dedans de la
lèvre supérieure qu'il faut le mettre à nu. Soulevez donc cette
lèvre, portez-la en haut, et divisez alors avec précaution, dans
sa partie moyenne, la membrane qui la recouvre intérieurement :
là, vous trouverez les deux petits muscles myrtiformes, presque
unis l'un à l'autre, et séparés seulement par un très-petit espace.

Du triangulaire du menton. Placé sur la mâchoire inférieure, il suffit d'enlever la peau qui le recouvre pour le mettre à nu : un peu de tissu cellulaire se trouve interposé. Faites tirer en haut le bord libre de la lèvre inférieure ; par ce moyen simple et facile vous disséquerez mieux le triangulaire.

Du carré du menton. La préparation du triangulaire a mis également à nu le carré, qui en est recouvert en partie, et qui demande les mêmes attentions. Les deux carrés se confondent vers la symphise du menton avec la houppe du même nom. La peau adhère fortement à ce muscle; le tissu cellulaire et la graisse s'en remêlcnt à ses propres fibres, et en rendent la séparation très-difficile ; mais il faut se contenter de bien enlever la peau, et ne pas pousser plus loin la dissection de ce muscle.

De la houppe du menton. Celui-ci est entremêlé dans les deux muscles carrés au milieu du menton, dont il forme la partie la plus saillante ; il faut donc inciser ces deux derniers de haut en bas, et les écarter en dehors pour voir le muscle de la houppe, qui est placé dessous; mais en les divisant, ne portez pas l'instrument trop profondément, dans la crainte de diviser également le muscle de la houppe.

Du buccinateur. Pour voir parfaitement ce muscle, il faut, de toute nécessité, placer dans la bouche, et sur les côtés principalement, du papier mâché, du linge, ou un autre corps qui fasse saillir la peau des joues; par ce simple procédé on découvre déjà la plus grande partie du buccinateur, dont les points d'insertion se font aux deux mâchoires; mais sa partie postérieure, cachée sous le masseter, ne peut être bien aperçue qu'après avoir enlevé ce dernier ; il faut donc en abandonner la préparation après celle du masseter : cela est d'autant plus nécessaire, qu'il faut tâcher de saisir cette occasion pour voir la marche du conduit de la parotide, dont la terminaison a lieu dans le milieu, à peu près, du buccinateur, et qu'il faut conserver.

De l'orbiculaire des lèvres. S'il est convenable de placer un corps quelconque dans la bouche ou entre les lèvres, pour la préparation de quelques-uns des muscles de la face, il est indispensable de le faire pour l'orbiculaire des lèvres; sans cette attention, il serait presque impossible de le préparer. La peau qui recouvre les lèvres est si mince, qu'en cherchant à la disséquer on emporte toujours une partie plus ou moins considérable de l'orbiculaire. Ce muscle lui-même n'est autre chose que le résultat de la disposition des autres muscles de la face, qui le forment en grande partie, en se rendant aux lèvres. L'essentiel, pour le préparer, est de mettre les lèvres dans la tension la plus parfaite, et d'enlever la peau avec beaucoup de lenteur et d'attention. Si on ne prépare pas ce muscle de suite, et qu'on attende un jour seulement pour le terminer et l'étudier, il se sèche, se racornit, et on ne peut plus en tirer aucun parti.

DESCRIPTION.

DE L'OCCIPITO-FRONTAL.

(Idem.)

Situation et figure. Mince, quadrilatère; situé à la partie supérieure de la tête. *Etendue.* Des arcades surcilières et de la racine du nez, à la ligne supérieure de l'occipital. *Division.* En face supérieure, recouverte par la peau; en face inférieure, appliquée sur portion du frontal, du pariétal et de l'occipital. En bords : l'interne se confond avec celui du côté opposé, l'externe avec les auriculaires, l'antérieur avec l'orbiculaire, le pyramidal et le surcilier; le postérieur est parallèle à la ligne courbe supérieure de l'occipital. *Direction.* Horizontale.

Structure et usages. Aponévrotique dans la partie moyenne, charnu dans le reste de son étendue, il a pour usage de froncer la peau de la tête, et de porter en haut celle du front, en la fronçant également.

DE L'AURICULAIRE ANTÉRIEUR.

(Zygomato-auriculaire.)

Situation et figure. Mince, triangulaire; situé sur la tempe. *Etendue.* Entre l'oreille et l'angle orbitaire externe. *Division.* En face externe recouverte par la peau; en face interne appliquée sur le temporal. En bords : l'inférieur est libre , le supérieur se confond avec l'auriculaire supérieur; l'antérieur, ou la base , se perd en partie dans l'occipito-frontal; le sommet se fixe à l'hélix. *Direction.* Horizontale.

Structure et usages. Légèrement aponévrotique à sa base et à son sommet , charnu dans le reste de son étendue, il porte l'oreille en devant.

DE L'AURICULAIRE SUPÉRIEUR.

(*Temporo-auriculaire.*)

Situation et figure. Mince , triangulaire ; situé sur la région temporale. *Étendue.* De la partie supérieure de l'oreille , à la partie voisine de l'occipito-frontal. *Division.* En face externe, recouverte par la peau ; en face interne, appliquée sur l'aponé-vrose du temporal. En bords : l'antérieur se confond avec l'auri-culaire antérieur; le postérieur avec l'auriculaire du même nom ; le supérieur, ou la base , avec l'occipito-frontal ; le sommet se perd dans le cartilage de l'oreille. *Direction.* Rayonnée , du carti-lage de l'oreille vers la partie voisine de l'occipito-frontal.

Structure et usages. Légèrement aponévrotique à la base et au sommet , charnu dans le reste de son étendue, il élève l'oreille.

DE L'AURICULAIRE POSTÉRIEUR.

(*Mastoïdo - auriculaire.*)

Situation et figure. Mince , allongé , situé sur la région mas-toïdienne. *Étendue.* De l'oreille à l'apophyse mastoïde. *Division.* En face externe, recouverte par la peau ; en face interne, ap-pliquée sur l'os temporal. Il se fixe , d'une part , à la partie pos-térieure de l'oreille , et de l'autre à l'apophyse mastoïde. *Direc-tion.* Horizontale.

Structure et usages. Semblable aux deux précédens pour la structure , il porte l'oreille en arrière.

DU SURCILIER.

(*Fronto-Surcilier.*)

Situation et figure. Allongé, étroit, situé à la partie supérieure de la face. *Etendue.* Des environs de l'angle orbitaire interne, à deux travers de doigt en dehors. *Division.* En face antérieure, recouverte par l'occipito-frontal ; en face postérieure, appliquée sur l'os frontal. En extrémités : l'interne se fixe à la partie interne de l'arcade surcilière, l'externe se perd dans les muscles orbiculaire et occipito-frontal, à deux ou trois travers de doigt de la première insertion. *Direction.* Transversale.

Structure et usages. Tout charnu, il rapproche les sourcils, et les entraine en bas.

DU PYRAMIDAL.

(*Fronto-nazal.*)

Situation et figure. Allongé, étroit, situé à la partie supérieure du nez. *Etendue.* De la racine du nez, à sa partie moyenne. *Division.* En face antérieure, recouverte par la peau ; en face postérieure, appliquée sur les os propres du nez. En extrémités : la supérieure, continuation de l'occipito-frontal, se fixe à la racine du nez, l'intérieure à sa partie moyenne. *Direction.* Elle suit celle du dos du nez.

Structure et usages. Aponévrotique inférieurement, charnu dans le reste de son étendue, il fronce la peau du nez.

DE L'ORBICULAIRE DES PAUPIÈRES.

(*Nazo-palpébral.*)

Situation et figure. Mince, large, ovalaire, et fendu dans le centre ; situé à la partie supérieure de la face, dans l'épaisseur des paupières. *Etendue.* Du grand angle orbitaire à la tempe, et du sourcil à la région des joues. *Division.* En face antérieure, recouverte par la peau des paupières ; en face postérieure, qui recouvre le surcilier, les zygomatiques, les releveurs des lèvres, et les ligamens et cartilages des paupières. En grande circonférence : elle commence à l'angle orbitaire interne, monte sur le sourcil, descend vers la tempe, continue de se porter en bas et en dedans, en passant sur les zygomatiques et les releveurs de la lèvre supérieure, et se termine à l'angle orbitaire interne. Sa petite circonférence accompagne le bord libre des paupières. *Direction.* En arcs concentriques qui, de la grande circonférence, se rendent vers le bord libre des paupières.

Structure et usages. Deux tendons se remarquent à sa partie interne : l'un, direct, se fixe au grand angle ; l'autre, réfléchi, se perd sur le sac lacrymal; il rapproche les deux paupières.

DU RELEVEUR DE L'AILE DU NEZ ET DE LA LÈVRE SUPÉRIEURE.

(*Grand sus-maxillo-labial.*)

Situation et figure. Mince et allongé ; situé à la partie moyenne de la face. *Étendue.* De l'apophyse montante de l'os maxillaire, à la lèvre supérieure. *Division.* En face antérieure, recouverte supérieurement par l'orbiculaire, et par la peau dans le reste de son étendue; en face postérieure, appliquée sur l'os maxillaire; elle est unie en dehors avec le releveur propre de la lèvre supérieure. En extrémités : la supérieure se fixe à l'apophyse montante de l'os maxillaire, près de l'angle orbitaire interne ; l'inférieure se perd, d'une part, dans l'aile du nez, et de l'autre, dans la lèvre supérieure. *Direction.* Presque verticale.

Structure et usages. Légèrement aponévrotique supérieurement, charnu dans le reste de son étendue, il élève également l'aile du nez et la lèvre supérieure.

DU RELEVEUR PROPRE DE LA LÈVRE SUPÉRIEURE.

(*Moyen sus-maxillo-labial.*)

Situation et figure. Mince, allongé ; situé à la partie moyenne de la face. *Étendue.* De l'orbite à la lèvre supérieure. *Division.* En face antérieure, recouverte en haut par l'orbiculaire et par la peau dans le reste de son étendue; en face postérieure, appliquée sur l'os maxillaire. En extrémités : la supérieure s'attache à la base

de l'orbite ; l'inférieure se perd dans la lèvre supérieure. *Direction.*
Presque verticale.

Structure et usages. Légèrement aponévrotique supérieurement, charnu dans le reste de son étendue, il élève la lèvre supérieure.

DES ZYGOMATIQUÉS.

(*Grand et petit zygomato-labiaux.*)

Situation et figure. Allongés, étroits ; situés sur les parties
moyennes et latérales de la face. *Etendue.* De l'os de la pommette,
à la lèvre supérieure. *Division.* En partie antérieure, recouverte
en haut par l'orbiculaire, par la peau dans le reste de leur étendue ; en partie postérieure, qui recouvre portion de l'os de la
pommette et du buccinateur. En extrémités : la supérieure se fixe
à l'os de la pommette, celle du petit en dedans, et celle du grand
en dehors ; l'inférieure se perd dans la commissure des lèvres.
Direction. Oblique de haut en bas, et de dehors en dedans.

Structure et usages. Légèrement aponévrotiques en haut, charnus dans le reste de leur étendue, ils entraînent la commissure
des lèvres en haut et en dehors.

DU CANIN.

(*Petit sus-maxillo-labial.*)

Situation et figure. Mince, allongé ; situé à la partie moyenne
de la face. *Etendue.* De la fosse canine, à la lèvre supérieure.
Division. En face antérieure, recouverte par l'élévateur propre
de la lèvre supérieure et par beaucoup de graisse ; en face postérieure, appliquée sur l'os maxillaire. En extrémités : la supérieure se fixe dans le fond de la fosse canine ; l'inférieure se perd
dans la lèvre supérieure, près de la commissure. *Direction.* Légèrement oblique de haut en bas, et de dedans en dehors.

Structure et usages. Charnu, il élève la lèvre supérieure, et
porte sa commissure en dedans.

DU TRANSVERSAL DU NEZ.

(Sus-maxillo-nazal.)

Situation et figure. Très-mince, aplati et triangulaire; situé sur le côté du nez. *Etendue.* De la fosse canine au nez. *Division.* En face antérieure, recouverte par les élévateurs; en face postérieure, appliquée sur l'os maxillaire. En extrémités : l'externe se fixe dans la fosse canine; l'interne sur le dos du nez. *Direction.* Transversale.

Structure et usages. Un peu aponévrotique en dedans, charnu dans le reste de son étendue, ses usages sont incertains : selon les uns, il dilate le nez; selon d'autres, il le rétrécit. Il est plus probable qu'il remplit le premier usage.

DU MYRTIFORME.

(Sous - maxillo - nazal.)

Situation et figure. Mince, aplati; situé à la partie moyenne de la face. *Etendue.* De l'os maxillaire à la lèvre supérieure et à l'aile du nez. *Division.* Caché par la lèvre supérieure, il en est entièrement recouvert : il se fixe, d'une part, à l'os maxillaire, au-dessus des dents incisives, et de l'autre, aux cartilages de l'aile et de la cloison du nez. *Direction.* Verticale.

Structure et usages. Tout charnu, il abaisse l'aile du nez et resserre son ouverture.

DU TRIANGULAIRE DU MENTON.

(Maxillo-labial.)

Situation et figure. Mince, aplati, triangulaire; situé sur les parties inférieures et latérales de la face. *Etendue.* De la base de la mâchoire, à la lèvre inférieure. *Division.* En face antérieure, recouverte par la peau; en face postérieure, appliquée sur le carré. En extrémités: l'inférieure, appelée la base, se fixe à la ligne oblique externe de la mâchoire inférieure; la supérieure, ou sommet, se perd dans la commissure des lèvres : là, ses fibres se confondent avec celles du canin et des zygomatiques. *Direction.* Verticale.

Structure et usages. Tout charnu, il entraîne la commissure des lèvres en bas.

DU CARRÉ DU MENTON.

(*Mento labial.*)

Situation et figure. Mince, aplati, quadrilatère; situé à la partie inférieure de la face. *Etendue.* De la base de la mâchoire, à la lèvre inférieure. *Division.* En face antérieure, recouverte par le triangulaire, le peaucier et la peau; en face postérieure, appliquée sur la mâchoire. En bords : l'interne se confond avec celui du côté opposé; l'externe est libre; l'inférieur se fixe à la base de la mâchoire; le supérieur se perd dans la lèvre inférieure. *Direction.* Un peu oblique de bas en haut, et de dehors en dedans.

Structure et usages. Tout charnu, il abaisse la lèvre inférieure.

DE LA HOUPPE DU MENTON.

(Compris dans le *mento - labial.*)

Situation et figure. Conique; situé à la partie inférieure et moyenne de la face. *Etendue.* De la mâchoire inférieure, à la peau du menton. *Division.* Cette division se réduit à lui considérer une base unie au muscle carré, et qui se termine dans la peau du menton; un sommet, qui se fixe dans la fossette qui se voit au-dessous des dents incisives inférieures. *Direction.* Ses fibres se portent, en divergeant, du sommet à la base.

Structure et usages. Tout charnu, il fait saillir le menton.

DU BUCCINATEUR.

(*Bucco-labial.*)

Situation et figure. Mince, aplati, quadrilatère; situé dans l'épaisseur de la joue. *Etendue.* D'un bord alvéolaire à l'autre, et de leur partie postérieure à la commissure des lèvres. *Division.* En face externe, recouverte par le masseter, le grand zygomatique, le triangulaire et le canal de la parotide, qui le traverse de dehors en dedans; en face interne, appliquée sur la membrane interne de la bouche En bords: le supérieur et l'inférieur se fixent aux bords alvéolaires de chaque mâchoire; le postérieur s'unit à la membrane pharyngienne; l'antérieur se perd dans la commissure des lèvres. *Direction.* Les fibres supérieures sont obliques de derrière en devant, et de haut en bas; les inférieures, aussi de derrière en devant, et de bas en haut; les moyennes, transversales.

Structure et usages. Tout charnu, il tire la commissure en dehors, de plus il agit dans la mastication, et dans l'action de souffler dans les instrumens à vent.

DE L'ORBICULAIRE DES LÈVRES.

(*Labial.*)

Situation et figure. Ovalaire, aplati; situé dans l'épaisseur des lèvres. *Étendue.* D'une commissure à l'autre. *Division.* Composé par tous les muscles qui se rendent aux lèvres, l'orbiculaire présente une partie antérieure, recouverte par la peau; une postérieure, appliquée sur la membrane interne de la bouche; une grande circonférence confondue avec les muscles des lèvres; une petite circonférence qui forme le bord libre des lèvres. *Direction.* Les fibres forment des lignes concentriques qui, d'une commissure à l'autre, se rendent de la grande à la petite circonférence.

Structure et usages. Tout charnu, il rapproche les lèvres l'une de l'autre, et rétrécit l'ouverture de la bouche. Il sert également à l'appréhension des alimens et à l'articulation des sons.

Les muscles de la face et de la tête en général l'emportent de beaucoup, sous le rapport de l'expression, de la vivacité et de la variété des mouvemens, sur tous les autres muscles de l'économie. Je n'entreprendrai pas même de faire connaître leurs nombreux attributs; un pareil travail m'entraînerait beaucoup au-delà des bornes que je me suis prescrites. Je me contenterai d'indiquer leurs principaux usages. Chez l'homme civilisé, les auriculaires et l'occipito-frontal n'ont que des mouvemens obscurs et peu étendus; ce n'est que dans les orages des passions, dans la peur, l'effroi ou par les effets d'une longue habitude, qu'ils jouissent d'une certaine action et que leur contraction devient alors plus ou moins manifeste.

La partie antérieure de l'occipito-frontal fait seule exception à cette loi générale. C'est elle qui, imprimant de continuels froncemens à la peau du front, donne lieu à ces rides, qui deviennent ineffaçables, à mesure qu'on avance en âge; la portion de l'occipito-frontal, qui se porte sur le nez, sous le nom de muscle pyramidal, en produit de semblables sur la racine du nez, et c'est le sourcilier qui, dans la haine, la colère, la tristesse, etc., amène les rides longitudinales qu'on aperçoit également sur le front et qui finissent par y devenir permanentes chez les personnes d'un caractère sombre, farouche et emporté.

L'orbiculaire des paupières, en ramenant ces deux voiles mobiles l'un contre l'autre, s'oppose à l'entrée des rayons lumineux, lorsque nous sommes exposés à une trop vive clarté: dans le sommeil et dans l'ivresse, son action est nulle ou se réduit à peu de chose; mais elle est très-vive au contraire pendant la veille; c'est à l'aide de cette action que les paupières rapidement rapprochées, promènent leur surface interne sur le globe de l'œil, enlèvent les petits corpuscules ambians qui auraient pu s'y arrêter, et contribuent de cette manière à lui donner ce poli, ce brillant nécessaire pour l'intégrité et la perfection de la vision. A l'histoire physiologique de l'orbiculaire se joint celle du releveur de la paupière supérieure qui, antagoniste du premier, éloigne la paupière supérieure de l'inférieure, permet l'entrée des rayons lumineux dans le globe de l'œil et favorise ainsi les phénomènes de la vision.

Les autres muscles de la face se rapportent tous plus ou moins à l'action des lèvres dans l'appréhension des alimens, l'articulation des sons, ainsi que dans les affections tristes ou gaies, dont nous sommes si souvent affectés.

HUITIÈME RÉGION.

TEMPORO-ZYGOMATIQUE.

Muscles des parties latérales de la tête, et ceux qui entourent l'articulation de la mâchoire inférieure.

Ces muscles sont : le masseter, le zygomatique ou temporal, et les deux ptérigoïdiens.

Administration anatomique.

On ne doit procéder à la dissection des muscles de cette série, qu'après avoir exécuté une coupe, qui en facilite singulièrement la préparation. Mais cette coupe n'est rigoureusement nécessaire, que pour l'étude des deux ptérigoïdiens, le temporal et le masseter pouvant s'en passer.

Du masseter. Pour le préparer, détachez la peau des parties latérales de la face; mettez d'abord la glande parotide à nu, et poursuivez son canal excréteur, qui marche en travers sur le masseter, près de l'arcade zygomatique, et qui va percer le buccinateur. Découvrez de plus en plus le masseter, et après son étude enlevez la glande parotide logée dans l'espace qui se trouve entre la branche de la mâchoire et le conduit auditif externe; cela est nécessaire pour passer à la préparation du temporal.

Du temporal. Placé immédiatement sous la peau des régions latérales de la tête, le temporal est un des muscles les plus faciles à préparer, au moins quant à sa portion supérieure. Si les auriculaires, qui ont été exposés plus haut, sont bien enlevés, le temporal paraît à nu jusqu'à l'arcade zygomatique. Le reste du muscle caché par cette arcade ne doit être préparé qu'après les ptérigoïdiens. Contentez-vous donc de bien isoler sa portion supérieure, ainsi que la peau, les auriculaires, et le tissu cellulaire jusqu'à l'arcade : ménagez l'aponévrose extérieure, et passez de suite à la préparation des ptérigoïdiens.

Des deux ptérigoïdiens. Enlevez le masseter du côté où vous voulez préparer ces muscles ; brisez l'apophyse zygomatique : vous pouvez alors terminer l'étude du temporal, dont le tendon s'attache à l'apophyse coronoïde de la mâchoire. Sciez ensuite la mâchoire à l'endroit où le corps s'unit aux branches, écartez en dehors la portion qui est en arrière, en désarticulant le condyle, et vous avez à nu le grand ptérigoïdien, qui n'est séparé du pharynx que par un peu de graisse et du tissu cellulaire lâche. Ce muscle est en tout semblable au masseter, avec la seule différence que l'un est en dedans et l'autre en dehors. Le petit ptérigoïdien n'est pas aussi facile à mettre à découvert. Quelques anatomistes conseillent de couper le grand ptérigoïdien en travers pour voir le petit : ce procédé est mauvais. Usez du moyen suivant : sciez en travers la portion de la mâchoire à laquelle le ptérigoïdien est attaché, soulevez celle qui répond au condyle ; enlevez la graisse abondante qui se trouve dessous, et qui sépare les deux ptérigoïdiens : de cette manière on ne détruit rien, et on voit également le grand et le petit ptérigoïdiens en place. Autant la préparation indiquée par Lieutaud pour faire ces deux muscles, est défectueuse et embarrassante, autant celle que je conseille est facile et commode.

On peut encore revoir les ptérigoïdiens, quand on s'occupe des muscles du pharynx. Car si la pièce sur laquelle on doit étudier le pharynx et les muscles qui s'attachent à l'apophyse styloïde, est bien disposée, et si la coupe en a été bien exécutée, on ne peut disconvenir qu'alors les ptérigoïdiens ne soient très faciles à voir. Mais par ce dernier procédé l'élève est obligé d'interrompre l'ordre d'étude des muscles de la mastication. Ce dernier inconvénient me ferait préférer la préparation que j'ai d'abord indiquée, au moins pour la première année. Plus tard, l'élève peut à son gré suivre tel ou tel procédé.

MANUEL

DESCRIPTION.

DU MASSETER.

(*Zygomato-Maxillaire.*)

Situation et figure. Aplati, épais et quadrilatère ; situé sur les parties latérales de la face. *Etendue.* De l'apophyse zygomatique à la mâchoire inférieure. *Division.* En face externe, recouverte par la peau, le canal de la glande parotide, portion de cette glande et le peaucier ; en face interne, qui couvre les branches de la mâchoire inférieure, portion du temporal et du buccinateur. En bords : le postérieur correspond à la glande parotide ; l'antérieur est libre sous la graisse des joues. En extrémités : la supérieure s'attache à la face externe de l'apophyse zygomatique, l'inférieure à la face externe et au bord inférieur des branches de la mâchoire. *Direction.* Verticale.

Structure et usages. Aponévrotique à ses attaches ; de plus, de larges aponévroses s'entremêlent aux fibres charnues placées dans l'intervalle. Il élève la mâchoire inférieure.

DU TEMPORAL.

(*Temporo-maxillaire.*)

Situation et figure. Aplati, rayonné et triangulaire, situé sur les parties latérales de la tête. *Etendue.* De la région temporale à l'apophyse coronoïde de la mâchoire inférieure. *Division.* En face externe, recouverte par les trois auriculaires, la peau, l'apophyse zygomatique, et portion du masseter. En face interne, appliquée sur la fosse temporale. Ses bords antérieur et postérieur sont libres, et ne présentent rien de remarquable. La base, tournée en haut, suit la direction de la ligne courbe temporale ; le sommet, résultat des bords antérieur et postérieur, va s'attacher, en passant derrière l'arcade zygomatique, à l'apophyse coronoïde de l'os maxillaire inférieur. *Direction.* Les fibres antérieures sont obliques de haut en bas, et de devant en arrière ; les postérieures de haut en bas et de derrière en devant, et les moyennes verticales.

Structure et usages. Un tendon se remarque à son extrémité inférieure : deux aponévroses, l'une superficielle, l'autre profonde, renferment dans leur intervalle les fibres charnues du temporal. Il élève la mâchoire inférieure, l'applique contre la supérieure, et, comme le masseter, agit avec beaucoup de force dans la mastication.

DU GRAND PTÉRIGOÏDIEN.

(Grand ptérigo-maxillaire.)

Situation et figure. Aplati, épais et quadrilatère; situé sur les parties latérales de la face, en dedans de la mâchoire. *Étendue.* De la fosse ptérigoïde, à la mâchoire inférieure. *Division.* En face externe, elle répond en haut au petit ptérigoïdien, en bas à la partie interne des branches de la mâchoire inférieure, dont elle est séparée par les vaisseaux dentaires inférieurs et beaucoup de graisse. En face interne, appliquée en haut sur le péristaphylin externe, le constricteur, en bas sur la glande maxillaire. En extrémités : la supérieure s'attache dans la fosse ptérigoïde aux deux ailes de l'apophyse du même nom, l'inférieure à la partie interne de la mâchoire inférieure, comme le masseter à l'externe. *Direction.* Verticale.

Structure et usages. La structure de ce muscle est à peu près semblable à celle du masseter, et ses usages sont les mêmes.

DU PETIT PTÉRIGOÏDIEN.

(Petit ptérigo-maxillaire.)

Situation et figure. Très-peu allongé, épais et triangulaire; situé dans la fosse zygomatique. *Étendue.* De la fosse zygomatique au col du condyle de la mâchoire. *Division.* En face externe, recouverte par le muscle temporal. En face interne, appliquée sur le grand ptérigoïdien et les vaisseaux maxillaires. En face supérieure, logée dans la fosse zygomatique. En extrémités : la supérieure, ou base, s'attache à l'aile externe de l'apophyse ptéri-goïde ; l'inférieure, ou sommet, à la partie antérieure du col du condyle de la mâchoire inférieure. *Direction.* Oblique d'avant en arrière, et de dedans en dehors.

Structure et usages. Des aponévroses s'entremêlent aux fibres charnues abondantes et placées dans l'intervalle. Il porte en avant et sur les côtés la mâchoire inférieure.

L'action de ces quatre muscles est exclusive, bien déterminée; ce sont eux qui font tous les frais de la mastication, et qui suffisent à tous les efforts qu'exige cette opération si nécessaire pour le grand œuvre de la digestion. Le buccinateur, quoique réellement étranger à la mastication, contribue cependant à la rendre plus parfaite encore, en pressant la pâte alimentaire et en la ramenant sans cesse sous l'action des dents molaires.

Quoiqu'il soit très-évident que les muscles en question élèvent la mâchoire inférieure et l'appliquent fortement sur la supérieure, il n'en est pas moins vrai que dans la luxation complète de la mâchoire inférieure, loin de pouvoir ramener celle-ci sur la su-périeure, ils la maintiennent au contraire dans son abaissement forcé et par là s'opposent à sa réduction.

NEUVIÈME RÉGION.

CERVICALE-SUPERFICIELLE.

Muscles de la partie antérieure du col.

Ces muscles sont le peaucier, le sterno-cléido-mastoïdien, le digastrique, le milo-hyoïdien, le géni-hyoïdien, l'omoplato-hyoïdien, le sterno-hyoïdien, le sterno-thyroïdien, et l'hyo-thy-roïdien.

Du peaucier. Là commence la préparation des muscles super-ficiels de la partie antérieure du col. Enlevez avec précaution la peau du cou, que l'on incise de haut en bas, du menton jusques au-delà de l'extrémité supérieure du sternum ; détachez le lambeau de dedans en dehors, et de haut en bas, mais faites attention à ne point emporter avec elle le muscle peaucier, très-mince, pâle, et qui lui est intimement collé. Il est des sujets chez lesquels il est plus rouge et plus apparent, mais en général il est très-difficile à bien disséquer. Ce muscle est comme une seconde peau, au-dessous de laquelle sont placés tous les muscles du cou, que l'on aperçoit même à travers le tissu très-mince du peaucier. Il est de toute nécessité d'enlever ce muscle immédiatement après sa préparation, parce qu'il se dessèche, et qu'il n'est plus possible alors de le détacher. En l'isolant, il faut se débarrasser d'une assez grande quantité de tissu cellulaire, et même de graisse, placée entre le peaucier et les muscles situés au-dessous : alors on voit, en procédant de haut en bas, le digastrique, le milo-hyoïdien, le stylo-hyoïdien, la glande maxillaire, l'artère-carotide, la veine jugulaire externe, l'omoplato-hyoïdien, les sterno-hyoïdien et sterno thyroïdien, l'hyo-thyroïdien, le sterno-cléido-mastoïdien, et la glande thyroïde.

Du sterno-cléido-mastoïdien. Il suffit d'isoler la peau pour mettre ce muscle à découvert, qui a cependant, dans sa partie supérieure, des connexions très-intimes avec le splénius, et sur lequel la peau est très-fortement collée. C'est ce muscle qui forme sous la peau des parties latérales du cou, cette bande allongée et proéminente qu'on aperçoit très-bien dans l'expression des passions, chez les personnes maigres, âgées et qui sont dépourvues d'embonpoint. Après avoir mis à nu le sterno cléido-mastoïdien, coupez-le en travers, et renversez en haut et en bas les deux lambeaux, pour passer au digastrique, qu'il couvre en partie.

Du digastrique. Ce muscle, couché tout le long du bord inférieur de la mâchoire, est facile à distinguer : après avoir enlevé le sterno-mastoïdien, il ne reste plus qu'à bien isoler la portion tendineuse du tissu cellulaire qui l'enveloppe, et qui contracte des adhérences avec le stylo-hyoïdien, près de l'os hyoïde. Il importe d'examiner cette disposition, à cause des circonstances qui en résultent pour l'action du muscle digastrique ; en effet, c'est en

13

passant dans l'espèce de poulie que lui offre dans cet endroit le stylo-hyoïdien, que le digastrique, changeant de direction pour se rendre à la mâchoire inférieure, fait exécuter à celle-ci un mouvement d'abaissement, qui n'aurait pas lieu sans cela.

Du Milo-hyoïdien. Pour voir exactement celui-ci, détachez le digastrique à son insertion à la mâchoire, et renversez-le sur l'os hyoïde : ne laissez point de tissu cellulaire, et pour rendre plus visible le milo-hyoïdien, portez fortement en haut la mâchoire inférieure.

Du Géni-hyoïdien. Détachez le milo-hyoïdien de la mâchoire inférieure de derrière en devant, et renversez-le sur l'os hyoïde ; avec ce muscle, enlevez la graisse, la glande sublinguale, et vous avez à nu le géni-hyoïdien. On voit aussi dans cette préparation le nerf grand hypoglosse, gros cordon blanchâtre, qui marche transversalement de derrière en devant et de dehors en dedans, de plus, l'artère linguale et la submentale. Je conseille de laisser pour le moment la préparation du génio-glosse, placé au dessous du précédent ; elle se retrouvera à l'article des muscles de la langue, pour lesquels nous indiquerons une coupe particulière.

De l'omoplato-hyoïdien. Ce petit muscle grêle est mis à nu par le détachement du lambeau inférieur du sterno-cléido-mastoïdien, et c'est la seule préparation qu'il exige. On peut, dans celle des autres muscles de la partie superficielle du cou, le laisser en place ou le couper ; c'est une chose assez indifférente. Il est vrai que la portion de ce muscle, qui se rend à l'omoplate, n'est point mise à découvert par ce procédé ; mais comme, pour y parvenir, il faudrait couper plusieurs autres muscles que l'élève ne connaît point encore, et auxquels il importe de ne point toucher, je lui conseille d'en remettre l'examen ultérieur, lors de la préparation des muscles de l'épaule.

Du sterno-hyoïdien. Celui-ci, placé sur la moitié inférieure de la ligne médiane du cou, immédiatement au-dessous du peaucier, est mis à nu dès l'instant où ce dernier est enlevé, et la facilité de l'isoler, en le soulevant sans le détacher, en rend la préparation extrêmement aisée.

Du sterno-thyroïdien. Coupez transversalement dans le milieu

le précédent ; renversez les deux lambeaux , dont l'inférieur couvre
en partie le sterno-thyroïdien, et le supérieur l'hyo-thyroïdien.
Le sterno-thyroïdien est appliqué sur la glande thyroïde, dont la
couleur, quelquefois semblable à celle du muscle, peut en im-
poser : en soulevant ce dernier, et en le coupant en travers par
sa partie moyenne, d'un côté seulement, on évite de tomber dans
cette méprise.

De l'hyo-thyroïdien. Ce petit muscle, couché sur le cartilage
thyroïde, et caché, en partie, par le sterno-hyoïdien, est un
des moins difficiles à préparer, puisqu'il suffit d'avoir enlevé ce
dernier pour le mettre parfaitement à découvert. La dissection des
muscles qui appartiennent à la langue, au voile du palais, au
pharynx et au larynx, sera exposée plus bas.

DESCRIPTION.

DU PEAUCIER.

(*Thoraco - facial.*)

Situation et figure. Mince, aplati, quadrilatère ; situé sur la
partie antérieure et latérale du cou. *Etendue.* De la mâchoire
inférieure, à la partie supérieure du thorax et à la région de
l'épaule. *Division.* En face externe, recouverte par la peau ; en
face interne, appliquée sur tous les objets qui forment le plan
superficiel des parties antérieure et latérales du cou. En bords :
l'antérieur se confond avec celui du côté opposé ; le postérieur
libre, s'étend du moignon de l'épaule à la mâchoire inférieure ;
le supérieur se confond, sur le corps de la mâchoire inférieure,
avec le triangulaire et le carré du menton, et l'inférieur se perd
dans le tissu cellulaire de la partie supérieure du thorax. *Direction.*
Oblique de dehors en dedans, et de bas en haut.

Structure et usages. Entièrement charnu, il fronce la peau
du cou.

DU STERNO - CLÉIDO - MASTOÏDIEN.

(*Idem.*)

Situation et figure. Allongé, un peu aplati ; situé sur les parties latérales du cou. *Étendue.* De l'apophyse mastoïde, à la clavicule et au sternum. *Division.* En face externe, recouverte par la peau, le muscle peaucier interposé. En face interne : elle couvre de haut en bas le digastrique, l'artère carotide, la huitième paire de nerfs, l'omoplato-hyoïdien, la veine jugulaire interne, et tout-à-fait en bas les muscles sterno-thyroïdien et sterno-hyoïdien. Les bords, libres sous la peau, ne présentent rien de remarquable. Des extrémités : la supérieure s'attache à l'apophyse mastoïde ; l'inférieure double, à la partie supérieure du sternum, et à l'extrémité sternale de la clavicule. *Direction.* Oblique de haut en bas, et de derrière en devant.

Structure et usages. Aponévrotico - tendineux à ses attaches, charnu dans le reste de son étendue, il entraîne la tête de son côté, en lui faisant exécuter un mouvement de rotation du côté opposé à son insertion.

DE L'OMOPLATO-HYOÏDIEN.

(*Scapulo hyoïdien.*)

Situation et figure. Mince, allongé ; situé sur les parties antérieure et latérale du cou. *Étendue.* De l'os hyoïde, à l'omoplate. *Division* En face externe, recouverte par le peaucier, le sterno-cléido, mastoïdien et la clavicule ; en face interne, qui couvre portion du sterno-thyroïdien et de l'hyo-thyroïdien, des scalènes, l'artère carotide et la veine jugulaire interne. Les bords libres ne présentent rien de particulier. Des extrémités : l'antérieure s'attache à la partie moyenne et inférieure de l'os hyoïde, et la postérieure au bord supérieur de l'omoplate. *Direction.* Oblique de haut en bas, et de devant en arrière.

Structure et usages. Aponévrotique à ses extrémités, tendineux à sa partie moyenne, et charnu dans les intervalles, il entraîne l'os hyoïde en bas.

DU STERNO-HYOÏDIEN.

(*Idem.*)

Situation et figure. Allongé, aplati ; situé à la partie antérieure et moyenne du cou. *Etendue.* Du sternum, à l'os hyoïde. *Division.* En face antérieure, recouverte par le peaucier et le sterno-cléido-mastoïdien ; en face postérieure, appliquée sur la glande thyroïde, le sterno-thyroïdien, le crico thyroïdien et le thyro-hyoïdien. En extrémités : la supérieure s'attache à la partie inférieure du corps de l'os hyoïde ; l'inférieure, à la partie supérieure et interne du sternum. *Direction.* Verticale.

Structure et usages. Aponévrotique à ses attaches, charnu dans le reste de son étendue, il entraîne l'os hyoïde en bas et en dedans.

DU STERNO-HYOÏDIEN.

(*Idem.*)

Situation et figure. Allongé, aplati ; situé à la partie antérieure et moyenne du cou. *Etendue.* Du sternum au cartilage thyroïde. *Division.* En face antérieure, recouverte par le sterno-hyoïdien, le peaucier et le sterno-cléido mastoïdien ; en face postérieure, appliquée sur la trachée-artère, la glande thyroïde et le cartilage thyroïde. En extrémités : la supérieure se fixe à la partie antérieure et moyenne du cartilage thyroïde ; l'inférieure, à la partie supérieure et interne du sternum, plus en dedans que le précédent. *Direction.* Verticale.

Structure et usages. Aponévrotique à ses attaches, charnu dans l'intervalle, il entraîne en bas le cartilage thyroïde.

DE L'HYO-THYROÏDIEN.

(*Idem.*)

Situation et figure. Mince, aplati, quadrilatère ; situé à la partie antérieure et supérieure du cou. *Etendue.* Du cartilage thyroïde, à l'os hyoïde. *Division.* En face antérieure, recouverte par le sterno-hyoïdien, l'omoplato-hyoïdien, le peaucier ; en face postérieure, appliquée sur 'e cartilage thyroïde. Les bords interne et externe n'offrent rien de particulier. En extrémités : la supérieure se fixe à l'os hyoïde, et l'inférieure au cartilage thyroïde. *Direction.* Verticale.

Structure et usages. Tout charnu, il entraîne l'os hyoïde en bas, et le cartilage thyroïde en haut.

DU DIGASTRIQUE.

(*Mastoïdo - génien.*)

Situation et figure. Allongé transversalement ; situé à la partie supérieure et latérale du cou. *Etendue.* De la rainure digastrique, à la mâchoire inférieure, en passant dans une espèce de coulisse que lui fournit le stylo-hyoïdien. *Division.* En partie externe : recouverte en avant par le peaucier, le sterno-cléido-mastoïdien ; en arrière, par le splénius. En partie interne : elle est appliquée sur les trois muscles stylo-hyoïdien, stylo-glosse et stylo-pharyngien, et en avant, sur le milo-hyoïdien. En extrémités : la postérieure le fixe dans la rainure digastrique du temporal, et l'antérieure à la partie inférieure et moyenne de la mâchoire inférieure. *Direction.* Transversale.

Structure et usages. Aponévrotique à ses attaches, tendineux dans le centre, charnu dans les deux intervalles, il abaisse la mâchoire inférieure, et, selon quelques anatomistes, élève la supérieure.

DU MILO-HYOÏDIEN.

(*Idem.*)

Situation et figure. Mince, aplati, triangulaire ; situé à la partie supérieure et antérieure du cou. *Etendue.* Du corps de la mâchoire inférieure, à l'os hyoïde. *Division.* En face externe : recouverte par le peaucier et le digastrique ; en face interne : appliquée sur le géni-hyoïdien, le génio-glosse, la glande sublinguale et le nerf lingual. En bords : l'externe est libre ; l'interne se confond avec celui du côté opposé ; le supérieur se fixe à la ligne milo-hyoïdienne de la mâchoire inférieure. Des bords externe et interne résulte une extrémité qui s'attache à l'os hyoïde. *Direction.* Oblique de haut en bas, et de dehors en dedans.

Structure et usages. Très-peu aponévrotique à ses attaches, charnu dans le reste de son étendue, il porte en haut et en avant l'os hyoïde, et abaisse la mâchoire inférieure.

DU GÉNI-HYOÏDIEN.

(*Idem.*)

Situation et figure. Allongé, mince ; situé à la partie supérieure, moyenne et antérieure du cou. *Etendue.* De la mâchoire inférieure, à l'os hyoïde. *Division.* En face externe : recouverte par le milo-hyoïdien ; en face interne, appliquée sur celui du côté opposé et sur le génio-glosse. Des extrémités : la supérieure se fixe à l'apophyse géni, et l'inférieure à l'os hyoïde. *Direction.* Verticale.

Structure et usages. Très-peu aponévrotique à ses attaches, charnu dans le reste de son étendue, il élève l'os hyoïde, en le portant en devant, et abaisse la mâchoire inférieure.

Parmi les muscles de cette région, il n'y a que le peaucier et le sterno-mastoïdien qui ne lient point leur action à celle des autres muscles de la même région. Le premier, faible, superficiel chez l'homme, se borne à froncer légèrement la peau de la partie anté-rieure du cou : plus fort, plus étendu chez quelques animaux, il produit aussi chez eux des effets beaucoup plus remarquables. Le second imprime à la tête ces grands mouvemens, par lesquels elle se porte vivement et fortement sur les côtés, s'incline en avant, et contrebalance l'action des muscles placés à la partie postérieure du cou, tels que le trapèze, les complexus, etc. Les autres mus-cles de la neuvième région sont placés de manière qu'ils pro-duisent, comme par échelons, l'abaissement, d'abord du larynx, de l'os hyoïde, ensuite de la mâchoire inférieure, ce qui nécessai-rement entraîne l'ouverture de la bouche ; mais quand cette der-nière est fermée, et que la déglutition a lieu, les muscles placés entre la mâchoire inférieure et l'os hyoïde entraînent celui-ci en haut et en avant, et portent le larynx dans la même direction ; mouvement qui facilite l'agrandissement de l'isthme du gosier, l'occlusion de la glotte et la dilatation du pharynx.

DIXIÈME ET ONZIÈME RÉGIONS,

Muscles de la langue, du pharynx et du voile du palais.

Ces muscles sont pour la langue, le génio-glosse, l'hyo-glosse, le stylo-glosse et le lingual : il faut y ajouter le stylo-hyoïdien, quoiqu'il n'appartienne pas à la langue. Ceux du pharynx sont les trois constricteurs et le stylo-pharyngien; ceux du voile du palais sont les deux péristaphylins, le palato-staphylin, le pharyngo-staphylin et le glosso-staphylin.

Administration anatomique.

Il ne faut point se dissimuler que la préparation des muscles qui vont nous occuper ne soit difficile, et qu'elle n'exige beaucoup de soins et la plus grande attention ; je vais tâcher d'en diminuer les difficultés, par l'exactitude avec laquelle je vais exposer les divers procédés qu'il faut mettre en usage pour y arriver. Coupez la trachée-artère dans sa partie moyenne ; soulevez le lambeau supérieur ; enlevez le tissu cellulaire lâche, qui unit cette partie à la colonne vertébrale; poussez cette séparation jusque près de la base du crâne, en divisant sur les côtés le tissu cellulaire, qui unit la pièce entière que vous avez à préparer, des artères carotides, des nerfs de la huitième paire, des scalènes, de la veine jugulaire interne, etc.; arrivé à la partie supérieure, passez le scalpel entre l'apophyse styloïde et la partie voisine du temporal, de manière à conserver cette apophyse intacte, ainsi que les muscles qui s'y attachent; alors portez la scie entre la colonne vertébrale et la pièce qui va devenir l'objet de vos études. Dans la marche de la scie, il est rare qu'on n'emporte pas la totalité ou partie des petits droits antérieurs du cou. Je ne vois pas la possibilité d'éviter cet in-convénient. On doit diviser les parties osseuses jusqu'à la hau-teur de la racine du nez : cela fait, on exécute une autre coupe, en portant la scie de devant en arrière, du milieu du nez, pour tomber perpendiculairement sur la première division; alors on enlève la pièce, et on se dispose à en préparer les diverses par-ties. Pour rendre son travail plus facile, on fait constamment tirer sur les deux extrémités de la pièce en sens inverses, afin d'établir d'ailleurs un point d'appui nécessaire dans cette pré-paration. Les premiers muscles dont il faut s'occuper, sont ceux de la langue et de l'apophyse styloïde : ceux du pharynx et du voile du palais viennent après, et on termine par ceux du larynx. Les muscles de la langue sont le génio-glosse, l'hyo-glosse, le lingual et le stylo-glosse.

Du génio-glosse. Enlevez le génio-hyoïdien en le coupant en travers, et renversez ses deux lambeaux en haut et en bas. Immé-diatement au-dessous, se trouve le génio-glosse, masse charnue assez considérable, qui, de l'apophyse géni, se porte à la langue, en s'élargissant toujours davantage. En continuant de l'isoler, il faut faire attention aux connexions qu'il contracte en dehors avec l'hyo-glosse, ainsi qu'avec son semblable près de la langue. En entraînant fortement cette dernière hors de la bouche, on rend plus facile la préparation du muscle en question, ainsi que celle des suivans.

De l'hyo-glosse. Placé au côté externe du précédent, et en dedans du stylo-glosse, il est moins étendu, mais plus épais que le génio-glosse. Enlevez la glande sublinguale, la graisse, et le tissu cellulaire; faites tendre les parties; tenez la langue hors de la bouche, et même sciez la mâchoire dans sa partie moyenne; écartez-en les branches; par ces divers moyens on parvient facilement à suivre l'hyo-glosse, qui, de l'os hyoïde, se porte sur les parties latérales de la langue, où il se termine.

Du lingual. Ce muscle compose en grande partie la propre substance de la langue : il est placé tout le long de cet organe, entre les deux précédens, et ne peut être vu qu'après avoir en-levé le corps de la mâchoire, de manière à pouvoir diviser la

partie inférieure de la langue dans toute sa longueur. Une observation à faire, relativement à la préparation des muscles de la
langue, c'est qu'on ne doit pas chercher à la terminer définitivement, qu'on ne se soit préalablement débarrassé de ceux du
pharynx et du voile du palais, dont la préparation est plus minutieuse qu'embarrassante ; et on ne peut s'en occuper cependant
qu'après ceux de la langue ; d'où résulte la nécessité d'étudier
tous ces muscles simultanément. Cependant il ne faut pas se dissimuler qu'on ne peut acquérir, la première fois qu'on dissèque,
une connaissance aussi parfaite des muscles de la série qui
nous occupe, que de ceux du dos ou des membres, par exemple.

Du stylo-hyoïdien. Quoique ce petit muscle soit depuis long-
tems à découvert par toutes les préparations précédentes, je
pense qu'il convient de ne s'en occuper qu'au moment où l'on peut
faire les deux autres muscles, également attachés à la même apophyse. Le stylo-hyoïdien est le plus superficiel et le plus facile
des trois à disséquer : le seul isolement du digastrique et du
sterno-cleïdo-mastoïdien le met parfaitement à nu. Mais comme
il n'est pas nécessaire de diviser et d'enlever les muscles des
deux côtés à la fois, on a dû laisser l'un des sterno-mastoïdiens
en place, et ne le détacher qu'au moment où l'on se dispose
à faire le stylo-hyoïdien. Le nom seul que porte ce muscle
indique assez la marche qu'il doit tenir, et donne la facilité
de le reconnaître. Mais on ne doit pas négliger de voir la manière
dont il se partage près de la hyoïde, pour recevoir le tendon
du digastrique.

Stylo-glosse. Celui-ci est situé presque derrière le précédent ;
mais il est plus enfoncé, et monte plus haut, pour se rendre à
la langue. Une grande quantité de tissu cellulaire les entoure
également près de l'apophyse styloïde, ainsi que le stylo-pharyngien ; mais à peu de distance de cette apophyse, tous trois
s'écartent et vont, dans des directions différentes, se rendre à leur
destination. Le stylo-glosse s'élargit beaucoup à mesure qu'il
approche de la langue, dans laquelle il se perd bientôt. Il ne
faut pas en poursuivre la préparation au-delà de son entrée dans
cet organe, ses fibres se confondant avec celles de l'hyo-glosse.

L'essentiel est de le bien isoler des parties voisines, qui sont très-multipliées : il est vrai que, par la coupe que nous avons indiquée, les nombreux rapports de ce muscle sont réduits à peu de chose; mais tel est le sort des préparations anatomiques, que quelques-unes d'entr'elles ne peuvent s'exécuter qu'aux dépens de quelques sacrifices inséparables d'un pareil travail.

Du stylo-pharyngien. Le soin particulier qu'on a pris d'enlever le tissu cellulaire qui gênait la préparation des deux précédens, a rendu très-facile celle du stylo-pharyngien : il occupe la base de l'apophyse styloïde, et se porte plus bas et plus en arrière que les deux autres; il faut le préparer par la partie postérieure de la pièce. Le tissu cellulaire excessivement lâche qui l'entoure, est peu de chose, et on l'isole très-aisément. De même que le stylo glosse, il s'élargit à mesure qu'il s'approche du pharynx, dans lequel il se perd à deux ou trois pouces de son origine, en confondant intimement ses fibres avec celles de cette poche musculeuse.

Des trois constricteurs. L'étude de la myologie admet trois muscles dans le pharynx; mais la préparation méconnaît cette distinction, ou, pour mieux m'exprimer, elle les confond dans le même travail, la dissection de l'un des constricteurs entraînant nécessairement celle des deux autres. Après avoir distendu le pharynx, en le remplissant de linge ou de papier mâché, détachez avec soin le tissu cellulaire qui peut se trouver à sa partie postérieure et sur ses parties latérales; vous avez alors les trois constricteurs aussi bien préparés que l'exige une étude ordinaire de ses parties; mais si vous voulez absolument voir la ligne qui les sépare, cela devient un peu plus difficile, et quelquefois impossible : je doute même qu'on puisse y parvenir sans le secours d'une bonne description, parce que les divisions de ces muscles sont très-arbitraires. Quelques anatomistes modernes ont fait disparaître ces inutiles divisions, en confondant en un seul muscle toute la poche musculeuse du pharynx. J'admets d'autant plus volontiers cette innovation, qu'elle est fondée, et qu'elle épargne beaucoup de tems.

Si l'on veut juger de la différence qu'il y a entre le travail

que j'ai entrepris, et ce que les anatomistes modernes, Lieutaud, en particulier, ont écrit sur ce sujet, pour en être convaincu, on n'a qu'à jeter un coup d'œil sur la préparation du
pharynx et de tous les muscles qui s'y rapportent. Lauth a passé
cet article sous silence; Lieutaud, lui-même, est d'une telle diffu-
sion, qu'il est impossible de profiter de son travail et de ses conseils. Je crois d'ailleurs avoir, sur tous ces anatomistes, un avantage qu'on appréciera sans doute, c'est d'avoir exposé la préparation qui convient à chaque partie, dans l'ordre que l'on doit
suivre pour son étude anatomique.

Des deux péristaphylins. Coupez le pharynx longitudinalement dans sa partie postérieure, de cette manière vous avez à
découvert les arrière-narines, le voilé du palais, l'ouverture
postérieure de la bouche, appelée l'isthme du gosier, les trompes
d'Eustache, le larynx, et tout l'intérieur du pharynx. Une mu-
cosité abondante se trouve quelquefois sur tous ces objets; il faut
l'enlever pour passer à la préparation des péristaphylins : le premier qu'on rencontre est l'interne, qui se trouve couché sous la
base du crâne. Commencez par inciser avec précaution la membrane muqueuse de la partie postérieure du voile du palais; en
écartant légèrement les bords de l'incision, on voit dans l'intervalle des fibres musculaires distinctes, se portant un peu en travers : ce sont celles du péristaphylin interne, qu'il faut découvrir de plus en plus, en écartant fortement le pharynx en dehors,
jusque dans sa partie supérieure, près de l'insertion du grand
ptérigoïdien à l'os sphénoïde; alors le péristaphylin interne est à
nu. Enlevez le prolongement de la membrane interne de la
bouche, qui recouvre également tous les objets placés dans l'intérieur du pharynx, et consultez souvent la description des parties, pour en mieux reconnaître la position et les rapports. Le
péristaphylin externe est plus étendu et plus profondément caché
que le précédent. Il se trouve logé dans l'intervalle qui sépare le
grand ptérigoïdien, du côté externe du pharynx : il faut le chercher également le long de la face inférieure du rocher, et dans la
fosse ptérigoïde du sphénoïde, dont il parcourt toute l'étendue.
Tirez de tems en tems le voile du palais en sens contraire,

pour apercevoir le passage du tendon du péristaphylin externe
sur l'aile externe de l'apophyse ptérigoïde, et qui de là se rend
au voile du palais.

*Du palato-staphylin, du glosso-staphylin, et du pharyngo-
staphyl n.* Les deux péristaphylins une fois préparés et bien vus,
les autres n'ont besoin, pour ainsi dire, que de la description,
n'étant pas susceptibles d'être disséqués En effet, les deux palato-
staphylins sont logés dans le voile du palais, dont ils forment la
plus grande partie, et n'ont besoin que d'être débarrassés de la
membrane interne de la bouche, qui les recouvre. Le glosso-
staphylin et le pharyngo staphylin forment, le premier, le pilier antérieur du voile du palais, et le dernier, le pilier postérieur, dont la description doit indiquer plus particulièrement
l'étendue et les rapports.

DESCRIPTION.

DU GÉNIO-GLOSSE.

(*Idem.*)

Situation et figure. Aplati, triangulaire; situé à la partie antérieure et supérieure du cou. *Étendue.* De la mâchoire inférieure, à l'os hyoïde et à la langue. *Division.* En face externe,
recouverte par le mylo-hyoïdien, la glande sublinguale et l'hyo-
glosse. En face interne : en rapport avec le muscle du côté opposé. En bords : l'inférieur est couvert par le géni-hyoïdien;
le supérieur, par la membrane supérieure de la langue; la base
parcourt la langue dans toute son étendue; le sommet se fixe à
l'apophyse géni. *Direction* En forme d'éventail, de l'os hyoïde
à l'apophyse géni, et de là à toute la partie inférieure de la
langue.

Structure et usages. Tout charnu, il porte la langue également
en avant et en arrière, par la direction variée de ses fibres,
de manière qu'il peut dans quelques cas la faire sortir hors de
la bouche, et dans d'autres l'entraîner dans le fond du gosier.

DE L'HYO-GLOSSE.

(*Idem.*)

Situation et figure. Aplati, quadrilatère; situé à la partie antérieure et supérieure du cou. *Étendue.* De l'os hyoïde, à la langue. *Division.* En face externe, recouverte par le milo-hyoïdien, la glande maxillaire, le digastrique et le géni-hyoïdien. Sa face interne répond au génio-glosse et au lingual. Il se fixe, d'une part, au corps et aux grandes cornes de l'os hyoïde, et de l'autre, à la partie postérieure et latérale de la langue. *Direction.* Presque verticale.

Structure et usages. Tout charnu, il porte la langue en arrière et en bas, et l'os hyoïde en haut.

DU LINGUAL.

(*Idem.*)

Situation et figure. Allongé; situé à la partie inférieure de la langue. *Etendue.* De la base, à la pointe de la langue. *Division.* Sa face externe répond à l'hyo glosse; l'interne au génio-glosse. Ses bords, supérieur et inférieur, sont recouverts par la membrane interne de la bouche. *Direction.* Horizontale.

Structure et usages. Tout charnu, il raccourcit la langue, et la courbe sur elle-même.

DU STYLO-HYOÏDIEN.

(*Idem.*)

Situation et figure. Allongé, mince; situé à la partie supérieure et latérale du cou. *Etendue.* De l'apophyse styloïde, à l'os hyoïde. *Division.* En dehors, il est recouvert par le digastrique; en dedans il couvre le stylo-glosse, le stylo-pharyngien et l'hyo-glosse. En extremités : la supérieure s'attache à l'apophyse-styloïde, l'inférieure à la partie antérieure du corps de l'os hyoïde : elle se partage près de cet os en deux portions pour le passage du tendon du digastrique. *Direction*. Oblique de haut en bas, et de derrière en avant.

Structure et usages. Tendineux à ses attaches, charnu dans le reste de son étendue, il élève l'os hyoïde et le porte en avant. Il peut aussi élever la mâchoire supérieure, et par là concourir à porter la tête un peu en arrière, dans l'ouverture considérable de la bouche.

DU STYLO-GLOSSE.

(*Idem*)

Situation et figure. Allongé, aplati; situé sur les parties latérales du cou. *Etendue*. De l'apophyse styloïde, à la langue. *Division*. En face externe, recouverte par le digastrique et la glande maxillaire; en face interne, appliquée sur les constricteurs du pharynx, l'hyo-glosse et le lingual. En extrémités : la supérieure s'attache à l'apophyse styloïde, entre le stylo hyoïdien et le stylo pharyngien; l'inférieure se termine sur les parties latérales de la langue, et se perd dans cet organe. *Direction*. Oblique de derrière en avant, et de haut en bas.

Structure et usages. Aponévrotique postérieurement, charnu dans le reste de son étendue, il porte la langue sur les côtés.

DU STYLO-PHARINGIEN.

(*Idem.*)

Situation et figure. Allongé, aplati; situé sur les parties latérales du cou. *Etendue*. De l'apophyse styloïde, au pharynx. *Division*. En partie externe, recouverte par le stylo-hyoïdien et l'artère carotide externe; en partie interne, qui couvre l'artère carotide interne, la veine jugulaire interne, et le pharyngo-staphylin. En extrémités : la supérieure s'attache à la base de l'apophyse styloïde; l'inférieure se confond avec le pharynx, en contractant quelques adhérences avec le cartilage thyroïde. *Direction*. Oblique de derrière en devant, et de haut en bas.

Structure et usages. Aponévrotique postérieurement, charnu dans le reste de son étendue, il élève le pharynx.

DES TROIS CONSTRICTEURS.

(Idem.)

Situation et figure. Aplatis, minces, quadrilatères dans leur ensemble; situés à la partie supérieure, moyenne et inférieure du pharynx, qu'ils forment en grande partie. *Etendue.* Du sphé-noïde, de la mâchoire inférieure et de la langue, aux cartilages thyroïde et cricoïde. *Division.* Leur partie postérieure répond dans toute son étendue aux parties antérieure et supérieure de la colonne vertébrale, et aux muscles correspondans : leur partie antérieure est recouverte dans toute son étendue par la membrane interne de l'arrière-bouche. Elle a aussi des rapports avec le péristaphylin interne, le pharyngo-staphylin, et le stylo-pharyn-gien : enfin, cette face interne recouvre encore partie de l'os hyoïde, des cartilages thyroïde et cricoïde. En extrémités : la supérieure se fixe aux apophyses ptérigoïdes de l'os sphénoïde, à la partie postérieure de la ligne oblique interne de la mâchoire inférieure, et sur les parties latérales de la langue : l'inférieure se termine à l'œsophage, et là s'attache sur les parties latérales des cartilages cricoïde et thyroïde. *Direction.* Oblique de bas en haut, et de devant en arrière.

Structure et usages. Entièrement charnus, ils resserrent le pha-rynx à mesure que les alimens passent, de manière à forcer le bol alimentaire à descendre de plus en plus, et à se précipiter enfin dans l'estomac.

DU PÉRISTAPHYLIN INTERNE.

(Idem.)

Situation et figure. Allongé, étroit en haut, large en bas; situé sur les parties latérales du voile du palais. *Etendue.* Du temporal, de la trompe d'Eustache, au voile du palais. *Division.* En partie externe, qui répond au péristaphylin externe en haut, et au pha-ryngo-staphylin en bas; en partie interne : sur laquelle est appli-quée la membrane interne de la bouche. En extrémités : la supé-rieure s'attache à la portion pierreuse du temporal; l'inférieure

se perd dans le voile du palais. *Direction.* Oblique du haut en bas,
et de dehors en dedans.

Structure et usages. Tendineux à son extrémité supérieure,
charnu dans le reste de son étendue, il élève le voile du palais, le
porte en dehors et tend à le rapprocher des fosses nasales.

DU PÉRISTAPHYLIN EXTERNE.

(*Idem.*)

Situation et figure. Allongé, mince et étroit; situé dans le voile
du palais. *Etendue.* Du sphénoïde, de la trompe d'Eustache, au
voile du palais. *Division.* En partie externe, recouverte par le
grand ptérigoïdien; en partie interne, qui correspond au péristaphylin interne et au pharyngo-staphylin. En extrémités : la
supérieure se fixe à la partie supérieure de l'aile interne de
l'apophyse ptérigoïde, le long de cette aile, jusqu'au crochet qui
la termine inférieurement; l'inférieure se perd dans le voile du
palais. *Direction.* Verticale en haut, oblique en bas de dehors
en dedans.

Structure et usages. Charnu dans sa portion verticale, aponévrotique dans le reste de son étendue, il tend le voile du palais
et le rapproche des fosses nasales.

DU PALATO-STAPHYLIN.

(*Idem.*)

Situation et figure. Allongé; situé dans le voile du palais.
Etendue. De l'épine nasale postérieure, à la luette. *Division.* Ses
faces antérieure et postérieure sont recouvertes par la membrane
interne de la bouche. Son extrémité supérieure se fixe à l'épine
nasale postérieure et à la membrane du voile; l'inférieure se perd
dans la luette. *Direction.* Verticale.

Structure et usages. Entièrement charnu, il élève la luette.

DU GLOSSO-STAPHYLIN.

(*Idem.*)

Situation et figure. **Allongé, mince; situé sur les parties latérales du voile du palais.** *Etendue.* **Du pilier antérieur du voile,
à la base de la langue.** *Division.* **Les parties antérieures et postérieures sont recouvertes par la membrane interne de la bouche;
de plus, la partie postérieure répond à la glande amygdale. L'extrémité supérieure se perd dans le pilier antérieur du voile, qu'elle
forme en partie; l'inférieure se fixe sur les parties latérales de la
base de la langue.** *Direction.* **Presque verticale.**

Structure et usages. **Entièrement charnu, il élève la base de la
langue, et rétrécit le gosier.**

DU PHARYNGO-STAPHYLIN.

(*Idem.*)

Situation et figure. **Allongé, mince, situé sur les parties latérales du voile.** *Etendue.* **Du pilier postérieur du voile, au pharynx.**
Division. **Les parties antérieure et postérieure sont immédiatement
recouvertes par la membrane interne de la bouche; mais de plus,
elles répondent en haut aux deux péristaphylins, et en bas aux
constricteurs. L'extrémité supérieure se fixe à la voûte palatine,
et contracte des adhérences avec le péristaphylin externe; l'inférieure se perd dans le pharynx, dans les environs du cartilage
cricoïde.** *Direction.* **A-peu-près verticale.**

Structure et usages. **Entièrement charnu, il abaisse le voile
du palais et élève le pharynx.**

De tous les organes pourvus de fibres musculaires, la langue
est celui dont les mouvemens sont et les plus variés et les plus
rapides. La langue est en effet toute charnue, et, sous ce rapport,
elle peut être également entraînée en avant, et même hors de la
bouche, par l'action des fibres postérieures du génio-glosse, et
en arrière par les fibres antérieures du même muscle, ainsi que
par le lingual; elle peut aussi se porter dans toutes les autres

directions ; à droite et à gauche par l'action du stylo-glosse et du lingual ; sous toute la voûte du palais osseux, par le lingual ; enfin , en bas et en arrière , par l'hyo-glosse.

L'action des péristaphylins et des autres muscles du voile du palais , ainsi que celle des constricteurs et des autres muscles du pharynx, est beaucoup plus compliquée et demande un peu plus d'attention pour en bien saisir l'ensemble.

Dix muscles, cinq de chaque côté, sont particulièrement chargés d'agir dans la déglutition : les deux péristaphylins en entraînant le voile du palais en dehors et en haut , et le palato-staphylin directement en arrière et en haut : le glosso staphylin et le pharyngo-staphylin en portant en haut , le premier, la langue, et le second le pharynx, ne font que favoriser l'action des muscles du voile, et tous ainsi contribuent à agrandir l'isthme du gosier, dans le moment du passage du bol alimentaire à travers cette ouverture.

Les constricteurs ont une action qui tend au même but , mais qui, dans tous, n'a pas lieu dans le même temps. Leurs usages sont de rétrécir le pharynx du haut en bas, à mesure que le bol alimentaire parcourt cette poche musculeuse, et qu'il tend à se rapprocher de l'œsophage, dans lequel il est définitivement forcé de s'engager par l'action successive des trois constricteurs.

DOUZIÈME RÉGION.

LARYNGIENNE.

Muscles du Larynx.

Ces muscles sont le crico-thyroïdien, le crico-aryténoïdien postérieur, le crico-aryténoïdien latéral , le thyro-aryténoïdien et l'ary-aryténoïdien.

11*

Administration anatomique.

Des muscles du larynx. Ceux-ci présentent peu de difficultés, parce qu'ils ont une étendue déterminée, et des points fixes d'insertion. Pour les préparer, isolez le larynx des parties qui l'environnent, en ne conservant absolument que le larynx proprement dit, et une petite portion de la trachée-artère : emportez alors avec soin une quantité assez considérable de tissu cellulaire très-lâche appliqué sur une membrane épaisse, qui recouvre immédiatement les muscles du larynx, mais qu'on enlève sans peine. Commencez par le crico-thyroïdien, placé à la partie antérieure, et qui, de tous, est le plus facile à disséquer : passez ensuite à la partie postérieure, où vous trouvez d'abord le crico-aryténoïdien postérieur et le crico-aryténoïdien latéral, et plus profondément le thyro-aryténoïdien et l'ary-aryténoïdien.

On ne peut se dissimuler que la dissection partielle des muscles du larynx n'ait un grand inconvénient, l'étude de ces muscles ne pouvant être isolée, au contraire, ni de l'histoire générale des cartilages sur lesquels ils sont placés, ni des usages particuliers du larynx ; mais l'usage a prévalu, et nous nous y conformons.

DESCRIPTION.

DU CRICO-THYROÏDIEN.

(*Idem.*)

Situation et figure. Aplati, mince ; situé à la partie antérieure du larynx. *Étendue.* Du cartilage cricoïde, au cartilage thyroïde. *Division.* En face antérieure, recouverte par la glande thyroïde et le muscle sterno-thyroïdien ; en face postérieure, appliquée sur les cartilages thyroïde et cricoïde. En extrémités : la supérieure se fixe à la partie inférieure du cartilage thyroïde ; l'inférieure à la partie antérieure du cartilage cricoïde. *Direction.* Oblique de bas en haut, et de dedans en dehors.

Structure et usages. Tout charnu, il élève le cartilage cricoïde, et abaisse le thyroïde.

DU CRICO-ARYTÉNOÏDIEN POSTÉRIEUR.

(*Idem.*)

Situation et figure. Mince, aplati ; situé à la partie postérieure du larynx. *Etendue.* Du cartilage cricoïde, à l'aryténoïde. *Division.* En face postérieure, recouverte par la membrane muqueuse de la partie interne du pharynx ; en face antérieure, appliquée sur le cartilage cricoïde. *Direction.* Oblique de bas en haut, et de dedans en dehors.

Structure et usages. Tout charnu, il porte en dehors et en arrière le cartilage aryténoïde.

DU CRICO-ARYTÉNOÏDIEN LATÉRAL.

(*Idem.*)

Situation et figure. Mince, aplati, situé à la partie postérieure et latérale du larynx. *Etendue.* Du cartilage cricoïde, à l'aryténoïde. *Division.* En face externe, recouverte par le thyroïde et le muscle crico-thyroïdien ; en face interne, appliquée sur la membrane du larynx. Il se fixe, d'une part, à la partie supérieure et latérale du cartilage cricoïde, et de l'autre, à la base de l'aryténoïde. *Direction.* Oblique de bas en haut et d'avant en arrière.

Structure et usages. Tendineux à son attache supérieure, charnu dans le reste de son étendue, il porte le cartilage aryténoïde en dehors, et élargit la glotte.

DU THYRO-ARYTÉNOÏDIEN.

(*Idem.*)

Situation et figure. Allongé, mince, aplati ; situé à la partie postérieure et supérieure du larynx. *Etendue.* Du cartilage thyroïde, à l'aryténoïde. *Division.* En face externe, recouverte par la membrane muqueuse de la partie interne du pharynx ; en face interne, par celle du larynx. Il se fixe, d'une part, à la partie postérieure du cartilage thyroïde ; de l'autre, au cartilage aryténoïde, au-dessous du crico-aryténoïdien latéral. *Direction.* Horizontale.

Structure et usages. Entièrement charnu, il porte en avant le cartilage aryténoïde.

DE L'ARY-ARYTÉNOÏDIEN.

(*Idem.*)

Situation et figure. Mince, aplati, quadrilatère ; situé à la partie postérieure et supérieure du larynx. *Etendue.* De l'un des cartilages aryténoïdes, à celui du côté opposé. *Division.* En face postérieure, recouverte par la membrane muqueuse du pharynx ; en face antérieure, appliquée sur les cartilages aryténoïdes. Il se fixe, d'une part, à la base de l'un des cartilages aryténoïdes, et de l'autre au sommet de celui du côté opposé. *Direction.* Oblique de bas en haut, et de dehors en dedans.

Structure et usages. Tout charnu, il rapproche les cartilages aryténoïdes, et rétrécit la glotte.

L'action des muscles du larynx est entièrement relative aux phénomènes de la voix dans ses diverses modifications ; mais il n'est pas également facile de pouvoir déterminer les usages particuliers de ces muscles, ni la part plus ou moins active que prend chacun d'eux dans la production des sons. Dans le système de Ferrein, les usages de ces muscles se réduisent à peu de chose, puisque cet anatomiste faisait consister la gravité ou l'acuité des sons dans une tension plus ou moins grande de certaines productions membraneuses, transversalement situées dans l'intérieur du larynx et qu'on avoit appelées depuis *cordes vocales de Ferrein.* Dodart, au contraire, assimilant le larynx à un instrument à vent, prétendait que la formation des sons et leur différence des tons graves aux tons aigus, tenaient au degré plus ou moins considérable d'ouverture de la glotte, déterminée elle-même par l'action combinée des muscles du larynx. Cette dernière opinion a prévalu parmi les physiologistes, quoiqu'on ne puisse pas expliquer toutes les nuances, toutes les modifications dont la voix est susceptible, par le jeu simple et ordinaire des muscles du larynx.

~~~~~~

TREIZIÈME RÉGION.

CERVICALE PROFONDE.

Muscles profonds de la partie antérieure du col.

Ces muscles sont les scalènes, le droit latéral, les petits et grands droits antérieurs du col et le long du col. Il faut y ajouter le triangulaire du sternum.

Administration anatomique.

Des scalènes. Quand on a enlevé les muscles de la partie postérieure du tronc, et qu'on a exécuté la coupe nécessaire pour faire les muscles de la langue, du pharynx, etc., les scalènes restent isolés sur les parties latérales du col; l'artère axillaire et le plexus brachial les traversent : il ne faut point enlever ces derniers objets; mais pour prendre une bonne idée des scalènes, et les bien voir dans toute leur étendue, il faut désarticuler la clavicule, et détacher du tronc le bras du même côté.

Du droit latéral. Enlevez le tissu cellulaire et la graisse qui cachent l'intervalle qui sépare les parties latérales de la première vertèbre-cervicale de la partie voisine de l'occipital : là vous trouvez une petite masse charnue, située très-profondément ; c'est le droit latéral : pour rendre ce petit muscle plus apparent, inclinez fortement la tête et la colonne vertébrale en sens opposé. A la préparation du droit latéral se rapporte celle des muscles appelés inter-transversaires du col, mais qu'on ne peut voir qu'après la préparation et l'étude des scalènes, qui les cachent entièrement.

Des petits et grands droits antérieurs du col, et du long du col. La coupe du pharynx a mis ces trois muscles à nu : les deux derniers sont un peu cachés dans leur partie inférieure par le thorax, qu'on ne peut cependant enlever encore, à cause du triangulaire

du sternum : il faut donc se borner à les bien isoler du tissu cellulaire, s'il en est resté. Il est rare que dans la coupe qu'on a faite
pour le pharynx, on n'enlève pas le petit droit antérieur, en partie
ou en totalité, et j'avoue qu'il est difficile d'éviter cet inconvénient :
le seul moyen de le prévenir, serait de sacrifier le pharynx, ou d'en
faire la coupe par la partie supérieure de la tête; mais le muscle
en question est trop peu de chose pour qu'on prenne tant de précautions. Le grand droit est aussi quelquefois intéressé par la scie;
mais c'est seulement dans sa partie supérieure, et cela ne nuit point
à son étude : le muscle long du col ne l'est jamais, à moins que la
scie ne soit dirigée par une main inhabile; ce qui n'aura pas lieu
en suivant exactement les préceptes que j'ai donnés plus haut pour
la coupe du pharynx.

Du triangulaire du sternum. La clavicule enlevée, sciez les premières côtes dans leur partie moyenne, et renversez le sternum de
haut en bas; détachez à mesure le médiastin antérieur et les adhérences accidentelles des autres parties de l'intérieur de la poitrine.
Ménagez les attaches du diaphragme, pour voir ses rapports avec
le triangulaire, que vous avez alors parfaitement à découvert.

DESCRIPTION.

DU DROIT LATÉRAL.

(Inter-trachélien.)

Situation et figure. Aplati, quadrilatère; situé sur les parties
supérieure et latérale du cou. *Etendue.* De l'occipital, à la première cervicale. *Division.* En face antérieure : elle répond à la
veine jugulaire interne; en face postérieure; elle répond à l'artère
vertébrale. Il se fixe en haut à l'occipital, derrière la fosse jugulaire; en bas à l'apophyse transverse de la première cervicale.
Direction. Verticale.

Structure et usages. Légèrement aponévrotique à ses attaches,
charnu dans le reste de son étendue, il incline et porte la tête de
son côté.

DU SCALÈNE ANTÉRIEUR.

(*Costo-trachélien.*)

Situation et figure. Allongé; situé sur les parties latérales du cou. *Etendue*. Des troisième, quatrième, cinquième et sixième vertèbres, à la première côte. *Division*. En côté antérieur, en rapport avec le muscle sterno-mastoïdien, l'omoplat-hyoïdien, et la veine jugulaire interne; en côté postérieur, séparé du scalène postérieur par l'artère sous-clavière et le plexus brachial. En extrémités : la supérieure s'attache à l'apophyse transverse de la troisième cervicale; l'inférieure, à la partie moyenne de la première côte. *Direction*. Oblique de haut en bas, et de derrière en devant.

Structure et usages. Tendineux à ses attaches, charnu dans le reste de son étendue : il incline le cou de son côté, et élève un peu la première côte.

DU SCALÈNE POSTÉRIEUR.

(*Costo-trachélien.*)

Situation et figure. Allongé; situé sur les parties latérales du cou. *Etendue.* Des six dernières cervicales, aux deux premières côtes. *Division*. En côté antérieur, séparé du précédent par l'artère sous-clavière et le plexus brachial; en côté postérieur, recouvert par le sacro-lombaire, l'angulaire, le transversaire, et le splénius. En extrémités : la supérieure s'attache à l'apophyse transverse de la deuxième cervicale; l'inférieure, aux deux premières côtes, par deux portions distinctes. *Direction.* Oblique de haut en bas, et de derrière en devant.

Structure et usages. Tendineux à ses attaches, charnu dans le reste de son étendue, il incline la tête et le cou de son côté, et élève les deux premières côtes.

DES INTER-TRANSVERSAIRES DU COU.

Situation et figure. Minces, quadrilatères, distingués en antérieurs et en postérieurs ; situés dans l'intervalle des apophyses transverses des vertèbres du cou. *Division.* La face antérieure des premiers est en rapport avec le grand droit antérieur du cou ; la face postérieure des derniers , avec le transversaire, le splénius et le sacro - lombaire : l'intervalle des uns et des autres est occupé par les branches postérieures des nerfs cervicaux. Ils se fixent tous aux côtes supérieures et inférieures des apophyses transverses des vertèbres cervicales. *Direction.* Verticale.

Structure et usages. Très-peu tendineux à leurs attaches, charnus dans le reste de leur étendue , ils contribuent aux inflexions latérales du cou.

DU TRIANGULAIRE DU STERNUM.

(*Sterno- costal.*)

Situation et figure. Triangulaire , aplati , situé à la partie antérieure et interne de la poitrine. *Etendue.* Du sternum, aux troisième, quatrième , cinquième et sixième vraies côtes. *Division.* En partie antérieure , en rapport avec le sternum et les cartilages des vraies côtes ; en face postérieure, qui répond à la plèvre. En extrémités : l'inférieure, ou la base, s'unit au transverse de l'abdomen ; la supérieure, ou sommet, s'attache au cartilage de la troisième côte.

Structure et usages. Aponévrotique à ses attaches, charnu dans le reste de son étendue , il agit sur l'extrémité antérieure des troisième , quatrième , cinquième et sixième côtes, et sur les cartilages correspondans , qu'il entraîne en dedans.

DU GRAND DROIT ANTÉRIEUR DU COU.

(*Grand trachélo-sous-occipital.*)

Situation et figure. Allongé , aplati ; situé à la partie antérieure et profonde du cou *Etendue.* De l'occipital, à la sixième vertèbre cervicale. *Division* En face antérieure : en rapport avec le pharynx ; en face postérieure, appliquée sur le corps des six premières cervicales. En extrémités : la supérieure s'attache à l'apophyse basilaire de l'occipital; l'inférieure se fixe sur le corps de la sixième vertèbre cervicale. *Direction.* Parallèle à la colonne vertébrale.

Structure et usages. Tendineux à ses attaches, charnu dans l'intervalle, il fléchit la tête sur la colonne vertébrale.

DU PETIT DROIT ANTÉRIEUR DU COU.

(*Petit trachélo-sous-occipital.*)

Situation et figure. Allongé, étroit et mince; situé à la partie antérieure, supérieure et profonde du cou. *Etendue.* De l'occipital, à la première vertèbre du cou. *Division.* En face antérieure, couverte par le grand droit, l'artère carotide et la neuvième paire de nerfs; en face postérieure, appliquée sur la capsule de l'articulation de l'occipital et de la première cervicale. En extrémités : la supérieure s'attache à l'apophyse basilaire de l'occipital, plus en dehors que le grand droit : l'inférieure, à la face antérieure et externe de la première vertèbre cervicale. *Direction.* Oblique de haut en bas, et de dedans et dehors.

Structure et usages. Tendineux à ses extrémités, charnu dans l'intervalle, il entraîne la tête en devant, et maintient sa rectitude sur la colonne vertébrale.

DU LONG DU COU.

(*Pré-dorso-atloïdien.*)

Situation et figure. Allongé, aplati; situé à la partie antérieure et profonde du cou. *Etendue.* De la première vertèbre cervicale, à la troisième du dos. *Division.* En face antérieure, recouverte par le grand droit, le pharinx, la huitième paire de nerfs, et le grand sympatique; en face postérieure, appliquée sur le corps des six dernières vertèbres cervicales et les trois premières dorsales. En extrémités : la supérieure se fixe avec celle du muscle opposé, au tubercole antérieur de la première cervicale (atlas); l'inférieure, à la partie antérieure du corps de la troisième vertèbre dorsale.

Structure et usages. Tendineux à ses attaches, charnu dans les intervalles, il maintient la rectitude de la colonne vertébrale, et s'oppose à son renversement en arrière.

Les deux scalènes et le droit latéral, ainsi que les inter-transversaires, quelquefois congénères du carré des lombes, agissent sur-tout dans tous les mouvemens d'inflexion latérale.

Les petits et grands droits antérieurs, ainsi que le long du cou, maintiennent d'une part l'équilibre de la tête sur la colonne vertébrale, et de l'autre fixent les vertèbres cervicales les unes sur les autres, en s'opposant au renversement de la portion de la colonne sur laquelle ils sont appliqués.

QUATORZIÈME ET QUINZIÈME RÉGIONS.

SCAPULO-HUMÉRALE-HUMÉRALE.

Muscles de l'épaule et du bras.

Ces muscles sont : le deltoïde, le sus-épineux, le sous-épineux, le sous-scapulaire, le grand et le petit ronds pour l'épaule ; le biceps, le coraco-brachial, le brachial antérieur et le triceps brachial pour le bras.

Administration anatomique.

Lorsqu'on a terminé la dissection des muscles du tronc et de la tête, et qu'on passe à l'étude de ceux des membres, on est tout étonné de la facilité et de la promptitude de ses travaux anatomiques. On doit ces avantages, il est vrai, à la nature des préparations, qui sont extrêmement aisées ; mais l'habitude qu'on doit avoir acquise à cette époque de ses dissections en est la véritable cause. Je me bornerai donc à n'indiquer ici que ce qui est indispensable, en passant rapidement sur des détails qui seraient maintenant superflus.

Quoique j'aie donné plus haut le précepte de séparer le membre supérieur du tronc, pour l'étude du grand dentelé, il convient assez qu'il y soit encore attaché, pour faire les muscles de l'épaule : on en voit mieux les rapports, et on prend une idée beaucoup plus exacte de leur situation générale. Quel que soit d'ailleurs l'état des choses, la préparation de ces divers muscles reste toujours la même, et n'en est qu'un peu plus ou un peu moins difficile. Faites pour cela, à la peau de l'épaule et du bras, une incision longitudinale qui se prolonge de la partie la plus élevée de l'épaule jusqu'au pli du bras : n'enfoncez pas trop le scalpel, dans la crainte d'intéresser le tissu des muscles, et détachez les lambeaux en dedans et en dehors, en commençant par la partie la plus élevée, pour mettre à nu le deltoïde.

Du deltoïde. La peau qui recouvre ce muscle est quelquefois assez abondamment fournie de graisse, ce qui gêne un peu sa préparation, sans cependant la rendre très-pénible. Portez l'instrument dans la direction des fibres, et tirez le lambeau des tégumens dans un sens contraire, ce qui donne beaucoup de facilité pour l'enlever. Ne ménagez point alors les coups de scalpel, car il y a beaucoup de différence, pour la préparation, entre ces derniers muscles et ceux de la face ou de la génération. Les bords libres du deltoïde indiquent où l'on doit cesser l'isolement de la peau ; mais, en général, il faut toujours découvrir une étendue de surface plus grande que celle du muscle que l'on veut étudier, et ne commencer l'étude d'une partie qu'après l'avoir bien isolée de celles qui l'environnent. Les muscles du bras, ainsi que ceux de l'avant-bras, sont en partie recouverts par une aponévrose commune qui se voit particulièrement en arrière sur le triceps, et en devant sur le biceps et le pli du bras. Son aspect luisant, sa blancheur et sa tension la font aisément reconnaître. Il est convenable de la laisser en place dans la dissection des tégumens, et de ne l'enlever qu'après l'avoir étudiée en place.

Du sus-épineux. La partie postérieure de ce muscle est mise à nu dans la préparation du deltoïde, et ce qui reste à faire, ainsi que pour la plupart des autres muscles de l'épaule, est de couper en travers le deltoïde par sa partie moyenne, et d'en détacher le

lambeau supérieur, en le séparant exactement de l'humérus, pour
le laisser fixé seulement à la clavicule et à l'épine de l'omoplate :
par ce procédé, le sus-épineux est parfaitement à découvert; la portion qui se rend à l'humérus seule est encore recouverte par l'espèce
d'arcade formée par les apophyses coracoïde, acromion et leurs
ligamens. Il est indispensable de briser ces apophyses, quand on
veut examiner la manière dont les tendons du sus-épineux, du
sous-épineux, etc., se fixent à la tête de l'humérus; mais il ne faut
le faire qu'après la préparation des autres muscles de l'épaule;
encore peut-on se contenter de briser seulement l'apophyse acromion, et de couper le ligament triangulaire, pour voir la manière
dont ces tendons s'insèrent à l'humérus. Beaucoup de graisse,
de tissu cellulaire lâche, entourent l'articulation de l'humérus
avec l'omoplate, se portent sur les muscles, et les tiennent en
partie cachés; enlevez ces divers objets avant de passer à leur
étude.

Du sous épineux. Comme le précédent, il est un peu caché
par le deltoïde, mais dans une grande partie de son étendue
il est à nu sous la peau, et n'est immédiatement recouvert que
par une petite aponévrose dont on se débarrasse facilement. La
portion qui se rend à l'humérus passe aussi sous l'arcade dont j'ai
parlé : attendez, pour la briser et poursuivre la dissection ultérieure de ces deux muscles, que tous ceux de l'épaule soient
terminés.

Du sous-scapulaire. Disséquez la peau le plus loin possible au-
delà de l'épaule et en arrière, soulevez l'omoplate de devant en
arrière, portez fortement le bras en dehors, enlevez le tissu cellulaire abondant, placé entre le sous-scapulaire et le tronc, et
attendez, pour poursuivre la portion qui se rend à l'humérus, que
la préparation des autres muscles soit achevée.

Du grand et du petit rond. En détachant la peau pour voir le
sous-scapulaire, on découvre également ces deux derniers muscles : c'est là sur-tout que le tissu cellulaire abonde, et qu'il faut
en emporter une grande quantité. Le grand rond est facile à
reconnaître à son large tendon, qui se rend à l'humérus; le petit
rond ne l'est pas autant; il est caché entre le sous-épineux, le

sous-scapulaire et le grand rond. La trace des aponévroses qui
séparent ces divers muscles, servira de moyen pour les reconnaître. La longue portion du triceps brachial passe en haut entre
le grand rond et le petit, et laisse entre eux un interv lle assez
considérable; mais vers la p rtie inférieure de l'omoplate, ces
deux derniers muscles sont tellement unis ensemble, ainsi qu'avec
le sous-scapulaire, qu'il est impossible de les séparer.

Alors que le grand et le petit ronds sont préparés, on peut,
après avoir pris une bonne idée de la manière dont les tendons du
grand dorsal, du pectoral et du grand rond, se comportent et
s'insèrent à l'humérus; on peut, dis-je, séparer le membre supérieur du tronc, et briser ou scier l'espèce de voûte, au-dessous
de laquelle passent les tendons du sus-épineux et du sous-épineux.
Il faut alors les isoler exactement du tissu cellulaire graisseux qui
les entoure, et saisir cette occasion pour bien voir les rapports
de ces tendons, ainsi que celui du petit rond, avec la capsule de
l'articulation scapulo-humérale.

Du biceps. Ce muscle est à nu sous la peau le long de la partie
interne du bras, et les précautions qu'il demande ne sont relatives
qu'à la disposition des tendons de ses deux extrémités. La supérieure en a deux, dont un glisse tout le long de la coulisse bicipitale; arrivé à l'articulation, il perce la capsule, et se place, à
droite et à gauche, sur la circonférence de la cavité glénoïdale.
Suivez donc la distribution que je viens d'indiquer; ouvrez la
capsule, pour voir la manière dont se comporte ce tendon, et
n'oubliez pas cette circonstance, pour prendre une bonne idée
de sa situation et de ses rapports. L'autre division de l'extrémité
supérieure du biceps, appelée sa courte portion, s'insère à l'apophyse coracoïde de l'omoplate: elle est confondue dans une grande
partie de son étendue avec le coraco-brachial. Il ne faut point
chercher à l'isoler.

L'extrémité inférieure du même muscle, au contraire, n'a
qu'un seul tendon qui se cache au-dessous du pli du bras, sous
la masse de plusieurs autres muscles. Contentez-vous d'enlever
le tissu cellulaire qui le recouvre en partie, et remettez à voir son
insertion au radius, lorsque vous ferez les muscles de l'avant bras.

Du coraco-brachial, et du brachial antérieur. Le premier, placé au côté interne du biceps, est appliqué dans toute sa longueur sur l'humérus. Détachez la peau en dedans du bras ; enlevez les vaisseaux et le tissu cellulaire qui couvrent portion du coraco-brachial dans sa partie supérieure. Ne cherchez pas à séparer son extrémité supérieure de la courte portion du biceps, ils sont naturellement unis ; mais coupez ce dernier en travers dans sa partie moyenne, et renversez-en les portions, pour bien voir, d'ailleurs, le brachial antérieur, que le bandeau inférieur du biceps couvre en partie. Il ne faut de même pousser la dissection de l'extrémité inférieure du brachial, que jusqu'aux environs de l'articulation.

Du triceps brachial. Ce muscle occupe toute la partie postérieure de l'humérus, et rien n'empêche qu'on ne puisse le voir dans toute son étendue, par le seul isolement de la peau : il faut seulement avoir l'attention de bien séparer les trois portions qui le terminent supérieurement, dont la plus longue s'attache à l'omoplate, dans l'intervalle des deux muscles ronds. Je n'ai pas besoin de recommander qu'il faut toujours laisser une portion assez considérable de peau, pour recouvrir les muscles qu'on a disséqués, afin qu'ils ne se salissent point, et de suspendre, pour les mêmes vues, le membre à quelque partie élevée du lieu où l'on dissèque. Car rien n'est si ordinaire dans les amphithéâtres, que de voir les élèves s'emparer du travail des autres, et emporter les pièces préparées, pour s'épargner la peine de les préparer eux-mêmes.

DESCRIPTION.

DU DELTOÏDE.

(*Sus-acromio-huméral.*)

Situation et figure. Aplati, triangulaire ; situé à la partie supérieure du bras et de l'épaule. *Étendue.* De l'humérus, à la clavicule et à l'omoplate. *Division.* En face externe, recouverte par la peau ; en face interne, qui couvre le tiers supérieur de l'humérus, l'articulation scapulo humérale, le sus et le sous-épineux, le coraco-brachial, portion du triceps et le tendon du grand pectoral. En bords : le postérieur est libre ; l'antérieur correspond au grand pectoral ; la veine basilique seule les sépare : le supérieur, ou base, s'attache au tiers externe de la clavicule et à toute l'épine de l'omoplate : le sommet s'attache au tiers supérieur de l'humérus. *Direction.* Les fibres antérieures sont obliques de haut en bas, et de dedans en dehors ; les postérieures de dehors en dedans, et les moyennes verticales.

Structure et usages. Tendineux inférieurement, aponévrotique à ses attaches supérieures, et charnu dans l'intervalle, il élève le bras, et dans cette situation, il peut le porter en avant ou en arrière, selon les fibres qui agissent.

DU SUS-ÉPINEUX.

(*Petit sus-scapulo-trochitérien.*)

Situation et figure. Allongé, presqu'arrondi ; situé dans la fosse sus-épineuse. *Etendue.* De la base de l'omoplate, à l'humérus. *Division.* En partie postérieure, recouverte par le trapèze et le deltoïde ; en partie antérieure, entièrement logée dans la fosse sus-épineuse. En extrémités : la postérieure s'attache au tiers supérieur de la base de l'omoplate ; l'antérieure, à la grosse tubérosité de l'humérus. *Direction.* Horizontale.

Structure et usages. Tendino aponévrotique à son attache à l'humérus, charnu dans le reste de son étendue, il élève la tête de l'humérus, et lui fait exécuter un mouvement de bascule, par lequel il l'entraîne en arrière.

DU SOUS-ÉPINEUX.

(*Grand sus-scapulo-trochitérien.*)

Situation et figure. Aplati, triangulaire ; situé dans la fosse sous-épineuse. *Etendue.* De la fosse sous-épineuse, à l'humérus. *Division.* En face postérieure, recouverte par le deltoïde, le

15

trapèze, une petite portion du grand dorsal et la peau; en face antérieure, qui occupe toute la fosse sous-épineuse. En bords : le supérieur marche parallèlement à l'épine de l'omoplate ; l'antérieur correspond au grand et au petit ronds ; le postérieur, ou base, se fixe aux deux tiers inférieurs de la base de l'omoplate ; le sommet s'attache à la grosse tubérosité de l'humérus. *Direction.* Un peu oblique de bas en haut, et de derrière en avant.

Structure et usages. Tendineux à son sommet, charnu dans le reste de son étendue, il entraîne l'humérus en arrière, et le fait tourner sur son axe.

DU SOUS-SCAPULAIRE.

(*Sous-scapulo-trochinien.*)

Situation et figure. Aplati, triangulaire ; situé dans la fosse sous-scapulaire. *Étendue.* De la fosse sous-scapulaire, à l'humérus. *Division.* En face postérieure, logée dans la fosse sous-scapulaire ; en face antérieure : elle correspond au grand dentelé, aux vaisseaux axillaires, aux cinq ou six premières côtes, et aux muscles inter-costaux correspondans. En bords : l'antérieur s'attache à la lèvre interne de la côte de l'omoplate ; le postérieur, confondu avec le grand dentelé, s'attache à la base du même os; le supérieur marche dans la direction de son bord supérieur : une grosse extrémité résulte des bords supérieur et antérieur ; elle s'attache à la petite tubérosité de l'humérus. *Direction.* Oblique de bas en haut, et de derrière en devant.

Structure et usages. Un large tendon se voit à son attache à l'humérus; des aponévroses se remarquent dans la propre substance du muscle, qui est charnu dans le reste de son étendue; il fait tourner l'os du bras sur son axe, et le fixe sur le tronc.

DU GRAND ROND.

(*Scapulo-huméral.*)

Situation et figure. Allongé, aplati ; situé à la partie inférieure de l'épaule. *Étendue.* De l'omoplate, à l'humérus. *Division.* En face postérieure, recouverte par le grand dorsal et la peau ; en face antérieure, qui couvre le sous-scapulaire, le biceps, le coraco-brachial et les vaisseaux brachiaux. En bords : l'inférieur correspond au petit rond en bas, et au triceps en haut ; le supérieur, libre sous la peau, forme, avec le grand dorsal, le pli postérieur de l'aisselle. En extrémités : l'inférieure se fixe à l'angle inférieur de l'omoplate ; la supérieure, au bord postérieur de la coulisse bicipitale de l'humérus. *Direction*. Oblique de bas en haut, et de dedans en dehors.

Structure et usages. Un large tendon, uni avec celui du grand dorsal, se voit à son extrémité supérieure ; dans le reste de son étendue il est charnu ; il porte le bras en dedans et en arrière, en le faisant tourner sur son axe.

DU PETIT ROND.

(*Le plus petit sus-scapulo-trochitérien.*)

Situation et figure. Allongé, légèrement arrondi ; situé à la partie inférieure de l'épaule. *Etendue.* De la côte, ou bord antérieur de l'omoplate, à l'humérus. *Division.* En côté postérieur, recouvert par le deltoïde et la peau ; en côté antérieur, qui se fixe à la côte de l'omoplate ; en côté supérieur, qui correspond au sous-épineux ; en côté inférieur, au grand rond et au triceps. En extrémités : l'inférieure se fixe à la côte de l'omoplate ; la supérieure à la grosse tubérosité de l'humérus. *Direction.* Oblique de bas en haut, et de dedans en dehors.

Structure et usages. Un tendon se voit à son attache à l'humérus : il est charnu dans le reste de son étendue ; il écarte le bras du tronc et l'élève un peu.

DU BICEPS.

(*Scapulo-radial.*)

Situation et figure. Allongé, arrondi ; situé à la partie antérieure du bras, et divisé en deux portions supérieurement. *Etendue.* De

15*

l'omoplate, au radius. *Division.* En partie antérieure, recouverte en haut par le deltoïde et le grand pectoral, et par la peau dans le reste de son étendue ; en partie postérieure, appliquée sur l'humérus, le coraco-brachial et le brachial antérieur. En extrémités : l'inférieure se fixe à la tubérosité bicipitale du radius ; la supérieure, double, s'attache, d'une part, à l'apophyse coracoïde, et de l'autre, va se perdre sur le contour de la cavité glénoïde de l'omoplate. *Direction.* Verticale.

Structure et usages. Tendineux à ses extrémités, charnu dans le reste de son étendue, il fléchit le bras sur l'avant-bras, et celui-ci sur le bras.

DU CORACO-BRACHIAL.

(*Idem.*)

Situation et figure. Allongé, étroit ; situé à la partie interne du bras. *Etendue.* De l'humérus, à l'omoplate. *Division.* En face interne, recouverte par le biceps, le grand pectoral et la peau ; en face externe, appliquée sur l'humérus. En extrémités : la supérieure se fixe à l'apophyse coracoïde de l'omoplate ; l'inférieure, à la partie moyenne de la face interne de l'humérus. *Direction.* Verticale.

Structure et usages. Tendineux supérieurement, aponévrotique inférieurement, charnu dans l'intervalle, il rapproche le bras du tronc.

DU BRACHIAL ANTÉRIEUR.

(*Huméro-cubital.*)

Situation et figure. Allongé, aplati ; situé à la partie antérieure et inférieure du bras. *Etendue.* De l'humérus, au cubitus. *Division.* En face antérieure, recouverte par le biceps ; en face postérieure, appliquée sur l'humérus et l'articulation du bras avec l'avant-bras. En extrémités : la supérieure se fixe au-dessous de l'empreinte deltoïdienne de l'humérus ; l'inférieure, à l'apophyse coronoïde du cubitus. *Direction.* Verticale.

Structure et usages. Tendineux inférieurement, charnu dans le reste de son étendue, il fléchit l'avant-bras sur le bras, et celui-ci sur l'avant-bras.

DU TRICEPS-BRACHIAL.

(*Scapulo-huméro-olécranien.*)

Situation et figure. Epais, allongé; situé à la partie postérieure du bras, et divisé en trois portions supérieurement. *Etendue.* De l'humérus, de l'omoplate, au cubitus. *Division.* En face postérieure, recouverte par le deltoïde et la peau ; en face antérieure, appliquée sur la face postérieure de l'humérus. En extrémités : l'inférieure s'attache à l'apophyse olécrane ; la supérieure, triple, s'attache, la longue portion à la côte de l'omoplate, et les deux autres à l'humérus. *Direction.* Verticale.

Structure et usages. Un large tendon se voit à son extrémité inférieure, des aponévroses dans l'épaisseur du muscle, qui est charnu dans le reste de son étendue : il étend l'avant-bras sur le bras, et celui-ci sur l'avant-bras, et de plus il entraîne l'omoplate sur l'humérus.

Tous les muscles des membres n'ayant, pour ainsi dire, que des mouvemens de flexion et d'extension, et leur mécanisme étant très-facile à déterminer, je n'ai pas cru devoir entrer dans des considérations générales sur leurs usages, comme je l'ai fait pour les muscles du tronc, de la tête, de la face et du col.

~~~~~~

SEIZIÈME RÉGION.

RADIO-CUBITALE.

Muscles de l'avant-bas.

On divise les muscles de l'avant-bras en ceux de la région postérieure et en ceux de la région antérieure. La région postérieure

forme deux couches, et l'antérieure quatre. Les muscles de la
région postérieure sont : 1°. le long supinateur, les deux radiaux,
l'extenseur commun des doigts, l'extenseur propre du petit doigt,
le cubital postérieur et l'anconé ; 2°. le court supinateur, le long
abducteur du pouce, son court et son long extenseur, et l'extenseur propre du doigt indicateur. Les muscles de la région antérieure sont : 1°. le rond pronateur, le radial antérieur, le palmaire
grêle, et le cubital antérieur ; 2°. le sublime ; 3°. le profond et le
long fléchisseur du pouce ; 4°. le carré pronateur.

Administration anatomique.

La préparation des muscles de l'avant-bras exige si peu de
soins, que l'élève le moins habile en anatomie peut facilement
s'en tirer avec honneur. Il suffit, en effet, d'enlever exactement
la peau qui les recouvre, en commençant par la partie postérieure.
Une aponévrose assez épaisse est épanouie sur tous ces muscles,
principalement sur ceux de la partie postérieure : il faut la laisser
en place dans la dissection de la peau, et ne l'enlever qu'après
l'avoir bien étudiée. Mais cette aponévrose étant fortement collée
aux muscles dans leur partie supérieure, cette circonstance ne
permet pas de la détacher, à moins d'emporter en même tems les
propres fibres des muscles, ce qu'il ne faut pas faire. Les muscles
eux-mêmes sont très-intimement unis les uns aux autres vers leur
insertion commune à la tubérosité externe de l'humérus : des cloi-
sons aponévrotiques indiquent assez bien leurs lignes de démarcation ; mais il est impossible de les isoler jusqu'à leur attache
supérieure. Inférieurement, au contraire, ils sont séparés par des
intervalles considérables, et rien n'est plus facile que de les
reconnaître. Je ne me permettrai donc que quelques réflexions
rapides sur la préparation de chacun d'eux en particulier, dans
l'ordre de leur étude respective.

Partie postérieure.

1°. *Du long supinateur.* Le premier et l'un des plus superficiels
de cette région, est le long supinateur. La peau de l'avant-bras

ayant été divisée postérieurement dans toute sa longueur, depuis le coude jusque près des doigts, on en écarte les deux lambeaux avec les précautions d'usage : en dehors et un peu en devant se trouve le long supinateur, que ses attaches font aisément reconnaître : isolez-le des deux radiaux, et découvrez exactement son attache inférieure.

Des deux radiaux. Ceux-ci sont placés à côté et en dehors du précédent, dont on ne peut les séparer que dans leur partie inférieure. Les deux radiaux eux-mêmes sont quelquefois tellement collés l'un à l'autre, qu'on a d'abord un peu de peine à les distinguer ; mais leur point d'insertion inférieure se faisant à des parties différentes, c'est là qu'on doit chercher à les isoler l'un de l'autre, jusqu'à deux ou trois travers de doigt de leur attache supérieure.

De l'extenseur commun des doigts. Ce muscle, qui se confond en haut avec les précédens, ainsi qu'avec ceux qui vont être exposés, ne devient libre et distinct que vers le milieu de l'avant-bras : il ne faut pas prendre pour des muscles particuliers les deux ou trois portions qui le terminent inférieurement. Son passage sous le ligament annulaire, qu'il faut conserver, le fait facilement reconnaître ; il y est logé avec le tendon de l'extenseur propre du petit doigt : mais la direction et la marche de ce dernier ne peut pas induire en erreur. Les tendons de l'extenseur commun vont se rendre et s'attacher aux troisièmes phalanges ; il faut donc poursuivre la dissection de la peau jusque-là ; ce qu'on exécute en portant le scalpel longitudinalement sur toute la longueur des quatre doigts qui suivent le pouce, ce dernier ayant ses muscles propres. On ne doit point enlever l'espèce de gaîne aponévrotique qui entoure et retient les tendons en place, qu'on n'ait fini la préparation des muscles de l'avant-bras ; seulement on peut en découvrir un d'entre eux, pour voir la disposition et la manière dont tous les autres s'attachent aux phalanges.

De l'extenseur propre du petit doigt. Ce petit muscle est presque toujours confondu avec le précédent dans toute sa longueur, au moins jusqu'à son passage sous le ligament annulaire ; mais au-delà et sur le dos de la main, on peut aisément le distinguer le suivre isolément jusqu'au petit doigt. Lorsqu'on éprouve de la difficulté à le séparer de l'extenseur commun, au-dessus du ligament annulaire, il faut en abandonner la dissection, et se contenter de l'étudier ainsi confondu avec le précédent.

Du cubital postérieur. Placé immédiatement au-dessous de la peau et en dedans de l'avant-bras, il suffit d'avoir enlevé cette dernière pour voir le cubital dans toute son étendue. Il faut laisser en place l'aponévrose qui le couvre supérieurement, et ne point chercher à diviser ses connexions avec les muscles précédens et l'anconé; sa situation sur le cubitus, son insertion à l'os pisiforme, le font aisément reconnaître.

De l'anconé. Différent des muscles précédens, en ce qu'il est extrêmement court, l'anconé se voit à la partie la plus élevée de la partie postérieure de l'avant-bras. Il faut l'étudier en place, et ne point chercher à l'enlever ni à le détacher du lieu qu'il occupe. L'aponévrose commune qui le recouvre, ainsi que le cubital, cache et empêche de voir les lignes de démarcation qui le séparent des parties voisines; mais cette aponévrose se laisse assez facilement enlever; alors l'anconé est parfaitement à découvert, et il n'exige pas d'autre préparation.

2°. *Du court supinateur.* Ici commencent les muscles de la seconde couche, qu'on ne peut voir qu'après avoir enlevé ceux de la précédente; mais il ne faut pas détacher entièrement ces derniers: il suffit, au contraire, de les couper en travers, à leur tiers inférieur, en renversant les lambeaux en haut et en bas. Si, par ce simple procédé, on ne découvre pas entièrement les muscles de la seconde couche, alors on y supplée, en détachant les précédens jusqu'à leur partie supérieure. Le premier qu'il faut voir, et qui est le plus en dehors, est le court supinateur, qui embrasse la presque totalité de la moitié supérieure du radius. Il est indispensable de poursuivre l'isolement du long supinateur et des deux radiaux jusque près de leur insertion à l'humérus. Une aponévrose mince recouvre le court supinateur dans une grande partie de son étendue; il ne faut point l'enlever, parce qu'elle forme partie intégrante du muscle.

Du long abducteur du pouce, de son long et de son court exten-

seur. Ces trois muscles, minces et allongés, sont placés à côté et
en dedans du précédent, et, pour ainsi dire, collés les uns aux
autres. Il est quelquefois assez difficile de les bien reconnaître,
quand on n'a pas la précaution de les isoler par leur partie inférieure. Le long abducteur ne présente pas les mêmes difficultés;
son tendon est plus gros, et il ne descend pas aussi bas que les deux
autres, qui sont minces et déliés. Il est vrai que le tendon du long
abducteur et du court extenseur passent ensemble dans la même
coulisse, ce qui fournit un moyen de reconnaître ce dernier et de
le distinguer du long extenseur.

De l'extenseur propre du doigt indicateur. Celui-ci est le dernier
de la seconde couche et le plus en dedans. Il demande les mêmes
précautions, pour être isolé des autres; mais son tendon, qui se
rend au doigt indicateur, ne permet pas de le méconnaître. Il
passe, d'ailleurs, dans la même coulisse que l'extenseur commun
des doigts, avec lequel il contracte des adhérences, au moyen d'un
tissu cellulaire lâche, dont on peut facilement le débarrasser. Il
ne faut point enlever, ni couper les divers ligamens qui retiennent
les tendons dans leurs coulisses respectives : si on commet cette
faute, la préparation des muscles de l'avant-bras n'est plus que désordre et confusion.

Partie antérieure.

Les muscles de la partie antérieure de l'avant-bras forment
quatre couches, dont il importe assez de conserver la distribution,
lorsqu'on veut les préparer. Du reste, cette préparation est encore
plus facile que celle des muscles précédens, parce que ceux de la
partie antérieure sont moins nombreux, qu'en général leur masse
est plus considérable, et qu'ils sont séparés les uns des autres dans
la totalité de leur étendue. Ces muscles sont : 1°. le rond pronateur, le radial antérieur, le palmaire grêle et le cubital postérieur;
2°. le fléchisseur sublime; 3°. le fléchisseur profond, le long fléchisseur du pouce; 4°. le carré pronateur.

1°. *Du rond pronateur.* Ce muscle qui est le premier de ceux qui
se fixent à la tubérosité interne de l'humérus, est immédiatement

placé sous la peau : dans sa partie supérieure , il s'unit assez fortement au radial antérieur; mais en dehors il est libre, et il n'exige,
pour être mis à découvert , que d'être débarrassé de la peau et du
tissu cellulaire peu abondant qui le recouvre. Entre ce muscle et le
long supinateur se voit, dans leur partie supérieure, un enfoncement assez remarquable, dans lequel se perd l'extrémité inférieure
du biceps. Du reste, le long pronateur est le moins long des muscles superficiels de la partie antérieure de l'avant-bras, au milieu
duquel il se termine, en se portant obliquement de la tubérosité
interne de l'humérus, à la partie moyenne et externe du radius.

Du radial antérieur. Quand on a enlevé exactement la peau de
la partie antérieure de l'avant-bras, le radial antérieur, comme
les autres muscles de cette couche, est parfaitement à découvert :
il s'affit seulement de ne pas le confondre avec le cubital de la
même région ; sa direction plus en dehors, sa marche le long du
radius, empêcheront de commettre cette erreur.

Du palmaire grêle. Ce petit muscle grêle, comme son nom l'indique, manque quelquefois, et se réduit à bien peu de chose quand
il existe : il est placé entre le radial et le cubital antérieur, et son
tendon, qui occupe presque toute sa longueur, le fait aisément reconnaître. Il faut remarquer la manière dont ce tendon forme inférieurement l'aponévrose palmaire, et le garder en place jusqu'après l'étude de cette dernière.

Du cubital postérieur. Celui-ci est le dernier et le plus en
dedans de cette couche : placé tout le long du cubitus, il se fixe
en bas à l'os pisiforme, et ne demande que d'être séparé d'un peu
de graisse , qui le couvre inférieurement.

Après avoir étudié les muscles de cette couche superficielle ,
il faut les couper en travers par leur partie moyenne , et en renverser les lambeaux en haut et en bas, pour faire les deux fléchisseurs qui sont placés dessous, ainsi que le long fléchisseur du
pouce.

2°. *Du fléchisseur sublime.* Les lambeaux des muscles de la
couche précédente étant renversés en haut et en bas, on trouve
au-dessous le sublime. Il faut le distinguer du profond, qui est
placé à côté, mais plus en dedans, et dont l'attache supérieure se

fait au cubitus. On doit détacher les muscles de la première couche jusque dans leur partie supérieure , pour apercevoir le sublime
dans toute son étendue. On doit également mettre à découvert la
portion inférieure de ce muscle : elle est formée de quatre tendons
qui se rendent aux quatre doigts qui suivent le pouce. Pour les
poursuivre, on se trouve dans l'obligation d'enlever toute la
peau de la main, et d'examiner, avant de l'emporter, l'aponévrose palmaire, que le tendon du palmaire grêle compose en
partie; mais il faut respecter le ligament annulaire antérieur du
carpe, au-dessous duquel passent les tendons du sublime, ainsi
que ceux du profond. On peut cependant remettre la préparation
ultérieure de ces tendons, lorsqu'on s'occupera du profond, auquel
nous allons passer.

3°. *Du fléchisseur profond.* Pour préparer ce muscle, il ne
faut point détacher le précédent , mais l'écarter seulement, sans
le couper, parce que les rapports de l'un et de l'autre sont très-
multipliés, et que leur étude respective y gagne beaucoup : il faut
seulement avoir l'attention de bien reconnaître ce qui appartient
à l'un et à l'autre. Chacun d'eux se divise de bonne heure en deux,
et quelquefois en trois portions ; mais arrivés sous le ligament
annulaire, leurs tendons sont déjà isolés et distincts. Il faut emporter le peu de graisse et de tissu cellulaire qui se trouve dans
l'intervalle des deux muscles et des diverses parties qui les forment:
on pourra même se débarrasser alors de tous les muscles de la
première couche , comme n'étant plus d'une nécessité indispensable pour l'étude des derniers. Au-delà du ligament annulaire,
les tendons sont placés les uns au-dessus des autres, et ils se comportent ainsi jusque près des secondes phalanges , où ceux du sublime, qui étaient jusque-là placés en dessus, passent en dessous,
en traversant une espèce de coulisse , que leur présentent les
tendons du profond. Il suffit d'ailleurs de suivre avec un peu
d'attention la marche des tendons des deux muscles, pour prendre
une connaissance parfaite de la manière dont ils se comportent
respectivement.

Du long fléchisseur du pouce. Ce muscle est couché tout le
long du radius. Il faut enlever le sublime pour le bien voir , et

c'est la seule préparation qu'il exige, jusqu'à son passage sous le ligament annulaire, qu'il franchit conjointement avec le sublime et le profond. Là se trouve une substance molle et lâche, qui unit faiblement ces diverses parties : il faut l'enlever, et poursuivre le tendon du long fléchisseur du pouce, qui se cache dans l'épaisseur de son court fléchisseur, pour arriver jusqu'à la dernière phalange du pouce, à la partie interne de laquelle il se fixe.

4°. *Du carré pronateur.* On peut indistinctement laisser en place ou enlever les muscles précédens, pour voir le carré pronateur, qui est placé au dessous, à la partie inférieure des deux os de l'avant-bras. C'est la seule préparation que ce petit muscle exige, et son étude comme sa dissection sont des plus faciles.

DESCRIPTION.

DU LONG SUPINATEUR.

(*Huméro - sus - radial.*)

Situation et figure. Allongé ; situé à la partie externe de l'avant-bras. *Étendue.* De l'humérus, au radius. *Division.* En partie externe, recouverte par la peau ; en partie interne ; qui couvre le brachial antérieur, le sublime, le long fléchisseur du pouce, le court supinateur et le premier radial externe. En extrémités : la supérieure, plus volumineuse, s'attache en dehors au quart inférieur de l'humérus ; l'inférieure, plus mince, se fixe au bord antérieur du radius, près de son extrémité inférieure. *Direction* Verticale.

Structure et usages. Charnu dans son tiers supérieur, tendineux dans ses deux tiers inférieurs, il porte la main dans la supination, et étend l'avant-bras sur le bras.

DU PREMIER RADIAL EXTERNE.

(*Huméro - sus - métacarpien.*)

Situation et figure. Allongé, aplati ; situé à la partie externe

de l'avant-bras. *Etendue.* De l'humérus, au radius. *Division.*
En partie externe, recouverte par le long supinateur, et en bas
par les tendons du long abducteur du pouce et de son court extenseur; en partie interne, placée sur l'articulation du bras avec
l'avant-bras et le second radial externe. En extrémités : la supérieure, plus épaisse, s'attache à la partie la plus élevée de la tubérosité externe de l'humérus; l'inférieure, plus mince, à la partie
postérieure et supérieure du second os du métacarpe. *Direction.*
Verticale.

Structure et usages. Charnu dans sa moitié supérieure, tendineux dans sa moitié inférieure, il porte la main dans la supination; il peut aussi étendre l'avant-bras sur le bras.

DU SECOND RADIAL EXTERNE.

(*Epicondilo - sus - métacarpien.*)

Situation et figure. Allongé, aplati; situé à la partie externe
et postérieure de l'avant-bras. *Etendue.* De l'humérus, au radius.
Division. En face externe, couverte en haut par le long supinateur, dans le reste de son étendue par le premier radial et les tendons du long abducteur du pouce et de son court extenseur; en
face interne, placée sur le court supinateur et l'os radius. En
extrémités : la supérieure, plus volumineuse, s'attache à la tubérosité externe de l'humérus, au-dessous de celle du premier radial
externe; l'inférieure, plus mince, à la partie postérieure et supérieure du troisième os du métacarpe. *Direction.* Oblique de haut
en bas, et de dehors en dedans.

Structure et usages. Tendineux à ses deux extrémités, charnu
dans l'intervalle, il porte la main en dehors, et dans la supination; il peut aussi étendre l'avant-bras sur le bras.

DE L'EXTENSEUR COMMUN DES DOIGTS.

(*Epicondilo-sus-phalangettien commun.*)

Situation et figure. Allongé, arrondi, divisé en quatre portions
inférieurement; situé à la partie postérieure de l'avant-bras.

Étendue. De l'humérus, aux quatre doigts qui suivent le pouce. *Division.* En partie postérieure, recouverte par l'aponévrose anti-brachiale et la peau; en partie antérieure, appliquée sur le court supinateur, le long abducteur, les court et long extenseurs du pouce, l'articulation de la main et la partie postérieure des quatre doigts qui suivent le pouce. En extrémités : la supérieure s'attache à la tubérosité externe de l'humérus, entre les radiaux et l'extenseur du petit doigt ; l'inférieure, divisée en quatre tendons, s'attache à la partie postérieure des troisièmes phalanges. *Direction.* Verticale.

Structure et usages. Aponévrotique à son extrémité supérieure, il est terminé en bas par quatre tendons, qui montent très-haut dans les fibres charnues : il étend les troisièmes phalanges sur les deuxièmes, celles-ci sur les premières, et la totalité de la main sur l'avant-bras.

DE L'EXTENSEUR DU PETIT DOIGT.

(*Epicondilo - sus - phalangettien du petit doigt.*)

Situation et figure. Mince, allongé; situé à la partie postérieure de l'avant-bras. *Étendue.* De l'humérus, au petit doigt. *Division.* En partie postérieure, recouverte par l'aponévrose anti-brachiale et la peau ; en face antérieure, placée sur le court supinateur, les muscles long abducteur, court et long extenseurs du pouce, et l'extenseur du doigt indicateur. En extrémités : la supérieure se fixe à la tubérosité externe de l'humérus, entre l'extenseur commun et le cubital ; l'inférieure s'attache aux deux dernières phalanges du petit doigt. *Direction.* Verticale.

Structure et usages. Aponévrotique à son extrémité supérieure, il est terminé en bas par un long tendon, et les fibres charnues se trouvent dans l'intervalle : il étend les dernières phalanges du petit doigt sur les premières.

DU CUBITAL POSTÉRIEUR.

(*Cubito-sus-métacarpien.*)

Situation et figure. Allongé; situé à la partie postérieure de

l'avant-bras. *Étendue*. De l'humérus, au cinquième os du métacarpe. *Division*. En partie postérieure, recouverte par la peau et
l'aponévrose anti-brachiale ; en partie antérieure, placée en haut
sur tous les muscles de la seconde couche, dans le reste de son
étendue sur le cubitus. En extrémités : la supérieure s'attache à la
tubérosité externe de l'humérus, entre l'extenseur propre du petit
doigt et l'anconé ; l'inférieure, à la partie postérieure et supérieure
du cinquième os du métacarpe. *Direction*. A-peu-près verticale.

Structure et usages. Aponévrotique supérieurement, tendineux
à son extrémité inférieure, charnu dans l'intervalle, il a les mêmes
usages que le radial postérieur.

DE L'ANCONÉ.

(*Epicondilo - cubital.*)

Situation et figure. Aplati, triangulaire ; situé à la partie postérieure et supérieure de l'avant-bras. *Étendue*. De l'humérus, au
cubitus. *Division*. En face postérieure, couverte par la peau et
l'aponévrose anti-brachiale ; en face antérieure, placée sur l'articulation du bras avec l'avant bras et sur portion du cubitus. Son
bord interne est libre ; l'externe est confondu avec le cubital : la
base s'attache à la tubérosité externe de l'humérus ; le sommet,
ou extrémité inférieure, se fixe au quart supérieur du cubitus.
Direction. Oblique de haut en bas, et de dehors en dedans.

Structure et usages. Tendino-aponévrotique à ses extrémités,
charnu dans l'intervalle, il contribue à étendre l'avant-bras sur
le bras, et réciproquement le bras sur l'avant-bras.

DU COURT SUPINATEUR.

(*Epicondilo-radial.*)

Situation et figure. Allongé, aplati ; situé à la partie postérieure
et supérieure de l'avant-bras. *Étendue*. De l'humérus, du cubitus,
au radius. *Division*. En face externe, recouverte par tous les muscles de la couche superficielle de la partie postérieure de l'avant-
bras ; en face interne, appliquée sur les os cubitus et radius. En

extrémités : la supérieure, appelée la base, s'attache à la tubérosité externe de l'humérus, au-dessous des précédens, ainsi qu'à
une portion de la face postérieure du cubitus ; l'inférieure se fixe
à la partie moyenne de la face externe du radius, au-dessous du
rond pronateur. *Direction.* Oblique de haut en bas, de dehors en
dedans, et de derrière en devant.

Structure et usages. Un large tendon, qui se porte jusque près
de son extrémité inférieure, naît de son attache supérieure ; les
fibres charnues occupent le reste du muscle : il porte l'avant-bras
dans la supination.

DU LONG ABDUCTEUR DU POUCE.

(*Cubito sus-métacarpien du pouce*)

Situation et figure. Allongé, aplati ; situé à la partie postérieure
et externe de l'avant-bras. *Étendue.* Du cubitus, du radius, à l'os
du métacarpe qui soutient le pouce. *Division.* En face postérieure,
recouverte par la plupart des muscles de la couche superficielle ;
en face antérieure, appliquée sur une portion du cubitus, du ligament inter-osseux et du radius. En extrémités : la supérieure se
fixe à la partie supérieure de la face postérieure du cubitus ; l'inférieure, à la partie supérieure et postérieure du premier os
du métacarpe. *Direction.* Oblique de haut en bas, et de dedans
en dehors.

Structure et usages. Un long tendon se remarque à sa partie
inférieure : il est charnu dans le reste de son étendue ; il porte le
pouce en dehors et en arrière.

DU COURT EXTENSEUR DU POUCE.

(*Cubito-sus-phalangien du pouce.*)

Situation et figure. Allongé, étroit ; situé à la partie postérieure
et externe de l'avant-bras. *Étendue.* Du cubitus, du radius, à la
première phalange du pouce. *Division.* En face postérieure, recouverte par la plupart des muscles de la couche superficielle ; en face
antérieure, elle couvre portion du cubitus, du ligament inter-
osseux, du radius, et le premier os du métacarpe. En extrémités :

la supérieure se fixe à la partie supérieure et postérieure du cubitus au-dessous du précédent; l'inférieure s'attache à la partie supérieure et postérieure de la première phalange du pouce. *Direction.* Oblique de haut en bas, et de dedans en dehors.

Structure et usages. Un tendon long et mince le termine inférieurement; il est charnu dans le reste de son étendue : il étend la première phalange du pouce sur l'os du métacarpe.

DU LONG EXTENSEUR DU POUCE.

(*Cubito-sus-phalangettien du pouce.*)

Situation et figure. Allongé, aplati; situé à la partie postérieure et externe de l'avant-bras. *Étendue.* Du cubitus, à la dernière phalange du pouce. *Division.* En face postérieure, recouverte par la plupart des muscles de la couche superficielle; en face antérieure, appliquée sur le cubitus, le radius, le premier os du métacarpe et la première phalange du pouce. En extrémités : la supérieure s'attache au tiers supérieur du cubitus, plus bas que le précédent; l'inférieure, à la partie postérieure de la dernière phalange du pouce. *Direction.* Oblique de haut en bas, et de dedans en dehors.

Structure et usages. Un long tendon le termine inférieurement; il est charnu dans le reste de son étendue : il étend la dernière phalange du pouce sur la première.

DE L'EXTENSEUR PROPRE DU DOIGT INDICATEUR.

(*Cubito-sus-phalangettien de l'index.*)

Situation et figure. Mince, allongé; situé à la partie postérieure de l'avant-bras. *Étendue.* Du cubitus, aux deux dernières phalanges du doigt indicateur. *Division.* En face postérieure, recouverte par l'extenseur commun des doigts et celui du petit doigt; en face antérieure : elle couvre portion du cubitus, du ligament inter-osseux, du radius et le second os du métacarpe. En extrémités : la supérieure se fixe à la partie moyenne de la face postérieure du cubitus; l'inférieure tendineuse passe dans une coulisse commune à l'extenseur commun des doigts, et va se fixer à la

16

partie postérieure des deux dernières phalanges du doigt indicateur. *Direction.* Oblique de haut en bas, et de dedans en dehors.

Structure et usages. Un long tendon le termine inférieurement, et il est charnu dans le reste de son étendue : il étend les dernières phalanges du doigt indicateur sur la première, et contribue à l'extension de la main.

DU ROND PRONATEUR.

(*Epitroclo-radial.*)

Situation et figure. Allongé, arrondi; situé à la partie antérieure de l'avant-bras. *Etendue.* De l'humérus, au radius. *Division.* En partie antérieure, recouverte par la peau, l'aponévrose anti-brachiale, le long supinateur et les deux radiaux; en face postérieure, qui couvre le brachial antérieur et le sublime. Son côté interne est uni dans toute son étendue avec le brachial antérieur; le côté externe correspond au long supinateur et aux deux radiaux. En extrémités : la supérieure se fixe à la tubérosité interne de l'humérus, et à la partie voisine de l'apophyse coronoïde du cubitus; l'inférieure, à la partie moyenne de la face externe du radius. *Direction.* Oblique de haut en bas, et de dedans en dehors.

Structure et usages. Tendineux à ses extrémités, charnu dans le reste de son étendue, il produit la pronation de l'avant-bras et de la main.

DU RADIAL ANTÉRIEUR.

(*Epitroclo-métacarpien.*)

Situation et figure. Allongé; situé à la partie antérieure de l'avant-bras. *Etendue.* De l'humérus, au second os du métacarpe. *Division.* En face antérieure, recouverte en partie par le long supinateur, l'aponévrose anti-brachiale et la peau; en face postérieure, appliquée sur le sublime et le long fléchisseur du pouce. En extrémités : la supérieure se fixe à la tubérosité interne de l'humérus, entre le précédent et le palmaire grêle; l'inférieure va s'attacher à la partie antérieure et supérieure du second os du métacarpe. *Direction.* Oblique de haut en bas, et de dedans en dehors.

Structure et usages. Tendineux à ses extrémités, charnu dans l'intervalle, il fléchit la main sur l'avant-bras.

DU PALMAIRE GRÊLE.

(*Epitroclo-palmaire.*)

Situation et figure. Mince, étroit, allongé; situé à la partie antérieure de l'avant-bras. *Etendue.* De l'humérus, à l'aponé-vrose palmaire. *Division.* En face antérieure, recouverte par l'aponévrose de l'avant-bras et la peau; en partie postérieure, placée sur le sublime. En extrémités : la supérieure, située entre le radial antérieur et le cubital interne, se fixe à la tubérosité interne de l'humérus; l'inférieure se perd dans l'aponévrose palmaire. *Direction.* Verticale.

Structure et usages. Un tendon long et grêle, qui le forme en grande partie, le termine inférieurement; il présente seulement une très-petite portion charnue dans sa partie supérieure : il tend l'aponévrose palmaire.

DU CUBITAL ANTÉRIEUR.

(*Cubito-carpien.*)

Situation et figure. Allongé; situé à la partie antérieure et interne de l'avant-bras. *Etendue.* De l'humérus, à l'os pisiforme. *Division.* En face antérieure, recouverte par la peau et l'aponé-vrose anti-brachiale; en face postérieure, qui couvre le profond et le carré pronateur. En extrémités : la supérieure se fixe en dedans de la tubérosité interne de l'humérus; l'inférieure, à l'os pisiforme, qu'elle embrasse dans toute son étendue. *Direction.* Verticale.

Structure et usages. Tendineux à ses deux extrémités, charnu dans l'intervalle, il entraîne la main dans la flexion.

16*

DU SUBLIME.

(*Epitroclo-phalangien commun.*)

Situation et figure. Allongé, épais; situé à la partie antérieure de l'avant-bras et de la main : divisé en quatre portions inférieurement. *Étendue.* De l'humérus, aux quatre doigts qui suivent le pouce. *Division.* En face antérieure, recouverte par le rond pronateur, le radial antérieur et le palmaire grêle; en face postérieure, placée sur le profond et le long fléchisseur du pouce. En extrémités : la supérieure se fixe à la tubérosité interne de l'humérus, et à la partie voisine de l'apophyse coronoïde du cubitus; l'inférieure, divisée en quatre portions, passe sous le ligament annulaire antérieur du carpe, et de là va s'attacher à la partie antérieure des secondes phalanges des quatre derniers doigts, par autant de tendons. *Direction.* Verticale.

Structure et usages. Son extrémité supérieure est légèrement tendineuse; l'inférieure, au contraire, présente quatre tendons, qui montent très-haut dans les fibres charnues; il fléchit les deuxièmes phalanges sur les premières, et entraîne la totalité de la main dans la flexion.

DU PROFOND.

(*Cubito-phalangettien commun.*)

Situation et figure. Allongé, très épais; situé à la partie antérieure de l'avant-bras et de la main, divisé en quatre portions inférieurement. *Etendue.* Du cubitus, aux troisièmes phalanges des quatre derniers doigts. *Division.* En face antérieure, recouverte par le sublime et le cubital antérieur; en face postérieure, placée sur la face antérieure du cubitus et sur le carré pronateur. En extrémités : la supérieure s'attache au dessous de l'apophyse coronoïde du cubitus; l'inférieure, divisée en quatre tendons, passe avec le sublime sous le ligament annulaire antérieur du carpe, et de là va s'attacher à la partie antérieure des troisièmes phalanges des quatre derniers doigts. *Direction.* Verticale.

Structure et usages. Aponévrotique supérieurement, il présente à son extrémité inférieure quatre tendons, qui montent très-haut dans les fibres charnues ; il fléchit les troisièmes phalanges sur les deuxièmes, celles-ci sur les premières, et produit la flexion complète de la main.

DU LONG FLÉCHISSEUR DU POUCE.

(*Radio-phalangettien du pouce.*)

Situation et figure. Allongé, aplati ; situé à la partie antérieure et externe de l'avant-bras. *Étendue.* Du radius, à la dernière phalange du pouce. *Division.* En face antérieure, recouverte par le sublime et le radial antérieur ; en face postérieure, appliquée sur les trois quarts inférieurs du radius, l'articulation de la main et le court fléchisseur du pouce. En extrémités : la supérieure s'attache au quart supérieur de la face antérieure du radius ; l'inférieure, à la face antérieure de la dernière phalange du pouce. *Direction.* Oblique de haut en bas, et de dedans en dehors.

Structure et usages. Un long tendon le termine inférieurement, et il est charnu dans le reste de son étendue. Il fléchit la dernière phalange du pouce sur la première.

DU CARRÉ PRONATEUR.

(*Cubito-radial.*)

Situation et figure. Aplati, quadrilatère ; situé à la partie antérieure et inférieure de l'avant-bras. *Étendue.* Du radius, au cubitus. *Division.* En face antérieure, recouverte par le profond et le long fléchisseur du pouce ; en face postérieure, placée sur le quart inférieur du radius et du cubitus, et sur portion correspondante du ligament inter-osseux. En bords : le supérieur et l'inférieur ne présentent rien de remarquable. L'externe s'attache au quart inférieur du bord externe du radius ; l'interne, au quart inférieur du bord interne du cubitus. *Direction.* Transversale.

Structure et usages. Aponévrotique à ses attaches, charnu dans l'intervalle, il produit la pronation de la main.

DIX-SEPTIÈME RÉGION.

CARPO-MÉTACARPIENNE.

Muscles des faces palmaire et dorsale de la main.

On divise les muscles de cette région en ceux de la paume et en ceux du dos de la main. Les muscles de la paume de la main sont distingués en ceux de l'éminence thénar et en ceux de l'éminence hypothénar. Les noms de tous ces muscles, dans l'ordre de leur préparation et de leur étude, sont : le court abducteur du pouce, son court fléchisseur, son opposant et son adducteur ; le court fléchisseur du petit doigt, son abducteur et son opposant : on y comprend encore le palmaire cutané.

Les muscles lombricaux sont au nombre de quatre, que l'on distingue par les noms numériques de premier, deuxième, etc., en commençant par le pouce. Les muscles inter-osseux sont au nombre de sept, distingués en palmaires et en dorsaux. Les premiers sont au nombre de quatre, et les derniers de trois, en comptant par le pouce.

Administration anatomique.

Les muscles de la main sont très-multipliés, mais ils sont eux-mêmes peu volumineux, et n'occupent que de très-petits espaces : rapprochés les uns des autres, et se touchant par tous les points de leur petite masse, ils présentent, sous ce rapport, quelques difficultés pour leur préparation; en effet, quelque soin qu'on prenne pour leur dissection, on ne peut point espérer de les isoler, comme on a fait pour ceux du bras et de l'avant-bras. La peau de la main, comme celle du pied, adhère fortement aux parties subjacentes, sur-tout dans la portion qu'on appelle la paume de la main , au-dessous de laquelle se trouve l'aponévrose palmaire, dont il faut prendre une idée avant de passer à la préparation des muscles , qui sont situés au-dessous. Si on se sert, pour faire les muscles de la main , de la même *extrémité* sur laquelle on a étudié ceux de l'avant-bras, les tégumens de la paume et du dos de la main ont été enlevés jusqu'aux doigts , pour suivre la terminaison tendineuse de la plupart des muscles de l'avant-bras, et une partie du travail des muscles de la main est déjà faite ; mais en procédant de cette manière, on sacrifie l'aponévrose palmaire et un très-petit muscle , appelé palmaire cutané, que peu d'élèves voient, parce qu'ils n'ont point l'attention de conserver intact un des côtés de la partie qu'ils préparent, pour éviter l'inconvénient dont je viens de parler. Servez - vous donc , pour faire les muscles de cette série , d'une main que la peau enveloppe encore de toutes parts, pour avoir d'ailleurs une idée juste et exacte de la dissection de chaque partie. Les choses ainsi disposées, commencez par diviser les tégumens de la paume de la main , jusqu'à l'aponévrose palmaire, qu'il ne faut enlever qu'après l'avoir étudiée, ainsi que le palmaire cutané, qui n'existe pas toujours , il est vrai, mais qu'il est agréable de bien conserver quand il existe, parce qu'il faut une certaine habileté pour ne point l'emporter avec la peau qui le recouvre. Il est placé sur l'éminence hypothénar, et ses fibres, extrêmement pâles , en rendent la préparation assez difficile. Mais il faut tout faire pour le voir, et ne passer à la dissection particulière de chacun des muscles de la main, qu'après l'avoir étudié.

Du court abducteur du pouce. Ce muscle est le plus en dehors de ceux de l'éminence thénar ; et quoique confondu avec les autres du pouce, on peut assez facilement le distinguer, en cherchant avec précaution sa ligne de démarcation , qu'indique une légère trace de tissu cellulaire, placé entre ce muscle, l'opposant et le court fléchisseur du pouce.

De l'opposant du pouce. Il n'est pas aussi facile de trouver la séparation de ce muscle et du court fléchisseur, comme on a pu le faire pour le précédent. Il est des sujets sur-tout où ces deux muscles sont tellement unis et confondus ensemble, qu'il est impossible de pouvoir les isoler l'un de l'autre. La seule manière de s'en former une idée, quand cette circonstance existe, est de prendre pour l'opposant le quart, à-peu-près, de la masse charnue, placée au-dessous du court abducteur, et de conserver le reste pour le court fléchisseur. Pour mettre encore moins d'entraves à son travail, on peut couper en travers le court abducteur, et en écarter les lambeaux. L'opposant est ordinairement placé sous le précédent, quoique le court abducteur recouvre également un peu le court fléchisseur, qui est le plus volumineux de tous ceux de l'éminence thénar.

Du court fléchisseur. Quand la nature indique elle-même la séparation de l'opposant et du court fléchisseur, ou que le scalpel a suppléé à cette omission, ce dernier muscle est très-facile à mettre à nu; car l'adducteur, avec lequel il a quelques rapports, a une direction et se trouve placé de manière à ne laisser aucun doute sur le lieu de leur séparation. Le court fléchisseur a de plus un caractère qui aide beaucoup à le faire connaître, c'est l'espèce de gouttière qu'il offre dans sa partie moyenne pour le passage du tendon du long fléchisseur du pouce, circonstance qu'on a dû remarquer déjà à l'occasion de la préparation de ce dernier. Les trois petits muscles du pouce, ayant leurs points d'insertion supérieure en partie au ligament annulaire antérieur du carpe, on est obligé de le conserver en entier, non-seulement pour les muscles précédens, mais pour ceux du petit doigt également.

De l'adducteur du pouce. Celui-ci est bien situé dans l'éminence thénar, mais il s'avance un peu dans la paume de la main; et pour le voir, il faut se débarrasser des tendons des grands fléchisseurs des doigts, et du tissu cellulaire, assez épais, qui le recouvre en partie. Le court fléchisseur du pouce le cache aussi un peu. La peau, dans l'intervalle du pouce et du doigt indicateur, adhère assez intimement à ce muscle; il ne suffit pas de le découvrir en devant, il faut aussi le préparer en arrière; enfin, pour le faire avec succès, il est convenable de porter fortement le doigt indicateur en dedans, et le pouce en dehors. En remplissant ces légères conditions, son étude alors devient très-facile.

De l'abducteur du petit doigt. Ce muscle est au petit doigt ce que le court abducteur est au pouce. L'un écarte le petit doigt des autres doigts, en le portant en dedans; l'autre produit le même effet sur le pouce, en le portant en dehors : tous deux forment la partie la plus proéminente de cette espèce de mollet qui se remarque en dedans de la main dans la direction de ces deux doigts. Les préceptes donnés pour la préparation du court abducteur du pouce s'appliquent donc parfaitement à celle de l'abducteur du petit doigt. Après en avoir reconnu la séparation par la trace du tissu cellulaire qui existe toujours, on le coupe en travers par la partie moyenne, et on passe à la préparation des autres muscles du même doigt.

Du court fléchisseur du petit doigt, et de son opposant. Ces muscles présentent à-peu-près, pour leur préparation, les mêmes difficultés que les muscles correspondans du pouce, avec cette différence cependant, qu'ici le court fléchisseur est situé presque parallèlement à l'abducteur, et que l'opposant est placé derrière ces deux muscles : ce dernier d'ailleurs, quoique attaché supérieurement aux mêmes parties que le court fléchisseur, ne descend pas aussi bas, car son insertion inférieure a lieu au cinquième os du métacarpe, tandis que les deux autres vont jusqu'à la première phalange du petit doigt.

Des lombricaux. Ces petits muscles tiennent aux tendons du profond : ils sont placés dans la paume de la main, et leur préparation se réduit à bien isoler les tendons du muscle auquel ils sont attachés. On doit observer que leur terminaison inférieure abandonne ce muscle, pour aller se fixer à la partie postérieure et externe des premières phalanges des quatre doigts, qui suivent le pouce.

Des inter-osseux. La nature a disséqué ces muscles; le scapel de l'anatomiste n'ajoute rien à leur préparation, mais il faut les débarrasser des objets qui les masquent au premier coup d'œil. La peau seule recouvre les inter-osseux dorsaux; les palmaires le sont par les lombricaux et les muscles des éminences thénar et hypothénar. Ce travail, peu pénible, étant achevé, tous les inter-osseux restent parfaitement isolés dans l'intervalle des os du métacarpe, qu'ils occupent dans toute leur étendue. Un petit tendon qui les termine inférieurement, va se fixer, selon l'inter-osseux auquel il appartient, tantôt au côté interne, tantôt au côté externe des premières phalanges des quatre derniers doigts.

DESCRIPTION.

DU COURT ABDUCTEUR DU POUCE.

(*Carpo-sus-phalangien du pouce.*)

Situation et figure. Allongé, légèrement arrondi; situé sur l'éminence thénar. *Etendue.* Du ligament antérieur du carpe, au premier os du métacarpe. *Division.* En face antérieure, recouverte par la peau; en face postérieure, appliquée sur l'opposant du pouce, et une petite portion du court fléchisseur. En extrémités: la supérieure s'attache à la partie externe du ligament annulaire antérieur du carpe, et à l'os scaphoïde; l'inférieure, au côté externe de l'extrémité supérieure de la première phalange du pouce. *Direction.* Oblique de haut en bas, et de dedans en dehors.

Structure et usages. Aponévrotiquo-tendineux à ses extrémités, charnu dans l'intervalle, il porte le pouce en dehors et en avant.

DE L'OPPOSANT DU POUCE.

(*Carpo-métacarpien du pouce.*)

Situation et figure. Allongé, arrondi; situé sur l'éminence thénar. *Etendue.* Du ligament annulaire du carpe, au premier os du métacarpe. *Division.* En face antérieure, couverte par le court abducteur du pouce et la peau; en face postérieure, appliquée sur toute la face antérieure du premier os du métacarpe, et sur le court fléchisseur, avec lequel l'opposant est quelquefois intimement uni. En extrémités: la supérieure se fixe à la partie antérieure du ligament annulaire, et à l'os trapèze; l'inférieure, à la partie externe de l'extrémité inferieure du premier os du métacarpe. *Direction.* Presque verticale.

Structure et usages. Aponévrotique à ses attaches, charnu dans

l'intervalle, il porte en dehors et en devant le premier os du métacarpe, et par un mouvement de rotation, oppose le pouce aux
autres doigts.

DU COURT FLÉCHISSEUR DU POUCE.

(*Carpo-phalangien du pouce.*)

Situation et figure. Allongé, épais, aplati; situé sur l'éminence
thénar. *Etendue.* Du ligament annulaire, à la première phalange
du pouce, plus en dedans que les précédens. *Division.* En face antérieure, recouverte de dehors en dedans par le court abducteur
du pouce, le tendon de son long fléchisseur, les tendons du profond, et les deux premiers lombricaux; en face postérieure, appliquée sur les premiers inter-osseux. Son côté externe répond à
l'abducteur du pouce, et l'interne à son adducteur. En extrémités :
la supérieure, divi ée en deux portions, se fixe, d'une part, à la
partie antérieure du ligament annulaire et à l'os trapèze, et de
l'autre, au grand os et au troisième os du métacarpe; l'extrémité
inférieure, également divisée en deux portions, s'attache, d'une
part, à la partie externe de l'extrémité supérieure de la première
phalange du pouce, et de l'autre, à la partie interne de la même
phalange. *Direction.* Oblique de haut en bas, et dedans en dehors.

Structure et usages. Tendineux à ses extrémités, charnu dans
l'intervalle, son nom indique assez ses usages.

DE L'ADDUCTEUR DU POUCE.

(*Métacarpo-phalangien du pouce*).

Situation et figure. Aplati, triangulaire; situé dans la paume de
la main. *Etendue.* Du troisième os du métacarpe, à la première
phalange du pouce. *Division.* En face antérieure, recouverte par
la peau, les tendons du profond et les deux premiers lombricaux;
en face postérieure, qui correspond aux premiers inter-osseux
dorsaux et palmaires. En bords : l'externe répond au court fléchisseur; l'inférieur est libre sous la peau; l'interne, ou la base,
s'attache à la face antérieure du troisième os du métacarpe; le som-

met, résultat des bords inférieur et externe, s'attache à la partie interne de l'extrémité supérieure de la première phalange du pouce. *Direction.* Transversale.

Structure et usages. Légèrement tendineux à ses attaches, charnu dans le reste de son étendue, il rapproche le pouce des autres doigts.

DU PALMAIRE CUTANÉ.

(Compris dans *le carpo-phalangien du petit doigt.*)

Situation et figure. Très-mince, aplati; situé à la partie supérieure et interne de la main. *Etendue.* Du ligament annulaire du carpe, à la partie voisine de l'aponévrose palmaire. *Division.* En face antérieure, recouverte par la peau; en face postérieure, appliquée sur le muscle court fléchisseur et sur l'abducteur du petit doigt. Il se fixe, d'une part, au ligament annulaire du carpe, et de l'autre, à la partie voisine de l'aponévrose palmaire et aux tégumens de la main. *Direction.* Transversale.

Structure et usages. A-peu-près charnu dans toute son étendue, et très-pâle, il fronce la peau de l'intérieur de la main, dont il augmente la concavité.

DE L'ABDUCTEUR DU PETIT DOIGT.

(Compris dans *le carpo-phalangien du petit doigt.*)

Situation et figure. Allongé, un peu aplati; situé sur l'éminence hypothénar. *Etendue.* De l'os pisiforme, à la première phalange du petit doigt. *Division.* En face antérieure, couverte par le palmaire cutané et la peau; en face postérieure, appliquée sur l'opposant du même doigt. En extrémités : la supérieure s'attache à l'os pisiforme; l'inférieure, à la partie interne de l'extrémité supérieure de la première phalange du petit doigt. *Direction.* Verticale.

Structure et usages. Aponévrotique à ses attaches, charnu dans le reste de son étendue, il porte le petit doigt en dedans.

DU COURT FLÉCHISSEUR DU PETIT DOIGT.

(Compris dans *le carpo-phalangien du petit doigt.*)

Situation et figure. Allongé, mince et étroit; situé sur l'éminence hypothénar. *Etendue.* Du ligament annulaire du carpe, à la première phalange du petit doigt. *Division.* En face antérieure, recouverte par le palmaire cutané et la peau; en face postérieure, appliquée sur le muscle opposant du même doigt. En extrémités : la supérieure se fixe au ligament annulaire du carpe, et à la partie voisine de l'os crochu; l'inférieure, à la partie interne de l'extrémité supérieure de la première phalange du petit doigt. *Direction.* Verticale.

Structure et usages. Légèrement tendineux à ses extrémités, charnu dans le reste de son étendue, il fléchit le petit doigt.

DU MUSCLE OPPOSANT DU PETIT DOIGT.

(*Carpo-métacarpien du petit doigt.*)

Situation et figure. Allongé; situé sur l'éminence hypothénar. *Etendue.* Du ligament annulaire, au cinquième os du métacarpe. *Division.* En face antérieure, recouverte par les deux muscles précédens; en face postérieure, appliquée sur le cinquième os du métacarpe. En extrémités : la supérieure se fixe au ligament annulaire du carpe, et à la partie voisine de l'os crochu; l'inférieure, à la partie interne et inférieure du cinquième os du métacarpe. *Direction.* Verticale.

Structure et usages. Légèrement tendineux à ses attaches, charnu dans l'intervalle, il porte le petit doigt en avant et en dehors; il concourt à former le creux de la main, appelé vulgairement *gobelet de Diogène.*

DES LOMBRICAUX.

(*Palmi - phalangiens.*)

Situation et figure. Allongés, légèrement aplatis; situés dans

la paume de la main, le long des tendons du profond. *Étendue.*
Des tendons du profond, aux phalanges des quatre derniers doigts.
Division. En partie antérieure, recouverte par les tendons du
sublime: en partie postérieure, correspondante aux muscles
inter-osseux. En extrémités : la supérieure se fixe aux tendons
du profond, l'inférieure à la partie postérieure et externe des premières phalanges des quatre derniers doigts. *Direction.* Verticale.

Structure et usages. Un petit tendon grêle se voit à leur extrémité inférieure, et dans le reste de leur étendue ils sont charnus :
ils sont auxiliaires du fléchisseur profond.

DES INTER-OSSEUX.

Ils sont au nombre de sept, divisés en quatre dorsaux et trois
palmaires : on les distingue par les noms numériques de premier,
second, etc., en commençant par le pouce.

DES INTER-OSSEUX DORSAUX.

(*Métacarpo-phalangiens-latéraux-sous-palmaires.*)

Situation et figure. Allongés, aplatis ; situés à la partie postérieure de la main, dans l'intervalle des os du métacarpe. *Étendue.*
De l'intervalle des os du métacarpe, jusqu'aux premières phalanges des quatre derniers doigts. *Division.* En face postérieure,
recouverte par la peau ; en face antérieure, qui répond aux inter-
osseux palmaires. Dans le premier seulement, cette face est recouverte par le court abducteur du pouce et son court fléchisseur. En
extrémités : la supérieure, divisée en deux portions, se fixe à la
partie la plus élevée des os du métacarpe ; l'inférieure, terminée en
un tendon grêle, va se fixer sur les parties latérales des premières
phalanges des quatre derniers doigts. *Direction.* Elle suit celle de
l'intervalle des os du métacarpe.

Structure et usages. Tendineux inférieurement, charnus dans le
reste de leur étendue. Le premier inter-osseux dorsal porte le doigt
indicateur en dehors ; le deuxième, le grand doigt en dehors ; le
troisième, le même doigt en dedans ; le quatrième, le doigt annulaire également en dedans.

DES INTER-OSSEUX PALMAIRES.

(*Métacarpo-phalangiens-latéraux-palmaires.*)

Situation et figure. Allongés ; situés dans la paume de la main, dans l'intervalle des os du métacarpe, comme les inter-osseux dorsaux. *Étendue.* Dans l'intervalle des os du métacarpe, le premier excepté, jusqu'aux premières phalanges des trois derniers doigts. *Division.* En partie postérieure, en rapport avec les trois derniers inter-osseux dorsaux ; en partie antérieure, recouverte par les muscles des éminences thénar et hypothénar ; de plus, par les tendons du profond et les lombricaux. En extrémités : la supérieure s'attache à la partie la plus élevée des os du métacarpe correspondans ; l'inférieure, tendineuse, va se fixer sur les parties latérales des premières phalanges des doigts indicateur, annulaire et auriculaire. *Direction.* Elle suit celle des intervalles des os du métacarpe.

Structure et usages. Un tendon long et grêle se remarque à l'extrémité inférieure ; ils sont charnus dans le reste de leur étendue. Le premier inter-osseux palmaire porte le doigt indicateur en dedans ; le deuxième, le doigt annulaire en dehors ; le troisième, le petit doigt en dehors.

DIX-HUITIÈME RÉGION.

COXO-FÉMORALE.

Muscles de la partie postérieure du bassin et de la partie supérieure et postérieure de la cuisse.

Ces muscles sont : les trois fessiers, divisés en grand, en moyen et en petit ; le pyramidal, les deux jumeaux, les deux obturateurs et le carré ; le biceps, le demi-tendineux et le demi-membraneux.

Administration anatomique.

La plupart des muscles de la cuisse ont un point d'insertion au tronc, et leur longueur, ainsi que leur masse, est très-considérable. Si on en excepte les muscles profonds de la fesse, tous les autres, dans leur préparation, sont plus embarrassans par leur volume que par leur situation. Enveloppés d'une grande quantité de graisse et de tissu cellulaire, ils font, sous ce rapport, le désespoir des élèves, et j'en ai vu souvent qui en abandonnoient l'étude, fatigués de l'importune obligation de n'avoir que de la graissse à enlever. Mais, je le répète, la patience est indispensable à l'anatomiste, et c'est sur-tout dans le commencement de ses études qu'il doit en être armé. L'habitude qu'on a prise de ne jamais se décourager, quels que soient les obstacles, fournit les moyens de n'en plus rencontrer.

La préparation générale des muscles de la partie postérieure du bassin et de la cuisse, demande que le sujet soit couché sur le ventre et que toute la partie inférieure du tronc soit soulevée, ce qui est indispensable pour la dissection des muscles de cette série. L'incision de la peau doit être faite de manière à former un seul et large lambeau, ayant la figure d'un losange, dont l'un des angles aigus répond à la troisième ou quatrième vertèbre lombaire, et l'autre se perd dans la peau du périné. Pour cela, on prolongera une incision, qui, de la troisième ou quatrième vertèbre lombaire, ira se rendre dans les environs de l'épine antérieure et supérieure de la crête de l'os des îles, et qui viendra se terminer au milieu de la partie postérieure de la cuisse. On en fait autant du côté opposé ; alors on détache l'unique lambeau qui résulte de ces deux incisions, de haut en bas, et de dehors en dedans, de manière à avoir une espèce de capuchon, dont on se sert pour recouvrir à volonté les muscles que l'on vient de préparer. Il faut avoir l'attention de ne point laisser de graisse et de l'emporter en détachant le lambeau en question. Il faut sur-tout le bien isoler de la partie postérieure et inférieure du sacrum et du coccyx, et ne point laisser de

partie la plus élevée de la cavité digitale. Les deux jumeaux se trouvent au-dessous : l'un vient de l'épine ischiatique, et l'autre de la tubérosité du même nom. Ils sont séparés par le tendon de l'obturateur interne, avec lequel ils contractent de fortes adhérences, qu'il faut détruire en partie, pour isoler les jumeaux, mais sans les détacher entièrement. La préparation de l'obturateur interne, de l'obturateur externe et du pyramidal, ne peut être achevée qu'après celle de tous les muscles de la cuisse, parce que, pour les bien voir, il faut désarticuler le bassin, débarrasser les premiers de beaucoup d'objets dont la présence est un grand obstacle à leur préparation. Le carré de la cuisse est le dernier et le plus bas de cette couche profonde, et on ne peut le voir, si on n'a pas eu la précaution de détacher complètement le grand fessier, qui le recouvre en entier. Il est parallèle, par son bord inférieur, au troisième adducteur de la cuisse, avec lequel il est quelquefois assez intimement uni. Cette circonstance est peu importante, et n'empêche point de reconnaître le carré, qui n'a jamais plus de trois travers de doigt d'étendue de haut en bas. On ne doit point oublier, dans la préparation de tous ces muscles, qu'il faut les laisser en place après avoir employé les moyens convenables pour les reconnaître, et qu'on doit conserver également le grand nerf sciatique, qui se rend du bassin à la cuisse, couché sur la partie postérieure de ces muscles.

Du biceps, du demi-nerveux, et du demi-membraneux. Je place encore ces trois muscles dans la même préparation, parce qu'il est difficile de les *faire* séparément. L'incision de la peau prolongée jusqu'au-delà du jarret, renversez en dehors et en dedans les deux lambeaux ; dans l'espace que vous mettez à découvert, se trouvent les trois muscles indiqués, le biceps en dehors, et les deux autres en dedans. Une large aponévrose, appelée *fascia-lata*, les recouvre presqu'immédiatement ; il faut l'enlever avec les tégumens, pour passer à la dissection des muscles. Leur partie supérieure étant cachée par une portion du grand fessier, il est indispensable d'isoler complètement ce dernier, pour voir les autres dans toute leur étendue. Il existe une énorme quantité de graisse sur ces muscles, ainsi que dans l'intervalle qui les sépare :

17*

le travail nécessaire pour l'enlever est aussi long que fatiguant ; néanmoins je ferai observer que cette graisse, toute abondante qu'elle est, conserve la forme des parties, retient les muscles dans leur position respective, et donne une véritable idée de leur situation absolue. En l'enlevant, on perd tous ces avantages. Il faut donc, avant d'y procéder, jeter un coup d'œil sur l'ensemble de son travail. Les muscles, une fois isolés de la graisse, ne conservent plus leurs rapports, et si on n'a pas pris les précautions dont je viens de parler, on ne peut avoir qu'une idée très-imparfaite de ces divers objets. Ces trois muscles ont une origine supérieure commune : le demi-nerveux et le demi-membraneux surtout sont intimement confondus, et il ne faut point chercher à les séparer ; leur extrémité inférieure, au contraire, se portant dans des directions différentes, ne présente pas la même circonstance.

Il est assez facile de suivre et de bien voir inférieurement l'insertion du biceps et du demi-membraneux, parce qu'ils se fixent, le premier à l'extrémité supérieure du péroné, et le second à celle du tibia. En découvrant la peau dans cet endroit, l'insertion de l'un et l'autre est parfaitement mise à nu, mais l'extrémité inférieure du demi-nerveux dépasse l'articulation de la cuisse et de la jambe, pour aller se porter à la partie antérieure et interne du tibia, à cinq ou six travers de doigt de l'extrémité supérieure de cet os. On peut se contenter de préparer, pour l'instant, la portion du muscle qui occupe la partie postérieure de la cuisse, en abandonnant l'examen et l'étude de son tendon, lorsqu'on fera le couturier et le grêle interne, avec lesquels il contracte de fortes adhérences, et de plus contribue à former avec eux un épanouissement aponévrotique, appelé *la patte d'oie*, et qui se voit à la partie supérieure et interne du tibia.

DESCRIPTION.

DU GRAND FESSIER.

(*Sacro fémoral.*)

Situation et figure. Large, épais, aplati, quadrilatère; situé à la partie postérieure du bassin et supérieure de la cuisse. *Etendue.* De l'os des îles, du sacrum et du coccyx, au fémur. *Division.* En face postérieure, recouverte par la peau, au-dessous de laquelle se trouve une très-grande quantité de graisse; en face antérieure, qui couvre portion de l'os des îles, du sacrum, tous les muscles de la couche profonde, et la partie supérieure des trois muscles de la partie postérieure de la cuisse. En bords : le supérieur s'étend obliquement de l'os des îles au grand trochanter, en passant sur le moyen fessier; l'inférieur, le plus long et le plus épais de tous, s'étend obliquement du coccyx, à la partie supérieure du fémur; l'externe est uni au moyen fessier, par le moyen d'une forte apo-névrose, et il se porte de l'os des îles au grand trochanter; l'in-terne marche de l'os des îles au sacrum, au coccyx, et s'unit for-tement aux aponévroses du sacro-lombaire et du long dorsal. Des bords externe et inférieur résulte une portion allongée, tendi-neuse, qui embrasse la totalité du grand trochanter. *Direction.* Oblique de haut en bas, et de dedans en dehors.

Structure et usages. Il est aponévrotique à ses attaches à l'os des îles, au sacrum et au coccyx; la portion qui s'attache au fémur présente un tendon large et épais, qui se continue avec l'aponévrose du fascia-lata; dans le reste de son étendue, il est composé de faisceaux charnus, que séparent des bandes de tissu cellulaire graisseux : il étend le bassin sur la cuisse, et la cuisse sur le bassin, en portant fortement la pointe du pied en dehors.

DU MOYEN FESSIER.

(Grand ilio - trochantérien.)

Situation et figure. Large, aplati, rayonné; situé à la partie postérieure du bassin, et supérieure de la cuisse. *Etendue.* De la fosse iliaque externe, au grand trochanter. *Division.* En face externe, recouverte par le grand fessier en arrière, et par la peau en devant : en face interne, appliquée sur l'os des îles et le petit fessier. En bords : l'antérieur s'étend de l'épine supérieure de l'os des îles, au grand tronchanter; le postérieur de l'os des îles, au grand tronchanter également, en suivant la direction du pyramidal; le supérieur, ou base, se fixe à la ligne courbe supérieure de l'os des îles; le sommet, au bord supérieur du grand trochanter. *Direction.* Les fibres sont convergentes de l'os des îles vers le grand trochanter,

Structure et usages. Aponévrotique à ses attaches à l'os des îles, un tendon large et épais le termine inférieurement, et dans le reste de son étendue il est charnu : il a les mêmes usages que le grand fessier.

DU PETIT FESSIER.

(Petit ilio - trochantérien.)

Situation et figure. Large, aplati, rayonné; situé à la partie postérieure du bassin, et supérieure de la cuisse. *Etendue.* De l'os des îles, au grand trochanter. *Division.* En face externe, entièrement recouverte par le moyen fessier; en face interne, qui recouvre portion de la fosse iliaque externe et l'articulation iléofémorale. En bords : l'antérieur et le postérieur, parallèles à ceux du moyen fessier, mais moins longs, n'ont rien de remarquable : le supérieur, ou base, se fixe à la ligne courbe inférieure de l'os des îles, le sommet, au bord antérieur du grand trochanter. *Direction.* Semblable à celle du moyen fessier.

Structure et usages. La structure et les usages de ce muscle ne diffèrent point de ce qui a été exposé pour le moyen fessier.

DU PYRAMIDAL.

(*Sacro-trochantérien.*)

Situation et figure. Allongé, aplati, triangulaire; situé à la partie postérieure et interne du bassin et supérieure de la cuisse. *Etendue.* De l'excavation du bassin, au grand trochanter. *Division.* En face postérieure, appliquée en partie sur le sacrum, et recouverte dans le reste de son étendue par le grand et le moyen fessiers; en face antérieure, recouverte dans le bassin par le rectum et le plexus sciatique, et placée, hors du bassin, sur le petit fessier et l'os des hanches. En bords : le supérieur marche parallèlement au bord postérieur du moyen fessier; l'inférieur se confond avec le jumeau supérieur. La base est placée dans le bassin dans les environs des trous sacrés; le sommet s'attache à la partie la plus élevée de la cavité digitale du grand trochanter, près du moyen fessier. *Direction.* Légèrement oblique de haut en bas, et de dedans en dehors.

Structure et usages. Un long tendon le termine en dehors, il est charnu dans le reste de son étendue : il fait exécuter à la cuisse un mouvement de rotation en dehors.

DU JUMEAU SUPÉRIEUR.

(Compris dans *l'ischio trochantérien.*)

Situation et figure. Allongé, aplati; situé à la partie postérieure du bassin. *Etendue.* De l'épine sciatique, au grand trochanter. *Division.* En face postérieure, recouverte par le grand fessier et le grand nerf sciatique; en face antérieure, appliquée sur l'os des hanches. En bords : le supérieur est parallèle au pyramidal; l'inférieur se confond avec son semblable et le tendon de l'obturateur interne. En extrémités : l'interne se fixe à l'épine sciatique; l'externe, dans la cavité digitale du grand trochanter, au-dessous du pyramidal. *Direction.* Transversale.

Structure et usages. Tendineux à sa partie fémorale ou externe, charnu dans le reste de son étendue, ses usages sont les mêmes que ceux du pyramidal.

DU JUMEAU INFÉRIEUR.

(Compris dans l'*ischio-trochantérien.*)

Situation et figure. Allongé, aplati; situé à la partie postérieure du bassin. *Étendue.* De la tubérosité ischiatique, au grand trochanter. *Division.* En face postérieure, recouverte par le grand fessier et le grand nerf sciatique; en face antérieure, appliquée sur l'os des hanches. En bords : le supérieur est parallèle au jumeau supérieur; l'inférieur l'est avec le carré. En extrémités : l'interne s'attache à la tubérosité de l'ischion; l'externe se fixe dans la cavité digitale du grand trochanter, au-dessous du précédent et de l'obturateur interne. *Direction.* Transversale.

Structure et usages. Un tendon se remarque à son extrémité externe; dans le reste de son étendue, il est charnu. Il a les mêmes usages que le précédent.

DE L'OBTURATEUR INTERNE.

(*Sous-pubio-trochantérien-interne.*)

Situation et figure. Allongé, aplati, triangulaire; situé dans l'excavation du bassin et à la partie supérieure de la cuisse. *Étendue.* De la fosse obturatrice, au grand trochanter. *Division.* En face interne, qui répond dans le bassin; elle est recouverte par le releveur de l'anus et de nombreux vaisseaux; en face externe, appliquée sur la fosse obturatrice. Les bords supérieur et inférieur, placés en grande partie dans le bassin, ainsi que la base du muscle, circonscrivent la circonférence de la fosse obturatrice : l'extrémité externe, tendineuse, est placée dans l'intervalle des deux jumeaux, et va se fixer à la partie postérieure du grand trochanter. *Direction.* Transversale.

Structure et usages. Un long tendon se remarque en dehors; dans le reste de son étendue il est charnu. Ses usages sont les mêmes que ceux des muscles précédens.

DU CARRÉ.

(*Ischio-sous-trochantérien.*)

Situation et figure. Aplati, quadrilatère; situé à la partie postérieure et supérieure de la cuisse. *Etendue.* De l'ischion, au grand trochanter. *Division.* En face postérieure, couverte par le grand fessier, le grand nerf sciatique et une petite portion du demi-membraneux; en face antérieure, appliquée sur l'obturateur externe. En bords: le supérieur est parallèle au jumeau inférieur; l'inférieur l'est au troisième adducteur; l'interne se fixe à la tubérosité de l'ischion devant le demi-membraneux; l'externe, à la partie inférieure du bord postérieur du grand trochanter. *Direction.* Transversale.

Structure et usages. Très-peu tendineux à ses attaches, charnu dans l'intervalle, il a les mêmes usages que les précédens.

Tous les muscles de cette région, si on en excepte les trois fessiers, produisent sur la cuisse un mouvement de rotation, en vertu duquel la pointe du pied est tournée en dehors; dans quelques circonstances, ils peuvent entraîner le bassin sur la cuisse.

DU BICEPS.

(*Ischio-fémoro-péronien.*)

Situation et figure. Allongé; situé dans toute l'étendue de la partie postérieure et externe de la cuisse; divisé en deux portions dans sa partie supérieure. *Etendue.* De la tubérosité de l'ischion, au péroné. *Division.* En face postérieure, recouverte en haut par le grand fessier, et par la peau dans le reste de son étendue; en face antérieure, qui couvre, de haut en bas, le demi-membraneux, le crural, le troisième adducteur et le jumeau externe de la jambe. En extrémités: la supérieure est divisée en deux portions; la longue portion s'attache à la tubérosité de l'ischion, en s'unissant avec le demi-tendineux; la courte portion se fixe à la partie inférieure de la ligne âpre du fémur: son extrémité inférieure s'attache à l'extrémité supérieure du péroné. *Direction.* A-peu-près verticale.

Structure et usages. Tendineux à ses extrémités, charnu dans l'intervalle, il fléchit la jambe sur la cuisse, et celle-ci sur la jambe.

DU DEMI-TENDINEUX.

(*Ischio-pré-tibial.*)

Situation et figure. Allongé; situé dans toute l'étendue de la partie postérieure et interne de la cuisse. *Étendue.* De la tubérosité de l'ischion, au tibia. *Division.* En face postérieure, recouverte en haut par le grand fessier, et dans le reste de son étendue par la peau; en face antérieure, appliquée en partie sur le demi-membraneux. En extrémités : la supérieure s'attache à la tubérosité de l'ischion; l'inférieure, à la partie interne et supérieure du tibia. *Direction.* Oblique de haut en bas, de derrière en avant, et de dehors en dedans.

Structure et usages. Un long tendon le termine inférieurement; il est charnu dans le reste de son étendue : il fléchit la jambe sur la cuisse, et celle-ci sur la jambe.

DU DEMI-MEMBRANEUX.

(*Ischio-popliti-tibial.*)

Situation et figure. Allongé, aplati; situé dans toute l'étendue de la partie postérieure et interne de la cuisse. *Étendue.* De la tubérosité de l'ischion, au tibia. *Division.* En face postérieure, recouverte en haut par le grand fessier, le demi-tendineux, le biceps, et par la peau dans le reste de son étendue; en face antérieure, qui couvre en haut portion du carré et du troisième adducteur. En extrémités : la supérieure se fixe à la tubérosité de l'ischion, au-dessous de l'attache du demi-tendineux; l'inférieure se fixe à la partie postérieure de la tubérosité interne du tibia. *Direction.* A-peu-près verticale.

Structure et usages. Une large aponévrose termine ce muscle en haut et en bas; des fibres charnues obliquement placées et d'une médiocre longueur, en occupent l'intervalle : il a les mêmes usages que le précédent.

~~~~~~

DIX-NEUVIÈME ET VINGTIÈME RÉGIONS.

FÉMORALES ANTÉRIEURE ET INTERNE.

On ne trouve qu'un muscle à la partie externe de la cuisse, c'est le muscle du fascia-lata : ceux de la partie antérieure sont le couturier, le droit antérieur et le triceps crural. A la partie interne, sont le droit interne, le pectiné, les trois adducteurs et l'obturateur externe.

Administration anatomique.

Quelles que grandes qu'aient été les difficultés et la longueur de la préparation des muscles de la partie postérieure de la cuisse, on ne doit point s'attendre qu'elles le seront moins pour ceux de la partie antérieure et de la partie interne. La graisse et le tissu cellulaire ne sont pas, il est vrai, en aussi grande quantité qu'à la partie postérieure, mais les muscles sont plus nombreux ; ils se touchent par des points plus multipliés, et leur séparation réciproque est souvent impossible. Les grands vaisseaux de la cuisse se trouvent continuellement sous la marche du scalpel, et le sang qu'ils laissent échapper de toutes parts contribue beaucoup à rendre la préparation de ces muscles ennuyeuse et fatigante. Malgré les inconvéniens qui en résultent, je pense que l'élève qui n'a point encore la grande habitude des dissections, doit se débarrasser des vaisseaux cruraux, avant de passer à la préparation des muscles qu'ils avoisinent : pour cela, il faut, après les avoir coupé près de l'os des îles et sous le jarret, les emporter de haut en bas, en les isolant avec soin des parties. La dissection et l'étude de la myologie sont déjà assez longues et assez surchargées de détails, sans être encore obligé d'étudier toutes les parties qui ont quelques rapports avec les muscles.

Du couturier. Si, pour l'étude des muscles de la partie antérieure de la cuisse, on se sert du membre qui a servi pour ceux
de la partie postérieure, il faut poursuivre la dissection de la peau
de derrière en devant, jusqu'à ce qu'on soit arrivé au couturier, et
continuer la préparation de ce muscle, comme nous allons l'indiquer plus bas ; dans le cas contraire, il faut procéder de la manière
suivante : faites à la peau une incision qui se prolonge obliquement
en dedans, de l'épine supérieure de l'os des îles, jusqu'à la partie
supérieure du tibia. Cette incision suit précisément la trace du
couturier ; en effet, en écartant en dedans et en dehors les deux
lambeaux des tégumens, on voit ce muscle à nu dans toute son
étendue : il faut le débarrasser de la graisse qui le recouvre ; mais
il ne faut pas l'enlever de celle sur laquelle il est appliqué, et au
moyen de laquelle on voit très-bien sa position absolue et ses nombreux rapports ; car la graisse une fois enlevée, et le muscle isolé
des parties subjacentes, on ne peut avoir qu'une idée imparfaite de
l'une et de l'autre de ces deux circonstances importantes.

Du droit antérieur. Déjà, par la préparation du couturier, une
grande partie du droit antérieur est mise à découvert. Placé immédiatement sous la peau comme le précédent, rien n'est plus facile
que sa dissection : il occupe la partie antérieure de la cuisse, et se
porte de l'épine inférieure de l'os des îles à la rotule, sur laquelle
son tendon s'épanouit en manière de capsule. On ne doit point
oublier qu'il fournit en haut un tendon, qui va se perdre sur l'articulation coxo-fémorale, qu'il faut bien voir avant de passer à la
préparation des autres muscles de la cuisse. On ne doit point ignorer non plus qu'il ne faut pas chercher à le séparer trop bas du
crural, auquel il est intimement uni dans sa partie inférieure.

Du crural ou *fémoral.* On a pu laisser en place le couturier pour
faire le droit antérieur ; mais il faut nécessairement couper l'un et
l'autre en travers pour passer à la préparation du crural ; c'est alors
qu'il faut enlever la graisse abondante qui se trouve dans ces régions, sur-tout à la partie supérieure et interne de la cuisse. Là
encore se trouvent les vaisseaux cruraux, les glandes inguinales et
beaucoup de tissu cellulaire : emportez le tout avec précaution,
et débarrassez en les muscles le plus exactement que vous le

pourrez. Le crural occupe tout le corps du fémur, excepté en arrière, où se trouvent les trois adducteurs et le biceps ; cette grande masse charnue forme trois portions bien distinctes, au moins dans la partie moyenne ; cependant ce n'est pas une chose rigoureusement nécessaire de considérer le crural comme composé de trois portions : il est des sujets chez lesquels cette distinction n'est rien moins qu'apparente ; mais dans l'un ou l'autre cas, l'étude de ses diverses parties se rapporte à un seul et même muscle. Il est assez facile de faire en dehors ce qu'on appelle le vaste externe ; mais la portion interne est beaucoup plus difficile, parce qu'elle est en partie cachée par les adducteurs, et tout-à-fait en haut par le pectiné. D'après cette observation, il ne serait peut-être pas mal de ne faire le crural qu'après s'être débarrassé de tous les autres muscles de la cuisse.

Du fascia-lata. Il est le seul qui occupe la région externe de la cuisse, à la partie supérieure de laquelle il est situé. Caché dans la duplicature de l'aponévrose du même nom, il ne peut que difficilement en être séparé, sur-tout à sa partie interne. Il faut donc se contenter d'en découvrir la surface externe, et le laisser appliqué sur le feuillet profond de l'aponévrose. N'ayant qu'une médiocre étendue, et son volume n'étant pas considérable, de plus amples détails sur sa préparation seraient superflus.

Du droit interne. Ainsi que le couturier, il est placé sous l'incision de la peau, quand on commence l'étude des muscles de la cuisse, dans toute l'étendue de laquelle le droit interne est situé. Comme pour le couturier, il faut d'abord se contenter de mettre à nu sa partie superficielle, et jeter alors un coup d'œil sur sa situation absolue et sur ses rapports. On peut ensuite l'isoler de la graisse et des autres parties avec lesquelles il a des connexions. On peut également, après ce travail, le couper en travers par la partie moyenne, pour passer à la préparation du pectiné et des adducteurs ; mais il faut, avant cela, prendre une idée de l'arrangement des tendons du droit interne, du demi-tendineux et du couturier réunis. Ils forment, sur la partie supérieure et interne du tibia, à quatre ou cinq travers de doigt de son extrémité supérieure, ce qu'on appelle la patte-d'oie, qui est immédiatement située sous la peau, et qui donne naissance à l'aponévrose tibiale.

Du pectiné. Ce muscle, ainsi que les trois adducteurs, occupe toute la partie interne et profonde de la cuisse. Comme ces divers muscles sont intimement unis les uns aux autres, leur préparation, sous ce rapport, présente quelque difficulté. Le pectiné est le premier dont il faut s'occuper; sa situation le veut : il se porte de l'éminence iléo-pectiné, au-dessous du petit trochanter, placé derrière les vaisseaux fémoraux, les glandes et le tissu cellulaire abondant qui entoure ces'parties. Quand on n'a pas eu la précaution d'enlever préalablement tous ces objets, et qu'avec une éponge on n'a pas souvent abstergé le sang et les autres fluides épanchés, la préparation du pectiné et des adducteurs est des plus ennuyeuses et des plus rebutantes. Le pectiné est facile à reconnaître en devant; mais il n'est pas aussi aisé de voir en arrière la ligne qui le sépare du premier adducteur. Il faut se ressouvenir seulement que le pectiné prend origine de la branche horizontale du pubis, et qu'il ne descend guère plus bas que le petit trochanter, tandis que le premier adducteur, qui s'attache en haut au corps même du pubis, se porte en bas jusque sur la ligne âpre du fémur.

Des trois adducteurs. Immédiatement au-dessous et derrière le précédent, se trouve le premier adducteur, qui est plus volumineux et plus long que le pectiné. Ce que nous avons dit, à l'article de ce muscle, de la difficulté de trouver la ligne qui le sépare du premier adducteur, s'applique très-bien à ce dernier et au second adducteur : tous deux s'attachent également au corps et à la branche descendante du pubis, et tous deux vont également se rendre à la ligne âpre du fémur, sur laquelle ils s'implantent conjointement avec le troisième adducteur. On peut, avec quelques précautions, trouver en haut la trace de séparation des deux premiers adducteurs; mais on espérerait en vain d'avoir le même résultat en bas, où leur insertion commune au fémur est tellement confondue, que les trois muscles semblent là ne faire qu'une seule et même masse. Le troisième adducteur, le plus vaste des trois, et l'un des plus considérables de toute l'économie, est plus embarrassant par son volume et sa grande étendue, que par la difficulté d'en suivre la marche. Quand on a eu la précaution d'enlever à mesure la graisse qui enveloppait les autres muscles de la cuisse, dont on s'est aussi débarrassé, après les avoir étudiés, excepté le triceps crural, qu'il faut conserver, on peut alors bien plus facilement faire les trois adducteurs. Le troisième s'étend depuis la tubérosité de l'ischion, la partie voisine du fémur, tout le long de sa ligne âpre, jusque près de la tubérosité interne du même os ; très-large et très-volumineux dans sa partie supérieure, il se termine en bas par une espèce de bande aponévrotique, à travers laquelle passe l'artère crurale à quatre ou cinq travers de doigt au-dessus du jarret. Il ne faut pas manquer de bien voir cette disposition, ainsi que les connexions du troisième adducteur, avec la courte portion du triceps.

On peut, après la préparation des trois adducteurs, les détacher alors le plus près possible du fémur, sans les enlever absolument, et revoir un moment l'arrangement des trois portions du fémoral, sur-tout supérieurement, où elles étaient en grande partie cachées par les abducteurs et le pectiné ; enfin, ce travail fini, on doit alors procéder à la préparation des deux obturateurs, qu'il eût été difficile et même impossible de faire auparavant, sur-tout pour l'externe.

Des deux obturateurs. Ces deux muscles occupent la fosse obturatrice, l'un en dedans, l'autre en dehors du bassin, mais on ne peut les bien préparer qu'après l'étude de tous les autres muscles de la cuisse, et après avoir exécuté une coupe particulière, qui consiste à séparer le bassin dans sa partie moyenne de devant en arrière ; ou bien, ou peut tout simplement diviser avec le scalpel la symphyse du pubis, et en portant fortement en sens contraire les deux pubis divisés, déchirer en arrière la symphyse sacro-iliaque du côté où l'on veut préparer les obturateurs. Ce travail préliminaire exécuté, on enlève exactement toutes les parties molles qui cachent en dedans l'obturateur interne, et on poursuit sa dissection jusqu'au grand trochanter. L'obturateur externe est très-profondément situé, et absolument caché par le pectiné et les premiers adducteurs. Il faut donc enlever sans ménagement

tous ces muscles , ainsi que le droit interne et le droit antérieur,
si on ne l'a pas déjà fait. Telle est la manière la plus simple et la
plus facile de préparer les muscles de la cuisse.

DESCRIPTION.

DU MUSCLE DU FASCIA - LATA.

(*Ilio - aponévroti - fémoral.*)

Situation et figure. Allongé, aplati; situé à la partie supérieure
et externe de la cuisse. *Etendue.* De l'os des îles, à six ou huit
travers de doigs au-dessous. *Division.* Ses faces externe et interne
sont également en rapport avec les deux feuillets de l'aponévrose
du fascia-lata, dans laquelle le muscle est complètement logé.
Ses bords, cachés par l'aponévrose, ne présentent rien de remarquable. En extrémités : la supérieure se fixe à l'épine supérieure
de l'os des îles; l'inférieure se perd dans la duplicature de l'aponévrose. *Direction.* Verticale.

Structure et usages. Tendino-aponévrotique à son extrémité
supérieure, charnu dans le reste de son étendue, il tend l'aponévrose du fascia-lata, et peut aussi entraîner la cuisse en dehors.

DU COUTURIER.

(*Ilio - pré - tibial.*)

Situation et figure. Allongé, étroit, aplati; situé à la partie
interne de la cuisse, supérieure et interne de la jambe. *Etendue.*
de l'os des îles, au tibia. *Division.* En face externe, recouverte
par la peau ; en face interne, qui couvre portion de l'iliaque, du
triceps crural, du troisième adducteur et du droit interne. Les
bords ne présentent rien de particulier. En extrémités : la supérieure se fixe à l'épine supérieure de l'os des îles; l'inférieure,
à la partie supérieure et interne du tibia, en se confondant avec
les extrémités inférieures des demi-tendineux et droit interne,

pour la formation de la patte-d'oie. *Direction*. Oblique de haut en bas, et de dehors en dedans.

Structure et usages. Tendineux inférieurement, charnu dans le reste de son étendue, il fléchit la jambe sur la cuisse, en la portant vers celle du côté opposé.

DU DROIT ANTÉRIEUR.

(*Ilio-rotulien.*)

Situation et figure. Allongé, aplati ; situé à la partie antérieure de la cuisse. *Étendue*. De l'os des îles, à la rotule et au tibia. *Division.* En face antérieure, recouverte par la peau et l'aponévrose du fascia-lata ; en face postérieure, appliquée sur la partie moyenne du fémoral, avec lequel il contracte en bas de fortes adhérences. Les bords ne présentent rien de particulier. En extrémités : la supérieure se fixe, d'une part, à l'épine antérieure et inférieure de l'os des îles, et de l'autre, sur la circonférence de l'articulation iléo-fémorale ; l'inférieure s'épanouit sur la rotule, en embrassant à droite et à gauche l'extrémité supérieure du tibia. *Direction.* Verticale.

Structure et usages. De forts tendons se remarquent à ses deux extrémités ; de larges aponévroses naissent de ces tendons, et enveloppent en partie le muscle ; des fibres charnues, courtes et abondantes, occupent l'intervalle. Il étend la jambe sur la cuisse, et entraîne le bassin et la cuisse sur la jambe.

DU TRICEPS CRURAL.

(*Tri-fémoro-rotulien.*)

Situation et figure. Large, épais, aplati ; situé à la partie antérieure, interne et externe de l'os de la cuisse, et divisé en trois portions supérieurement. *Étendue*. Des environs des trochanters, à la rotule et au tibia. *Division.* En face antérieure, recouverte en dehors par le muscle du fascia-lata, l'aponévrose du même nom ; en dedans par le couturier, le droit interne ; et dans sa partie moyenne, par le droit antérieur ; en face postérieure,

18

appliquée dans toute son étendue sur le fémur. En bords : l'externe se fixe à la lèvre externe de la ligne âpre ; l'interne, à la lèvre interne. En extrémités : la supérieure, divisée en trois portions, s'attache à une empreinte raboteuse, qui se voit au-dessous des trochanters ; l'inférieure, réunie en une seule masse, s'attache à la partie supérieure de la rotule, ainsi qu'aux tubérosités externe et interne du tibia. *Direction.* Les fibres, dans la portion interne, sont obliques de haut en bas, et de dedans en dehors ; dans la portion externe, obliques de haut en bas et de dehors en dedans, et verticales dans la moyenne.

Structure et usages. De larges aponévroses se voient également aux trois portions ; un tendon large et épais les termine inférieurement, et les fibres charnues occupent l'intervalle : il étend la jambe sur la cuisse, et réciproquement la cuisse sur la jambe.

DU DROIT INTERNE.

(Sous-pubio-pré-tibial.)

Situation et figure. Allongé, aplati ; situé aux parties interne de la cuisse, supérieure et interne de la jambe. *Étendue.* Du corps du pubis, au tibia. *Division.* En face interne, recouverte par la peau ; en face externe, appliquée sur les trois adducteurs. Les bords ne présentent rien de particulier. En extrémités : la supérieure, mince et aplatie, s'attache au corps du pubis et à la branche de l'ischion ; l'inférieure, tendineuse, se fixe à la partie supérieure et interne du tibia, et concourt à la formation de la patte-d'oie. *Direction.* Verticale.

Structure et usages. Un long tendon le termine inférieurement, et il est charnu dans le reste de son étendue : il fléchit la jambe sur la cuisse, et la porte vers celle du côté opposé.

DU PECTINÉ.

(Sous-pubio-trochantinien.)

Situation et figure. Allongé, épais, aplati ; situé à la partie supérieure et interne de la cuisse. *Etendue.* Du pubis, au fémur, au-dessous du petit trochanter. *Division.* En face antérieure, couverte par la peau ; en face postérieure, appliquée sur l'obturateur externe et l'un des adducteurs. En extrémités : la supérieure se fixe au pubis, dans les environs de l'éminence iléo-pectiné ; l'inférieure, au-dessous du petit trochanter. *Direction.* Oblique de haut en bas, et de devant en arrière.

Structure et usages. Tendineux inférieurement, charnu dans le reste de son étendue, il fléchit la cuisse sur le bassin, et la rapproche de celle du côté opposé, en la tournant en dehors.

DU PREMIER ADDUCTEUR.

(*Pubio-fémoral.*)

Situation et figure. Allongé, épais, aplati ; situé à la partie interne et supérieure de la cuisse. *Etendue.* Du pubis, à la ligne âpre du fémur. *Division.* En face antérieure, couverte par le couturier et la peau ; en face postérieure, placée sur le fémur et le troisième adducteur. En extrémités : la supérieure se fixe au corps du pubis ; l'inférieure s'attache à la partie moyenne de la ligne âpre, en se confondant avec le trosième adducteur. *Direction.* Oblique de haut en bas, et de devant en arrière.

Structure et usages. Tendino-aponévrotique à ses extrémités, charnu dans l'intervalle, il fléchit la cuisse sur le bassin et la porte vers celle du côté opposé, en la tournant en dehors.

DU SECOND ADDUCTEUR.

(*Sous-pubio-fémoral.*)

Situation et figure. Allongé, épais, aplati ; situé à la partie supérieure et interne de la cuisse. *Etendue.* Du corps et de la branche du pubis, à la ligne âpre. *Division.* En partie externe, recouverte par le premier adducteur ; en partie interne, qui correspond au tendon du psoas et à l'obturateur externe. En extrémités : la supérieure s'attache au corps et à la branche du pubis ; l'inférieure

18*

au tiers supérieur de la ligne âpre. *Direction*. Oblique de haut en bas et devant en arrière.

Structure et usage. Semblable au premier adducteur, sous le rapport de la structure et des usages.

DU TROISIÈME ADDUCTEUR.

(*Ischio fémoral*.)

Situation et figure. Large, épais, aplati ; situé dans toute l'étendue de la partie interne de la cuisse. *Etendue*. De l'ischion, à la tubérosité interne du fémur. *Division*. En face antérieure, recouverte par les deux premiers adducteurs ; en face postérieure, recouverte par tous les muscles de la partie postérieure de la cuisse. En bords : l'interne est couvert par le droit interne ; l'externe se fixe également à la ligne externe de la bifurcation supérieure de la ligne âpre, à son interstice, et à la ligne interne de la bifurcation inférieure. Ce bord présente, à son tiers inférieur, une ouverture pour le passage de l'artère crurale. En extrémités : la supérieure, appelée base, s'attache à la tubérosité de l'ischion, à la branche du pubis, et à la partie voisine du fémur, au-dessous du grand trochanter ; l'inférieure se fixe à la tubérosité interne du fémur. *Direction*. Les fibres sont d'autant plus obliques de haut en bas et de dedans en dehors, qu'on examine d'avantage le muscle dans sa partie inférieure.

Structure et usages. Tendineux inférieurement, aponévrotique à ses attaches à la ligne du fémur, et charnu dans l'intervalle ; ses usages sont les mêmes que ceux des premiers adducteurs.

DE L'OBTURATEUR EXTERNE.

(*Idem*.)

Situation et figure. Large, aplati, à-peu-près triangulaire ; situé à la partie supérieure et interne de la cuisse. *Etendue*. De la fosse obturatrice, au fémur. *Division*. En face antérieure, recouverte par le second adducteur ; en face postérieure, appliquée sur la fosse obturatrice. En extrémités : l'interne se fixe au pubis et à l'ischion ; l'externe s'attache à la partie inférieure du grand trochanter. *Direction.* Transversale.

Structure et usages. Aponévrotique à ses attaches au pubis et à
l'ischion, tendineux à son attache au fémur, charnu dans l'intervalle, il a des usages analogues à ceux des jumeaux, de l'iliaque et
de l'obturateur interne.

~~~~~~

VINGT-UNIÈME ET VINGT-DEUXIÈME RÉGIONS.

TIBIALE ANTÉRIEURE. — TIBIALE POSTÉRIEURE.

Muscles de la partie antérieure et postérieure de la jambe.

Les muscles de la partie antérieure sont : le jambier antérieur,
l'extenseur commun des orteils, l'extenseur propre du gros orteil,
et le péronien antérieur. Les muscles de la région externe sont,
les deux péroniens, distingués en long et en court : ceux de la
partie postérieure sont plus nombreux ; on est même dans l'habitude de les distinguer en plusieurs couches, placées de la manière
suivante : 1° les jumeaux ou gastrocnémiens ; 2° le plantaire grêle ;
3° le soléaire et le poplité ; 4° le fléchisseur du gros orteil, le fléchisseur commun des orteils, et le jambier postérieur.

Administration anatomique.

La préparation des muscles de cette région ne présente que de
médiocres difficultés. L'habitude qu'on a acquise de la dissection à
cette époque de la myologie, doit en être considérée comme la principale cause : l'élève trouve faciles alors des préparations qui l'auraient singulièrement embarrassé, s'il avait voulu commencer ses
travaux anatomiques par elles. Il est vrai cependant qu'il doit une
partie de cette facilité à la disposition des muscles eux-mêmes, isolés

les uns des autres dans presque toute leur étendue, n'ayant qu'un volume peu considérable, dépourvus de cette masse de graisse, qui rendait si incommode la préparation des muscles de la cuisse; ceux de la jambe, au contraire, présentent, sous ce rapport, les circonstances les plus favorables pour leur dissection.

Les muscles de la partie antérieure et de la partie externe étant peu nombreux, doivent être préparés les premiers. Divisez donc la peau de la partie antérieure de la jambe depuis le genou jusque sur le dos du pied, et renversez fortement, en dehors sur-tout, les lambeaux. Une aponévrose épaisse et serrée recouvre immédiatement les muscles; il faut la laisser en place, pour prendre une idée de ses rapports avec eux : on l'enlève ensuite, en commençant par la partie inférieure, et en poursuivant sa dissection le plus haut possible; mais elle adhère si intimement aux muscles dans leur partie supérieure, qu'il est impossible de les en débarrasser : il ne faut pas l'essayer. Les muscles ainsi mis à nu, le premier que l'étude réclame, est le jambier antérieur.

Du jambier antérieur. Placé à la partie interne des muscles de cette région, on le reconnaît facilement à son volume, qui est plus considérable que celui des autres muscles; à son insertion supérieure, qui se fait également au tibia et péroné; et au fort tendon, qui le termine inférieurement. Pour voir la trace qui le sépare des muscles voisins, commencez par en bas, où l'isolement est bien tranché, et poursuivez cette séparation le plus haut que vous pourrez; mais ne cherchez pas à la pousser jusqu'à la partie la plus élevée de la jambe, où l'union des divers muscles de cette région est très-intime.

De l'extenseur commun des orteils. Quoique celui-ci soit placé plus en dehors que l'extenseur propre du pouce, il doit être préparé avant ce dernier, qui est caché et recouvert par lui et le jambier antérieur; dans la préparation de l'extenseur commun des doigts, ayez soin de bien isoler ses tendons inférieurement; ménagez le ligament annulaire au-dessous duquel ils passent, et n'oubliez pas de distinguer et de séparer le péronien antérieur de l'extenseur commun; ils franchissent ensemble le ligament annulaire, et souvent les fibres des deux muscles se confondent d'une manière très-intime : mais l'insertion différente de leur extrémité inférieure fournit les moyens de les distinguer, l'extenseur commun se terminant aux orteils, et le péronien à la partie supérieure et postérieure du cinquième os du métatarse.

De l'extenseur propre du gros orteil. Ce muscle, comme je l'ai dit, est entièrement recouvert, dans sa partie supérieure, par le jambier et l'extenseur des orteils : il faut écarter l'un et l'autre, pour le voir. L'insertion de son extrémité inférieure à la dernière phalange du pouce, sert de moyen pour le reconnaître.

Du péronien antérieur. J'ai déjà observé que ce muscle est souvent uni d'une manière assez intime à l'extenseur des doigts, pour qu'on ne puisse le séparer de ce dernier qu'à l'endroit de son insertion inférieure; on n'a alors que ce moyen pour le reconnaître. Les muscles de la partie antérieure de la jambe, le jambier excepté, sont d'ailleurs si minces quelquefois, qu'il est prudent de ne pas trop chercher à les séparer, pour faire parade d'une vaine habileté dans la dissection.

Des deux péroniens. Placés au côté externe de la jambe, ils sont dans cet endroit tellement rapprochés l'un de l'autre, qu'ils ne peuvent être bien isolés que dans leur partie inférieure, où leurs tendons respectifs s'éloignent pour se porter à des points différens d'insertion. L'un, en effet, le long péronien, franchit la jambe pour aller s'attacher au premier os du métatarse, en passant obliquement sous la plante du pied; l'autre, au contraire, borne sa marche au cinquième os du métatarse, auquel il se fixe. Il ne faut point, pour le moment, chercher à poursuivre la terminaison du long péronien : on doit remettre ce travail, lorsqu'on fait les muscles de la plante du pied, et se borner à étudier seulement la portion du muscle qui marche le long de la jambe.

Après la préparation et l'étude des péroniens, on passe aux muscles de la région postérieure de la jambe, pour lesquels il suffit de poursuivre l'isolement de la peau en arrière, et d'en débarrasser alors complètement la totalité de la jambe.

Des gastrocnémiens. Ces muscles, immédiatement placés sous la peau, sont ceux qui forment le mollet, sur-tout la portion interne. Déjà une partie de ces muscles a été mise à découvert lors de la préparation de ceux de la région postérieure de la cuisse ; il ne s'agit plus que de poursuivre la division de la peau, jusqu'au-delà du talon, et d'en porter les lambeaux fortement en dedans et en dehors, ou même d'en débarrasser complètement la jambe. Comme je viens de le dire, beaucoup de tissu cellulaire graisseux se trouve à la partie supérieure de ces muscles et dans le creux du jarret ; une quantité non moins grande se voit également à la partie inférieure, et entoure le tendon d'Achille : enlevez tout ce tissu cellulaire, mettez les muscles jumeaux bien à découvert, et ne touchez pas aux aponévroses qui les couvrent en haut et en bas. Ne cherchez pas, non plus, à isoler ces muscles du soléaire et du jambier grêle, qui sont placés au-dessous, avant de les avoir exactement étudiés, et conservez, si vous le trouvez convenable, les vaisseaux poplités, logés dans l'écartement que ces muscles offrent supérieurement ; leur présence ne nuit point à leur étude.

Du soléaire et du jambier grêle. Coupez en travers les jumeaux vers leur tiers supérieur, et renversez en sens contraire les lambeaux, pour découvrir le soléaire et le jambier-grêle, placés immédiatement au-dessous : une très-petite quantité de tissu cellulaire recouvre ces muscles ; vers la partie supérieure se trouve également le petit muscle poplité. Le jambier grêle n'est remarquable que par son extrème petitesse et la longueur excessive de son tendon : il manque quelquefois, quoique rarement. On le trouve couché le long de la partie interne du soléaire, intimement uni, dans sa partie inférieure, au tendon d'Achille ; quelquefois cependant il n'y adhère pas : ses fibres charnues n'occupent supérieurement que trois ou quatre travers de doigt.

Le soléaire est trop volumineux et trop distinct, pour qu'il soit nécessaire de donner ici les caractères qui peuvent le faire reconnaître. Il adhère fortement, dans sa partie supérieure, aux os tibia et péroné, qu'il abandonne bientôt pour se rétrécir et concourir, avec les jumeaux et le jambier-grêle, à la formation du tendon d'Achille, où ces trois muscles sont absolument confondus.

A la préparation du soléaire et du jambier grêle, se rapporte celle du muscle poplité, uni dans presque toute son étendue aux parties dures, sur lesquelles il est placé. On le voit à la partie postérieure de l'articulation de la jambe et de la cuisse. Il suffit d'enlever le peu de tissu cellulaire qui le couvre : n'étant pas susceptible de pouvoir être détaché de la place qu'il occupe, il n'exige aucune préparation.

Du long fléchisseur commun des orteils, du long fléchisseur du gros orteil, et du jambier postérieur. La préparation de ces trois muscles doit être faite simultanément, au moins pour la portion qui répond à la jambe. Une seule circonstance la rend un peu embarrassante : c'est qu'il faut ou sacrifier presque tous les muscles du pied pour voir de suite la terminaison inférieure de ceux de la jambe, ou bien il faut se borner à n'étudier d'abord que la portion de ces muscles qui marche le long de la partie postérieure de la jambe, et remettre la préparation de ce qui reste à faire, après celle des muscles du pied. Je conseille de suivre ce dernier procédé : on s'écarte, il est vrai, de l'ordre anatomique le plus généralement adopté dans les ouvrages de cette science, mais on se rapproche davantage de la vraie manière de disséquer. Commencez d'abord par le long fléchisseur des orteils, qui est en dedans, pour passer ensuite au long fléchisseur du pouce, qui est en dehors. Le jambier postérieur est en partie caché par le précédent. Pour ne point se tromper sur ces muscles, et ne pas prendre l'un pour l'autre, il faut alternativement agir et tirer sur leurs tendons respectifs, et examiner quelle est la partie qu'ils mettent en mouvement. Tous trois passent également dans la grande coulisse du calcanéum pour se rendre au pied : dans cet endroit, ils sont enveloppés d'une assez grande quantité de tissu cellulaire graisseux, dont il faut se débarrasser. Nous reviendrons sur cet objet après la préparation des muscles du pied.

DESCRIPTION.

DU JAMBIER ANTÉRIEUR.

(*Tibio - sus - tarsien.*)

Situation et figure. Allongé, aplati en divers sens; situé à la partie antérieure de la jambe et supérieure du pied. *Étendue.* Du tibia, au premier os cunéiforme. *Division.* En partie antérieure, recouverte dans toute son étendue par la peau; en partie interne, appliquée sur le tibia; en partie externe, unie en haut à l'extenseur commun des orteils, et en bas à l'extenseur du pouce; postérieurement, ce muscle contracte des adhérences avec le ligament inter-osseux. En extrémités: la supérieure s'attache à la tubérosité externe de l'extrémité supérieure du tibia; l'inférieure, à la face supérieure du premier os cunéiforme. *Direction.* Verticale.

Structure et usages. Un long tendon le termine inférieurement, il est charnu dans le reste de son étendue. Il fléchit le pied sur la jambe, et celle ci sur le pied. Dans son action sur le pied, il soulève particulièrement son bord interne, et entraîne sa pointe en dedans.

DE L'EXTENSEUR PROPRE DU GROS ORTEIL.

Situation et figure. Allongé, légèrement aplati; situé à la partie antérieure de la jambe, et supérieure du pied. *Étendue.* Du péroné, à la dernière phalange du gros orteil. *Division.* En face interne, qui correspond au jambier antérieur; en face externe, à l'extenseur commun des orteils. Il est caché en devant par ces deux derniers muscles; en arrière, il répond au péroné en haut, et au ligament inter-osseux en bas. En extrémités: la supérieure s'attache au tiers supérieur du péroné; l'inférieure, à la partie supérieure et postérieure de la première phalange du pouce. *Direction.* Oblique de haut en bas, et de dehors en dedans.

Structure et usages. Tendineux inférieurement, charnu dans
le reste de son étendue, il étend successivement les phalanges du
pouce sur les os du métatarse, et peut ensuite contribuer à entraîner la totalité du pied dans la flexion.

DE L'EXTENSEUR COMMUN DES ORTEILS.

(*Péronéo - sus - phalangettien commun.*)

Situation et figure. Allongé, un peu aplati; situé à la partie
antérieure de la jambe, et supérieure du pied. *Etendue.* Du tibia,
aux première et seconde phalanges des quatre doigts qui suivent
le pouce. *Division.* En partie interne, en rapport avec le jambier
antérieur et l'extenseur du pouce; en partie externe, qui correspond successivement aux trois péroniens. Il est couvert en devant
par la peau, et en arrière il s'attache au péroné et au ligament
inter-osseux. En extrémités: la supérieure se fixe à la tubérosité
externe du tibia, entre le jambier et le long péronien; l'inférieure,
divisée en quatre tendons, va s'attacher aux première et seconde
phalanges des quatre doigts qui suivent le pouce. *Direction.*
Verticale.

Structure et usages. Les tendons, qui le terminent inférieurement, montent très-haut dans les fibres charnues, qui composent
le reste du muscle: il produit l'extension successive des phalanges
sur les os du métatarse, et peut, comme le précédent, entraîner
le pied dans la flexion sur la jambe.

DU PÉRONIEN ANTÉRIEUR.

(*Petit péronéo - sus - métatarsien.*)

Situation et figure. Allongé, mince, aplati; situé à la partie
antérieure de la jambe, et supérieure du pied. *Etendue.* Du péroné, au cinquième os du métatarse. *Division.* En partie externe,
recouverte par la peau; en partie interne, unie avec le précédent:
il s'attache en arrière aux deux tiers inférieurs du péroné. En extrémités: la supérieure, confondue avec l'extenseur des orteils,
se fixe à la face interne du péroné, vers la partie supérieure de

son tiers moyen ; l'inférieure, à la partie postérieure du cinquième os du métatarse. *Direction.* A-peu-près verticale.

Structure et usages. La structure ne diffère point de celle des muscles précédens : il fléchit le pied sur la jambe.

DU LONG PÉRONIEN LATÉRAL.

(*Péronéo - sous - tarsien.*)

Situation et figure. Allongé ; situé sur les parties latérales externes de la jambe, et à la partie inférieure du pied. *Etendue.* Du tibia, du péroné, au premier os du métatarse. *Division.* En partie externe, recouverte dans toute la longueur de la jambe par la peau, et dans le reste de son étendue par les muscles de la couche superficielle de la plante du pied ; en partie interne, placée en haut sur le péroné, et en bas sur le court péronien latéral : il correspond en arrière au soléaire et au long fléchisseur du pouce ; en devant, à l'extenseur des orteils et au péronien antérieur. En extrémités : la supérieure se fixe à la partie la plus élevée du péroné, et à la partie voisine du tibia ; l'inférieure, en croisant obliquement la plante du pied, va s'attacher à la partie inférieure du premier os du métatarse. *Direction.* Verticale à la jambe, obliquement horizontale au pied.

Structure et usages. Un long tendon qui le termine inférieurement, monte très-haut dans les fibres charnues qui forment le reste du muscle : il étend le pied sur la jambe, et réciproquement celle-ci sur le pied.

DU COURT PÉRONIEN LATÉRAL.

(*Grand péronéo-sus-métatarsien.*)

Situation et figure. Allongé, aplati ; situé sur les parties latérales de la jambe. *Etendue.* Du péroné, au cinquième os du métatarse. *Division.* En face externe, recouverte par le long péronien ; en face interne, fixée aux deux tiers inférieurs du péroné. En extrémités : la supérieure s'attache à la face externe du péroné, entre le tiers supérieur et le tiers moyen ; l'inférieure, tendineuse, passe derrière la malléole externe, et va s'attacher à la partie postérieure du cinquième os du métatarse. *Direction.* Verticale à la jambe, horizontale au pied.

Structure et usages. Sa structure et ses usages sont les mêmes que ceux du long péronien latéral.

DES JUMEAUX OU GASTROCNÉMIENS.

(*Bi-fémoro-calcanien.*)

Situation et figure. Allongés, un peu aplatis; situés à la partie postérieure de la jambe. *Etendue.* Des condyles du fémur, au calcanéum. *Division.* En face postérieure, recouverte par la peau; en face antérieure, placée sur l'articulation tibio-fémorale, le jambier grêle, le poplité et le soleaire. Les bords forment en dedans et en dehors les saillies du mollet. En extrémités : la supérieure est formée de deux portions; l'interne, plus grosse et plus longue, se fixe à la partie postérieure du condyle interne du fémur, et l'externe à la partie postérieure du condyle externe. Ces deux portions, dans l'écartement desquelles se voient les vaisseaux poplités, réunies à quelques travers de doigt de leur insertion, forment une masse commune, dont l'extrémité inférieure concourt à la formation du tendon d'Achille, qui va s'attacher à la partie postérieure du calcanéum. *Direction.* Verticale.

Structure et usages. Deux tendons courts et épais se voient aux deux extrémités supérieures; une large aponévrose couvre en arrière et en devant une grande partie de la masse charnue placée dans l'intervalle, et un long et fort tendon les termine inférieurement. Les jumeaux étendent fortement le pied sur la jambe, fléchissent celle-ci sur la cuisse, et réciproquement cette dernière sur la jambe.

DU JAMBIER GRÊLE.

(*Petit fémoro-calcanien.*)

Situation et figure. Allongé, très mince; situé à la partie postérieure de la jambe. *Etendue.* Du condyle externe du fémur, au calcanéum. *Division.* En face postérieure, recouverte par les jumeaux ; en face antérieure, placée sur le soléaire, dont il cotoie le bord interne. En extrémités : la supérieure s'attache à la partie postérieure du condyle externe du fémur ; l'inférieure se confond avec les tendons des jumeaux et du soléaire, pour concourir à la formation du tendon d'Achille. *Direction.* Un peu oblique de haut en bas, et de dehors en dedans.

Structure et usages. Les fibres charnues ont à peine trois à quatre pouces de longueur ; le reste du muscle est formé d'un tendon long et mince : il aide, mais faiblement, l'action des jumeaux et du soléaire.

DU SOLÉAIRE.

(*Tibio - calcanien.*)

Situation et figure. Allongé, épais, aplati ; situé à la partie postérieure de la jambe. *Etendue.* Du tibia, du péroné, au calcanéum. *Division.* En face postérieure, recouverte par les jumeaux et le jambier grêle ; en face antérieure, elle couvre portion du péroné et du tibia, les muscles long fléchisseur des orteils, jambier postérieur et long fléchisseur du pouce. En extrémités : la supérieure, étroite et pointue, s'attache à la face postérieure du péroné, près de son extrémité supérieure ; l'inférieure concourt à la formation du tendon d'Achille, et se fixe à la partie postérieure du calcanéum. *Direction.* Verticale.

Structure et usages. De larges aponévroses se remarquent à la face postérieure et dans l'intervalle des fibres charnues ; un long tendon, intimement uni à celui des jumeaux, termine le muscle inférieurement : ses usages sont les mêmes que ceux des jumeaux, mais il n'agit pas sur la cuisse.

DU POPLITÉ.

(*Fémoro-pop iti-tibial.*)

Situation et figure. Aplati, mince et triangulaire ; situé à la partie postérieure et supérieure de la jambe. *Etendue.* Du condyle

externe du fémur, au tibia. *Division*. En face postérieure, recouverte par les jumeaux ; en face antérieure, appliquée sur
l'articulation fémoro-tibiale. En bords : l'externe est parallèle au
soleaire, l'interne est libre le long de la partie supérieure du bord
interne du tibia ; le supérieur se fixe au tibia et au péroné : une
espèce de sommet termine ce muscle à la partie postérieure du
condyle externe du fémur. *Direction*. Oblique de haut en bas, et
de dehors en dedans.

Structure et usages. Tendineux à son attache au fémur, aponévrotique postérieurement, charnu dans le reste de son étendue,
il fléchit la cuisse sur la jambe, et celle-ci sur la cuisse.

DU LONG FLÉCHISSEUR COMMUN DES ORTEILS.

(*Tibio-phalangettien commun.*)

Situation et figure. Allongé, aplati ; situé à la partie postérieure
de la jambe, et inférieure du pied. *Etendue*. Du tibia, aux dernières phalanges des quatre derniers doigts. *Division*. En face
postérieure, recouverte par le soleaire ; en face antérieure, appliquée sur le tibia. En extrémités : la supérieure s'attache à la partie
supérieure de la face postérieure du tibia ; l'inférieure, après avoir
passé sous la voûte du calcanéum, s'avance sous la plante du pied,
s'unit à la portion carrée, se divise en quatre petits tendons, qui,
traversant les ouvertures que leur présentent ceux du court fléchisseur, vont s'attacher à la partie inférieure des dernières phalanges.
Direction. Verticale à la jambe, horizontale au pied.

Structure et usages. Tendineux inférieurement, charnu dans le
reste de son étendue, il fléchit successivement les phalanges les
unes sur les autres, et finit par entraîner la totalité du pied dans
l'extension.

DU LONG FLÉCHISSEUR DU GROS ORTEIL.

(*Péronéo-sous-phalangettien du pouce.*)

Situation et figure. Allongé, aplati ; situé à la partie postérieure
de la jambe, et inférieure du pied. *Etendue*. Du péroné, à la

dernière phalange du gros orteil. *Division.* En partie postérieure, recouverte par le soléaire ; en partie antérieure, appliquée sur la face postérieure du péroné. En extrémités : la supérieure se fixe à la partie supérieure du péroné ; l'inférieure passe sous la voûte du calcanéum, croise la direction du précédent, et va s'attacher à la partie inférieure de la dernière phalange du pouce. *Direction.* Oblique de haut en bas, et de dehors en dedans.

Structure et usages. Un tendon, caché très-haut dans les fibres charnues, termine inférieurement le muscle, qui est charnu dans le reste de son étendue ; il fléchit le pouce, et finit, comme le précédent, par entraîner le pied dans l'extension.

DU JAMBIER POSTÉRIEUR.

(*Tibio-sous-tarsien.*)

Situation et figure. Allongé ; situé à la partie postérieure de la jambe, et inférieure du pied. *Étendue.* Du tibia, du péroné, au scaphoïde. *Division.* En partie postérieure, recouverte par les deux précédens et le soléaire ; en partie antérieure, attachée à la face postérieure du tibia et du ligament inter-osseux. En extrémités : la supérieure, bifurquée pour le passage des vaisseaux tibiaux antérieurs, s'attache à la partie supérieure du péroné et du tibia ; l'inférieur traverse la voûte du calcanéum, et va se fixer à la face inférieure du scaphoïde. *Direction.* Un peu oblique de haut en bas, et de dehors en dedans.

Structure et usages. Tendineux inférieurement, charnu dans le reste de son étendue, il étend le pied sur la jambe, et celle-ci sur le pied, en soulevant ce dernier de dedans en dehors.

VINGT-TROISIÈME RÉGION.

TARSO - MÉTATARSIENNE.

Muscles du dos et de la plante du pied.

On distingue les muscles du pied, en ceux du dos et en ceux de la plante : un seul muscle se trouve au dos : c'est le pédieux. Les muscles de la plante du pied sont plus nombreux, et on les divise en plusieurs couches : 1°. l'adducteur du pouce, le court fléchisseur des orteils, et l'abducteur du petit doigt ; 2°. l'accessoire du long fléchisseur, et les lombricaux ; 3°. le court fléchisseur du gros orteil, l'abducteur oblique du gros orteil, le transversal des orteils, et le court fléchisseur du petit orteil ; 4°. sept inter-osseux, dont quatre dorsaux et trois plantaires, terminent les msucles du pied.

Administration anatomique.

Du pédieux. Divisez la peau du dos du pied dans toute sa longueur ; renversez les lambeaux en dedans et en dehors, et le muscle pédicux est, pour ainsi dire, préparé. Il suffit, en effet, de bien découvrir son attache postérieure, et de poursuivre les tendons qui le terminent vers les orteils. Aucun muscle ne l'avoisine, ni le cache, aucune membrane ne l'enveloppe : seul au-dessous de la peau, il repose sur la plupart des os du tarse et du métatarse, et son étude n'exige point qu'on l'isole de la place qu'il occupe.

Les muscles de la plante du pied sont beaucoup plus difficiles à préparer, tant à cause de leur multiplicité, qu'à cause de leur rapprochement intime, et des bandes aponévrotiques qui les tiennent serrés et presque confondus les uns avec les autres. La peau elle-même qui les recouvre est dure et calleuse ; un tissu

cellulaire, graisseux, très-dense, en rend la préparation difficile
et ennuyeuse, et c'est déjà beaucoup que de l'avoir enlevée.
Faites, pour cela, une incision qui se prolonge du talon vers les
orteils; emportez avec la peau le tissu cellulaire jusqu'à une aponévrose que son tissu et son aspect luisant font assez reconnaître.
Mettez bien à nu cette aponévrose, pour l'étudier: elle recouvre
presque immédiatement les trois muscles qui forment la première
couche de ceux de la plante du pied, et dans sa partie postérieure,
elle ne peut en être séparée. Passez ensuite à la préparation des
muscles, que ce travail préliminaire a singulièrement facilitée.

On peut encore, pour enlever la peau de la plante du pied, l'inciser dans toute sa circonférence et l'enlever alors sous la forme
d'une semelle de soulier. Ce dernier procédé est peut-être préférable au premier.

De l'adducteur du gros orteil. Ce muscle est placé au côté interne
du pied : on peut assez facilement le séparer en dehors du court
fléchisseur commun des orteils; mais dans sa marche il s'unit au
court fléchisseur du même doigt, et les masses des deux muscles
semblent n'en faire qu'une. Contentez-vous donc d'enlever tout le
tissu cellulaire graisseux qui peut nuire à l'étude de l'adducteur,
qu'il faut laisser en place jusqu'au moment où vous voudrez faire
le court fléchisseur du gros orteil.

De l'abducteur du petit orteil. Après la préparation du précédent, passez de suite à celle de l'abducteur du petit orteil, et
laissez, pour un moment, le court fléchisseur, que vous préparerez
bientôt avec la terminaison du long fléchisseur, son accessoire,
et les lombricaux, dont la préparation ne peut être séparée.
L'abducteur du petit orteil, placé au côté externe du pied,
ressemble beaucoup à l'adducteur du pouce, et sa préparation
présente les mêmes circonstances. Observez donc, pour ce dernier, ce que vous avez fait pour le précédent.

Du court fléchisseur des orteils. C'est sur-tout sur ce muscle
que s'épanouit l'aponévrose plantaire, qu'il faut enlever, si on ne
l'a pas déjà fait. On peut également couper en travers l'adducteur
du pouce, afin de terminer la préparation du long fléchisseur, qu'il
couvre en partie, et dont les tendons ont des rapports si nombreux

avec le court fléchisseur, ainsi qu'avec l'accessoire : pour cela, il faut enlever le tissu cellulaire graisseux et abondant qui occupe la voûte du calcanéum, et laisser en place le ligament annulaire sous lequel passe le long fléchisseur.

De l'accessoire du long fléchisseur et des lombricaux. On ne peut pas poursuivre la dissection ultérieure du long et du court fléchisseur, qu'on ne se soit débarrassé de la préparation de l'accessoire et des lombricaux. Pour le premier de ces muscles, il faut absolument couper en travers le court fléchisseur, et porter fortement en arrière son lambeau postérieur, qui cache dans cet endroit l'attache de l'accessoire : il faut cependant conserver en place les tendons de ces divers muscles, pour en voir la distribution et les nombreux rapports. Les lombricaux, étant placés sur la continuité des tendons du long fléchisseur, n'ont besoin d'aucune autre préparation que celle qu'exigent les muscles précédens.

Du court fléchisseur du pouce. Celui-ci, caché en grande partie par l'adducteur du même doigt, demande un peu d'attention pour être mis à nu : mais en dedans, il est tellement uni à l'adducteur, qu'il est presque impossible de l'en séparer : l'essentiel est de bien distinguer le lieu de son attache postérieure, qui se fait à la partie antérieure du calcanéum, et à la partie voisine des os cunéiformes.

Du court fléchisseur du petit orteil. Il faut passer de suite à la préparation de ce muscle, avant de s'occuper des deux autres placés dans l'intervalle.

Le court fléchisseur du petit orteil, caché en partie par l'abducteur du même doigt, présente dans sa préparation les mêmes difficultés que le précédent : tâchez donc de distinguer son attache postérieure, qui se fait à la partie postérieure du cinquième os du métatarse.

De l'abducteur oblique du gros orteil, et de son abducteur transverse. Ces deux muscles sont placés dans l'intervalle des deux précédens, et sont cachés en totalité par tous ceux dont on s'est déjà occupé. L'abducteur oblique, situé plus en arrière, et plus volumineux que le transversal, se reconnaît assez aisément; il n'en est pas de même du transversal, petit muscle allongé, couché sous les têtes des os du métatarse, et dont l'insertion au pouce se

19*

confond avec l'abducteur, et même avec son adducteur et son court fléchisseur. Pour rendre la préparation de ces deux muscles plus facile, enlevez le court fléchisseur des orteils, l'accessoire, les tendons du long fléchisseur et les lombricaux; détachez surtout ces divers objets des têtes des os du métatarse et des premières phalanges, auxquelles elles sont assez intimement unies.

Des inter-osseux. Comme à la main, les inter-osseux du pied sont placés dans l'intervalle des os du métatarse, et ne demandent aucune autre préparation que l'isolement entier de tous les autres muscles du pied, tant au dos qu'à la plante. Ce travail est plus minutieux que difficile, et ne demande que du tems et de la patience.

Ici se termine la dissection de la myologie; les muscles de l'œil seront exposés à l'article de ces organes.

DESCRIPTION.

DU PÉDIEUX.

(*Calcanéo-sus-phalangettien commun*)

Situation et figure. Aplati, mince, divisé en quatre portions antérieurement; situé sur le dos du pied. *Étendue.* Du calcanéum, aux quatre premiers orteils. *Division.* Sa face superficielle est immédiatement recouverte par la peau; sa face profonde est appliquée sur la partie dorsale des os du tarse. En extrémités : la postérieure s'attache à la partie antérieure de la face externe du calcanéum, et à la partie voisine de l'astragal; l'antérieure est divisée en quatre portions, dont chacune se termine par un tendon grêle, qui se fixe, le premier à la première phalange du pouce, et les trois suivans aux trois phalanges des trois orteils qui suivent le pouce.

Structure et usages. Aponévrotique dans sa partie postérieure, tendineux antérieurement, charnu dans le reste de son étendue, il aide l'extension des quatre premiers orteils.

DE L'ADDUCTEUR DU GROS ORTEIL.

(*Calcanéo-sous-phalangien du pouce.*)

Situation et figure. Allongé, aplati; situé à la partie interne de la plante du pied. *Étendue.* Du calcanéum, à la première phalange du gros orteil. *Division.* En face inférieure, couverte par l'apouévrose plantaire et la peau; en face supérieure, placée sous le court fléchisseur du pouce et l'accessoire du long fléchisseur. En extrémités : la postérieure se fixe à la partie interne et postérieure du calcanéum; l'antérieure, à la partie interne et postérieure de la première phalange du gros orteil. *Direction.* Horizontale.

Structure et usages. Tendineux antérieurement, très-peu apo-névrotique postérieurement, et charnu dans le reste de son étendue, il porte le pouce en dedans et le fléchit un peu.

DU COURT FLÉCHISSEUR DES ORTEILS.

(*Calcanéo-sous-phalanginien commun.*)

Situation et figure. Allongé, aplati; situé à la partie moyenne de la plante du pied, et divisé en quatre portions antérieurement. *Étendue.* Du calcanéum, aux secondes phalanges des quatre derniers orteils. *Division.* En face inférieure, couverte par l'apoué-vrose plantaire et la peau; en face supérieure, placée sous l'acces-soire du long fléchisseur. En extrémités : la postérieure se fixe à la partie postérieure du calcanéum; l'antérieure se divise en quatre tendons, qui, fendus vers les premières phalanges pour laisser passer ceux du long fléchisseur, vont ensuite s'attacher à la partie inférieure des secondes phalanges. *Direction.* Horizontale.

Structure et usages. Quatre tendons terminent ce muscle anté-rieurement: postérieurement, il est aponévrotique, et charnu dans le reste de son étendue : il concourt à la flexion des phalanges les unes sur les autres.

DE L'ABDUCTEUR DU PETIT ORTEIL.

(*Calcanéo-sous-phalangien du petit doigt.*)

Situation et figure. Allongé, aplati; situé à la partie externe de la plante du pied. *Étendue.* Du calcanéum, à la première phalange du petit orteil. *Division.* En face inférieure, recouverte par l'aponévrose plantaire et la peau; en face supérieure, placée sous le court fléchisseur du même doigt, et l'accessoire du long fléchisseur. En extrémités : la postérieure se fixe à la partie postérieure et externe du calcanéum; l'antérieure, à la partie postérieure et externe de la première phalange du petit orteil. *Direction.* Horizontale.

Structure et usages. La structure est semblable à celle de l'adducteur du pouce; il porte le petit doigt en dehors et le fléchit un peu.

DE L'ACCESSOIRE DU LONG FLÉCHISSEUR.

(Compris dans le *tibio-phalangettien commun.*)

Situation et figure. Aplati, quadrilatère; situé à la plante du pied. *Étendue.* Du calcanéum, aux tendons du long fléchisseur. *Division.* En face inférieure, placée sur les trois muscles précédens; en face supérieure, appliquée sur l'abducteur du gros orteil. Ses bords n'offrent rien de remarquable. En extrémités : il se fixe, d'une part, au calcanéum, plus en avant que le court fléchisseur, i de l'autre, il se confond avec le tendon du long fléchisseur. *Direction.* Oblique de derrière en devant, et de dehors en dedans.

Structure et usages. De très-petits tendons le terminent à ses deux extrémités, des fibres charnues en occupent l'intervalle : il aide l'action du long fléchisseur, en corrigeant son obliquité.

DES LOMBRICAUX.

(*Planti-sous-phalangiens.*)

Situation et figure. Allongés, situés à la plante du pied. *Étendue.* Des tendons du long fléchisseur, aux quatre derniers orteils.

Division. Leur partie inférieure correspond à l'aponévrose plantaire ; leur partie supérieure, au transversal des orteils. En extrémités : la postérieure se fixe aux tendons du long fléchisseur ; l'antérieure aux premières phalanges. *Direction.* Horizontale.

Structure et usages. Un long tendon très-grêle termine antérieurement chacun de ces muscles, qui sont charnus dans le reste de leur étendue : ils produisent, mais faiblement, la flexion des premières phalanges.

DU COURT FLÉCHISSEUR DU PREMIER ORTEIL.

(*Tarso-sous-phalangien du pouce.*)

Situation et figure. Allongé, aplati ; situé au côté interne de la plante du pied. *Etendue.* Du calcanéum, à la première phalange du gros orteil. *Division.* En face inférieure, placée sur l'abducteur du gros orteil ; de plus, elle présente un sillon qui loge le tendon du long fléchisseur du pouce ; en face supérieure, placée dans toute l'étendue de la face inférieure du premier os du métatarse. En extrémités : la postérieure se fixe à la partie antérieure du calcanéum, et à la partie voisine des os cunéiformes ; l'antérieure, divisée en deux portions, s'attache également aux tubercules interne et externe de la partie postérieure de la première phalange. *Direction.* Horizontale.

Structure et usages. Tendineux à ses deux extrémités, charnu dans l'intervalle, il fléchit la première phalange du gros orteil.

DE L'ABDUCTEUR DU GROS ORTEIL.

(*Métatarso sous-phalangien du pouce.*)

Situation et figure. Aplati, triangulaire ; situé à la partie moyenne de la plante du pied. *Etendue.* Du cuboïde, à la première phalange du pouce. *Division.* En face inférieure, placée sur le long fléchisseur, son accessoire et les lombricaux ; en face supérieure, qui répond aux inter-osseux : il se fixe, d'une part, au cuboïde, à la partie voisine des os du métatarse, et de l'autre au tubercule interne de l'extrémité postérieure de la première phalange. *Direction.* Oblique de derrière en devant et de dehors en dedans.

Structure et usages. Très-peu tendineux à ses extrémités, charnu dans l'intervalle, il porte le pouce en dehors et le rapproche des autres doigts.

DU TRANSVERSAL DES ORTEILS.

(*Métatarso-sous-phalangien transversal du pouce.*)

Situation et figure. Allongé; situé sous les têtes des os du métatarse. *Etendue.* Des os du métatarse, à la première phalange du pouce. *Division.* En face inférieure, placée sur les tendons des long et court fléchissenrs ; en face supérieure, qui répond aux muscles inter osseux : il s'attache d'une part aux derniers os du métatarse, près de leur tête, et de l'autre, au tubercule externe de la première phalange du pouce, en s'unissant intimement avec son abducteur. *Direction.* Transversale.

Structure et usages. Presque tout charnu, il entraîne le gros orteil en dehors, et rapproche les os du métatarse les uns des autres.

DU COURT FLÉCHISSEUR DU PETIT ORTEIL.

(*Tarso-sous-phalangien du petit doigt.*)

Situation et figure. Allongé ; situé à la partie externe de la plante du pied. *Etendue.* Du cinquième os du métatarse, à la première phalange du petit orteil. *Division.* En face inférieure, placée sur l'abducteur du petit orteil ; en face supérieure, qui correspond au cinquième os du métatarse. En extrémités : la postérieure s'attache à la partie postérieure du cinquième os du métatarse ; l'antérieure, à la base de la première phalange du petit orteil. *Direction.* Horizontale.

Structure et usages. Tendineux à ses extrémités, charnu dans le reste de son étendue, il fléchit la première phalange du petit orteil.

DES INTER-OSSEUX.

Ils sont au nombre de sept, divisés en quatre dorsaux et trois plantaires : on les distingue par les noms numériques de premier, second, etc., en commençant par le pouce.

DES INTER-OSSEUX DORSAUX.

(*Métatarso-phalangiens-latéraux-sus-plantaires.*)

Situation et figure. Allongés, aplatis ; situés dans l'intervalle des os du métatarse. *Étendue.* De l'intervalle des os du métatarse aux premières phalanges des quatre derniers doigts. *Division.* En face supérieure, couverte par la peau ; en face inférieure, qui répond aux inter-osseux plantaires : dans le premier seulement, cette face correspond à l'abducteur du pouce. En extrémités : la postérieure, divisée en deux portions, se fixe à la partie la plus reculée des os du métatarse ; l'antérieure, terminée par un tendon grêle, va se fixer sur les parties latérales des premières phalanges des quatre derniers doigts. *Direction.* Elle suit celle de l'intervalle des os du métatarse.

Structure et usages. Tendineux antérieurement, charnus dans le reste de leur étendue. Le premier inter-osseux dorsal porte le second orteil en dedans, le deuxième porte le même doigt en dehors, le troisième porte le troisième orteil en dehors, et le quatrième porte le doigt du même nom également en dehors.

DES INTER-OSSEUX PLANTAIRES.

(*Métatarso-phalangiens-latéraux-sous-plantaires.*)

Situation et figure. Allongés ; situés à la plante du pied. *Étendue.* De l'intervalle des os du métatarse, le premier intervalle excepté, aux premières phalanges des trois derniers doigts. *Division.* En face supérieure, en rapport avec les inter-osseux dorsaux ; en face inférieure, qui correspond au court fléchisseur et au transversal. En extrémités : la postérieure s'attache à la partie la plus reculée de l'intervalle des os du métatarse ; l'antérieure va se fixer sur les parties latérales des trois premières phalanges des orteils. *Direction.* Elle suit celle de l'intervalle des os du métatarse.

Structure et usages. Tendineux antérieurement, charnus dans le reste de leur étendue. Les trois inter-osseux plantaires portent les trois derniers doigts également en dedans.

DE LA SPLANCHNOLOGIE.

EXPOSITION PRÉLIMINAIRE.

La squélétologie et la myologie ne forment, pour ainsi dire, que la partie mécanique de l'individu qui en est pourvu. Leur présence est, sans doute, nécessaire pour faire de l'homme un être admirable et parfait ; mais l'action de chacun de ces deux appareils peut être suspendue momentanément, ou même anéantie pour toujours, sans que la vie et les diverses fonctions qui l'entretiennent en soient essentiellement altérées. Plusieurs animaux n'ont point de système osseux, et quelques-uns, en petit nombre, il est vrai, semblent dépourvus de système musculaire. Mais partout où la vie se maintient, chez tous les êtres où elle est en exercice, on trouve des viscères, des vaisseaux et des nerfs. Ces trois ordres de parties semblent donc être plus intimement liés à l'entretien de la vie; aussi la mort est-elle toujours le résultat de la lésion grave et profonde de quelques-uns des viscères, et en particulier du cœur, des poumons et du cerveau.

La splanchnologie est la partie de l'anatomie qui traite des viscères ou organes splanchniques (splanchna des G.) Ces organes sont placés dans les grandes cavités du corps humain ; d'après leur situation, ils peuvent être distingués en céphaliques, thoraciques, abdominaux et génitaux. Mais cette division ne repose sur aucune méthode philosophique, et s'éloigne absolument des principes de la physiologie moderne. Pour me conformer à cet égard aux travaux des plus célèbres physiologistes, et conserver dans cet ouvrage le plan et la distribution que j'ai constamment suivis dans mes cours d'anatomie et de physiologie, je diviserai l'étude et la préparation des viscères, d'après leurs usages et l'ordre dans lequel se développent et s'enchaînent leurs diverses fonctions. Il est temps enfin que la marche rigoureuse de l'analyse préside aux travaux des anatomistes : assez et trop long-temps sa négligence ou son oubli ne firent de la science de l'homme, qu'un champ ouvert à toutes les bizarreries des conceptions humaines.

En jetant un regard attentif sur les diverses fonctions de l'économie animale, on est frappé de la grande différence qui existe entre elles. Les unes en effet, dont l'action semble se concentrer au-dedans de l'individu, sont plus particulièrement liées à l'entretien de la vie; les autres, au contraire, placées, pour ainsi dire, hors de nous-mêmes, sont destinées à nous mettre en rapport avec les corps ou les êtres qui nous environnent. L'action des premières ne peut être suspendue, anéantie, ou même troublée, sans qu'il n'en résulte un dérangement plus ou moins marqué dans la santé. Les autres, au contraire, ont des temps d'intermission, des momens de repos, nécessaires pour maintenir leur parfait équilibre. Les unes, spécialement destinées à assimiler la substance nutritive, ont aussi pour usages d'en séparer les parties superflues ou nuisibles, pour en opérer l'expulsion. Les autres, qui président aux mouvemens loco-moteurs, à la formation des sons, ont aussi sous leur empire les nobles attributs du cerveau, et les ingénieuses perceptions des sens.

L'immortel Bichat, dont le génie supérieur avait saisi tous les développemens de cette grande idée, a donné aux premières le nom de fonctions de la vie organique, et aux secondes celui de fonctions de la vie animale. Ces expressions ont éprouvé quelques modifications, mais l'application en est toujours la même. Ainsi M. Richerand, qui publiait dans le même tems ses *Nouveaux Elémens de Physiologie*, appelle fonctions assimilatrices, intérieures, celles que Bichat nomme fonctions de la vie organique,

et fonctions relatives, extérieurees, celles que le même physiologiste appelle fonctions de la vie animale.

Mais quelles que soient les dénominations que l'on adopte ou
que l'on préfère, la distinction des deux vies n'en doit pas moins
être conservée.

Indépendamment des fonctions propres à l'entretien de la vie
de chaque individu, il en est d'autres qui doivent lui assurer la
faculté de reproduire son semblable et de créer de nouveaux individus. Ces fonctions, qui ont besoin du concours des deux sexes,
sont appelées génératrices. L'homme et la femme coopèrent également au grand œuvre de la génération, et possèdent à cet effet
des organes différens, qu'il est indispensable d'examiner également dans l'un et dans l'autre.

L'ordre que nous adoptons demande donc que l'on commence
par l'étude des organes digestifs; à ceux-ci doit succéder l'appareil
urinaire : sa situation dans l'abdomen, ses nombreux rapports
avec les organes de la digestion, ne permettent point d'en renvoyer l'étude ailleurs. Le produit de la digestion passant immédiatement des conduits chylifères et du canal thorachique dans la
veine sous-clavière du côté gauche, qui le transmet dans le cœur,
cette marche conduit naturellement à l'étude des organes situés
dans la poitrine.

Lorsque les fonctions des divers organes que nous venons d'é-
numérer sont dans un parfait équilibre, et que les organes eux-
mêmes jouissent de toute leur intégrité, la vie est assurée. Mais
pour donner à ces parties la sensibilité, précieuse faculté sans laquelle tout, dans l'économie, ne serait que confusion, le cerveau
et ses irradiations deviennent indispensables ; les sens, ces mi-
nistres des fonctions intellectuelles, ne sont pas moins nécessaires. L'étude de ces diverses parties suivra donc immédiatement
celle des organes contenus dans l'abdomen et la poitrine, en faisant observer cependant que le goût et l'odorat sont liés de trop
près à l'histoire de la digestion et de la respiration, pour en être
séparés.

Enfin, les organes de la génération termineront le tableau de
la splanchnologie : destinés seulement à la reproduction de l'es-

pèce, leur présence n'est pas rigoureusement nécessaire pour l'entretien de la vie individuelle. Développés très-tard dans l'un et l'autre sexe, n'ayant qu'une action de courte durée, leur absence ou leur présence n'influe pas d'une manière assez directe sur l'action des autres organes ou sur l'ensemble de la vie, pour que l'individu ne puisse pas en être privé quelquefois, sans qu'il en résulte pour lui des accidens très fâcheux. Les eunuques fournissent des exemples nombreux de cette vérité, et je conserve dans ma collection les organes de la génération d'une femme déjà avancée en âge, chez laquelle la matrice manquait absolument, le vagin se terminant par un large cul-de-sac, à deux travers de doigt de son orifice externe.

Telle est la méthode la plus naturelle et la plus simple d'étudier la splanchnologie.

Il me reste maintenant à donner les préceptes généraux de la préparation de cette partie de l'anatomie, me réservant d'indiquer la dissection particulière que demande chaque appareil d'organes ou partie d'appareil, à mesure que ces objets se présenteront à nos recherches.

Préparation particulière de la Splanchnologie.

La dissection de la splanchnologie diffère beaucoup de celle de la myologie. Cette dernière, en effet, peut être soumise à des préceptes généraux, dont il ne faut jamais s'écarter. Ce sont les mêmes principes, à-peu-près les mêmes instrumens, et pour ainsi dire, toujours la même marche à suivre. Qui sait bien disséquer un muscle, parvient sans peine à les disséquer tous également bien : la manière seule de les mettre à découvert diffère, ainsi que les coupes particulières qu'exige l'étude de quelques-uns d'entr'eux. La splanchnologie, au contraire, irrégulière dans la disposition des parties dont elle se compose, présente autant de préparations différentes qu'il y a d'organes à étudier. On ne peut même donner que des préceptes généraux sur cet objet, chacun pouvant, à son gré, changer la manière de mettre à découvert tel ou tel organe, pourvu qu'il parvienne, par la méthode qu'il a choisie, à pouvoir en prendre une connaissance parfaite. On ne trouvera donc pas ici une exposition détaillée, d'ailleurs très-superflue, des différens modes de préparations des organes : je me bornerai seulement à indiquer, avec le plus de clarté possible, les plus usitées, celles enfin au moyen desquelles on peut plus facilement mettre un organe à découvert, et n'y employer que le tems strictement nécessaire. L'étude de la splanchnologie est très-longue, sur-tout quand on veut la bien posséder, et joindre à la connaissance des organes, celle de leurs fonctions. Je ferai seulement observer que la plupart de ces organes étant situés dans des cavités plus ou moins profondes, dans lesquelles on ne parvient quelquefois qu'avec beaucoup de difficultés, le point essentiel est de bien exécuter l'ouverture de la cavité dans laquelle sont renfermées les parties que l'on veut étudier; de ménager leurs rapports, soit avec les parties environnantes, soit avec elles-mêmes; de ne point diviser, rompre ou déchirer les gros vaisseaux qui les pénètrent, ou les membranes qui les recouvrent; de prendre une idée juste et bien précise de leur situation, de leur figure, de leur couleur et de leur densité, avant de leur faire subir une altération quelconque, propre à en démontrer plus complètement l'organisation intime; enfin, d'avoir à sa disposition, et sous sa main, les instrumens et les autres objets nécessaires à leur préparation. Il est vrai que pour leur étude ordinaire, les élèves n'ont pas besoin de prendre tant de précautions, puisque la splanchnologie est de toutes les parties de l'anatomie, celle qu'ils étudient toujours avec le plus de succès. Cependant on ne peut se dissimuler que ce n'est que par des coupes ingénieuses, qu'on parvient à avoir une connaissance parfaite, non de la figure des organes, mais de leurs nombreux rapports et de la situation différente qu'ils peuvent affecter dans telle ou telle position que peut prendre l'individu.

On ne peut point déterminer précisément quels sont les instrumens nécessaires pour l'étude et la préparation de la splanchnologie : ils sont nombreux, et leur figure est très variée; cet objet dépend d'ailleurs de celui qui prépare. Je me bornerai à dire qu'on ne peut se passer de toutes les espèces de scalpels, de plusieurs érignes, de ciseaux, de scie, de maillet et du ciseau; de chalumeaux, d'éponges, de ficelle, de soufflet, et de quelques autres objets moins importans, qui seront indiqués à mesure que leur nécessité donnera l'occasion d'en parler,

APPAREIL DIGESTIF.

Cet appareil se compose, 1°. de la bouche, qui renferme les organes de l'appréhension des alimens, de la mastication, de l'insalivation et de la déglutition; 2°. du canal alimentaire, composé de l'œsophage, de l'estomac et des intestins; 3°. du foie, organe de la sécrétion de la bile; 4°. du pancréas, organe de la sécrétion du suc pancréatique; 5°. de la rate, dont les usages sont inconnus; 6°. de l'appareil urinaire, formé des reins, des uretères, de la vessie et du canal de l'urètre; 7°. enfin, du péritoine, d'où naissent le mésentère et les épiploons.

1°. DE LA BOUCHE ET DE SES ACCESSOIRES.

La bouche peut être distinguée en antérieure et en postérieure.

L'antérieure comprend les lèvres, les dents, les gencives, le palais et sa membrane, ainsi que les glandes qui le tapissent, la langue et les glandes salivaires proprement dit. Dans la postérieure, qu'on appelle arrière-bouche ou pharynx, se voient l'isthme du gosier, le voile du palais et la luette, les piliers du voile, les glandes amygdales et les trompes d'Eustache. Tel est l'ordre dans lequel doivent être étudiées toute les parties de la bouche.

DE LA BOUCHE ANTÉRIEURE.

Administration anatomique.

Des lèvres. Elles n'exigent aucune préparation : placées à l'extérieur, il suffit de jeter les yeux dessus ces parties pour en connaître la situation et les rapports. A l'étude dès lèvres, il faut joindre celle des joues, et de la barbe qui se trouve en grande partie répandue sur ces divers objets. Les femmes étant dépourvues de cette dernière, on fera très-bien de se procurer une tête de l'un et de l'autre sexe, pour mieux apprécier les différences qui les caractérisent sous ce rapport.

Des dents et des gencives. Il est indispensable d'écarter les lèvres pour apercevoir les objets cachés par elles. Cette légère préparation veut, de plus, qu'on fasse une incision à droite et à gauche dans la direction de la commissure des lèvres, pour rendre plus apparentes les dents et les gencives. Il faut avoir, autant que cela est possible, une tête dont les mâchoires soient garnies de toutes leurs dents; c'est le moyen de se former une meilleure idée de l'arrangement de ces petits os, de leurs usages, et sur-tout pour se convaincre combien leur présence est nécessaire pour donner à la bouche la perfection la plus désirée. Si l'on veut s'en tenir à la connaissance des dents chez l'homme, il suffira d'avoir des têtes d'individus à des époques différentes de la vie; mais si on est jaloux de faire quelques rapprochemens de ces parties entre l'homme et les animaux, il faut alors se procurer des têtes ou des mâchoires de ceux qui sont le plus connus, tels que le chien, le chat, le cheval, etc., rien n'étant plus varié et plus intéressant à connaître d'ailleurs que l'histoire anatomique et physiologique des dents, dans toutes les espèces d'animaux qui en sont pourvus. On pourrait, pour les mêmes raisons, plonger les dents dans quelques réactifs et les y laisser un tems plus ou moins long, pour en mieux apprécier la structure intime.

Du palais et de ses glandes. La membrane palatine étant exactement appliquée sur des os, on peut l'étudier en place avec beaucoup de facilité, et comprendre également dans cette étude, celle qui tapisse le palais osseux, et celle qui, sous le nom de membrane des gencives, enveloppe une partie des dents et les affermit d'ailleurs d'une manière si solide dans leurs alvéoles. Il n'en est pas ainsi des glandes palatines, buccales et molaires, dont cette membrane est si abondamment fournie : le plus souvent on ne les aperçoit qu'à l'aide d'une forte loupe. Pour les rendre plus sensibles, on peut laisser macérer, pendant quelque tems, une portion de cette membrane dans l'eau commune, ou plonger les parties auxquelles elle adhère, dans l'eau bouillante, ce qui est plus expéditif. On pourrait également les examiner sur un animal vivant, qui aurait long-tems souffert de la faim, et auquel on aurait présenté, à différentes reprises, des alimens qu'on lui aurait sans cesse retirés.

De la langue. Cette partie doit être mise à nu, en prolongeant l'incision des commissures des lèvres en arrière, et en tirant fortement sa pointe dehors. Les glandes qui la tapissent seront examinées à la loupe, quoique ces glandes soient en général plus grosses et plus saillantes que celles de la membrane palatine, ce qui permet de les étudier à l'œil nu.

Des glandes salivaires. Elles sont au nombre de trois, la parotide, la maxillaire et la sublinguale. La première est placée dans l'enfoncement du même nom, qui se trouve derrière la branche de la mâchoire inférieure. Pour la mettre à nu, faites à la peau une incision longitudinale, comme pour préparer le muscle masseter; en écartant les lambeaux, on reconnaît cette glande à sa couleur d'un rouge très-pâle, à sa forme bosselée, etc. Son conduit excréteur marche parallèlement à l'apophyse zygomatique, à un ou deux travers de doigt au-dessous. Une fois découvert et reconnu, on le poursuit sans peine jusqu'à son entrée dans la peau des joues, qu'il perce, ainsi que le muscle buccinateur, à la hauteur à-peuprès de la troisième dent molaire supérieure.

La glande *maxillaire*, cachée sous l'angle de la mâchoire inférieure, n'est pas aussi volumineuse que la précédente; mais sa forme et sa couleur sont les mêmes. Elle s'unit quelquefois avec la *sublinguale*, qui est placée sous le corps de la mâchoire, et qui est recouverte par le muscle milo-hyoïdien. Une incision faite à la peau, dans la direction du muscle digastrique, suffit pour mettre l'une et l'autre facilement à découvert. Il ne reste plus qu'à suivre le canal excréteur de la maxillaire, qui passe à travers la sublinguale, va s'ouvrir à la pointe de la langue, et qui perce dans cet endroit la membrane interne de la bouche. On voit quelquefois, sur le vivant, jaillir la salive des deux tubercules qui terminent les canaux salivaires de cette glande.

20

La sublinguale a plusieurs petits canaux excréteurs qui se perdent dans celui de la maxillaire, et qu'on ne peut bien voir qu'à l'aide d'une injection faite avec le mercure.

DESCRIPTION.

DE LA BOUCHE.

Os des Latins, stoma des Grecs.

Situation et rapports. Placée à la partie la plus élévée du canal alimentaire, la bouche, de forme quadrilatère, répond en devant aux lèvres, en arrière à l'isthme du gosier et au voile du palais, en haut à la voûte palatine, en bas à la langue, et sur les côtés, à la partie interne des joues.

Division. En paroi antérieure, formée par les lèvres, au nombre de deux, distinguées en supérieure et en inférieure; et par les dents dont l'exposition appartient à l'ostéologie (*voyez page* 27); en paroi postérieure, formée par le voile du palais, ses piliers, la luette et l'isthme du gosier, dont la description sera exposée plus bas; en paroi supérieure, formée par la voûte palatine et la membrane qui la tapisse; en paroi inférieure, on y voit la langue (*lingua d. L.*, *Glossa d. G.*), organe mou, aplati, allongé de derrière en devant, épais dans sa partie postérieure, qu'on nomme sa base, mince et pointu dans sa partie antérieure, appelée le sommet ou la pointe. Sa face supérieure est revêtue par une membrane épaisse, sur laquelle se voient une grande quantité de glandes qui portent le nom de papilles; sa partie inférieure, occupée par les muscles qui la forment en grande partie, est libre en devant, et présente l'orifice des canaux excréteurs des glandes maxillaires et sublinguales. Sa base soutient le larynx, sa pointe est libre. La langue est l'organe du goût, et un des plus puissans agens de la déglutition.

Les parois latérales de la bouche sont formées par la peau des joues, et présentent à la hauteur de la troisième dent molaire de la mâchoire supérieure, l'orifice du canal excréteur de la glande parotide.

Structure et usages. Les os maxillaires, supérieurs et inférieurs, et ceux du palais, ainsi que les dents, forment les parties solides de la bouche. Tout son intérieur est tapissé par la membrane palatine, de l'espèce des muqueuses ; molle et flexible à la partie interne des joues, cette membrane est dure et résistante sur les alvéoles, où elle forme les gencives ; rude et épaisse sur la langue, des glandes nombreuses en tapissent toute la surface libre ; elles portent les noms de buccales, palatines, linguales, selon le lieu qu'elles occupent, elles sont chargées de sécréter une humeur épaisse, gluante, propre à entretenir la souplesse et l'humidité des diverses parties de la bouche, et de se mêler aux alimens lors de la mastication.

Les usages de la bouche sont de servir à l'appréhension des alimens par les lèvres, à la mastication par les dents, au commencement de la déglutition par la langue, et de retenir les alimens le tems nécessaire pour qu'ils se pénètrent de salive ; enfin, à l'articulation des sons. L'organe du goût ne réside pas seulement dans la langue ou sa membrane, mais tout l'intérieur de la bouche en est pourvu à un degré d'énergie plus ou moins considérable.

DES GLANDES SALIVAIRES.

De la parotide. Situation et rapports. Placée dans l'enfoncement parotidien, entre la branche de la mâchoire inférieure et la partie voisine de l'apophyse mastoïde, elle est en rapport par sa partie superficielle avec la peau, et par sa partie profonde avec les muscles ptérigoïdiens, l'artère temporale et le nerf facial. Un canal excréteur unique sort de sa partie antérieure, et va se terminer à la hauteur de la trosième dent molaire supérieure, en perçant la peau des joues dans cet endroit, ainsi que le muscle buccinateur.

Structure et usages. Divers grains glanduleux, d'une petitesse extrême, donnent lieu à des masses lobulaires, dont la réunion forment l'ensemble de la glande. Elle fournit un fluide abondant, appelé salive, qui pénètre les alimens pendant tout le tems de la

20*

mastication, aide leur conversion en une pâte qui facilite leur déglutition, et leur donne le premier degré d'animalisation.

De la maxillaire. *Situation et rapports*. Celle-ci, placée sous l'angle de la mâchoire inférieure, est recouverte, d'une part, par cet os, et de l'autre est appuyée sur le digastrique. Un conduit excréteur naît de sa partie antérieure, marche le long du corps de la mâchoire, passe à travers la glande sublinguale, et va percer la membrane interne de la bouche à côté du frein de la langue.

Structure et usages. Parfaitement semblable à la glande parotide, sous le double rapport de la structure et des usages; mais comme elle est moins volumineuse, elle fournit moins de salive.

De la sublinguale. *Situation et rapports*. De forme moins régulière que les deux précédentes, la sublinguale est placée derrière le corps de la mâchoire, entre le milo-hyoïdien et le génio-glosse. Ses conduits excréteurs, très-fins, sont difficiles à apercevoir; les uns se perdent dans le canal de la maxillaire, les autres percent la membrane interne de la bouche.

Structure et usages. De même qu'aux deux précédentes.

DE L'ARRIÈRE-BOUCHE.

Administration anatomique.

L'arrière-bouche est cette grande cavité qui se voit au-delà de l'isthme du gosier. On lui donne encore le nom de pharynx. Son étendue, de six à huit travers de doigt, se mesure de la base du crâne à la hauteur du larynx.

Pour bien voir l'arrière-bouche, il faut exécuter une coupe semblable à celle qui a été indiquée pour la préparation des muscles du pharynx et du voile du palais (*Voyez pag.* 200 *et suiv.*). Dans cette coupe, on enlève également le larynx, dont quelques anatomistes font l'exposition immédiatement après celle du pharynx. On ne peut se dissimuler que cette méthode ne présente quelques avantages; mais elle rompt toute liaison physiologique, et s'éloigne trop du plan que nous avons adopté, pour que nous ne soyons pas autorisés à renvoyer l'étude et la préparation du larynx à l'article des organes de la respiration.

La coupe indiquée plus haut étant exécutée, on enlève avec soin le tissu cellulaire, et on fend le pharynx dans toute l'étendue de sa partie postérieure. Cette incision permet de voir d'une manière générale, et dans leur ensemble, toutes les parties qui composent l'arrière-bouche, qui sont : en haut et en devant, l'ouverture des arrière-narines, ainsi que les trompes d'Eustache ; plus bas, le voile du palais, ses piliers, les glandes amygdales et la luette ; plus bas encore, l'isthme du gosier, la base de la langue et l'ouverture supérieure du larynx, appelée la glotte, que recouvre une espèce de cartilage mince, mobile, qu'on nomme l'épiglotte. Chacun de ces objets n'a besoin d'aucune préparation ; c'est leur situation respective qu'il importe de connaître le plus. Les parties latérales et postérieures sont formées par les constricteurs, dont l'exposition se trouve pages 200 *et suiv.*

DESCRIPTION.

DE L'ARRIÈRE-BOUCHE OU PHARYNX.

Os posterius. — Guttur d. L.

Situation et rapports. Placé à la partie postérieure de la bouche proprement dit, le pharynx occupe la partie supérieure du cou, et répond en haut à la base du crâne, en bas à l'œsophage, en arrière à la colonne vertébrale, en devant aux arrière-narines, au voile du palais et au larynx, et sur les côtés aux artères carotides et aux veines jugulaires internes. *Division.* En paroi postérieure musculeuse, formée par les constricteurs, qui n'offre rien de remarquable : en paroi antérieure, on y voit le voile du palais, ses piliers, les glandes amygdales ; en haut et sur les côtés, l'ouverture des trompes d'Eustache.

Le voile du palais (*septum staphylin*) est une cloison mobile, charnue, quadrilatère, interposée entre la bouche antérieure et la postérieure, formée de plusieurs muscles, dont l'extrême mobilité lui fait jouer un rôle des plus intéressans dans la déglutition. En haut, le voile s'attache à la voûte palatine; en bas, il est libre et présente dans le centre un bouton charnu, appelé la luette; sur les côtés, il offre deux bandes charnues qu'on nomme ses piliers, distingués en antérieur et en postérieur, dans l'intervalle desquels se voit la glande amygdale, de forme allongée, rougeâtre, qui verse une liqueur visqueuse, propre à lubréfier les parties qui l'avoisinent, et à faciliter le passage des alimens pendant la déglutition.

Structure et usages. Le pharynx est presque entièrement musculeux. Sa surface intérieure est tapissée par une membrane d'une épaisseur variable, de la nature des musqueuses, continuellement arrosée d'une humeur onctueuse très-abondante. Extérieurement le pharynx est uni aux parties voisines par du tissu cellulaire. Ses usages sont nombreux et très-importans, et se rapportent tous à la déglutition.

2°. DU CANAL ALIMENTAIRE.

Il se compose de l'œsophage, de l'estomac et des intestins.

Administration anatomique.

De l'œsophage. Cette portion du canal alimentaire est la plus embarrassante à préparer, à cause de sa situation profonde et des organes au-delà desquels elle est placée. On ne peut même mettre l'œsophage parfaitement à découvert, qu'en sacrifiant en partie les poumons et le cœur; aussi suis-je dans l'habitude d'en abandonner la préparation et l'étude après celles des organes contenus dans la poitrine. Au reste, quelle que soit la marche que l'on suive, voici les précautions qu'il faut prendre.

L'œsophage et le pharynx ne sont qu'un seul et même canal, dont la division est arbitraire, et la ligne de démarcation difficile à déterminer. L'un commence où l'autre finit, et cette distinction a lieu à-peu-près à la hauteur de la partie inférieure du larynx.

On reconnaît l'œsophage à l'étroitesse de son canal, comparée à la grande capacité du pharynx, à son aspect extérieur moins rouge, et à son isolement des parties environnantes. Son étendue se mesure de la terminaison du pharynx à l'estomac. Dans sa marche, il se trouve constamment appliqué sur la colonne vertébrale, caché au col par la trachée-artère, et dans la poitrine par le cœur et le poumon gauche. Par conséquent, il faut ouvrir cette cavité pour le bien voir, soulever le cœur et le poumon gauche, et porter fortement ces dernières parties à droite sans les détacher.

Si on se décide à enlever les poumons et le cœur, la préparation de l'œsophage offrira plus d'intérêt, et ne laissera plus rien à désirer. Dans ce cas, faites une espèce de coupe circulaire à toute la paroi antérieure de la poitrine, qui se prolonge jusque sur le ventre : les poumons, le cœur, sont alors facilement enlevés ; mais laissez en place les gros vaisseaux, ainsi que la trachée-artère, pour pouvoir vous former une idée des rapports qui existent entre ces parties et l'œsophage.

On pourrait encore, pour ne perdre aucun des rapports de l'œsophage, le découvrir par la partie postérieure. Pour cela, sciez les côtes près des apophyses transverses des vertèbres ; séparez la septième cervicale de la sixième, et la dernière dorsale de la première lombaire ; enlevez alors la portion de la colonne vertébrale que vous venez d'isoler ; de cette manière, on voit très bien tous les rapports de l'œsophage ; on a même une idée plus exacte de son passage à travers le diaphragme, mais cette préparation est longue et difficile ; elle exige même que l'on sacrifie plusieurs cadavres pour l'exécuter.

De l'estomac. La préparation de cette poche musculo-membraneuse exige absolument qu'on fasse l'ouverture de la cavité abdominale indiquée page 117. En écartant fortement le lambeau supérieur du côté gauche, on voit à nu la majeure partie de l'estomac. Mais pour avoir une idée parfaite de sa situation et de ses rapports, il faut, de plus, détacher les quatre ou cinq dernières fausses côtes, sous lesquelles il est caché dans son état de vacuité. Le foie le recouvre également en partie du côté droit : tels sont ses rapports dans son état de vacuité; mais quand on le souffle, il prend alors une capacité plus grande, sort de dessous les côtes et le foie, et présente d'une manière plus exacte la figure qui lui est propre. Je ne conseille pas cependant de souffler l'estomac avant d'avoir jeté un coup d'œil général sur les intestins, et même sur tous les organes situés dans la cavité abdominale. La grande exten-sion que l'estomac et le tube intestinal soufflés prennent alors, dérange singulièrement les rapports que ces parties ont entre elles et celles qui les environnent, et il en résulte une espèce de con-fusion pour l'étude ultérieure des organes abdominaux. Il n'en est pas de même, lorsque ces précautions préliminaires ont été prises : il est indispensable alors de souffler le tube intestinal ; on en retire même plusieurs avantages que son étude fera mieux sentir. Ainsi, on verra facilement, par ce procédé, la manière dont l'estomac, progressivement gonflé par l'air, distend les deux feuillets de l'épiploon, et se rapproche ainsi de ses vaisseaux, qui finissent par s'appliquer sur lui-même. La même circonstance a lieu entre l'estomac et la rate, qui, plus ou moins éloignée du grand cul-de-sac de l'estomac, quand celui-ci est vide, s'en rapproche à mesure qu'il est distendu par l'air, au point d'être alors immé-diatement appliquée sur cet organe.

Avant de passer à la préparation des intestins, distinguez bien les deux orifices de l'estomac : le supérieur, ou cardia, ne présente que des distinctions arbitraires ; l'inférieur, au contraire, a un caractère qui lui est propre : on le reconnaît à une espèce de bourrelet circulaire, qui forme sa ligne de démarcation entre l'estomac et le premier des intestins grêles ; c'est le pylore.

L'étude de l'estomac veut encore qu'on l'examine dans son intérieur, ce qu'on ne peut faire, sans l'ouvrir dans une étendue plus ou moins considérable. On ne doit pas négliger, non plus, de voir l'arrangement de ses diverses tuniques. Il n'y a point de préceptes à donner pour le premier objet, mais il faut nécessai-rement pour le second que l'estomac soit fortement insufflé ; sans cette précaution, il sera impossible d'y parvenir. Cependant, pour l'un et pour l'autre objet, il faut attendre d'avoir étudié tout l'appareil alimentaire.

Des intestins. La préparation de l'estomac ne laisse presque plus rien à faire pour le tube intestinal. Mis à découvert par l'ouverture de la cavité abdominale, il ne s'agit plus que d'en reconnaître les six divisions, et de leur conserver la place et les rapports que la nature leur a assignés. Le premier, appelé duodénum, occupe la partie profonde de la région épigastrique ; il est caché par une portion de l'un des gros intestins, appelé le côlon transverse, qu'il faut porter en haut, ainsi que le foie et l'estomac ; entraînez doucement en bas le paquet des intestins jéjunum et iléum, et suivez alors le duodénum, qui marche d'abord parallèlement à un corps glanduleux (le pancréas), et se porte ensuite le long de la colonne vertébrale, pour se perdre dans le jéjunum, après un trajet de douze travers de doigt.

L'intestin duodénum se reconnaît encore à sa capacité, plus grande que celle des intestins suivans, à sa situation profonde et à l'insertion des canaux cholédoque et pancréatique, qui se fait au côté droit de l'intestin, à deux ou trois travers de doigt de l'orifice pylorique de l'estomac.

Les autres intestins ne présentent plus que de médiocres difficultés. Le jéjunum et l'iléum, les plus longs de tous, occupent les régions ombilicale et hypogastrique. Le quatrième (le cœcum), premier des gros intestins, n'est lui-même qu'une espèce de poche, ou le cul-de-sac, logé en totalité dans la cavité iliaque droite. Le cinquième (le côlon), d'une longueur assez considérable, entoure, pour ainsi dire, toute la cavité abdominale : il se termine vers le côté gauche du bassin par le rectum, placé dans toute l'étendue de la partie moyenne du sacrum, et dont le nom indique la direction.

Plusieurs valvules parcourent la cavité des intestins : la valvule pylorique, celle du cœcum ou de Bauhin, sont les plus remarquables. La manière de les voir est d'insuffler le tube intestinal, de le laisser ainsi sécher deux ou trois jours, et d'ouvrir ensuite le tube, en portant plus particulièrement son attention sur la valvule pylorique et celle de Bauhin, qui se trouve entre le cœcum et le côlon, et qui forme leur ligne de démarcation. On peut encore, en plongeant perpendiculairement une portion des intes-

tins dans l'eau, rendre sensible telle ou telle valvule, et principalement celle du cœcum.

Mais si l'on voulait s'en faire une idée très-exacte, on pourrait
encore emporter la portion intestinale qui se trouve entre la fin
de l'iléum et le commencement du côlon. On lie cette dernière,
et on distend la pièce en soufflant fortement par la portion de
l'iléum coupée ; laissant alors sécher le tout, on l'ouvre ensuite
avec précaution, en portant l'incision du côlon au cœcum, du
côté droit. En jetant les regards dans l'intérieur, on voit alors un
large repli semi-lunaire : c'est la valvule cœcale.

L'insufflation des intestins et leur état de siccité donnent aussi
la facilité d'examiner leurs différentes tuniques ; ce qui se fait très-
bien encore, en engageant un corps circulaire et solide dans une
portion du tube intestinal, et en se servant de ce point d'appui
pour disséquer sans difficulté leurs diverses tuniques.

Le mésentère et les épiploons ne demandent point de préparation : le premier est le lieu commun qui retient les intestins dans
leur position respective ; les seconds, au nombre de trois, sont
épanouis : le premier (grand épiploon), sur la masse des intestins ;
le second, sous le nom d'épiploon gastro-hépatique, entre le foie,
l'estomac et l'arc du côlon ; et le troisième, le plus petit de tous,
se voit dans la région iliaque droite : il porte le nom d'épiploon
colique.

Dans la préparation des intestins, je n'ai point fait mention de
la manière de mettre à découvert le canal cholédoque, ainsi que
le pancréatique, qui se rendent également dans l'intestin duodénum, me réservant de l'indiquer lorsque je parlerai du foie et
du pancréas, auxquels ils appartiennent. Je dois faire observer
seulement qu'il faut laisser le duodénum en place, même après
son étude, pour prendre une connaissance plus parfaite de la direction et des rapports des deux canaux qui pénètrent tout son
intérieur, et en particulier du cholédoque.

DESCRIPTION.

DE L'ŒSOPHAGE.

Gula d. L. ; oisophagos d. G.

Situation et rapports. Le long de la colonne vertébrale, entre le pharynx et l'estomac, derrière la trachée-artère au col, le poumon gauche et le cœur dans la poitrine. *Figure.* Allongé, cylindrique, légèrement aplati d'avant en arrière.

Structure et usages. Trois tuniques entrent dans sa composition. La première, extérieure, commune, celluleuse ; la seconde, musculeuse, divisée en deux plans, l'un, externe, formé de fibres longitudinales ; l'autre, interne, de fibres transversales ; la troisième, interne, membraneuse, veloutée, de l'espèce des muqueuses. Chacune des tuniques est séparée par une couche de tissu cellulaire, et des glandes nombreuses en tapissent l'intérieur.

Les usages de l'œsophage sont de transmettre les alimens du pharynx dans l'estomac, qui s'y précipitent non par leur pesanteur spécifique, mais poussés de proche en proche par les contractions successives de ce canal.

DE L'ESTOMAC.

Ventriculus d. L. ; gaster d. G.

Situation et rapports. Dans la cavité abdominale, dont il occupe la région hypocondriaque gauche ; en devant, il répond aux dernières fausses côtes, au foie et aux parois abdominales ; en arrière, au pancréas et à l'aorte ; en haut, au foie et au diaphragme ; en bas, à l'arc du côlon ; à gauche, à la rate ; et à droite, au foie. *Figure.* Assez semblable à un cône recourbé de droite à gauche, dont la base répond à gauche, et le sommet à droite. *Division.* En face, ou plan supérieur, incliné en devant ; en face, ou plan inférieur, incliné en arrière. En bord antérieur, appelé la grande

courbure de l'estomac, qui reçoit l'insertion du grand épiploon;
en bord postérieur, appelé la petite courbure, qui reçoit celle du
petit épiploon. En grosse extrémité, tournée à gauche, qui répond
à la rate; en petite extrémité, tournée à droite, et qui répond à
l'intestin duodénum. On y considère, de plus, deux ouvertures
ou orifices, dont un supérieur, appelé cardia, se continue avec
l'œsophage, et répond à la partie moyenne et supérieure de la
grosse extrémité de l'estomac, et un inférieur, appelé pylorique,
qui se continue avec le duodénum, et qui établit, d'une manière
très-exacte, la ligne de démarcation de cet intestin et de l'estomac.

Structure et usages. Un nombre de tuniques égal à celles de
l'œsophage entre dans la composition de l'estomac. Mais ici, ce
qu'on appelle tunique extérieure, n'est autre chose qu'un prolongement du péritoine : c'est la tunique séreuse des modernes. La
tunique musculeuse, en outre, offre un troisième plan de fibres,
qui, sous la figure de deux longues bandes charnues, sont jetées
en manière d'écharpe autour de la grosse extrémité, appelée aussi
cul-de-sac de l'estomac. Enfin, la tunique muqueuse offre plusieurs dispositions remarquables : 1°. sa surface intérieure, continuellement humectée par un fluide muqueux abondant, est, dans
l'état naturel, d'un rouge parsemé de plusieurs taches bleuâtres;
2°. cette surface intérieure offre aussi plusieurs rides, qui sont le
résultat des contractions de la tunique musculeuse; 3°. on y voit
encore un grand nombre de villosités, rendez-vous commun des
vaisseaux de l'estomac et des ouvertures multipliées, dont les unes
sont les orifices des vaisseaux absorbans, et les autres répondent
aux follicules muqueuses, situées dans cette tunique.

Parmi les rides ou replis de la surface intérieure de l'estomac,
il n'en est point de plus considérable que celui qui se voit à l'extrémité inférieure de ce viscère : on lui donne le nom de valvule
pylorique : elle est formée, non seulement par un prolongement
de la tunique muqueuse, mais on y trouve également un bourrelet
fibreux de forme circulaire, dans lequel les anatomistes ont cru
reconnaître des fibres charnues.

Les usages de l'estomac sont très-nombreux, et de leur accomplissement résultent les phénomènes les plus importans de la di-

gestion. Les alimens, parvenus de l'œsophage dans l'estomac,
y subissent une infinité de changemens, qui, tous, ont pour but
leur transformation en une substance homogène, d'un blanc grisâtre, lactescente, propre à passer à travers l'ouverture pylorique.
Plusieurs causes réunies concourent à ces grands changemens :
les plus remarquables sont la chaleur, l'humidité, la présence de
plusieurs fluides, le gastrique en particulier, les contractions de
l'estomac, aidées et rendues plus efficaces par celles du diaphragme
et des muscles abdominaux, etc.

DES INTESTINS.

Considérations générales.

Ils forment, par leur ensemble, le canal intestinal, dont la
longueur est très-considérable, puisqu'elle égale six à sept fois
celle de l'individu auquel ils appartiennent. Les intestins occupent la presque totalité de la cavité abdominale et ils sont plusieurs
fois repliés sur eux-mêmes; ils commencent au pylore, et finissent
à l'anus. La différence dans la grosseur de cette portion du canal
alimentaire, l'a fait distinguer en plusieurs parties, qui toutes
portent des noms différens. Les premiers intestins, plus minces,
appelés intestins grêles, ont reçu le nom de duodénum, de jéjunum et d'iléon. Leur longueur absolue l'emporte de beaucoup sur
celle des derniers. Ceux-ci, appelés gros intestins, portent les
noms de cœcum, de côlon et de rectum, et ils ne forment guère
qu'un cinquième de la longueur totale du canal intestinal.

La masse des intestins est assujétie à la colonne vertébrale et
aux parties voisines, par le moyen d'un repli du péritoine, appelé
mésentère, dont la description, ainsi que celle du péritoine lui-
même, et des épiploons qui en émanent, se trouvera à la fin de
l'appareil digestif.

DU DUODÉNUM.

Situation et rapports. Dans la région épigastrique : du pylore,
à la seconde vertèbre lombaire, en formant plusieurs courbures.

Il est en rapport avec le côlon et le foie en devant ; avec le pancréas, la veine cave inférieure en arrière ; à droite, avec la vésicule du fiel et le rein du même côté ; à gauche, avec le pancréas et les conduits cholédoque et pancréatique. *Figure.* Allongé, cylindrique.

Structure et usages. Voyez ci-après la page 320.

DU JÉJUNUM.

Situation et rapports. Dans la région ombilicale, au-dessous de l'arc du côlon, au-dessus de l'iléon, derrière les parois abdominales, devant le mésentère et la colonne vertébrale. *Figure.* Allongé, cylindrique.

Structure et usages. Voyez ci-après la page 320.

DE L'ILÉON.

Situation et rapports. Dans la région hypogastrique, au-dessous du jéjunum, au-dessus de la vessie et du rectum ; derrière les parois abdominales, devant la colonne vertébrale et le mésentère. *Figure.* Semblable aux deux précédens.

Structure et usages. Voyez ci-après la page 320.

DU CŒCUM.

Situation et rapports. Dans la fosse iliaque droite, au-dessous du côlon ascendant, au-dessous de l'iléon. *Figure.* Espèce de cul-de-sac, de forme irrégulière, et dont la grosseur est plus considérable que celle du côlon et de l'iléon, avec lesquels il se continue. Cet intestin offre, de plus, un appendice vermiforme, de quatre à cinq travers de doigt de longueur, qui naît de sa partie inférieure.

Structure et usages. Voyez ci-après la page 320.

DU CÔLON.

Situation et rapports. Cet intestin prend son origine dans la valvule cœcale, monte ensuite dans la région lombaire droite, jusqu'au foie, puis marche transversalement le long de la grande courbure de l'estomac, dont il est séparé par le grand épiploon, jusqu'à la partie voisine de la rate, descend dans la région lombaire gauche, devant le rein du même côté, jusqu'à la partie supérieure du sacrum, où il se termine, d'où résultent quatre portions qui portent des noms différens. La première, qui est à droite, s'appelle côlon ascendant, ou portion lombaire droite; la seconde, arc du côlon, ou côlon transverse; la troisième, qui est à gauche, côlon descendant, ou portion lombaire gauche; enfin la quatrième, qui de la fosse iliaque gauche se termine au rectum, côlon iliaque, ou *S* du côlon.

Les rapports de ces quatre portions d'un même intestin avec les parties voisines, sont les suivantes :

Le côlon ascendant s'étend du cœcum à la vésicule du fiel : il répond en devant aux intestins grêles, en arrière au muscle carré et au rein droit, et en dedans à un feuillet du mésentère.

L'arc du côlon s'étend des environs de la vésicule du fiel à la grosse extrêmité de l'estomac : il répond en haut à l'estomac, en bas aux intestins grêles, en devant au grand épiploon, et en arrière au mésentère.

Le côlon descendant s'étend des environs de la rate à la fosse iliaque droite : il répond en devant au jéjunum, en arrière au muscle carré et au rein gauche, et en dedans au mésentère.

L'*S* du côlon s'étend du commencement de la fosse iliaque gauche à la partie supérieure du sacrum, en formant plusieurs courbures. *Figure*. Semblable à celle des autres intestins.

Structure et usages. Voyez ci-contre.

DU RECTUM.

Situation et rapports. Le rectum, dernier des gros intestins, forme la terminaison du canal intestinal. Il est situé dans l'excavation du bassin, et s'étend de la fin de l'*S* du côlon à l'anus. En arrière il répond au sacrum, dont il occupe toute la face antérieure; en devant, à la vessie chez l'homme, et à la matrice chez la femme. — *Figure*. Semblable à celle des autres intestins.

Structure et usages. Ici se rapporte tout ce que nous avons à dire sur la structure et les usages des intestins en général.

L'organisation intime des intestins est à-peu-près la même pour tous ; cependant elle présente quelques différences qu'il importe de faire connaître. Tous, excepté le duodénum, possèdent une tunique extérieure, séreuse, qui est un prolongement du péritoine. L'absence de cette tunique dans une grande partie du duodénum, permet à cet intestin de prendre un volume considérable, ce qui lui a fait donner le nom de second estomac (*ventriculus succenturiatus*). Cette disposition, favorable à l'accomplissement de la digestion, permet aux alimens de séjourner plus long-temps dans cet intestin, et d'y subir les altérations et les changemens que leur impriment les sucs biliaire et pancréatique.

Cette tunique fournit au côlon trois espèces de bandes, qui en parcourent presque toute la longueur, et qui donnent lieu à plusieurs bosselures, dont cet intestin tire un de ses principaux caractères. Le cœcum présente la même disposition. Dans les autres intestins, cette tunique n'offre rien de remarquable ; mais il ne faut pas oublier qu'elle n'enveloppe pas les intestins dans toute leur étendue, et que le lieu par où pénètrent les vaisseaux en est dépourvu.

La tunique musculeuse n'offre point de différence sensible dans toute l'étendue du tube intestinal : elle est également composée de deux plans de fibres, qui, dans l'externe, marchent longitudinalement, et dans l'interne circulairement. La longueur des unes et des autres est très variable, et difficile à déterminer. L'extrémité inférieure de l'intestin rectum en est dépourvue ; mais deux muscles les remplacent : ce sont les sphincters, dont l'exposition a été faite dans la myologie.

La troisième et dernière tunique est celle que les auteurs appellent veloutée, mais que des notions plus exactes sur ses usages a fait nommer, dans ces derniers temps, membrane muqueuse. Elle tapisse également toute la surface intérieure des intestins, et présente, dans chacun d'eux, quelques particularités qui méritent d'être connues.

Dans le duodénum, outre plusieurs villosités grenuées, ovalaires,

cette membrane offre une grande quantité de replis, appelés valvules conniventes. On y voit également un très-grand nombre
de glandes, qui portent le nom de glandes de *Brunner*. Enfin ,
à deux ou trois travers de doigt de sa naissance, le duodénum
présente intérieurement un tubercule oblong, pointu à son extrémité, qui est l'orifice commun des conduits cholédoque et pancréatique. Dans le jéjunum et l'iléon , les valvules conniventes ,
d'abord très-multipliées, deviennent de plus en plus rares, à mesure qu'on les examine dans l'iléon. Les glandes qui les tapissent
portent le nom de glandes de *Peyer*. Du reste, le nombre et la
disposition des villosités sont à-peu-près les mêmes que dans le
duodénum.

A mesure qu'on examine la tunique interne dans les gros intestins, on s'aperçoit qu'elle est moins fournie de villosités , de valvules, et sur-tout de glandes : ces dernières y sont isolées, et leur
volume est plus considérable qu'aux intestins grêles ; mais il ne
faut pas négliger de bien voir la forme et la disposition de la valvule cœcale, et de l'appendice du même intestin : ces divers objets
réclament toute l'attention de l'anatomiste.

Les usages des intestins sont d'autant plus importans à connaître, que c'est pendant leur séjour dans ces organes, que les
alimens sont définitivement élaborés, et que, sous la forme d'une
humeur blanche, sucrée, lactescente, ils sont plus particulièrement destinés à la nutrition de l'individu ; en effet , en passant de
l'estomac dans le duodénum , ils s'y trouvent soumis à l'action
très-puissante des sucs biliaire et pancréatique , et c'est, lors
de leur passage dans cet intestin , ainsi que dans le jéjunum et
l'iléon , quils abandonnent alors la plus grande partie de leurs
élémens nutritifs. Arrivée à l'intestin cœcum , la pâte alimentaire
est, en grande partie, dépouillée de ses parties chyleuses et nu-
tritives, ce qui lui donne plus de consistance et de solidité. Ce
résidu des alimens parcourt avec lenteur le cœcum et le côlon. La
valvule cœcale, qui permet facilement le passage des matières du
cœcum dans le côlon, s'oppose formellement à ce qu'elles
puissent revenir sur leurs pas, et les force ainsi de parcourir , de
proche en proche, toute l'étendue du côlon, et de se précipiter en

masse dans l'intestin rectum, dont elles sont expulsées par l'action simultanée des muscles du bas-ventre et du diaphragme. Alors ces matières sont dures, sèches, exhalant une odeur fétide, et complètement dépourvues de fluides nutritifs. Tel est, en peu de mots, l'accomplissement de la digestion, dont le produit et le résultat sont la nutrition de l'individu.

L'expulsion des urines, qui accompagne toujours celle des matières fécales, est produite par les mêmes causes. La formation des urines, comme celle des matières fécales, est le résultat de la digestion, et les unes et les autres en sont le résidu. C'est pour cette raison que nous avons cru devoir lier l'étude des appareils urinaire et digestif, non pas, comme quelques anatomistes l'ont fait, parce que les organes de l'un et de l'autre appareils sont situés dans la même cavité, mais parce que leurs fonctions répondent aux mêmes vues, et ont les mêmes principes pour cause.

3°., 4°. et 5°. DES VOIES BILIAIRE ET PANCRÉATIQUE.

Ici se trouveront exposés le foie, le pancréas et la rate.

Administration anatomique.

Du foie. C'est un des organes les plus faciles à étudier, après qu'on a fait l'ouverture de la cavité abdominale. En partie caché par les dernières côtes du côté droit, il suffit en effet de les rompre et de les porter en dehors pour voir le foie en entier; mais c'est aussi le viscère dont les rapports sont les plus nombreux et les plus intéressans à connaître. Ses maladies, l'influence qu'il exerce sur les parties environnantes, son volume, son poids et ses importantes fonctions, en rendront toujours l'étude aussi curieuse que profitable. L'anatomiste, le chirurgien, et le médecin sur-tout, peuvent tomber dans de grandes erreurs, et commettre des fautes impardonnables, en négligeant son étude.

Comme je l'ai dit plus haut, le foie est parfaitement à découvert, quand on a enlevé les dernières fausses côtes. Mais cette connaissance superficielle ne suffit pas ; il faut examiner avec soin son étendue, soit de haut en bas, soit de droite à gauche ; il faut voir les liens qui l'attachent et le fixent en place. On les trouve sur sa face convexe, dans sa grande scissure, et à ses deux extrémités. Le premier porte le nom de ligament coronaire ; le second est le ligament suspensoir ou falsiforme ; les deux latéraux n'ont point de noms particuliers. Il faut ensuite examiner les rapports du foie avec l'estomac, la rate, le côlon transverse, le pancréas et le rein droit. Ces divers objets n'ont pas besoin de préparation particulière. Il n'en est pas ainsi de son conduit excréteur, des objets placés à la surface postérieure, et sur-tout de sa structure intime. La préparation du conduit hépatique est même tellement difficile, que plusieurs élèves en négligent souvent l'étude. Pour le trouver, portez en haut et à droite le bord inférieur et tranchant du foie ; faites tirer en même tems en sens contraire le côlon et l'estomac ; détachez alors avec précaution le tissu cellulaire lâche qui se trouve dans l'intervalle, ainsi qu'une portion de l'épiploon gastro hépatique, et vous avez sous le scalpel le canal hépatique. Une teinte jaunâtre, suite de l'exudation de la bile, répandue sur les parties voisines, indique assez le lieu où il doit se trouver. Ce canal et le cholédoque, qui en est la suite, conservent des rapports très-intimes avec la veine-porte et l'artère hépatique. On se trompera rarement, en se rappelant que la veine-porte est très-volumineuse, bleuâtre et située beaucoup plus profondément ; que l'artère est placée à gauche du canal qu'elle recouvre en partie ; mais le meilleur moyen de le rencontrer, c'est d'aller le prendre à son insertion dans l'intestin duodéum, et de le suivre ainsi, d'une manière rétrograde, jusqu'au foie, en observant qu'il s'unit en chemin au canal cystique ou de la vésicule. C'est la réunion de ce dernier avec l'hépatique, qui forme le canal cholédoque.

La simple inspection de la vésicule du fiel suffit pour en faire connaître la situation et les rapports. Elle n'exige aucune préparation ; il est seulement nécessaire de bien examiner la marche et la direction de son canal, ainsi que son union avec celui du foie pour la formation du canal cholédoque.

21*

Quand on a satisfait à toutes ces préparations, on peut alors enlever le foie, et le détacher des objets avec lesquels il contracte des fortes adhérences, pour en mieux étudier les détails, et surtout ceux de sa face concave, qui sont très-multipliés.

Les préparations plus recherchées du foie consistent à injecter avec le mercure ses divers vaisseaux, et même son canal. On peut aussi faire ces injections avec l'alcool ou des substances résineuses, en les colorant, pour pouvoir mieux suivre la direction de tels ou tels vaisseaux injectés; ainsi on pourrait injecter les artères en rouge, les veines en noir, le canal hépatique en bleu, etc. Le but de ce travail est de rechercher le mode d'anastomose des vaisseaux sanguins, et la manière dont ces derniers se combinent avec les premières radicules des conduits billiaires.

Comme on est parvenu à découvrir, dans ces derniers tems, une nouvelle membrane au foie, il est indispensable d'indiquer la manière de la rendre visible. Il ne faut rien moins qu'une dissection attentive pour la découvrir. Pour y parvenir, on divise avec précaution la portion du péritoine qui revêt le foie à l'endroit où le ligament suspenseur s'insère dans cet organe. Alors, en soulevant lentement le péritoine avec le manche du scalpel ou simplement avec les doigts, on voit au-dessous la membrane en question, qui est manifestement celluleuse.

De la rate. En soulevant l'estomac, et en le tirant en avant et à droite, on découvre la rate sans difficulté; mais de cette manière on change sa situation, et on ne peut avoir qu'une idée très-imparfaite de ses rapports. Il vaut mieux laisser l'estomac en place, briser les fausses côtes du côté gauche, comme on l'a fait du côté droit pour le foie, et on voit alors très-bien la rate. Ce viscère varie beaucoup pour la grosseur et l'étendue. Tantôt réduit au plus petit volume, la rate ne semble être qu'une petite masse inorganique, appliquée sur la grosse extrémité de l'estomac; tantôt épaisse, allongée, très-large, elle occupe alors un espace considérable. Quelque multipliées que soient ces variétés, on ne doit pas perdre de vue l'objet principal de son étude, ce sont les nombreux rapports qu'elle a avec l'estomac, tant par sa situation, que par les communications établies entre ces deux organes par le moyen des *vaisseaux courts* qu'il faut ménager. On manque ce but lorsque, prenant ces vaisseaux pour du tissu cellulaire, on les déchire sous le prétexte de mieux voir la rate. En examinant l'intérieur d'une rate soufflée et un peu desséchée, on la trouve composée de cellules, qui communiquent entre elles : ces cellules elles-mêmes communiquent avec les veines, comme le prouve le passage de l'air des unes dans les autres ; on peut s'en convaincre en répétant cette expérience, ou même en injectant la rate avec les substances ordinaires des injections.

Du pancréas. Cette glande, située dans la partie la plus profonde de l'épigastre, est cachée par le foie, l'estomac et le côlon, et ne peut être aperçue qu'après avoir préliminairement enlevé ces divers objets. C'est le dernier dont on doive s'occuper, et je conseille même d'en remettre la préparation après l'étude définitive de tous les autres viscères abdominaux. Il est seulement nécessaire de laisser la portion du duodénum, dans lequel s'insère le canal excréteur du pancréas : on a dû le faire pour le canal cholédoque. Ces deux canaux s'ouvrent quelquefois dans l'intestin au même endroit ; quelquefois ils le percent dans un lieu différent, mais toujours à une distance très-peu éloignée.

Le pancréas est d'autant plus difficile à bien mettre à découvert pour les jeunes anatomistes, qu'il présente quelquefois une consistance molle, et pour ainsi dire, cellulaire, ce qui le fait confondre avec le tissu cellulaire voisin, qui est très-abondant dans cet endroit. Sa situation n'est point fixe dans le lieu qu'il occupe, et on l'entraîne souvent en détachant les parties qui le recouvrent. Malgré ces légers désavantages, on parviendra à le voir parfaitement, en écartant en même tems l'estomac, le foie et le côlon dans des directions différentes ; le pancréas occupe l'intervalle mis à nu par ce procédé : il est couché en travers sur la colonne vertébrale, et n'a guère moins de huit à dix travers de doigt d'étendue. On le connaît à sa couleur d'un rouge très-pâle, et à son extérieur légèrement bosselé. Lorsqu'on s'est assuré de la présence et du lieu qu'il occupe, et qu'on s'est bien pénétré de sa situation et sur-tout de ses rapports, il faut enlever avec précaution les parties qui le cachaient, ne laisser que la portion du duodénum, qui reçoit le canal pancréatique; ce qui se fait en liant, avant de les couper, les deux extrémités de cet intestin.

La dissection du canal excréteur du pancréas présente quelques difficultés, tant à cause de sa petitesse, que par sa situation cachée dans la propre substance de cette glande. Il naît par des radicules très-fines de son extrémité splénique, et marche en serpentant de gauche à droite, pour entrer dans l'intestin duodénum à quatre ou cinq travers de doigt du pylore. On le trouve assez facilement en enlevant par tranches minces, successives, la partie antérieure du pancréas. Lorsqu'on est arrivé à une certaine profondeur, on voit ce canal serpentant horizontalement dans l'épaisseur de l'organe. Pour le mieux voir cependant, il ne faudrait pas le chercher à son origine, mais, au contraire, le prendre à l'endroit de son union avec le cholédoque, ou de son insertion dans l'intestin, et le suivre alors d'une manière rétrograde. C'est le seul moyen de ne pas le couper ou le déchirer, ce qui arrive infailliblement quand on veut le mettre à nu de gauche à droite, et dans le sens de son origine à son insertion.

DESCRIPTION.

DU FOIE.

Jecur des L., hepar des G.

Situation et rapports. Dans tout l'hypocondre du côté droit, la région épigastrique et même portion de l'hypocondre du côté gauche; devant la colonne vertébrale, où se trouvent l'œsophage, l'aorte, la veine cave inférieure, et les piliers du diaphragme; derrière les dernières fausses côtes du côté droit, au-dessous du diaphragme, au-dessus de l'estomac, du côlon, du duodénum, du moyen épiploon et du rein droit. La situation et les rapports du foie présentent de plus les variétés suivantes dans quelques circonstances de la vie. Dans l'état de vacuité de l'estomac, le foie descend considérablement; le contraire a lieu lorsque l'estomac est rempli d'alimens; debout ou assis, le foie descend également; il remonte quand on est couché à la renverse ; placé sur le côté droit, il appuie sur les côtes, ne gêne aucun viscère, et le sommeil est alors calme et paisible ; si on se place sur le côté gauche, il appuie sur l'estomac, le comprime, rend la digestion pénible, sur-tout quand on a beaucoup mangé, et trouble le sommeil. *Figure.* Allongé de droite à gauche, épais supérieurement, mince et tranchant inférieurement. *Division.* En face supérieure convexe : elle est unie au diaphragme par le ligament coronaire ; en face inférieure concave : on y voit les objets suivans, en procédant de droite à gauche : 1°. deux légers enfoncemens qui répondent, l'un au rein droit, l'autre au côlon ; 2°. la vésicule du fiel ; 3°. la scissure longitudinale, où se voit l'insertion de l'artère hépatique, de la veine-porte, du canal hépatique et du ligament suspensoire du foie ; 4°. la scissure transversale ; 5°. le lobe de Spigel, ou petit lobe du foie, et les deux éminences portes ; 6°. un large enfoncement, qui répond à l'estomac. Son bord postérieur est incliné en haut : on y voit l'insertion des veines épatiques ; son bord inférieur, incliné en bas, est mince, tranchant, festoné, et profondément divisé dans la partie moyenne, pour l'insertion de la grande faux du péritoine, ou ligament suspensoire du foie : ses deux extrémités ne présentent rien de particulier.

DE LA VÉSICULE BILIAIRE.

Vesicula-Cistis.

Situation et rapports. Dans l'hypocondre du côté droit, au-dessous du grand lobe du foie, auquel elle adhère ; au-dessus du côlon et du duodénum. *Figure.* Pyriforme. *Division.* En grosse extrémité, appelée le fond, située en avant et en bas, elle dépasse le foie quand la vésicule est pleine, mais elle en est cachée dans le cas contraire ; en petite extrémité, nommée le col, tournée en haut et en arrière, qui se termine par le canal cystique.

Structure et usages. La couleur du foie, mélange des sucs biliaires et d'un sang noir et abondant, est d'un rouge obscur, mêlé de jaune.

Sa structure intime résulte de la disposition et de la combinai-

son d'un grand nombre de vaisseaux sanguins, artériels et veineux, de nerfs, de conduits biliaires et des vaisseaux lymphatiques,
que deux membranes très-minces enveloppent de toutes parts.
L'une de ces membranes est de l'espèce des séreuses, extérieure
et prolongement du péritoine; son amincissement est extrême, et
on la détache du foie avec beaucoup de facilité. Les vaisseaux
sanguins les plus remarquables, sont la veine-porte, qui prend
ses racines dans les intestins, les épiploons, l'estomac, la rate,
le pancréas, et qui se ramifie à l'infini dans l'intérieur du foie.
Chacune de ses nombreuses divisions, dans cet organe, est accompagnée d'une artère, branche de l'hépatique, d'un nerf et d'un
conduit biliaire, dont le fluide marche dans un sens contraire à
celui des vaisseaux sanguins. Une membrane, appelée membrane
de Clisson, enveloppe immédiatement ces divers objets, les accompagne jusqu'à leurs dernières ramifications, et les empêche,
de cette manière, d'adhérer à la propre substance du foie. Les
veines hépatiques, au contraire, dépourvues de cette gaîne, adhèrent fortement au foie et marchent dans une direction opposée
aux premiers vaisseaux. On voit très-bien cette disposition en
coupant le foie par tranches, qui laissent à nu et béantes les
veines hépatiques comprises dans la section que l'on a faite.

On a découvert, dans ces derniers tems, une couche celluleuse
qui enveloppe le foie immédiatement au-dessous de la membrane
séreuse, et qui se porte même dans les endroits où cette dernière
n'existe pas, tels que le lieu qu'occupe la vésicule, celui où se
trouve le ligament coronaire. Cette troisième membrane du foie
a été nommée membrane celluleuse.

La vésicule présente une structure bien différente. On n'y
trouve, en effet, que deux membranes appliquées l'une sur l'autre;
l'extérieure est de l'ordre des séreuses, assez dense, et prolongement du péritoine. L'interne, muqueuse, est celle que quelques
anatomistes appellent membrane villeuse ou veloutée: dans les
cadavres, ces deux membranes sont jaunes et fortement impré-
gnées de bile; mais chez le vivant, leur couleur est blanchâtre.

Les usages du foie ne sont point équivoques. Organes de la
sécrétion de la bile, il fournit cette humeur avec abondance.

Contenue d'abord dans les radicules des conduits biliaires, elle s'avance bientôt dans les divisions principales, et se réunit enfin dans le tronc commun, appelé canal hépatique. Arrivée à peu de distance du foie, la bile rencontre le conduit de la vésicule (canal cystique), pénètre dans cette poche, y séjourne plus ou moins de de tems, et se porte ensuite dans le duodénum, en traversant de nouveau le canal cystique, qui la transmet dans le cholédoque. La bile suit le premier trajet que nous venons d'indiquer, hors le tems de la digestion, et le second lorsque celle-ci se fait.

DE LA RATE.

Splen d. G.

Situation et rapports. Dans la partie la plus profonde de l'hypocondre gauche, au-dessous du diaphragme, au-dessus du rein du même côté, entre les fausses côtes du côté gauche et la grosse extrémité de l'estomac, auquel elle est unie dans cet endroit par le moyen des vaisseaux courts. Cette circonstance explique les changemens nombreux que la rate peut éprouver dans sa situation et ses rapports. *Figure.* Ovalaire, aplatie, allongée de haut en bas. *Division.* En face externe convexe, qui répond aux côtes; en face interne concave, contiguë à l'estomac par le moyen des vaisseaux courts. Elle présente de plus une scissure longitudinale, par laquelle les nerfs et les vaisseaux spléniques s'introduisent dans son intérieur. Ses bords, antérieur et postérieur, ses extrémités, supérieure et inférieure, n'offrent rien de remarquable.

Structure et usages. La structure et les usages de la rate sont également inconnus, et on ne pourrait avancer que des conjectures, en cherchant à expliquer l'une ou les autres. Tout ce que l'on peut dire de certain, c'est que la rate est d'une couleur d'un rouge très-foncé, d'une consistance tantôt molle et facile à déchirer, tantôt dure et d'un tissu plus serré; qu'elle est pénétrée d'une grande quantité de vaisseaux sanguins; que son parenchyme paraît en être uniquement formé, et que sa membrane extérieure est très-faible : en effet, la rate, légèrement pressée, laisse facilement échapper un fluide noir et abondant.

DU PANCRÉAS.

Idem d. G.

Situation et rapports. Transversalement situé dans la partie la plus profonde de la région épigastrique, à la hauteur de la douzième vertèbre dorsale; au-dessous de l'estomac, au-dessus du duodénum, devant la colonne vertébrale, l'aorte et la veine cave; entre la rate et le duodénum. *Figure.* Allongé, aplati et recourbé sur lui-même pour s'accommoder à la saillie de la colonne vertébrale. *Division.* En face supérieure, inclinée en avant; en face inférieure, inclinée en arrière. En bords postérieur et antérieur, qui n'offrent rien de remarquable. En extrémité gauche, nommée la queue du pancréas, qui répond à la rate; en extrémité droite, appelée la tête, elle présente souvent un prolongement qu'on nomme le petit pancréas.

Structure et usages. Le pancréas se rapproche beaucoup des glandes salivaires pour la structure et les usages. Comme elles, il est d'une couleur grisâtre, granulée; comme elles, il est composé de lobes, de lobules, formés de grains glanduleux, dans lesquels viennent aboutir un nerf, une artère, une veine et un radicule du conduit excréteur, qui prend son origine de l'extrémité gauche, s'avance en augmentant de grosseur vers la tête du pancréas, et va percer l'intestin duodénum, tantôt conjointement avec le cholédoque, en s'unissant à lui, tantôt séparément.

Le pancréas sécrète un fluide qui a beaucoup d'analogie avec la salive, se mêle dans le duodénum avec la bile, et concourt à l'accomplissement de la digestion, en modérant, selon plusieurs physiologistes, la trop grande action du suc biliaire.

6°. DU PÉRITOINE, DU MÉSENTÈRE ET DES ÉPIPLOONS.

Situation et rapports. Le péritoine forme l'enveloppe commune de tous les viscères abdominaux, si on en excepte les reins, et tapisse, en outre, la cavité dans laquelle ils sont contenus. Le mésentère et les épiploons ne sont que des prolongemens de cette membrane. Ses rapports avec les organes contenus dans le ventre sont les suivans : la portion moyenne, en partant des environs de l'ombilic, tapisse les muscles transverses, se porte dans l'une et l'autre régions lombaires, recouvre toute la partie antérieure externe et postérieure du côlon ascendant et descendant, passe par-dessus les reins, s'avance vers la colonne vertébrale, rencontre l'artère mésentérique, s'applique à droite et à gauche sur cette artère, forme ainsi les deux feuillets du mésentère, et se termine sur les intestins iléon et jéjunum.

La portion inférieure s'avance de l'ombilic, en se développant sur les artères ombilicales et l'ouraque, jusqu'à la vessie, dont elle recouvre la partie postérieure seulement, ainsi que les vésicules séminales, se réfléchit de là sur l'intestin rectum, monte à droite et à gauche, recouvre le cœcum d'un côté, et l'*S* du côlon de l'autre, ainsi que les vaisseaux sacrés, hypogastriques et iliaques, et se confond avec la portion moyenne.

Dans la femme, elle se réfléchit de la vessie sur la matrice, recouvre la partie antérieure, supérieure et postérieure de cette dernière, et se comporte ensuite comme nous venons de le dire.

La portion supérieure, qui donne naissance au ligament falciforme, va de l'ombilic au diaphragme, qu'elle tapisse; se réfléchit du côté droit sur le foie et la vésicule, du côté gauche sur l'estomac; forme aux deux extrémités du foie ses ligamens latéraux; de plus, recouvre la rate à gauche, donne lieu à l'épiploon gastro-hépathique, au grand épiploon; passe enfin au-dessous du pancréas, au-dessous du duodénum, et va se continuer avec les deux feuillets du mésentère.

Structure et usages. Le péritoine est une membrane séreuse, diaphane, lisse et luisante du côté de la cavité abdominale, continuellement humectée, dans cet endroit, d'une humeur lymphatique; son élasticité est extrême, ainsi que le prouvent les grossesses, certaines hydropisies, etc.; ses usages sont de maintenir les viscères abdominaux dans la situation respective que la nature leur a assignée, de leur fournir une enveloppe extérieure, et de sécréter une humeur abondante, propre à prévenir leurs adhérences.

———

7°. DES VOIES URINAIRES.

Considérations générales.

L'appareil des voies urinaires se compose des reins, des uretères, de la vessie, du canal de l'urètre, et des capsules surrénales, quoiqu'il ne soit pas prouvé qu'elles appartiennent à l'appareil urinaire, leurs fonctions étant inconnues.

Des organes urinaires, les uns sont placés dans le ventre, les autres hors de cette cavité. Les reins, destinés à la sécrétion de l'urine, sont situés profondément dans les régions lombaires et à l'abri de l'influence des corps extérieurs, par les parties dures qui les protègent; les uretères ne sont que des canaux de communication, qui se rendent des reins à la vessie par la voie la plus directe et la plus courte. L'urine, continuellement sécrétée, passe ainsi sans interruption des reins dans la vessie par ces canaux. La vessie est renfermée dans la cavité du bassin, dans laquelle elle peut, sans gêne et sans effort, acquérir un volume considérable, proportionné à la quantité d'urine qui y est contenue. Sans l'intermédiaire de la vessie, les urines seraient transmises immédiatement des uretères dans le canal de l'urètre, et obligeraient ainsi l'individu à les rendre continuellement; horrible incommodité, dont les incontinences d'urine nous donnent une idée. Séjournant, au contraire, dans la vessie, elles ne sont portées au-dehors par le canal de l'urètre, qu'à des époques éloignées, et facilement expulsées par l'action tonique de la vessie. Tout dans cette fonction inspire le plus grand intérêt : la forme, la composition et la situation des organes, le fluide qu'ils sécrètent, le mode de sécrétion de ce fluide, son séjour dans une cavité propre à le contenir, sans que sa présence, même prolongée, puisse donner lieu à aucune altération, excepté dans les cas de maladie de la vessie; le mécanisme de son expulsion; enfin, les maladies nombreuses, funestes, compliquées qui peuvent survenir à quelques-uns des organes urinaires.

Administration anatomique.

Des reins et des capsules surrénales. En enlevant de l'abdomen tous les organes qui forment l'appareil digestif, il ne reste plus alors dans cette cavité que les reins, les uretères et la vessie, et rien n'est plus facile alors que la préparation des premiers de ces objets : il suffit, en effet, de les débarrasser du tissu cellulaire lâche et très-abondant qui les enveloppe de toutes parts. Le volume des reins, leur dureté ne permettent pas de les méconnaître. Ils sont profondément cachés dans l'une et l'autre régions lombaires, et immédiatement recouverts par le côlon droit et gauche.

On doit, en les disséquant, conserver leurs vaisseaux, qui vont se rendre à l'aorte, d'une part, et à la veine cave de l'autre ; et ce n'est qu'après avoir bien étudié la situation et les rapports de ces organes, qu'on peut alors les enlever pour les examiner isolément, ce qui donne la facilité de prendre une idée plus parfaite de leur forme, de leur couleur et de leur densité. Pour voir leur structure interne, il faut les fendre par leur partie postérieure et convexe, et arriver ainsi jusqu'à la scissure. Il ne faut point se servir de l'instrument pour diviser les reins dans toute leur étendue, mais en déchirer le tissu avec les doigts, en commençant par le bord convexe, après l'avoir seulement fendu à moitié avec le scalpel, dans toute sa longueur.

On doit également étudier les capsules surrénales avant d'enlever les reins. Ces corps glanduleux, beaucoup moins volumineux que les reins, se trouvent placés à leur partie supérieure et interne. Leur couleur, d'un rouge pâle, leur forme triangulaire, aplatie, lobulaire, leur consistance molle, les feront aisément reconnaître, pourvu cependant qu'on ne les ait pas emportées avec le paquet intestinal, comme cela arrive très-souvent. Mais une chose qu'on ne doit point oublier avant d'enlever les reins, pour en étudier plus commodément l'organisation, c'est de bien isoler les uretères, qu'on voit, avec un peu d'attention, sortir de leur partie

interne et inférieure, se continuer le long de la colonne vertébrale, et pénétrer dans le bassin vers les symphyses sacro-iliaques,
pour aller s'ouvrir dans la vessie, à sa partie postérieure et inférieure. Leur grosseur est à-peu-près celle d'un petit tuyau de
plume à écrire, et ils ne tiennent que faiblement aux parties environnantes ; beaucoup de tissu cellulaire lâche les environne cependant : il s'enlève sans peine ; mais c'est dans le bassin qu'il
est plus difficile de les suivre. La coupe que nous allons indiquer
pour étudier la vessie, fera disparaître cet inconvénient.

De la vessie. Avant d'exécuter cette coupe, il faut examiner les
rapports de la vessie avec les parties environnantes ; d'abord vide,
affaissée, ensuite gonflé par l'insufflation, ce qui se fait en introduisant dans le canal de l'urètre un tuyau de pipe, une plume,
un tube approprié, et même une paille au défaut des autres moyens.
On lie le canal de l'urètre après avoir insufflé la vessie, ou même
il suffit de le presser un peu fort, pour empêcher l'air de s'échapper. Après avoir satisfait à ces préparations préliminaires, on
exécute la coupe nécessaire pour en mieux étudier tous les détails :
elle consiste à scier les branches horizontales du pubis, à trois
travers de doigt de la symphyse, ainsi que les branches descen-
dantes du même os. Coupez à une certaine distance les uretères,
et détachez avec le scalpel la pièce qui ne tient plus que par des
parties molles. Pour cela, il faut l'entraîner en devant à mesure
qu'on la détache, et sur-tout ménager la partie inférieure de la
vessie, qui tient plus fortement aux parties voisines. Là se trouvent
les vésicules séminales, qu'il faut conserver, quoique leur présence ne soit pas des plus nécessaire pour l'étude de la vessie.
La pièce complétement débarrassée et enlevée, on peut alors insuffler davantage la vessie, si elle ne l'est pas assez : c'est le seul
moyen de prendre une idée de sa figure et de son degré d'extension.
Détachez-la ensuite du corps des pubis, ou bien divisez leur
symphyse, pour en écarter les branches, et arriver ainsi jusqu'à
la vessie, qu'il faut fendre dans toute sa partie supérieure et antérieure ; vous découvrez de cette manière son intérieur, qu'il importe de connaître. Fixez particulièrement votre attention sur
l'ouverture qui se trouve en bas et en avant : c'est le col de la

vessie ; un peu en arrière se voit un espace triangulaire, légèrement élevé, appelé le trigone vésical. Les uretères, après avoir
marché quelque tems dans la propre substance de la vessie,
percent cet organe et s'ouvrent dans sa cavité, à l'extrémité des
angles latéraux du trigone : la moindre attention suffit pour les
apercevoir, et on introduit facilement un petit stylet dans leur
intérieur. On ne doit point manquer de le faire : c'est le seul
moyen d'avoir une idée de la marche de ces canaux.

L'insufflation de la vessie est nécessaire pour pouvoir examiner
la disposition de ses diverses tuniques ; ainsi on s'apercevra facilement, de cette manière, que le péritoine n'enveloppe point cet
organe à sa partie antérieure, qui, d'ailleurs, n'en avait pas
besoin, puisqu'elle-même est unie à la partie postérieure du corps
des pubis, au moyen d'un tissu cellulaire lâche, mais abondant.

On ne trouvera point ici le mode de préparation du canal de
l'urètre ; cet objet est renvoyé à l'article des organes de la génération, auxquels il appartient également.

DESCRIPTION.

DES REINS.

Renes d. L. ; Nephroi d. G.

Situation et rapports. Dans la partie la plus profonde de la
région lombaire, sur la colonne vertébrale et les deux dernières
fausses côtes. Le droit répond en haut au foie, en bas au cœcum,
en devant au côlon ascendant ; le gauche répond en haut à la rate,
en bas à l'S du côlon, en devant au côlon descendant. *Figure.*
Sphéroïdale, allongée. *Division.* En face antérieure, recouverte
dans l'un et l'autre reins, par le côlon ; en face postérieure, qui
répond au corps des vertèbres lombaires, et à la face interne des
deux dernières fausses côtes. En bord externe, convexe, lisse,
dirigé un peu en arrière ; en bord interne, qui présente une échancrure profonde, dans laquelle s'insèrent en haut la veine rénale,
dans le milieu, l'artère du même nom, et en bas, le commence-

ment de l'uretère. Des deux extrémités, l'une est supérieure, plus volumineuse, et l'autre inférieure.

Structure et usages. La consistance des reins est ferme, et leur couleur d'un brun rougeâtre. On y distingue une substance extérieure, corticale, de deux lignes d'épaisseur, au-dessous de laquelle se voit la substance tubuleuse, qui se termine par la mamelonnée, admise par quelques anatomistes, rejetée par d'autres, qui la regardent comme la terminaison des faisceaux de la substance tubuleuse. Entre ces divers objets et la scissure, s'aperçoit le bassinet, dans lequel viennent aboutir les vaisseaux du rein, ainsi que l'uretère. Le rein est l'organe sécréteur de l'urine.

DES CAPSULES SURRÉNALES.

Situation et rapports. Dans la région lombaire, au-dessus et en dedans des reins, dont elles embrassent l'extrémité supérieure en manière de casque. *Figure.* Triangulaires. *Division.* En face antérieure, recouverte par les parties molles abdominales; en face postérieure, appliquée sur le corps des vertèbres.

Structure et usages. La couleur des capsules est d'un jaune tirant sur le brun. A l'intérieur, elles paraissent formées de lobules, composés eux-mêmes de grains plus petits. Leurs usages sont inconnus.

DES URETÈRES.

Ouretèr d. G.

Situation et rapports. La portion des uretères placée dans l'abdomen, est située sur les côtés de la colonne vertébrale, et celle qui est dans le bassin, sur les parties latérales de la vessie. *Étendue.* Des reins, à la vessie. *Figure.* Allongée, cylindrique.

Structure et usages. Trois tuniques entrent dans la composition des uretères; une extérieure, celluleuse; une moyenne, plus consistante, et une interne, muqueuse, continuation de celle qui tapisse l'intérieur de la vessie. Les uretères transmettent l'urine des reins dans la vessie.

DE LA VESSIE.

Vesica de L. ; Cistis des G.

Situation et rapports. Dans la cavité du bassin, derrière le corps des pubis, devant le rectum chez l'homme, et la matrice chez la femme; au-dessous du paquet intestinal; au-dessus des vésicules séminales et des conduits déférens. *Figure.* Ovalaire, légèrement aplatie de devant en arrière. *Division.* En face antérieure, qui répond au pubis; en face postérieure, en rapport avec le rectum chez l'homme, et la matrice chez la femme. En extrémité supérieure, appelée le sommet de la vessie, auquel répond l'ouraque; en extrémité inférieure, appelée la base, qui se compose du col en devant, et du bas-fond en arrière.

Structure et usages. La vessie offre trois tuniques : une extérieure, prolongement du péritoine, qui n'en recouvre que les parties supérieure, postérieure et latérales; une moyenne, musculeuse, et une interne, muqueuse. Sur cette dernière se voient, en bas et en devant, le trigone vésical et l'orifice des uretères. Plusieurs rides ou replis se remarquent également dans l'intérieur de la vessie; ils sont le résultat du plissement de la membrane muqueuse, occasionné par les contractions de la tunique charnue. La vessie a pour usages de recevoir et de contenir l'urine que les uretères y versent continuellement, et de l'expulser ensuite, lorsque sa quantité, devenue trop considérable et fatigante, force la vessie à se contracter pour la porter au-dehors.

DES ORGANES RESPIRATOIRES ET CIRCULATOIRES.

Considérations générales.

Ces organes sont contenus en grande partie dans la poitrine, dont la structure convient singulièrement à leur mode d'action.

Doués d'un mouvement alternatif et continuel, ils avaient besoin que la cavité, qui devait les renfermer, jouît à la-fois du degré de souplesse nécessaire pour ne point gêner leurs mouvemens, et d'une résistance suffisante pour les mettre à l'abri de l'influence des corps extérieurs.

Dans la poitrine se trouvent les organes de la respiration et ceux de la circulation. Les premiers se composent du larynx, de la trachée artère, des bronches et des poumons, auxquels il faut ajouter le thymus et la glande thyroïde. Le cœur forme à lui seul le grand agent de la circulation : les vaisseaux qui en émanent et qui se divisent à l'infini, à mesure qu'ils parcourent toutes les parties de l'individu, ne doivent être considérés que comme des moyens de transmission du fluide sanguin. Si les phénomènes les plus remarquables de la circulation ont lieu dans le cœur, les résultats, le but de cette circulation ne peuvent s'apercevoir qu'aux extrémités des tubes capillaires du système artériel. La connaissance, même la plus exacte, de la marche et des principales divisions des artères, ne donne que l'idée du mécanisme grossier de cette fonction. Le plus important échappe à nos regards, et se fait hors des canaux, que le scalpel de l'anatomiste ne peut mettre à nu.

Administration anatomique.

Avant de passer à la préparation et ainsi qu'à l'étude des organes contenus dans la poitrine, et même avant de s'occuper du larynx, du thymus et de la glande thyroïde, il faut *faire* les mamelles qui ne peuvent, d'ailleurs, être bien étudiées que sur une femme. La préparation qu'exigent ces corps glanduleux est des plus simples, quand on veut n'en connaître que la forme générale, la situation et les rapports. Mais on ne doit pas borner là l'étude des mamelles, dont il est indispensable d'examiner aussi l'intérieur et la structure particulière.

On trouve, au-dessous de la peau des mamelles, un tissu cellulaire abondant, qui fait partie de la glande; en portant ses regards plus avant, on voit qu'elle est formée de plusieurs tuyaux repliés plusieurs fois sur eux-mêmes, plus larges à la base de la mamelle, et qui vont toujours en se rétrécissant vers l'aréole, où ils aboutissent au nombre de quinze seulement. Pour rendre ces tuyaux plus apparens, il est nécessaire d'injecter du mercure dans l'un d'eux ; bientôt tous les autres en sont remplis, ce qui permette de les voir très-distinctement. Mais une circonstance plus favorable encore pour bien étudier l'organisation de la glande mammaire, ce serait de le faire, si cela était possible, sur une femme nouvellement accouchée, morte au deuxième ou troisième jour après l'accouchement.

Du larynx, du thymus et de la g'ande thyroïde. La pièce qui a servi pour étudier le pharynx, peut servir pour le larynx ; mais il vaut mieux étudier ce dernier en place. Pour cela, on fait une incision longitudinale à la peau du cou ; dans la partie moyenne, à-peu-près, se trouve le larynx, placé au-dessous de l'os hyoïde, au-dessus de la trachée-artère, qui en est la continuation. Quelques muscles, décrits dans la myologie, sont immédiatement appliqués sur le larynx ; on peut ou les enlever, ou les laisser en place, ils ne nuisent point à son étude : mais, de cette manière, on ne voit que l'extérieur du larynx, et il importe beaucoup d'en connaître l'intérieur, ce qui ne peut avoir lieu qu'en le détachant et en l'enlevant du lieu qu'il occupe : on ne doit le faire cependant qu'après avoir mis à nu la glande thyroïde, qui embrasse le larynx dans sa partie inférieure. On la reconnaît à son volume, à sa consistance molle et spongieuse, à sa couleur rougeâtre, et à sa division en deux parties d'une égale grosseur. Le thymus n'est bien apparent que chez l'enfant ; il existe à peine chez l'adulte. On le trouve, chez le premier, placé derrière le sternum, à l'entrée de la poitrine, dans l'écartement du médiastin antérieur. Sa consistance est molle chez le fœtus et l'enfant ; mais elle augmente chez l'adulte et le vieillard. Sa couleur, d'un rouge pâle chez le fœtus, devient jaunâtre chez l'adulte. Quand on ne peut se procurer un très-jeune sujet pour l'étudier, il vaut mieux passer de suite à l'ouverture de la poitrine, comme on l'a indiqué page 117, et s'occuper des organes qui s'y trouvent contenus.

Des poumons et de la trachée-artère. Une bonne préparation

des poumons exige qu'on les étudie en place. Il faut, pour cela,
ouvrir la poitrine le plus amplement possible.

Il faut aussi, dans cette préparation, examiner la manière dont
la plèvre s'arrange à la partie postérieure du sternum, pour former
ce qu'on appelle le *médiastin antérieur*. Faites, pour cela, l'ouverture de la poitrine, comme il a été dit page 117. Soulevez alors
le sternum, soit de haut en bas, soit de bas en haut, et en le détachant successivement des deux prolongemens de la plèvre qui
adhèrent à sa partie postérieure, observez à mesure l'écartement
qui en résulte, c'est le médiastin antérieur. Quand on a enlevé le
sternum, on voit, devant le péricarde, les deux lambeaux des
deux plèvres, coupées suivant leur longueur, représenter assez
bien la figure d'un X, dont les branches inférieures sont plus
écartées que les supérieures. On trouvera de plus amples détails
sur cet objet, à la fin de cet article. Je viens à la préparation des
poumons.

Après avoir enlevé le sternum avec les cartilages inter-costaux,
on brise les côtes le plus près possible de leur articulation avec la
colonne vertébrale; alors on enlève avec soin toutes les parties
molles, muscles, vaisseaux et tissu cellulaire qui recouvrent tous
les objets qu'on se dispose à étudier. De cette manière, on voit
très-bien l'union du larynx avec la trachée-artère, la division de
cette dernière en deux troncs principaux, appelés les bronches;
les divisions plus multipliées des bronches dans la propre substance
des poumons : de cette manière, on voit très-bien encore la
disposition et la distribution de l'artère pulmonaire, ses rapports
avec l'aorte et la trachée-artère. On y parviendra mieux encore,
si l'on a injecté l'artère pulmonaire avec la première substance,
venue, telle que du suif, de la résine, de la cire, etc. Cette précaution la fait bien distinguer, et on ne court aucuns risques de
confondre ses deux premières divisions avec les bronches.

Si on voulait, avant d'ouvrir la poitrine, s'assurer qu'il n'existe
aucun vide entre la plèvre pulmonaire et la plèvre costale, et
qu'aucune bulle d'air ne se trouve dans l'intervalle, on pourrait
enlever, avec un peu de précaution, plusieurs muscles intercostaux, jusqu'à la portion de la plèvre costale correspondante,

mais ne point intéresser cette dernière. Il est facile alors de se convaincre que les poumons, que l'on voit très-bien à travers la transparence de la plèvre costale, sont appliqués, sans y adhérer, à celle-ci, et qu'aucun vide n'existe entre ces deux parties.

On peut faire, avec plus de succès encore, la même expérience sur un animal vivant, avec cette différence que lorsqu'on est parvenu à la plèvre costale, il faut la diviser dans un petit espace; à l'instant même, la colonne d'air extérieur se précipitant entre la plèvre costale et le poumon, presse celui-ci, le refoule et laisse alors venir un vide qui, par conséquent, n'existait pas auparavant.

Du cœur. On ne doit point isoler la préparation du cœur de celle des organes de la respiration : comme ces derniers, il exige l'ouverture de la poitrine. Il est même l'organe qui se présente le premier à l'œil et aux recherches. Placé dans l'écartement des deux plèvres et dans l'intervalle des deux poumons, un peu à gauche, le cœur est enveloppé dans une poche qui lui est particulière, appelée péricarde. Fendez cette poche, et vous apercevrez le cœur à nu : vous pouvez alors en étudier l'extérieur et les rapports. Toutes ces indications remplies, on peut reprendre en particulier chacun des organes qui ont d'abord été étudiés en place, et après les avoir détachés du lieu qu'ils occupaient, en examiner toutes les parties avec le plus grand détail. C'est ainsi qu'il faut diviser le larynx dans sa partie antérieure, en écarter les deux portions divisées pour en voir l'intérieur. On en fait autant pour la trachée et les bronches. On peut de même détacher les poumons de la cavité de la poitrine, les couper en divers sens, les presser sous les doigts, en examiner attentivement l'organisation, et suivre, aussi loin qu'on le pourra, les divisions des bronches.

Pour acquérir une parfaite connaissance de la structure intime des poumons, il faudrait nécessairement injecter le canal aérien et les troncs principaux de ses vaisseaux artériels et veineux, avec des substances diversement colorées. Le cœur exige, plus qu'aucun autre organe, qu'on le sépare des gros vaisseaux qui en partent; ces vaisseaux sont au nombre de huit : on peut très-bien les distinguer, lors même que le cœur est encore en place.

Le plus gros et le plus extérieur est l'aorte, dont les parois sont aussi plus épaisses ; au-dessous se trouve l'artère pulmonaire, qui ne tarde pas à se diviser en deux branches principales ; à droite et en devant sont deux grands vaisseaux bleuâtres, dont l'un est la veine cave supérieure ou ascendante, et l'autre la veine cave inférieure ou descendante, qui se rendent également dans l'oreillette droite. En soulevant fortement le cœur par la pointe, on voit à gauche quatre vaisseaux, plus petits que les premiers, qui se rendent tous quatre dans l'oreillette gauche : ce sont les veines pulmonaires.

On peut examiner sans difficulté la disposition des deux veines caves relativement à l'oreillette droite, dans laquelle elles pénètrent, ainsi que l'étendue de cette dernière ; il n'en est pas de même des veines pulmonaires, et sur-tout de l'oreillette gauche, qui reçoit le sang que ces veines lui apportent des deux poumons. On peut, après avoir soulevé la pointe du cœur, comme je l'ai dit plus haut, fendre l'oreillette transversalement dans sa partie postérieure, et introduire le doigt dans sa cavité, pour en reconnaître l'étendue et la profondeur ; ou bien, après avoir coupé l'aorte et l'artère pulmonaire à quatre travers de doigt de leur sortie du cœur, les renverser sur sa partie antérieure, et fendre alors l'oreillette gauche dans sa partie supérieure.

Lorsqu'on est décidé à enlever le cœur, il faut couper ses vaisseaux le plus loin possible de leur sortie de cet organe, le laver et le débarrasser du sang. On peut alors le fendre dans sa longueur sur ses parties latérales ; d'abord par les oreillettes qui sont en haut, ensuite par les ventricules qui en occupent la partie inférieure. Ménagez le lieu de la démarcation intérieure des oreillettes et des ventricules ; cherchez à bien distinguer les valvules mitrales et tricuspides, qui sont appliquées sur les parois des deux ventricules, et qu'on soulève en passant le manche du scalpel entre elles et les ventricules. Ne perdez point l'occasion de voir les trois valvules sigmoïdes des deux artères aorte et pulmonaire, ce qui se pratique en fendant le tube artériel, de son extrémité coupée, vers le cœur. Ces valvules sont appliquées le plus souvent sur les parois de l'artère : on les développe facilement avec le manche du scalpel.

Il me reste à dire un mot de la plèvre et des deux médiastins. La plèvre est à la poitrine et aux organes qui y sont contenus, ce que le péritoine est à l'abdomen. On peut sans peine détacher la première des parois thorachiques, et ce seul procédé suffit pour sa préparation. Il n'en est pas ainsi des médiastins, qui ne sont autre chose qu'une suite de la manière dont la plèvre se développe dans la poitrine et sur ses organes. Pour les voir, il faut d'abord procéder comme si on voulait enlever le sternum, ensuite il faut détacher les côtes le plus près possible de la colonne vertébrale, en laissant le sternum en place, sortir les poumons de leur cavité respective, laver les parties et les débarrasser du sang qui coule de toutes parts ; alors, en soulevant le sternum, on voit qu'il donne attache à un double prolongement de la plèvre. L'intervalle forme le médiastin antérieur, dans lequel sont contenus le cœur, les gros vaisseaux et le péricarde. Derrière le cœur, les deux prolongemens s'appliquent l'un contre l'autre, pour s'écarter de nouveau sur la colonne vertébrale : ce second intervalle forme le médiastin postérieur, dans lequel se trouvent l'aorte, l'œsophage, les nerfs de la huitième paire, ou pneumo-gastriques, et le canal thorachique.

Telles sont les préparations des diverses parties renfermées dans la poitrine.

DESCRIPTION.

DU LARYNX.

Larynx d. G.

Situation et rapports. A la partie antérieure et moyenne du col, au-dessous de l'os hyoïde et de la langue, au-dessus la trachée-artère ; en devant il est couvert par la peau du cou et quelques muscles interposés ; en arrière, il répond dans le pharynx. *Figure.* Allongé, cylindrique. *Division.* En cinq cartilages, dont un en haut et en devant, appelé thyroïde, à cause de sa ressemblance avec un bouclier; un en bas, circulaire, appelé cricoïde, à cause de sa ressemblance avec un anneau ; deux en haut et en arrière, appelés aryténoïdes, qu'on peut comparer à des espèces d'entonnoirs, le cinquième et dernier, en haut, développé en forme de langue, appelé l'épiglotte. De l'arrangement et de la disposition de ces cartilages, résulte une espèce de boîte allongée, dont l'ouverture supérieure, appelée la glotte, répond à la base de la langue. L'ouverture inférieure, qui n'a point reçu de nom particulier, se continue avec la trachée-artère. L'intérieur du larynx présente, en haut et en bas, des espèces de cordes ligamenteuses, dans l'intervalle desquelles sont les ventricules. Les ligamens inférieurs portent le nom de cordes vocales de Ferrein.

Structure et usages. Les parties qui forment le larynx sont de nature cartilagineuse. L'intérieur est tapissé par une membrane muqueuse, continuation de celle de la trachée-artère et des bronches, et qui est continuellement humectée par une humeur de la même nature. Les usages de ce conduit ne se bornent pas à donner passage à l'air : mais, par la mobilité dont les parties qui le composent sont douées, ce fluide éprouve, en le traversant, diverses modifications, d'où résultent la formation des sons et leurs nombreuses modulations.

DE LA GLANDE THYROÏDE.

Situation et rapports. A la partie antérieure et inférieure du larynx, derrière les muscles sterno-thyroïdiens, sterno-hyoïdiens, et sterno-cléido-mastoïdiens ; devant le larynx et la trachée-artère dans la partie moyenne; les carotides, les veines jugulaires et le nerf de la huitième paire, sont en rapport avec ses parties latérales. *Figure.* Elle a la forme d'une espèce de croissant. *Division.* En partie moyenne, très-étroite, qu'on appelle l'isthme de la glande thyroïde ; et en parties latérales, volumineuses, oblongues, d'une égale grosseur et d'une ressemblance parfaite.

Structure et usages. La glande thyroïde, de consistance molasse, lobuleuse, d'un rouge brun, présente une organisation difficile à démontrer. Ses usages sont inconnus ; on présume seulement qu'elle fournit une humeur propre à lubréfier l'intérieur du larynx.

DE LA TRACHÉE-ARTÈRE.

Tracheia arteria d. G.

Situation et rapports. A la partie inférieure et antérieure du cou ; du larynx, à la deuxième ou troisième vertèbre dorsale, où elle se partage en deux branches, nommées les bronches ; devant la colonne vertébrale et l'œsophage ; derrière la peau du cou et quelques muscles interposés. *Figure.* Allongée, cylindroïque. *Division.* Plusieurs cartilages (de seize à vingt), posés de champ, composent la trachée. Leur assemblage forme une espèce de tuyau cylindrique dont on aurait retranché le quart postérieur. Chacun des cerceaux cartilagineux est séparé par une petite bande ligamenteuse, propre à donner une grande mobilité aux différentes parties de la trachée-artère.

Structure et usages. Les cartilages de la trachée ne diffèrent point, par leur organisation, des autres parties de la même espèce. Leur consistance est faible dans l'enfance, mais elle augmente avec l'âge ; la portion membraneuse qui les séparé en devant, existe seule à la partie postérieure, où on ne voit aucune trace de cartilage. L'intérieur est tapissé par un prolongement de la membrane muqueuse, qui se continue dans les bronches. La trachée ne peut être considérée que comme un conduit qui donne passage à l'air.

DES ORGANES APPARTENANS SPÉCIALEMENT A LA POITRINE.

Des mamelles.

Mammæ d. L.

Situation et rapports. A la partie antérieure, supérieure et latérale de la poitrine ; immédiatement recouvertes par la peau, qui, dans cet endroit, est douce au toucher, blanche, excepté vers le sommet de la glande, où se voit un cercle d'une couleur plus ou moins brune, nommée l'aréole, dans le centre de laquelle s'élève un bouton, rouge chez les filles, brun chez les femmes qui ont eu des enfans, et qu'on appelle le mamelon.

Structure et usages. Les mamelles sont formées d'une glande unique, enveloppée d'une grande quantité de tissu cellulaire. Pour bien voir la structure intime de cette glande, il faut l'examiner, s'il est possible, sur une femme morte dans l'allaitement; on trouve alors un nombre prodigieux de tuyaux, appelés lactifères, qui se réunissent de proche en proche vers le mamelon, au nombre de quinze ou vingt, sous le nom de canaux excréteurs du lait. Les usages des mamelles, chez les femmes seulement, ne sont point équivoques : elles sont destinées à la sécrétion du lait chez celles qui viennent d'accoucher. Cette nourriture de la première enfance est douce et sucrée, et s'accommode, d'une manière très-heureuse, à la faiblesse de ses organes. En donnant à l'enfant la facilité de saisir et d'embrasser le bout du mamelon, la nature semble avoir voulu que les sucs nutritifs, que lui fournit alors la mère, ne fussent point exposés au contact de l'air. Ce mécanisme si simple détruit toutes les raisons qu'on pourrait apporter en faveur de l'allaitement artificiel.

DU THYMUS.

Thymus d. G.

Situation et rapports. A la partie supérieure de la poitrine, derrière le sternum, entre les deux lames du médiastin. *Figure.* Oblong, semblable, en quelque sorte, à la glande thyroïde.

Structure et usages. D'une consistance mollasse, et d'une couleur d'un rouge brun, le thymus, qui n'est bien apparent que dans la première enfance, et qui disparaît avec l'âge, ne présente aucunes autres considérations relativement à ses usages, qui sont inconnus.

DES POUMONS.

Pneumon d. G. ; Pulmo d. L.

Situation et rapports. Dans la poitrine, dont ils occupent presque toute la cavité. Ils sont au nombre de deux, l'un à droite, plus volumineux, l'autre à gauche, qui l'est moins. Ils répondent, dans toute leur étendue, aux côtes et aux muscles intercostaux correspondans, dont ils ne sont séparés que par la plèvre. Le cœur repose sur la partie antérieure du poumon gauche, qui est séparé de celui du côté droit, par les deux lames du médiastin. *Figure.* Elle répond à celle de la cavité dans laquelle sont renfermés les poumons, et se rapproche assez d'un cône irrégulier, dont la base est en bas et le sommet en haut. *Division.* En face externe, convexe, qui est en rapport avec les côtes ; en face interne, concave, contiguë au cœur. La face externe du poumon gauche présente une fente assez profonde, qui le partage en deux lobes ; celle du poumon droit en offre deux, qui le partagent en trois lobes. La base, tournée en bas, répond au diaphragme ; le sommet, tourné en haut, dépasse un peu la première côte.

Structure et usages. La structure et les usages des poumons présentent de grandes différences et ne sont point les mêmes chez le fœtus et l'adulte : ces différences sont relatives à leur couleur, à leur densité et à leur volume.

La couleur. Elle est livide chez le fœtus ; rose vermeille, quand l'enfant a respiré ; grisâtre chez l'adulte, et parsemée de taches bleuâtres, qui deviennent plus nombreuses et plus larges chez le vieillard.

La densité. Elle est considérable chez le fœtus ; mais à mesure que l'air pénètre et dilate les poumons de l'enfant qui vient de naître, et chez lequel la respiration est bien établie, la densité diminue toujours de plus en plus, au point que chez l'adulte les poumons sont mous, boursoufflés par l'air, et d'une pesanteur spécifique moindre que celle de l'eau dans laquelle on les plonge.

Le volume: Réduits au plus petit volume possible chez le fœtus, les poumons offrent un développement et une masse considérables chez l'adulte ; mais leur pesanteur en est à peine augmentée, l'introduction de l'air dans leurs cellules étant la principale cause de cette augmentation.

Les poumons sont composés de vaisseaux sanguins, artériels et veineux, de canaux aériens, et d'un tissu cellulaire abondant. Des nerfs, des vaisseaux et glandes lymphatiques entrent aussi dans leur composition. Une membrane extérieure, séreuse, prolongement de la plèvre, forme leur enveloppe générale.

L'artère pulmonaire, divisée en deux troncs principaux, qui pénètrent dans l'un et l'autre poumons, s'y ramifie à l'infini et donne naissance aux premières radicules des veines pulmonaires, qui, par leurs réunions successives, forment les troncs des quatre veines du même nom.

La trachée-artère se divise d'abord en deux branches principales, appelées bronches : ces dernières multiplient leurs divisions à mesure qu'elles s'avancent dans les poumons, et chacun des infiniment petits conduits aériens qui en résultent, se termine dans une cellule membraneuse très-fine, d'une figure difficile à déterminer, et qu'on a considérée comme une espèce de petite ampoule, à laquelle on a donné le nom de vésicule aérienne. Plusieurs de ces cellules communiquent ensemble : leur réunion forme des lobules, les lobules des lobes, et l'assemblage de ces derniers, la masse entière des poumons. Une membrane muqueuse tapisse l'intérieur de tous les canaux aériens.

Les poumons sont les agens principaux de la respiration, qui a lieu par l'entrée et la sortie alternative de l'air dans leurs cellules. La respiration a pour but d'opérer dans le sang, par la présence toujours nouvelle de l'air atmosphérique, des changemens par lesquels, de noir qu'il était en entrant dans les poumons, il devient vermeil lorsqu'il en sort. Cette nouvelle qualité qu'acquiert le sang en passant par les poumons, le rend propre à servir à la nutrition de l'individu et à entretenir le degré de chaleur convenable à son mode d'existence.

DU CŒUR.

Ker ou Cardia d. G.; Cor d. L.

Situation et rapports. Viscère creux, obliquement situé dans la poitrine et renfermé dans le péricarde, ainsi que les troncs des gros vaisseaux qui en partent. Placé dans l'écartement des deux lames du médiastin, entre les deux poumons, le cœur répond, en devant, au sternum et aux cartilages des dernières vraies côtes gauches; en arrière, à l'œsophage, à l'aorte descendante et à la colonne vertébrale; en bas, au diaphragme; en haut, aux artères aorte et pulmonaire. *Figure.* Conoïde, aplati postérieurement : la base du cœur est en haut, à droite et en arrière; son sommet en bas, à gauche et en devant. *Division.* En face supérieure, convexe, inclinée en avant et à droite; et en face inférieure, plane, inclinée en arrière et à gauche, qui repose en partie sur le diaphragme. En bord droit, tourné en avant, aigu et plus long que celui du côté opposé; en bord gauche, tourné en arrière, épais et plus court, la base tournée en haut est inclinée en arrière et à droite; le sommet tourné en bas est incliné en avant et à gauche. C'est cette partie du cœur qui frappe l'intervalle de la cinquième et de la sixième côtes dans ses battemens. Cette division du cœur n'appartient qu'à sa conformation extérieure, et ne donne point l'idée de celle qui résulte de l'arrangement et de la disposition de ses diverses parties. En effet, en examinant le cœur avec plus d'attention, on voit qu'il est composé de deux ordres de cavités, dont deux supérieures, une à droite et l'autre à gauche, sont appelées oreillettes, et deux inférieures, également l'une à droite et l'autre à gauche, portent le nom de ventricules.

L'oreillette droite, tournée en avant, plus grande que la gauche, dont elle est séparée par une cloison mince, reçoit en haut la veine cave supérieure, et en bas la veine cave inférieure, ainsi que les deux veines coronaires. Elle répond à la partie supérieure du ventricule du même côté. On voit à l'embouchure de la veine cave inférieure, la valvule d'Eustache, espèce de cloison mobile, en forme de croissant, dont les fonctions semblent destinées à empêcher que le sang contenu dans l'oreillette ne reflue dans la veine cave inférieure.

L'oreillette gauche, moins grande que la droite, tournée en arrière, reçoit les quatre veines pulmonaires, dont deux à droite et autant à gauche ; elle répond à la partie supérieure du ventricule du même côté.

L'une et l'autre oreillettes présentent à l'extérieur un appendice, espèce d'oreille de chien, qui leur a fait donner le nom sous lequel on les connaît; leur inférieur est garni de colonnes charnues, dont la quantité varie.

Le ventricule droit est situé au-dessous de l'oreillette du même côté; il est plus grand que le gauche, mais ses parois en sont moins épaisses. Il est séparé de l'oreillette par une ouverture appelée auriculaire, et garnie dans cet endroit, d'une valvule tricuspide. L'intérieur présente une grande quantité de colonnes charnues, dont la direction est parallèle à celle du ventricule : de sa partie supérieure et gauche naît l'artère pulmonaire.

Le ventricule gauche, moins large que le droit, mais plus allongé, est situé au-dessous de l'oreillette du même côté, dont il est séparé par une ouverture également appelée auriculaire, et garnie d'une valvule mitrale. Ses parois sont beaucoup plus épaisses que celles du ventricule droit, et ses colonnes charnues, moins nombreuses, sont en général plus épaisses. Près de la valvule mitrale, et à droite du ventricule, naît l'artère aorte. Les deux ventricules sont séparés par une cloison beaucoup plus épaisse que celle des oreillettes. Leur ouverture auriculaire est également entourée d'une espèce de cordon blanchâtre, appelé zone tendineuse. L'aorte et l'artère pulmonaire qui, dans leur origine, présentent à-peu-près les mêmes dispositions, sont garnies chacune de trois valvules, appelées sigmoïdes, beaucoup plus petites et différemment conformées que celles des ventricules; elles ont assez bien, quand elles sont tendues, la figure d'un panier de pigeon. L'artère aorte offre, entre son origine et le lieu de l'insertion de ses valvules sigmoïdes, deux petites ouvertures, qui sont les orifices des deux artères coronaires.

Structure et usages. Il n'est point d'organes qui ait excité autan de recherches et de discussions que le cœur; cependant il est celui dont on connaît le moins la structure, et sur les usages duquel on soit moins d'accord. Tout ce qu'on peut avancer de certain, c'est que les parties qui le composent jouissent d'une irritabilité extrême, ce qui a porté à croire qu'elles étaient de véritables fibres charnues. Rouges au premier aspect, leur immersion long-tems continuée dans l'eau, les fait paraître blanches à la longue. On ne doute point que le cœur ne soit le grand agent de la circulation; mais on ne s'accorde point sur un grand nombre de phénomènes, dont l'examen ne peut point trouver place ici. Voilà quelle est la marche du fluide sanguin à travers les quatre cavités du cœur.

Le sang versé dans l'oreillette droite par les veines caves et coronaires passe dans le ventricule du même côté; les légères contractions de l'oreillette, la pesanteur du liquide et la vacuité du ventricule, sont les lois en vertu desquelles il y est porté. De là, par une contraction forte et énergique du ventricule droit, il est poussé dans l'artère pulmonaire. Le développement de la valvule tricuspide empêche qu'il ne puisse refluer vers l'oreillette, et l'affaisement des valvules sigmoïdes facilite son cours à travers l'artère pulmonaire. Par ce mécanisme, la masse du liquide est portée dans les poumons, qui font lui subir des changemens, en vertu desquels il acquiert de nouvelles propriétés; repris par les veines pulmonaires, il se rend dans l'oreillette gauche, qui le transmet dans le ventricule du même côté, lequel le pousse vivement dans l'artère aorte. Cette seconde partie de la circulation suit les mêmes lois, et s'exécute par le même mécanisme que la première, avec cette différence, que le sang poussé dans l'artère aorte est porté par cette artère dans toutes les parties de l'économie pour les vivifier.

DE LA PLÈVRE, DU MÉDIASTIN ET DU PÉRICARDE.

Situation, rapports et usages. La plèvre, membrane commune à tous les viscères thorachiques, tapisse la cavité dans laquelle ils sont renfermés. Lorsqu'elle est arrivée aux environs de la colonne vertébrale, elle se réfléchit de derrière en devant pour former le médiastin, qui, d'une autre part, va s'implanter à la partie postérieure du sternum. Il est formé de deux lames, dont l'une appartient au prolongement de la plèvre du côté droit, et l'autre au prolongement de la même membrane du côté gauche. Il en résulte deux écartemens, l'un en arrière et l'autre en devant. L'écartement, ou médiastin postérieur, loge l'aorte, l'œsophage et la huitième paire; l'antérieur loge le cœur, les gros vaisseaux et le thymus.

Le péricarde est un sac membraneux qui renferme le cœur, et, comme ce dernier, est situé dans l'écartement antérieur du médiastin. Sa figure approche de celle du cœur; sa surface extérieure répond aux poumons sur les côtés, du sternum en devant, et en bas au diaphragme, auquel il est assez intimement adhérent. Intérieurement le péricarde répond au cœur, dont il est séparé par une sérosité abondante.

Structure et usages. Ce que nous avons dit du péritoine, relativement aux viscères abdominaux, s'applique à la plèvre pour ceux de la poitrine; elle forme, de plus, dans le milieu de la poitrine, une cloison qui soutient les poumons, et les empêche d'exercer aucune compression l'un sur l'autre. L'écartement que présente cette cloison antérieurement et postérieurement, est destiné à recevoir divers objets, et à les mettre à l'abri de l'influence des parties environnantes.

Le péricarde, qui appartient à la plèvre par son organisation, a pour usages de renfermer le cœur sans le gêner dans ses mouvemens, et de fournir une grande quantité de sérosité, qui empêche l'adhérence de cette poche avec le cœur, et rend ses frottemens moins nuisibles.

DES ORGANES ENCÉPHALIQUES ET DE CEUX DES SENS.

Considérations générales.

Ici commence l'étude des organes de la vie animale, extérieure ou de relation : les fonctions qui en dépendent se trouvent plus ou moins sous l'empire de la volonté ; et nous pouvons, jusqu'à un certain point, en augmenter ou en ralentir à notre gré l'énergie.

Ces organes, qui appartiennent aux fonctions intellectuelles, et qui président aux sens, peuvent être considérés sous deux points de vue. Les premiers sont renfermés dans des cavités osseuses, qui les dérobent absolument à la vue ; les seconds, en partie cachés, comme les premiers, sont cependant en partie faciles à apercevoir. Les organes internes sont l'encéphale ou le cerveau, qui se divise en cerveau proprement dit, en cervelet et en moelle allongée. Les organes externes sont ceux de la vue, de l'ouïe, de l'odorat, du goût et du toucher, auxquels on donne encore le nom de *sens*. On ne peut trop admirer la prévoyance de la nature dans la distribution qu'elle a faite des organes sensoriaux ; en effet, le plus précieux de ces organes est renfermé dans une cavité dont les parois, très-solides, le mettent à l'abri de l'action des agens extérieurs. Ne recevant que d'insensibles commotions, il peut, sans trouble et sans efforts, remplir ses merveilleuses fonctions. On prétend qu'elles sont d'autant plus étendues, que la masse du cerveau est plus considérable. Cette opinion a des partisans très-célèbres ; cependant il y tant de faits particuliers qui semblent porter atteinte à ce principe général, qu'on ne peut l'admettre dans toute sa plénitude. Il est une vérité incontestable, c'est que le cerveau décroît dans tous les animaux, à mesure que, par leur conformation, ils s'éloignent de celle de l'homme. Mais le degré de leur intelligence est loin d'être en rapport avec le volume de leur masse cérébrale ; d'où on peut conclure que les brillantes considérations des physiologistes modernes, sur le développement de l'angle facial, pourraient bien n'avoir aucun but réel, au moins pour ce qui regarde les animaux.

L'homme seul possède, à un haut degré de perfection, les organes des sens, dont il augmente encore l'étendue par les moyens que son intelligence lui suggère. Chez lui, l'organe de la vue est placé à la partie la plus élevée de son corps ; ceux de l'odorat et du goût en sont peu éloignés ; l'audition seule se trouve sur les parties latérales de la tête ; mais cette circonstance, loin d'en diminuer l'énergie ou l'étendue, semble, au contraire, remplir

23

d'une manière plus parfaite les vues de la nature. Le toucher seul, répandu sur toute la surface extérieure du corps, est porté au dernier degré de perfection à la partie interne de la main, et à l'extrémité des doigts. C'est le toucher qui rectifie les erreurs de tous les autres sens, de la vue sur-tout, qui, apercevant les corps environnans à de très-grandes distances, ne peut juger ni de leur forme exacte, ni de leur densité, ni de quelques autres attributs, dont le toucher seul nous donne la connaissance. Il est vrai que ce sens ne peut s'exercer avec succès que sur la forme extérieure des corps, dont il détermine, il est vrai, les dimensions avec la plus grande exactitude; mais quand il s'agit de connaître l'intime composition de ces corps, de juger de leur odeur, de leur saveur, le toucher devient nul : c'est aux sens de l'odorat et du goût, qu'on peut regarder comme des espèces de touchers particuliers, à nous révéler ces propriétés.

Le cerveau, ainsi que le cœur, donne naissance à des prolongemens qui, distribués dans toutes les parties du corps, sont comme les exécuteurs de ses ordres, et rapportent, avec la rapidité de l'éclair, vers le centre commun, les sensations que les corps environnans font naître à l'extérieur de l'individu. Ces prolongemens, appelés *nerfs*, ne sont point de deux espèces, comme cela a lieu pour les vaisseaux sanguins; mais ils sont également susceptibles de transmettre le sentiment, et de servir aux sensations. Leur origine est dans le cerveau, et leurs irradiations sur les organes des sens. Cependant, malgré l'ordre de cette distribution, nous ne nous occuperons ici que de l'organe encéphalique et des organes des sens, laissant l'exposition des nerfs après celle des vaisseaux sanguins. Cette marche, d'ailleurs, est celle de tous les anatomistes, et l'étude ne permet point d'en suivre une autre. Sans rejeter absolument les idées du docteur Gall, sur la distribution des nerfs, je n'ai pas cru devoir les adopter dans cet ouvrage.

DE L'ORGANE ENCÉPHALIQUE.

Il se compose du cerveau, du cervelet et de la moelle allongée, ainsi que de son prolongement, appelé moelle épinière ou rachi-

ienne. Il faut joindre à ces premiers objets, les méninges ou
nembranes du cerveau. Nous suivrons, pour le cerveau et ses
nembranes, la même marche que nous avons adoptée pour les
organes des autres cavités du corps; c'est-à-dire, que nous nous
occuperons d'abord de toute la masse cérébrale, même de la moelle
épinière, et que nous ne *ferons* les membranes du cerveau qu'après
a description des organes qu'elles enveloppent.

Administration anatomique.

Du cerveau, du cervelet et de la moelle allongée. La préparation du cerveau exige qu'on exécute la coupe indiquée page 116;
mais il est ici des précautions à prendre, que l'on peut négliger
quand on ne fait l'ouverture de la tête que pour y chercher des
dérangemens occasionnés par certaines maladies. Ne choisissez
pas, par exemple, un sujet mort d'apoplexie ou à la suite d'une
violente chute sur la tête; mais procurez-vous, s'il est possible,
celle d'un homme adulte, mort à la suite d'une maladie de quelques jours. Ménagez les secousses dans la marche de la scie, et
ne la portez pas jusque dans l'intérieur du crâne, car il est rare
que les membranes ne soient pas déchirées, et le cerveau intéressé.
Pour éviter cet inconvénient, il ne faut scier qu'une portion de
l'épaisseur des os du crâne, et terminer leur séparation définitive
avec le ciseau et le maillet; de cette manière, on ne risque pas
de déchirer la dure/mère, et on ébranle moins le cerveau. On
n'a pas à craindre de déchirer la dure-mère, ni d'intéresser le
cerveau, lorsqu'au lieu de la scie on fait usage du marteau pour
ouvrir le crâne. Voyez page 116.

Lorsqu'on a complètement séparé la calotte du crâne, on l'enlève avec précaution de devant en arrière. Souvent la dure-mère
est fortement adhérente, sur-tout dans l'endroit qui répond à
la suture pariétale et au trou borgne; pour faire cesser cette adhérence, on passe le manche du scalpel ou un ciseau d'une longueur
suffisante, dans l'intervalle des os du crâne et de la dure-mère,
et on détache, à mesure qu'on enlève la calotte, les vaisseaux qui
sont les principales causes de cette adhérence. Cette préparation
préliminaire étant achevée, on voit très-bien la manière dont la

23*

dure-mère enveloppe le cerveau ; mais on ne peut pas en suivre les divers prolongemens, dont la connaissance est plus importante ; c'est pourquoi je conseille d'en remettre l'étude après celle du cerveau. En suivant une marche contraire, il est impossible de se former une idée de la disposition de cette membrane, relativement au cerveau. On peut, il est vrai, en examiner la conformation extérieure, comme la couleur, l'épaisseur, la densité, etc.; mais il faut ensuite la sacrifier pour passer à l'étude du cerveau. Pour cela, on la coupe circulairement au niveau des os du crâne, et on met le cerveau à nu, en soulevant d'abord la dure-mère sur son sommet ; ensuite, en la détachant de l'apophyse *crista galli*, on l'entraîne de devant en arrière, et on l'abandonne dans cet endroit. On ne trouve aucune difficulté de l'isoler ainsi, l'humeur séreuse dont sa face interne est continuellement humectée, lui permet de glisser très librement sur la masse cérébrale. Il n'en est pas ainsi de deux autres membranes immédiatement appliquées sur le cerveau, et qu'on appelle l'arachnoïde et la pie-mère : elles sont l'une et l'autre extrêmement minces comparativement à la première. L'arachnoïde, sur-tout, présente de très-grandes difficultés dans sa préparation : elle ne s'enfonce point dans les anfractuosités du cerveau, mais elle passe, sans s'arrêter, sur toute sa surface extérieure, intimement adhérente à la pie-mère, dont on ne la détache qu'avec beaucoup de peine, excepté vers la base du cerveau où leur isolement est plus sensible, et où l'on peut bien voir l'arachnoïde ; cependant, si vous voulez la voir également sur le sommet du cerveau, soulevez légèrement, soit avec de petites pinces à disséquer, soit avec la pointe du scalpel, la plus petite portion de ce que vous voyez de membrane, c'est l'arachnoïde. La pie-mère est au-dessous ; c'est une espèce de réseau celluleux, parsemé d'une très-grande quantité de vaisseaux sanguins, qu'il faut soulever avec les pinces à disséquer, et détacher avec précaution et lenteur, parce qu'elle s'enfonce dans les anfractuosités du cerveau, et qu'on entraîne souvent la propre substance de cet organe en la tirant avec force. On trouvera, à la fin de cet article, des détails plus étendus sur la préparation des trois membranes du cerveau. Lorsqu'on a ainsi enlevé les membranes qui recouvraient le cerveau, celui-ci reste à nu, et présente à l'œil ses nombreuses circonvolutions, que l'on a comparées à celles des intestins. Il faut d'abord, et avant de procéder à son étude ultérieure, examiner sa forme, son volume, sa consistance et sa couleur : celle-ci n'est point la même à sa surface extérieure et dans son intérieur. Pour s'en assurer, on coupe sur les côtés une portion de sa substance, à une profondeur d'un pouce tout au plus, et l'on juge alors, non-seulement de cette différence de couleur, grise en dehors et blanche en dedans, mais aussi de l'épaisseur de celle qui est extérieure, et qui est de deux lignes, ou à-peu-près. La première porte le nom de substance cendrée ou corticale, et l'autre celui de substance médullaire.

On passe ensuite à l'examen particulier du cerveau. Ce travail est long et difficile, et demande beaucoup de patience. Il ne faut point oublier que son étude et sa préparation doivent marcher de concert. L'impossibilité de conserver les objets en place, à mesure qu'ils sont mis à découvert, en est la principale cause.

Il est assez ordinaire que le cerveau sur lequel on a l'intention de faire les recherches nécessaires pour son étude, soit d'une consistance molle, ce qui nuit singulièrement à la préparation des diverses parties qui le composent. Pour le rendre plus ferme et le conserver ainsi plus long-tems, on le plonge pendant douze ou quinze heures dans une dissolution de muriate de mercure, ou dans un mélange d'eau et d'un acide quelconque; mais il ne faut pas le laisser trop long-tems en contact avec ces réactifs. La dissolution de muriate de mercure jette sur toute la masse cérébrale une couleur d'un blanc mat; et les acides, une couleur noire, très défavorable à l'étude du cerveau. Commencez par enlever la portion de cet organe qui se trouve au-dessus de la coupe horizontale et circulaire des os du crâne, il en résulte ce que les anatomistes appellent le centre ovale de Vieussens. Dans cette coupe, le cerveau doit être enlevé par masses, et de manière à laisser intact un corps allongé, blanchâtre, qui occupe le centre même des deux hémisphères de l'organe encéphalique, qu'on appelle le corps calleux (méso-lobes); en écartant doucement la masse des deux hémisphères, et en plongeant les regards dans l'intervalle, on voit très-bien le corps calleux.

Pour étudier les objets placés au-dessous, et qui sont en grand nombre, on porte avec précaution la pointe du scalpel sur les côtés et dans toute la longueur du corps calleux. On est averti qu'il est complètement divisé, lorsqu'en cherchant à le soulever, on aperçoit une espèce de voûte au-dessous. Alors, avec le manche de deux scalpels, on le soulève sur ses parties latérales, pour voir un corps médullaire très-mince, placé de champ au-dessous, et qui le parcourt dans toute sa longueur; c'est le *septum lucidum* (*septum medium*), dont il faut remarquer la transparence. Le corps calleux et le *septum lucidum* portés en arrière, on voit que ce dernier repose sur un prolongement médullaire, appelé la voûte à trois piliers, laquelle est immédiatement appliquée sur une espèce de cavité triangulaire, qu'on nomme les ventricules latéraux. Pour les mettre à découvert, il faut se débarrasser de la voûte à trois piliers, qu'on porte en arrière, ainsi que deux corps rougeâtres, espèce de réseaux vasculaires, appelés plexus choroïdes. Ces diverses opérations demandent beaucoup d'adresse et une certaine délicatesse dans la manière de soulever et d'enlever les objets déjà étudiés, dont la présence nuit à l'étude de ceux qui sont placés au-dessous.

Les ventricules latéraux, débarrassés du corps calleux, de la cloison transparente, de la voûte et des plexus choroïdes, offrent les objets suivans, en procédant de devant en arrière :

1°. Deux corps assez volumineux, de forme ovoïde, grisâtres, appelés corps cannelés, occupant toute la partie antérieure de l'espace mis à découvert.

2°. Les couches des nerfs optiques, placés dans l'intervalle des premiers, adossés l'un à l'autre, d'une couleur blanchâtre et séparés des corps cannelés par une bandelette médullaire, qui se prolonge en arrière, et qu'on nomme *tænia semi circularis*.

En écartant les couches des nerfs optiques, on aperçoit dans l'intervalle une petite cavité, appelée troisième ventricule; aux extrémités de cette espèce de gouttière, deux ouvertures, au-dessus desquelles se voient deux cordons médullaires placés en travers, appelés commissures antérieure et postérieure, dont il faut voir l'étendue et la direction, en emportant la portion de la masse cérébrale qui les recouvre des deux côtés.

Les deux ouvertures mènent, l'antérieure, à la tige pituitaire et à la glande du même nom ; la postérieure, au quatrième ventricule. Mais avant de passer à l'examen de ces divers objets, il faut terminer tout ce qui reste à voir des ventricules latéraux. On poursuivra donc ses recherches en arrière et sur les côtés, en écartant de plus en plus la masse cérébrale dans la direction de la bandelette demi-circulaire. On pénètre de cette manière dans la partie la plus profonde des ventricules latéraux ; on est guidé, pour y arriver, par la présence d'un corps médullaire aplati, qui semble faire suite aux prolongemens postérieurs de la voûte à trois piliers, et qu'on nomme les pieds d'Hippocampe. L'un des bords de cette large bande médullaire est comme festonné. Les anatomistes ont appelé cette partie, corps frangé, *corpora fimbriata, striata*.

Ces divers objets bien vus et reconnus, on passe aux suivans. En soulevant de plus en plus, et portant en arrière la partie postérieure de la voûte à trois piliers, on aperçoit quatre tubercules blanchâtres, parties intégrantes du cerveau, dans le milieu desquels se trouve un petit corps grisâtre, qu'on enlève quelquefois avec la voûte à trois piliers, lorsqu'on n'y fait pas attention, ou qu'on agit trop brusquement ; c'est la glande pinéale, dans laquelle on rencontre constamment de petits graviers, ce dont on s'assure, en la pressant entre les doigts, après avoir pris une idée de sa situation et de ses rapports : là se termine l'examen des objets placés sur les ventricules latéraux. Si l'on a procédé avec soin, et qu'on ait marché avec lenteur, rien ne doit être dérangé et gâté, que les parties dont la présence était nuisible à l'étude des autres. Il est essentiel cependant de s'en débarrasser à mesure qu'elles deviennent inutiles à conserver.

Les couches des nerfs optiques laissent voir, en les écartant, une cavité qui marche de devant en arrière, c'est le troisième ventricule. En suivant l'ouverture antérieure, on parvient dans l'*infundibulum*, espèce d'entonnoir, au fond duquel on trouve un petit prolongement grisâtre, qui se continue jusque sur la selle

turcique, c'est la tige pituitaire qui mène à la glande du même
nom ; mais pour mieux voir encore ces objets, on soulève légèrement le cerveau par sa partie antérieure ; ou coupe deux cordons
blanchâtres qui passent sur la selle turcique et qui en cachent la
vue : de cette manière, l'on parvient sans peine à la glande
pituitaire, qui est profondément logée dans la fosse du même
nom.

L'ouverture postérieure du troisième ventricule mène au quatrième, qui ne peut bien se voir qu'après avoir enlevé la masse
entière du cervelet, la moelle allongée, et ce qui reste du cerveau.
Pour cela, on fend dans toute sa circonférence le plan de la dure-
mère, placé entre le cerveau et le cervelet ; on dégage alors les
deux hémisphères du cervelet des fosses occipitales, et en portant
un scalpel le plus avant possible dans le canal rachidien, on coupe
le prolongement de la moelle allongée ; ensuite, avec des ciseaux,
on détruit, à mesure qu'on soulève le tout, les vaisseaux, les
nerfs, enfin tout ce qui s'oppose à la libre sortie de la masse encéphalique, que l'on renverse sur la table, pour poursuivre ses
recherches. Les premiers objets à examiner sont le cervelet, ses
prolongemens vers un corps médullaire, placé entre le cerveau et
le cervelet, et qu'on appelle moelle allongée, protubérance annulaire (méso-céphale). Elle semble donner naissance à quatre
prolongemens, deux pour le cerveau et deux pour le cervelet ;
c'est ce qu'on a appelé les cuisses et les bras de la moelle allongée ;
leur réunion porte le nom de pont de Varole.

Entre le cervelet et la moelle allongée, se voit le quatrième
ventricule, dont on peut apercevoir les divers objets, en soulevant
une espèce de queue médullaire qui termine la moelle allongée, et
qui est le commencement de la moelle vertébrale ou rachidienne.
La première chose qu'on aperçoit est une espèce de gouttière,
appelée le *calamus scriptorius* ; plus loin, une petite cloison médullaire (valvule de Vieussens), au delà de laquelle se trouve
l'aquéduc de *Silvius* ; et si on poursuit plus loin ses recherches, on
arrive à l'ouverture postérieure du troisième ventricule, précisément à l'endroit où l'on avait abandonné l'examen du cerveau,
pour passer à celui du cervelet, qui ne présente rien de particulier

dans son intérieur, si ce n'est la disposition des deux substances grise et blanche, dont l'arrangement particulier, dans quelque sens qu'on le coupe, donne lieu à ce qu'on appelle l'arbre de vie.

La moelle vertébrale (rachidienne) est contenue dans le canal du même nom, et s'étend de la moelle allongée à la partie inférieure du canal sacré. On ne peut la mettre à découvert, qu'en enlevant la partie postérieure des vertèbres, dans toute la longueur du rachis ; on y procède de la manière suivante : la partie postérieure de la colonne vertébrale complètement débarrassée de ses muscles, on enlève, avec le ciseau et le maillet, toute la partie postérieure des vertèbres, c'est-à-dire, les apophyses épineuses et les lames, ce qui laisse parfaitement à nu la moelle vertébrale. Cependant il faut laisser intacte la partie du canal par où s'échappent les nerfs vertébraux, qui naissent sur les côtés de la moelle, et qui sortent du canal dans la même direction. Il faut également éviter d'intéresser la moelle et les membranes qui l'enveloppent, par des coups de maillet trop violens ; mais pour rendre cette préparation plus complète, il ne suffit pas que le canal vertébral soit parfaitement mis à nu dans toute sa longueur, il faut encore que toute la partie postérieure des os du crâne soit enlevée, ce qui se pratique avec la scie, le ciseau, ou avec un marteau aigu. On voit par là qu'il est difficile qu'une seule tête suffise pour l'étude de l'organe encéphalique ; mais cet inconvénient, si c'en est un, fournit les moyens de voir l'origine des nerfs, dont il n'est pas possible de s'occuper dans la préparation spéciale du cerveau.

Si on a bien exécuté celle de la moelle vertébrale, alors on la voit enveloppée d'un prolongement des méninges, qu'il faut fendre dans toute leur partie postérieure. Un vide, assez grand, se remarque entre les méninges et la moelle ; quelquefois une petite quantité d'eau s'y trouve contenue ; le plus souvent il n'y en a point. A l'endroit où la moelle vertébrale s'échappe de la protubérance annulaire, elle est comme entourée de quatre renflemens, auxquels on a donné les noms d'éminences olivaires et pyramidales. Cette moelle épinière descend dans le canal vertébral, en conservant à-peu-près une grosseur relative à la cavité dans laquelle elle est renfermée ; elle se termine vers la première vertèbre des lombes, et, dans cet endroit, elle donne naissance à une grande quantité de cordons nerveux, qui se prolongent dans le canal rachidien, et l'accompagnent jusqu'au bas du sacrum : c'est la queue de cheval.

Préparation des membranes.

La préparation de la moelle épinière, telle que nous venons de l'indiquer, a encore l'avantage de fournir les moyens de voir l'arrangement des membranes du cerveau ; mais si on peut se procurer une tête d'enfant, cela vaudra mieux encore, par la facilité d'en scier, ou même d'en couper les os. Voici la manière d'y procéder : on enlève à droite et à gauche, sur la partie supérieure de la tête, une portion des os du crâne, en forme de losange, dont le grand diamètre marche de devant en arrière. Son étendue doit se mesurer des environs de la bosse frontale, à la protubérance occipitale externe, et de la fosse temporale, à deux travers de doigt de la coupe du côté opposé : de cette manière, il reste dans le centre et dans la même étendue, une espèce de bande osseuse, qui suit assez bien la direction du sinus longitudinal supérieur, et qui le soutient. Les os enlevés, on fend la dure-mère au niveau de la coupe, et par cette ouverture, on en fait sortir la masse cérébrale ; on en fait autant du cervelet par le trou occipital, et, de cette manière, on conserve la dure-mère intacte. On voit alors en devant la portion de cette membrane, qui se place entre les deux hémisphères, et qu'on appelle la faux du cerveau ; plus bas et en arrière, une espèce de plancher formé par cette même membrane, qui marque la séparation du cerveau et du cervelet : c'est la tente du cervelet ; et au-dessous, placée de champ, la faux du cervelet. Ce n'est pas assez : la dure-mère forme encore des sinus ou veines du cerveau, dont le volume est considérable, et le nombre multiplié. La tête qui a servi à la préparation du cerveau, peut également servir à celle de ces sinus.

Le plus long et le plus considérable de tous, est le longitudinal supérieur, qui est logé dans la gouttière du même nom. Il faut briser les os du crâne, dans cet endroit, pour le poursuivre ; c'est pour cette raison qu'il est si agréable d'avoir pour cet objet une tête de jeune sujet. Le long du bord inférieur et libre de la faux, règne un autre sinus, beaucoup plus petit que le précédent, qu'on appelle sinus longitudinal inférieur. Tous deux aboutissent à un troisième, qui appartient en partie à la tente du cervelet, et qu'on nomme sinus droit. A-peu-près au même endroit, le sinus supérieur se partage en deux branches, qui se portent dans les gouttières latérales, et forment les sinus latéraux.

.Une autre manière de voir le sinus longitudinal, c'est d'enlever la calotte du crâne, sans intéresser la dure-mère. Le sinus reste intact tout le long de la partie supérieure de la tête, et on le poursuit dans toute sa longueur avec beaucoup de facilité.

Les autres sinus de la dure-mère, plus nombreux, sont et plus petits et beaucoup moins étendus que les précédens. Ce sont les sinus pétreux supérieurs et inférieurs, qui marchent le long des bords supérieur et inférieur du rocher, et qui se perdent dans les sinus latéraux. Sur les parties latérales du corps du sphénoïde, et autour de la selle turcique, se trouvent les sinus caverneux et les sinus coronaires. Enfin, les sinus occipitaux sont distingués en supérieurs et en transverses. Les premiers, au nombre de deux, marchent sur les parties latérales de la crête occipitale interne ; ils se perdent dans le golfe de la veine jugulaire : les seconds, plus nombreux, sont placés en travers sur la gouttière vertébrale, et communiquent avec les pétreux inférieurs.

Il faut, avec la pointe du scalpel ou des ciseaux, ouvrir ces différens sinus dans toute leur longueur, pour en examiner l'intérieur et en suivre plus exactement la marche et les embranchemens ; ils sont ordinairement remplis d'un sang épais d'une couleur rouge très-foncée.

DESCRIPTION.

DU CERVEAU.

Encephalon d. G. ; cerebrum d. L.

Situation et rapports. Dans l'intérieur du crâne, dont il occupe la plus grande partie ; en rapport avec les os de cette cavité, excepté en arrière et en bas, où il répond au cervelet. *Figure*. Elle est relative à celle de la cavité dans laquelle il est renfermé, et représente assez bien un corps ovoïde, dont la partie inférieure est aplatie. *Division*. En surface ou plan supérieur, qui est en rapport avec les os pariétaux et portion du coronal; en surface inférieure, occupant la partie interne de la base du crâne, et présentant trois tubercules, divisés en antérieur, moyen et postérieur. En régions latérales, logées en grande partie dans les fosses pariétales, et profondément coupées dans cet endroit par une scissure appelée scissure de *Silvius*. L'extrémité postérieure, grosse, volumineuse, est reçue dans les fosses occipitales supérieures; l'extrémité antérieure, plus mince, répond aux fosses coronales. Toute la surface extérieure du cerveau est immédiatement recouverte par la pie-mère et l'arachnoïde, et de plus se trouve en rapport avec la face interne de la dure-mère.

Mais cette division n'appartient qu'à la conformation extérieure du cerveau, et n'indique point les nombreux objets qui résultent de l'arrangement de ses différentes parties. On doit donc observer que la masse générale du cerveau est partagée en deux portions égales, l'une à droite, l'autre à gauche, appelées les hémisphères du cerveau; dans l'intervalle des deux hémisphères, se voit un sillon profond, qui loge la faux du cerveau. Chacun des hémisphères présente de plus des circonvolutions et des anfractuosités, dont la figure et la grandeur sont très-variables. En écartant les deux hémisphères, et en exécutant la coupe indiquée pour former le centre ovale de Vieussens, on trouve successivement les objets suivans:

1°. Les corps calleux (meso-lobes), espèce de plancher médullaire, allongé de devant en arrière, plus large postérieurement que dans le sens opposé; sa face supérieure est parcourue dans toute sa longueur par les artères calleuses, et elle présente dans sa partie moyenne un léger enfoncement: sa face inférieure repose sur la cloison transparente; ses parties latérales se confondent avec la masse du cerveau.

2°. La cloison transparente (*septum lucidum*) soutient le corps calleux, d'une part, et repose sur la voûte à trois pilliers, de l'autre. Cette cloison est formée par l'adossement de deux lames médullaires dans l'intervalle desquelles se voit une cavité, qui contient presque toujours une quantité variable de sérosité.

3°. La voûte à trois piliers est la partie que l'on trouve après avoir enlevé le corps calleux et la cloison. C'est un triangle médullaire, placé entre les objets ci-dessus et les ventricules latéraux. En haut, la voûte répond à la cloison ; en bas, elle repose sur les couches des nerfs optiques en devant, et les ventricules latéraux en arrière : l'angle antérieur, formé de deux cordons qui s'écartent toujours de plus en plus, se perd dans la masse du cerveau : les angles postérieurs s'enfoncent dans les ventricules latéraux, et forment les *corps frangés* ; les parties latérales sont embrassées par les plexus choroïdes.

4°. Ces plexus sont deux productions membrano-vasculaires, rougeâtres, qui s'étendent des environs des couches des nerfs optiques, jusqu'à la partie postérieure des ventricules latéraux.

5°. Les ventricules latéraux ne peuvent s'apercevoir qu'après avoir enlevé tous les objets décrits jusqu'ici. On y trouve d'avant en arrière, les corps cannelés, formés de substance grise en dehors, et de lames alternativement grises et blanches en dedans ; éminences piriformes, dont les grosses extrémités, tournées en devant, se touchent dans cet endroit, et présentent en arrière un intervalle dans lequel sont logés les nerfs optiques.

Les couches des nerfs optiques, ovoïdes, placées dans l'intervalle des corps cannelés, répondent en haut à la voûte et au corps calleux, en bas à la protubérance annulaire, sur les côtés aux corps cannelés et à la masse cérébrale; en dedans, elles sont adossées l'une à l'autre, contiguës dans toute leur étendue, excepté dans la partie moyenne et un peu antérieure, où se voit un cordon médullaire, qui passe de l'une à l'autre des couches.

On remarque, entre les corps cannelés et les couches des nerfs optiques, un léger sillon qui loge un cordon blanchâtre, connu sous le nom de bandelette demi-circulaire, et qui, de la partie antérieure, se continue en arrière jusque dans le fond des ventricules latéraux.

Les cornes d'Ammon, pieds d'Hippocampe, sont deux prolongemens médullaires, qui semblent être la continuation des angles postérieurs de la voûte à trois piliers, et qui se prolongent jusque dans la partie la plus profonde des ventricules latéraux, dont il suivent absolument la marche et la direction. L'extrémité antérieure, plus basse que la postérieure, est terminée par deux, trois ou quatre tubercules. La couleur de ces prolongemens, blanche en dehors, est grise et cendrée en dedans.

Sur la partie interne et concave des pieds d'Hippocampe, règne une lame médullaire, festonnée sur son bord libre, et qu'on appelle corps frangé, *corpus fimbriatum*. Ce corps n'est autre chose que la continuation des piliers postérieurs de la voûte; mais il n'accompagne pas les pieds d'Hippocampe jusqu'à leur terminaison.

Sur le côté externe des pieds d'Hippocampe, et à-peu-près à la partie moyenne, se voit un tubercule appelé l'ergot; sa forme est semblable à celle de la cavité dans laquelle il est renfermé, et il se recourbe en sens contraire des péduncules qu'il avoisine. Son étendue est peu considérable, et sa couleur est en tout semblable à celle des cornes d'Ammon, de la bandelette, etc.

6°. A ces divers objets, il faut joindre la description des tubercules quadri-jumeaux, et de la glande pinéale, quoiqu'ils n'appartiennent pas spécialement aux ventricules latéraux.

Les tubercules quadri-jumeaux, placés sous la voûte à trois piliers et à sa partie postérieure, sont disposés par paires, et distingués en supérieurs et en inférieurs. Ils soutiennent dans leur intervalle un corps grisâtre, enveloppé d'une autre part par un prolongement du plexus choroïde, appelé glande pinéale.

Cette prétendue glande est d'un tissu très-mou, s'écrase facilement sous le doigt, et laisse pour dernier résultat une foule de petits graviers, dont la présence ne peut être attribuée à aucune cause connue, et ne paraît avoir aucun but.

7°. En écartant les couches des nerfs optiques, l'œil plonge ses regards sur une cavité allongée d'avant en arrière, c'est le troisième ventricule. Il présente deux ouvertures : la postérieure est surmontée d'un cordon médullaire placé en travers, appelé la commissure postérieure, dont l'étendue dans la masse cérébrable est considérable : c'est sur la partie postérieure de cette commis-

sure que reposent les tubercules quadri-jumeaux et la glande
pinéale; cette ouverture mène au quatrième ventricule. L'antérieure est, comme la précédente, également surmontée d'un cordon
médullaire, transversalement situé; elle communique avec un,
conduit que sa figure a fait appeler l'entonnoir, au fond duquel se
voient la tige pituitaire et la glande du même nom : cette dernière
est logée sur la selle turcique, dont elle occupe exactement la
cavité; évasée du côté où elle répond à l'os sphénoïde, elle se
termine en haut par un prolongement qui n'a guère moins de trois
lignes de longueur, appelé tige pituitaire. La couleur de la glande
est jaunâtre en dehors, grisâtre en dedans ; sa consistance molle
et friable.

8°. L'aquéduc de *Silvius* et la valvule de *Vieussens* terminent
la description du cerveau. Le premier de ces objets est un conduit placé entre la commissure postérieure, les tubercules quadri-
jumeaux et la protubérance annulaire, et qui va se terminer dans
le quatrième ventricule. Le second est une lame médullaire grisâtre, appelée valvule de *Vieussens*, qui se trouve dans le milieu ;
elle est très-mince, et résiste faiblement aux secousses qu'on fait
éprouver au cerveau.

DU CERVELET.

Cerebellum d. L.

Situation et figure. Dans les fosses postérieures de la base du
crâne, au-dessous de la tente qui porte son nom. *Division.* Comme
le cerveau, il est formé de deux hémisphères, et sa figure approche
un peu d'une ellipse, dont le grand diamètre est transversal. On
considère au cervelet une face supérieure, sur laquelle se voit
l'éminence vermiculaire supérieure ; une face inférieure, qui
répond aux os de la base du crâne, et présente l'éminence vermiculaire inférieure: de plus, on voit sur cette région, et dans
l'intervalle des deux hémisphères, une espèce d'éminence cruciale
dont les branches latérales se perdent dans le cervelet; la postérieure est libre, et l'antérieure se confond avec la protubérance
annulaire.

Toute la surface extérieure du cervelet présente un grand nombre de circonvolutions, qui le font paraître comme composé de lames adossées les unes aux autres; en le coupant par tranches, l'intérieur présente des espèces de branches d'arbres, ce qui a fait donner à cette disposition le nom d'*arbre de vie*.

DE LA PROTUBÉRANCE CÉRÉBRALE.

Situation et rapports. Placée entre le cerveau et le cervelet, dont elle est le lieu de communication, la protubérance cérébrale occupe la gouttière basilaire, sur laquelle elle est appuyée d'une part, et de l'autre répond au cerveau et au cervelet. On lui considère les objets suivans :

1°. Les éminences mamillaires, qui, de la tige pituitaire, se prolongent jusqu'à la partie antérieure de la protubérance

2°. Les prolongemens du cerveau et du cervelet, auxquels on a donné le nom de bras et de cuisses de la moelle allongée, sont quatre gros cordons médullaires qui, de la protubérance, se portent, les antérieurs vers le cerveau, et les postérieurs vers le cervelet.

3°. Le pont de varole, ou protubérance annulaire, rendez-vous commun des quatre prolongemens ci-dessus, quadrilatère, répond en haut à l'aquéduc de Silvius, et en bas à la gouttière de l'occipital. On voit dans sa partie moyenne un sillon qui loge l'artère basilaire. En devant, elle est libre; en arrière, elle donne naissance à la moelle vertébrale ou épinière. Elle est composée de substance médullaire, entremêlée d'une petite quantité de substance grise.

DE LA MOELLE VERTÉBRALE.

(*Rachidienne.*)

Situation et rapports. Elle porte encore le nom de moelle épinière, rachidienne; sa longueur est considérable : elle s'étend de la partie postérieure et inférieure de la protubérance, à la hauteur de la première vertèbre lombaire. Sa figure approche assez de la cavité dans laquelle elle est renfermée; cependant elle paraît en général un peu aplatie d'avant en arrière. Constamment en rapport avec le canal vertébral, elle est séparée des os qui le forment, par la présence d'un triple rempart de membranes, prolongement de celles du cerveau. *Division*. En partie antérieure qui, dans son origine, présente les éminences olivaires et pyramidales, séparées par un sillon qui règne sur toute sa longueur, et qui la fait paraître comme le résultat de l'adossement de deux cordons médullaires. Cette opinion n'est point dénuée de fondement, et je suis souvent parvenu à isoler ces deux cordons dans une étendue de plusieurs pouces. La partie postérieure présente également un sillon moins profond que le précédent. Les parties latérales donnent naissance aux nerfs cérébraux qui, dans leur origine, présentent un faisceau antérieur et un postérieur, séparé par le ligament dentelé. En haut la moelle rachidienne répond à la protubérance cérébrale dont elle est le prolongement; en bas elle se termine à la première vertèbre des lombes, où commence la queue de cheval, qui se continue dans le reste du canal vertébral.

Structure et usages. Si on se contente du simple aspect extérieur de la masse encéphalique, on observe qu'elle est composée de deux substances diversement arrangées, l'une, plus abondante, blanche ou médullaire, l'autre, grisâtre. Le nom de corticale, qu'on a donné à cette dernière, ne peut lui appartenir pour toutes les parties du cerveau où elle se trouve, puisqu'elle est tantôt située au-dehors, tantôt cachée dans l'intérieur. Quelques anatomistes ont prétendu, sans fondement, que sa couleur était due à la grande quantité de vaisseaux dont cette substance était fournie : un examen attentif suffit pour détruire cette assertion. On ne peut rien inférer non plus de la diversité d'arrangement des deux substances. Il paraît assez probable que la médullaire, qui est aussi la plus abondante, possède des propriétés plus étendues. Une opinion nouvelle semble lui ôter ces propriétés pour les donner à la substance corticale. C'est le docteur Gall, qui, par de nouvelles recherches, paraît avoir démontré que les nerfs, dont la substance médullaire n'était que l'assemblage, prenaient leur origine dans la substance grisâtre.

24

Il règne encore plus d'obscurité sur les usages du cerveau : il est, comme on le dit généralement, l'organe du sentiment et du mouvement, sans qu'on puisse déterminer le mode d'action de ces phénomènes de la vie. Sa consistance molle et friable, l'extrême ténuité de ses parties expliquent, jusqu'à un certain point, la subtilité des opérations qui s'y exécutent. Voilà tout ce que la physiologie peut expliquer sur les fonctions du cerveau. Mais chercher à connaître les usages des diverses parties contenues dans son intérieur, et sur-tout vouloir expliquer l'arrangement de ces parties, est une chose jusqu'ici entreprise sans succès.

L'opinion des anciens, sur la sécrétion d'un fluide cérébral, admise pendant des siècles, ensuite abandonnée, et reprise de nos jours, est loin d'être appuyée sur des faits constans et bien avérés. Espérons cependant que le temps, les travaux des anatomistes, les expériences des physiologistes, et l'observation répétée des dérangemens du cerveau, devoileront l'espèce de mystère qui dérobe à nos yeux ses merveilleuses fonctions.

DES MÉNINGES, OU MEMBRANES DU CERVEAU.

Meninges d. G.

Situation et rapports. Au nombre de trois, contenues dans la cavité du crâne et du canal vertébral, et servant d'enveloppe et de soutien aux diverses parties de la masse cérébrale : leur étude exige qu'on les examine séparément.

1°. *De la dure-mère.* Celle-ci est la plus extérieure, comme la plus épaisse des trois. Elle est appliquée, d'une part, à la face interne des os du crâne, avec lesquels elle contracte des adhérences plus intimes à la base, et dans les environs des trous et des sutures; d'une autre part, elle correspond à l'arachnoïde, mais, loin d'y adhérer, elle en est au contraire séparée par une sérosité abondante, qui rend sa surface lisse et polie. C'est aux vaisseaux nombreux qui, de cette membrane, s'introduisent dans les os du crâne, qu'est due l'adhérence qu'on ne fait cesser qu'en les déchirant. Les gouttelettes de sang dont est recouverte la dure-mère, lorsqu'on enlève la calotte osseuse, ne laissent aucun doute sur cette vérité.

La dure-mère est d'une couleur d'un blanc perlé, et composée
de deux lames unies ensemble par un tissu cellulaire très-serré.
Elle fournit trois prolongemens, qui sont : 1°. la faux du cerveau,
située entre ses deux hémisphères, d'une figure à-peu-près semblable à l'instrument dont elle porte le nom. Son bord supérieur
forme en partie le sinus longitudinal supérieur, et l'inférieur le
sinus du même nom. En devant, la faux s'attache à l'apophyse
christa galli; en arrière, elle répond à la protubérance interne
de l'occipital. 2°. La tente du cervelet, transversalement située,
sépare le cerveau du cervelet. Sa figure, difficile à déterminer,
est relative aux organes avec lesquels elle est en rapport: supérieurement elle supporte les lobes postérieurs du cerveau ; inférieurement elle repose sur le cervelet. Sa circonférence s'attache
aux bords des gouttières latérales de l'occipital, et, dans ces endroits, elle concourt à la formation des sinus latéraux. 3°. La faux
du cervelet, semblable à la faux du cerveau, mais infiniment plus
petite, est placée dans l'intervalle des lobes du cervelet.

Les usages de ces divers replis de la dure-mère sont évidens,
et n'ont besoin d'aucune explication ; mais outre ces replis, la
dure-mère forme des sinus, véritables conduits veineux, qui,
recevant le sang des artères du cerveau, le versent dans les
veines jugulaires internes. Ces veines sont : 1°. le longitudinal
supérieur, qui est aussi le plus considérable. Il s'étend du trou
borgne à la protubérance occipitale interne. Sa figure est triangulaire ; étroit dans son origine, qui est en devant, il devient
plus large à mesure qu'on l'examine vers sa partie postérieure,
où il se bifurque, et forme les sinus latéraux, qui en sont la
continuation.

2°. Les sinus latéraux. Ceux-ci sont reçus dans les gouttières latérales, et logés dans la cavité que présente la circonférence de la
tente du cervelet. Ils s'étendent de la protubérance aux trous dé-
chirés postérieurs. De ces deux sinus, le droit est ordinairement
le plus large.

3°. Le bord inférieur de la faux du cerveau loge le sinus
longitudinal inférieur, qui n'a qu'une médiocre étendue, et
dont le volume est peu considérable. Il se perd dans le sinus
droit·
24*

4°. Celui ci porte encore le nom de pressoir d'hérophile. Il s'étend de la tente du cervelet à la protubérance occipitale. Il s'ouvre, d'une part, dans le sinus longitudinal inférieur, et de l'autre il se perd, le plus communément, dans le sinus latéral droit.

5°. Les sinus pétreux supérieurs sont situés dans le sillon creusé sur le bord supérieur du rocher, et logés dans une portion de la circonférence de la tente du cervelet. Antérieurement ils communiquent quelquefois avec le sinus caverneux, et s'ouvrent postérieurement dans les sinus latéraux.

6°. Les sinus pétreux inférieurs sont situés dans les gouttières pétreuses inférieures; moins larges que les précédens, ils sont plus amples, communiquent en devant avec les sinus caverneux, et s'ouvrent en arrière dans les sinus latéraux.

7°. Les sinus caverneux sont logés dans les gouttières carotidiennes, et s'étendent de l'orifice interne du canal carotidien, aux apophyses clinoïdes antérieures. Leur intérieur, très-ample, se trouve rempli d'un tissu spongieux, assez semblable à celui des corps caverneux; ils contiennent, en outre, l'artère carotide et le nerf de la 6e. paire. Ils reçoivent en devant le sang qu'y versent les veines ophtalmiques, et communiquent en arrière avec les sinus pétreux.

8°. Les sinus coronaires ou circulaires entourent la selle turcique, et ils s'ouvrent dans les sinus caverneux.

9°. Les sinus occipitaux supérieurs, ou de *Duverney*, sont situés sur les parties latérales de la crête occipitale interne. Peu considérables, ils s'ouvrent d'une part dans les sinus latéraux, et de l'autre dans le golfe des veines jugulaires.

10°. Les sinus occipitaux inférieurs ou transverses, au nombre de deux ordinairement, sont placés en travers sur la gouttière basilaire de l'occipital, et ils se perdent dans les sinus pétreux.

2°. *De l'arachnoïde.* Cette seconde membrane du cerveau, excessivement mince et transparente, est située entre la dure-mère et la pie-mère; elle enveloppe toute la masse cérébrale, sans pénétrer dans son intérieur. D'une part, elle répond à la dure-mère sans y adhérer, et se trouve continuellement humectée dans cet endroit par une sérosité abondante ; d'une autre part, elle est appliquée sur la pie-mère, dont il est assez difficile de la séparer, excepté à la base du crâne, où ces deux membranes offrent une adhérence moins forte, et permettent qu'on puisse les isoler.

3°. *De la pie-mère.* Celle-ci, très-mince, est immédiatement appliquée sur le cerveau, dont elle recouvre non-seulement la surface extérieure, mais encore s'enfonce dans les anfractuosités de cet organe, et pénètre dans ses cavités.

Cette membrane est parsemée d'une grande quantité de vaisseaux qui l'accompagnent dans le cerveau, et dont elle est l'enveloppe et le soutien.

La moelle épinière est enveloppée par un prolongement des trois membranes du cerveau. La plus extérieure est la dure-mère, plus épaisse qu'au cerveau ; la seconde est l'arachnoïde, placée entre la précédente et la pie-mère, et très-distincte de l'une et de l'autre ; la troisième est la pie-mère, excessivement mince, et immédiatement appliquée sur la substance médullaire.

Cette description des membranes, très-courte, il est vrai, est conforme à ce que montre l'inspection cadavérique, et à celle que les auteurs modernes ont exposée dans leurs ouvrages.

Structure et usages. La structure des diverses membranes du cerveau ne paraît pas la même. La première appartient à l'ordre des fibreuses, la seconde à celui des séreuses ; quant à la troisième, il n'est pas encore évidemment démontré que ce soit une véritable membrane. La multiplicité des vaisseaux, dont elle est parsemée, semble indiquer que ce n'est qu'un réseau cellulaire, destiné à servir de soutien à ces vaisseaux, et à les accompagner dans la masse molle et pulpeuse du cerveau.

Leurs usages sont plus évidens. Tous les anatomistes conviennent qu'elles servent d'enveloppe aux nerfs qui partent du cerveau et de la moelle épinière ; que la première de ces membranes, plus épaisse, plus solide, est comme un rempart qui résiste et s'oppose aux trop violentes secousses de la masse cérébrale ; que l'arachnoïde embrasse plus directement le cerveau, et lie, pour ainsi dire, ses diverses parties; elle sert, de plus, à la sécrétion d'une humeur qui en lubréfie la face interne; enfin, que la pie-mère enveloppe les vaisseaux du cerveau, soutient et favorise leurs petites divisions.

DE L'ŒIL ET DE SES ACCESSOIRES.

Considérations générales.

L'exposition de l'organe de la vision ne se borne pas aux parties constituantes du globe de l'œil; on y fait entrer également l'appareil des voies lacrymales, ainsi que les muscles de l'œil, les paupières et les sourcils. L'ordre anatomique veut qu'on étudie d'abord les sourcils, ensuite les paupières, pour passer aux voies lacrymales, aux muscles du globe de l'œil, à celui de la paupière supérieure, pour terminer par le globe lui-même.

Administration anatomique.

Des sourcils. Placés au-dessus des orbites, les sourcils ne demandent aucune préparation. La seule circonstance remarquable qu'ils présentent, c'est la manière dont ils sont implantés dans la peau du front, et la direction qu'ils affectent en dehors; on ne doit point oublier qu'ils sont placés immédiatement au-dessus du muscle surciller, dont les fonctions sont entièrement relatives aux mouvemens que ce muscle leur imprime.

Des paupières. Il faut considérer dans les paupières la peau qui les recouvre, les cartilages qui les forment, les cils qui ornent leurs bords libres, les muscles qui les font mouvoir; enfin, la membrane qui les revêt en dedans.

La peau est une continuation de celle des joues et du front; elle est très-mince, et le tissu cellulaire qui se trouve interposé, rare et dense, ce qui exige qu'on les découvre avec lenteur et précaution. Une fois dépouillées de leur enveloppe extérieure, on voit le cartilage ou ligament large qui les forme en partie; il descend du rebord orbitaire jusqu'aux environs d'un autre cartilage plus épais, qui règne le long du bord libre de chaque paupière, et qu'on appelle le cartilage tarse. Ce cartilage laisse facilement apercevoir, du côté du bord libre de la paupière, plusieurs sillons (de 3o à 4o) placés perpendiculairement les uns à côté des autres; on les a nommés glandes de *Meibomius*. A leurs extrémités se voient les cils, dont le nombre et la longueur présentent beaucoup de variétés. On doit examiner également la manière dont ils sont retenus sur le bord libre des paupières, ce que l'on obtient sans aucune préparation. La conjonctive est la membrane commune et extérieure de l'œil et des voies lacrymales. On peut facilement l'examiner à l'œil nu, sur la face interne des paupières; mais elle devient très-difficile à voir sur le globe, où elle est extrêmement mince : il n'y a que la macération ou l'ébulition qui puisse la rendre visible. Le muscle releveur de la paupière supérieure sera exposé plus bas.

DES VOIES LACRYMALES.

Elles se composent de la glande lacrymale, des points lacrymaux, de la caroncule lacrymale, du sac et du canal nasal.

De la glande lacrymale. Elle est située dans l'angle orbitaire externe, et logée dans un enfoncement que présente la voûte orbitaire. Pour la mettre à nu, il faut diviser la conjonctive, enlever le tissu cellulaire et s'arrêter à un corps rougeâtre, bosselé, allongé de devant en arrière; c'est la glande lacrymale. Elle est percée de plusieurs ouvertures, qui laissent échapper l'humeur des larmes, mais elle n'a point de canal excréteur particulier; en se fermant, les paupières forment un canal triangulaire qui en tient lieu.

Vers l'angle orbitaire interne, au bord libre de chaque paupière, se voit un petit bouton charnu, percé dans le centre, c'est le point lacrymal, que l'on rend très-visible en renversant l'une et l'autre paupières en dehors. On suit facilement le trajet de ce petits canaux, en introduisant dans chaque point une soie de co-chon, dont la marche, différente pour le supérieur et l'inférieur, indique la direction qu'il suivent pour se rendre dans le sac la-crymal.

La membrane clignotante n'est autre chose qu'un très-petit repli de la conjonctive, placé à la commissure interne. Peu appa-rente chez l'homme, elle offre une étendue considérable dans plu-sieurs animaux. Pour la rendre plus sensible, on porte le globe de l'œil en dedans ; c'est la seule préparation qu'elle demande.

La caroncule lacrymale est ce tubercule rougeâtre, placé dans la commissure interne, dont il est difficile d'indiquer la prépa-ration autrement qu'en disant, qu'on parvient avec beaucoup de peine à y découvrir plusieurs feuillets adossés les uns aux autres. En général, on ne doit examiner les diverses objets dont je viens de parler, qu'avec le secours de la loupe.

Le sac lacrymal est situé au-dessous et plus profondément que les objets ci-dessus. Pour le mettre à découvert, il faut enlever avec précaution la membrane clignotante et la caroncule ; laisser en place les points et les conduits lacrymaux, ainsi que les soies introduites dans ces derniers. En procédant ainsi, on arrive à une petite cavité dont le fond est rougeâtre, et dans laquelle pénètrent les soies qu'on a introduites dans les conduits lacrymaux. D'une autre part, le sac lacrymal communique avec le canal nasal, dont la préparation est renvoyée à celle des fosses nasales.

DES MUSCLES DE L'ŒIL.

Ils sont au nombre de huit, si on y comprend l'orbiculaire des paupières et le releveur de la paupière supérieure. Le premier a été exposé page 200, les autres demandent les précautions sui-vantes : choisissez, pour préparer les muscles de l'œil, une tête qui aura servi à l'étude du cerveau. Vous n'avez plus alors qu'à porter la scie de haut en bas dans la direction des deux angles or-bitaires ; de manière que les deux traits de scie se réunissent en arrière dans les environs du trou optique ; renversez en avant, en brisant les portions osseuses qui résistent, l'espèce d'angle qui est résulté de votre opération, et vous avez à découvert le muscle releveur de la paupière supérieure, que recouvre seulement un épanouissement de la dure-mère. Découvrez ce muscle et laissez-le en place. Au-dessous se trouve le muscle droit supérieur du globe de l'œil, qu'entoure un assez grande quantité de graisse. Pour poursuivre la dissection des autres muscles de l'œil, je conseille de se débarrasser de la portion osseuse sciée ; seulement on peut laisser en place le releveur de la paupière supérieure, ou bien on peut l'enlever avec la pièce osseuse. Les muscles de l'œil sont enveloppés d'une grande quantité de graisse, dont il faut les débarrasser, tantôt avec le scalpel, plus souvent avec les ciseaux. Un d'eux mérite une attention plus particulière, c'est le grand oblique, qui prend origine, comme les quatre muscles droits, en arrière dans les environs du trou optique, se porte ensuite le long de la paroi interne de l'orbite, et arrivé vers l'angle orbitaire interne, dégénère en un tendon qui est reçu dans une espèce de poulie cartilagineuse ; au-delà, il redevient charnu et se réfléchit pour s'implanter sur le globe de l'œil. L'oblique inférieur naît des environs du canal nasal, et se porte à la partie inférieure du globe. Les quatre droits se rendent des environs du trou optique vers le globe, en s'éloignant toujours davantage les uns des autres. Rien ne s'oppose à leur dissection ; la graisse qui les entoure est facilement enlevée, et il ne reste plus, après la préparation des muscles, que le globe de l'œil, qui exige d'autres soins et une préparation spéciale.

Du globe de l'œil. Après avoir pris une idée exacte de sa situation, de sa forme et de ses rapports avec les parties environnantes, il faut l'enlever de la cavité orbitaire, pour passer à l'examen particulier de ses parties constituantes. Il est même à propos, pour les mieux connaître et pour les voir plus distinctement, de se servir d'yeux de bœuf, de veau ou de mouton, chez lesquels les objets, plus développés, sont aussi plus facilement aperçus. Il est de plus indispensable d'en avoir plusieurs à sa disposition ; parce que les coupes sont nombreuses, les fluides faciles à s'échapper, les membranes multipliées, et quelques-unes d'un tissu mince et d'une ténuité extrême. La première chose qui frappe les regards, c'est la différence des deux membranes extérieures, dont l'une, appelée sclérotique, opaque, a beaucoup d'étendue; elle forme les trois quarts postérieurs du globe de l'œil. L'autre, placée en devant, n'occupant qu'un médiocre espace, est appelée cornée transparente. Pour voir l'union de ces deux membranes, il faut les examiner en dehors et en dedans. Dans ce dernier sens, la cornée paraît comme enchâssée dans la sclérotique. Il est facile de les isoler l'une de l'autre; pour y parvenir, on les fait macérer pendant quelques jours dans l'eau froide, ou bien on les plonge dans l'eau bouillante; quelques heures suffisent pour en obtenir la séparation. Ces deux membranes enveloppent le globe de l'œil. Les objets qu'elles renferment sont, en procédant de devant en arrière, l'humeur aqueuse, l'iris, le cercle et les procès ciliaires; le cristallin, l'humeur vitrée, la rétine et la choroïde.

Si on voulait préparer ces divers objets dans l'ordre que je viens de les énoncer, on éprouverait beaucoup de difficultés; cependant on y parviendrait en procédant ainsi : enlevez, sans comprimer le globe de l'œil, la cornée transparente seule, ne laissez échapper l'humeur aqueuse qu'après avoir pris une idée de sa quantité; au-delà se trouve une cloison noirâtre, c'est l'iris qui, par sa grande circonférence, adhère au cercle ciliaire et par la petite forme, ce qu'on appelle la pupille. Il faut couper la cornée opaque, à mesure qu'on avance dans la préparation des parties. L'iris, après l'évacuation de l'humeur aqueuse, touche et s'applique sur un corps lenticulaire très-blanc, c'est le cristallin. Passez la pointe du scalpel ou de son manche entre le cristallin et l'iris; soulevez cette membrane pour en mieux apprécier la forme particulière et la disposition. Du côté où elle répond au cristallin, se trouvent les procès ciliaires, espèce de feuillets membraneux, disposés en manière de rayons, et dont l'assemblage forme le corps ciliaire; mais il est difficile de les bien voir en procédant comme nous l'indiquons ici.

Au-delà l'iris, se trouve le cristallin, qui est lui-même reçu dans un enfoncement que lui présente le corps vitré. A cette époque de la préparation de l'œil, il faut faire sortir le corps vitré et le cristallin, en pressant sur le globe; une fois sortis, on les étudie mieux, et on peut voir alors les deux membranes propres de l'œil, la rétine et la choroïde, placées derrière le corps vitré. La première se présente sous la forme d'une pellicule pulpeuse, qui se détache très-facilement de la choroïde placée derrière et immédiatement appliquée à la face interne de la cornée opaque. On reconnaît cette dernière à sa couleur noirâtre, parsemée de nuances de vert et de bleu, et que relèvent des traces de vaisseaux sanguins.

La préparation de l'œil, telle que nous venons de l'exposer, ne peut pas convenir pour toutes les parties de cet organe; l'iris demande un examen plus attentif; la rétine et la choroïde peuvent être mieux vues en s'y prenant différemment; les procès ciliaires, le corps et le cercle du même nom sont à peine aperçus, et ces divers objets inspirent tous un grand intérêt et excitent singulièrement la curiosité. Mais, nous le répétons, il faut avoir plusieurs yeux à sacrifier, multiplier les coupes et ne rien épargner dans l'étude d'un organe, admirable dans sa composition, et présentant les plus riches phénomènes de l'optique.

Une des meilleures manières de voir la choroïde, est d'enlever avec beaucoup de lenteur et de précaution la sclérotique sans toucher à la choroïde. Pour cela, il faut que l'œil soit entier; on commence en dehors par la partie postérieure. On voit très-bien, de cette manière, ce qu'on appelle la face externe de la choroïde: sa face interne se met à nu, en coupant circulairement l'œil dans la direction et un peu en devant du cercle ciliaire; on fait sortir toutes les humeurs de l'œil, en le pressant légèrement; on enlève la rétine, et en retournant la poche comme un doigt de gant, on voit parfaitement la face interne de la choroïde. On doit remarquer qu'elle se termine, en devant, derrière le cercle ciliaire, qu'elle forme en partie.

La rétine peut être examinée de la même manière; mais on doit se servir d'un œil préparé, comme nous l'avons exposé plus haut, pour voir la manière dont elle se dispose autour du nerf optique.

Pour l'iris, il faut d'abord faire à l'œil une première section circulaire, au devant et tout près de cette membrane, en prenant garde de l'intéresser, et en pratiquer une seconde à quelques

lignes au-delà ; évacuer l'humeur aqueuse, le cristallin et le corps
vitré, et plonger la portion qui reste dans l'eau. L'iris flotte dans
le liquide, et on la voit très-bien. On peut examiner ensuite la
disposition du cercle ciliaire.

Dans toutes ces préparations, on ne manque pas de cristallins
unis au corps vitré, et dont on peut étudier sans peine la forme
et les rapports. Un petit canal se trouve entre ce corps lenticulaire et l'humeur vitrée : portez la pointe du scalpel dans une
partie de l'intervalle qui les sépare ; introduisez, s'il est possible,
un petit chalumeau, une paille dans l'ouverture, ou même soufflez
dessus : vous voyez alors se développer et se gonfler un petit ren-
flement de la membrane hyaloïde ; c'est la trace du canal godroné,
découvert par Petit de Namur.

On ne peut isoler le cristallin de l'humeur vitrée, qu'après avoir
déchiré la petite membrane qui l'unit à ce corps ; on lui donne
le nom de membrane cristalline, dont la division se fait en portant
la pointe du scalpel sur le cristallin, et qui doit à peine en effleurer
la surface extérieure. Si vous pressez alors l'humeur vitrée avec
modération, vous voyez la membrane cristalline se déchirer sans
peine, et permettre la sortie du cristallin, dont la diaphanéité et
la transparence, remarquables chez un jeune sujet, disparaissent
à mesure qu'on avance en âge, pour faire place à une couleur
jaune plus ou moins foncée.

L'humeur vitrée offre aussi une transparence très-grande, et
une blancheur que les années n'altèrent point. Il faut en examiner
la consistance, la disposition celluleuse, en la perçant à plusieurs
endroits, et en introduisant un chalumeau dans les ouvertures
pour en distendre les poches ou loges. Il faut également comparer
le degré de densité des trois humeurs, leur poids, leur forme
différente, et le lieu que chacune d'elles occupe dans le globe de
l'œil.

Quand on étudie l'œil pendant un hiver très-froid, il faut tâcher
d'en avoir de fortement gelés. On s'en sert pour voir la manière
dont l'iris se comporte relativement à l'humeur aqueuse et au
cristallin, ce qu'on obtient en faisant à l'œil gelé une section perpendiculaire de devant en arrière, et en le divisant en deux ou trois

portions égales. On peut, par ce moyen, examiner si l'iris est immédiatement appliquée sur le cristallin, comme quelques anatomistes l'avaient faussement avancé, ou si elle partage l'humeur aqueuse en deux portions d'inégale quantité, comme l'inspection cadavérique le démontre.

Il eût été facile d'indiquer des préparations de l'œil plus recherchées et plus minutieuses; mais ce serait faire perdre un tems considérable à l'élève qui commence l'étude de l'anatomie, que de s'appesantir sur des préparations dont il est impossible qu'il vienne à bout, si elles sont trop difficiles ou surchargées de trop de détails. Il espérerait en vain connaître parfaitement l'œil et le cerveau dans le premier hiver de ses travaux anatomiques; qu'il se contente donc des courtes notions qu'il peut acquérir de ces précieux organes, par les secours que nous lui offrons, en lui indiquant dans cet ouvrage, les préparations les plus faciles et les plus simples. Plus étendues et plus détaillées, elles lui auraient été non-seulement inutiles, mais même nuisibles, par l'embarras et la confusion où elles l'auraient jeté. Lorsque son expérience et sa sagacité lui permettront de marcher d'un pas plus hardi dans la carrière anatomique, il pourra alors se passer de nos conseils. Nous désirons seulement que cet ouvrage lui aplanisse la route épineuse d'une science hérissée de tant de difficultés, quand on en commence l'étude.

DESCRIPTION.

DES YEUX.

Cette description ne comprend pas seulement le globe de l'œil, on y ajoute encore les sourcils et les paupières, ainsi que les voies lacrymales, qui en sont les parties accessoires.

DES PARTIES ACCESSOIRES DU GLOBE DE L'ŒIL.

1°. Des sourcils. *Situation et rapports.* Parties proéminentes, situées au-dessus des orbites; allongées en forme d'arcades de dedans en dehors, et ornées de poils, dont la quantité, la couleur et la longueur sont variables. *Etendue*. De la racine du nez, aux environs de la tempe. *Direction*. On considère dans l'ensemble des sourcils, une portion osseuse, appartenante au coronal (arcade surcillière); le muscle du même nom, décrit page 181; une très-petite couche de tissu cellulaire; portion de la peau du front, dense et serrée dans cet endroit, et des poils : ceux-ci, plus longs chez l'homme que chez la femme, se portent tous dans une direction plus ou moins oblique, de dedans en dehors.

Structure et usages. Ici les poils seuls méritent une attention particulière; pour leur structure, *voyez* page 421. Les sourcils donnent de la grâce au visage, détournent la sueur qui tombe du front, modèrent l'impression d'une trop vive lumière, et dans leurs mouvemens très-expressifs, indiquent les passions qui nous agitent.

2°. Des paupières. *Situation et rapports*. Au nombre de deux, mobiles, situées au-devant du globe de l'œil, qu'elles recouvrent quand elles sont dans le relâchement ou fermées, et qu'elles laissent à 'découvert quand elles sont écartées, et, comme on le dit communément, ouvertes. *Etendue*. La supérieure, plus grande, naît de la base de l'orbite, et dans son épanouissement couvre les trois quarts du globe de l'œil; l'inférieure, plus petite, qui a la même origine, s'élève à peine jusqu'à son quart inférieur. *Division*. En face antérieure, recouverte par les tégumens communs, et sur laquelle se voient des rides transversales, qui augmentent avec l'âge; en face postérieure, lisse et polie, qui s'applique sur le globe de l'œil. En bord adhérent, qui s'attache à la base de l'orbite; en bord libre, sur lequel s'implante les cils. La réunion des deux bords libres des paupières forme un canal triangulaire, plus étroit vers la glande lacrymale, plus large vers les points lacrymaux, et que parcourt l'humeur des larmes, pour se rendre de la glande lacrymale vers les points lacrymaux, dans lesquels elle pénètre.

Structure et usages. Les paupières sont formées d'une partie de la peau du visage, mince, élastique, et sous laquelle il ne s'amasse jamais de graisse; d'un ligament large, d'un cartilage tarse et de ses prétendues glandes , appelées glandes de *Meibomius* ; des cils et d'une membrane muqueuse , nommée conjonctive , qui revêt leur face postérieure.

Ligament large. C'est une production cellulo-membraneuse , qui s'étend du contour de l'orbite jusqu'au cartilage tarse dans chaque paupière : à la paupière supérieure , ce ligament est placé entre le muscle orbiculaire et le releveur de la paupière ; et à la paupière inférieure , il est entre l'orbiculaire et la conjonctive.

Cartilages tarses. Ils occupent le bord libre des paupières. Le supérieur est plus étendu et plus large que l'inférieur. Leur couleur est jaunâtre ; on voit , à leur partie postérieure , des lignes saillantes, qu'on a regardées comme les canaux excréteurs et prétendues glandes, appelées glandes de Meibomius. Ces canaux, au nombre de vingt à trente, laissent suinter , vers le bord libre des paupières, une humeur onctueuse, destinée à prévenir et à modérer le frottement du bord libre des paupières l'une sur l'autre. C'est cette humeur qui, en s'amassant entre les cils des paupières, forme, chez les enfans, ce qu'on appelle *des yeux chassieux.*

Des cils. Double rangée de poils, placés sur le bord libre des paupières; plus nombreux et plus longs à la supérieure qu'à l'inférieure. Leur direction est telle, qu'à la paupière supérieure ils sont courbés de bas en haut, au lieu qu'à l'inférieure ils le sont de haut en bas. Leurs usages sont de modérer l'impression d'une trop vive lumière et d'empêcher que les corpuscules ambians ne s'introduisent entre les paupières et le globe de l'œil.

De la conjonctive. Elle s'étend du bord libre d'une paupière , au bord libre de l'autre, en passant sur le globe de l'œil. D'une part elle répond à la face interne des paupières et à la partie externe du globe de l'œil ; de l'autre elle est libre.

La conjonctive est mince, transparente, formée d'un tissu cellulaire très-serré, que traversent des vaisseaux peu apparens dans l'état de santé, mais que développent facilement des maladies inflammatoires de l'œil ; elle est le moyen d'union des paupières avec l'œil.

Les usages des paupières sont de couvrir le globe de l'œil, de le protéger et d'entretenir la souplesse de la cornée, en étendant uniformément l'humeur des larmes sur sa surface.

DES VOIES LACRYMALES.

Elles se composent de la glande lacrymale et de la caroncule du même nom; des points et conduits lacrymaux; du sac lacrymal et du canal nasal.

1°. *De la glande lacrymale.* Située dans l'angle obitaire externe, elle répond, d'une part, au globe de l'œil; de l'autre, à l'os frontal. Elle est formée de grains glanduleux, qui se réunissent en une petite masse, dont la longueur est d'environ dix lignes, et la largeur de quatre. Sa couleur, sa densité et sa forme extérieure ont beaucoup d'analogie avec les glandes salivaires. Elle n'a point de canal excréteur particulier; mais six ou sept ouvertures versent sur le globe de l'œil une humeur abondante, qui est celle des larmes, et qui sert à lubréfier et à entretenir la souplesse de la cornée.

2°. *De la caroncule lacrymale.* Espèce de tubercule conique, situé vers la commissure interne des paupières. Sa base, tournée en dedans, est adhérente; son sommet, dirigé en dehors, est libre, arrondi, et regarde l'intervalle des deux points lacrymaux. Rouge chez les sanguins, d'une pâleur remarquable chez les hydropiques, la caroncule lacrymale est composée de follicules adossées les unes aux autres et garnies de quelques poils à l'extérieur. Elle sert comme de digue aux larmes, en les forçant à se précipiter dans les conduits lacrymaux.

La membrane clignotante, très-peu apparente chez l'homme, est un petit repli de la conjonctive, placé vers la commissure interne, et qui facilite les mouvemens du globe.

3°. *Des points et conduits lacrymaux.* Au nombre de deux, placés sur le bord libre de l'une et de l'autre paupière, à une ou deux lignes de la commissure interne. L'ouverture, qui est toujours béante, permet à peine l'introduction d'un très-petit stylet. Les conduits s'abouchent d'une autre part dans le sac lacrymal. Ils sont destinés à pomper l'humeur des larmes pour les porter dans le sac lacrymal, qui les transmet dans le canal nasal.

4°. *Du sac lacrymal.* Petite poche membraneuse, de figure oblongue, placée dans le grand angle orbitaire. D'une part, et en dedans, le sac adhère à la gouttière lacrymale; en dehors, il répond aux conduits lacrymaux, et dans cet endroit il est recouvert par les tendons du muscle orbiculaire des paupières; en bas, il se continue avec le canal nasal. Sa structure est membraneuse. Il reçoit l'humeur des larmes, et la transmet dans le canal nasal.

5°. *Du canal nasal.* Il s'étend du sac lacrymal dans les fosses nasales. Sa longueur est de 4 à 5 lignes, et son diamètre d'une ligne, ou à-peu-près. Son ouverture supérieure communique avec le sac lacrymal. Son ouverture inférieure répond dans les fosses nasales, au-dessous du cornet inférieur, à la partie antérieure du méat inférieur. Il est en partie formé de parois osseuses, que tapissent deux membranes adhérentes aux os, l'une fibreuse, et l'autre muqueuse à nu dans le canal nasal. Ses usages sont de transmettre les larmes du sac lacrymal dans les fosses nasales.

DU GLOBE DE L'ŒIL.

La description de l'œil doit être précédée de celle de ses muscles, auxquels il faut ajouter le releveur de la paupière supérieure. Ces muscles sont les quatre droits, le grand et le petit obliques.

Le releveur de la paupière supérieure, allongé, aplati, s'étend de la circonférence du trou optique, au cartilage tarse de la paupière supérieure. Il répond en haut, à la voûte orbitaire; en bas, à l'élévateur du globe de l'œil. Ses usages sont d'élever la paupière supérieure, et de l'entraîner un peu en arrière.

Les quatre muscles droits, distingués en supérieur, en inférieur, en interne et en externe, se portent, en divergeant, des environs du trou optique au globe de l'œil. Ils sont, en général, allongés, minces et aplatis. Ils s'attachent, d'une part, au sommet de l'orbite; et de l'autre, ils s'épanouissent, sous forme aponévrotique, sur la sclérotique, à deux lignes à-peu-près de la cornée.

Le grand oblique, allongé, mince et arrondi, s'étend du som

25

met de l'orbite à l'angle orbitaire interne, et de là, à la partie externe du globe de l'œil, en passant à travers une poulie cartilagineuse qui lui permet de rétrograder et de se réfléchir sur le globe. Il est horizontal le long de la paroi interne de l'orbite, et réfléchi de devant en arrière, de dehors en dedans, et de haut en bas dans le reste de son étendue.

Le petit oblique, allongé, mince et étroit, s'étend de la partie antérieure et interne du plancher de l'orbite, à la partie postérieure et externe du globe de l'œil.

L'organisation des muscles de l'œil est la même pour tous; presqu'entièrement charnus, de courtes aponévroses se trouvent également à leurs deux extrémités. Le grand oblique seul présente un tendon dans sa partie moyenne, qui le fait paraître comme composé de deux muscles. Leurs usages sont tous relatifs aux mouvemens de l'œil. Les quatre droits l'entraînent en arrière, quand leurs contractions sont simultanées, et chacun d'eux fait exécuter à l'œil un mouvement particulier, en vertu duquel cet organe est entraîné dans la direction du muscle mis en contraction. Les deux obliques font tourner l'œil sur lui-même, en le portant obliquement en dehors dans le sens de leurs directions.

L'œil se compose des humeurs qu'il renferme, et des membranes qui les enveloppent. Celles-ci sont divisées en externes et en internes. Les premières sont la sclérotique et la cornée; les secondes, la choroïde, la rétine et l'iris. Les humeurs de l'œil sont le corps vitré, le cristallin et l'humeur aqueuse.

2°. De la sclérotique. *Situation et rapports.* Elle forme la plus grande partie de l'enveloppe extérieure du globe de l'œil, et en occupe les trois quarts postérieurs. *Division.* Sa face postérieure, convexe, répond à une couche très-abondante de graisse, et aux muscles de l'œil; sa face antérieure, concave, est appliquée sur la face postérieure de la choroïde. En avant elle s'unit, par sa circonférence, à la cornée; en arrière, elle offre une ouverture par où passe le nerf optique.

Structure et usages. La couleur de la sclérotique est d'un blanc de lait; son épaisseur et sa densité sont considérables; mais son organisation intime est difficile à déterminer. Elle contient les humeurs de l'œil, et sert de soutien à toutes les parties de cet organe.

3°. De la cornée. *Situation et rapports.* Elle forme toute la partie transparente du globe de l'œil. *Division.* En face antérieure convexe, immédiatement recouverte par l'épanouissement de la conjonctive ; en face postérieure concave, qui répond à l'humeur aqueuse ; sa circonférence s'unit à la sclérotique qui la recouvre.

Structure et usages. D'une transparence extrême, la cornée est moins dense, mais plus épaisse que la sclérotique ; elle est formée de lames appliquées les unes sur les autres, et dont la macération démontre facilement l'existence : ses usages sont de laisser passer les rayons lumineux dans l'intérieur du globe, et de les réfracter en les rapprochant de la perpendiculaire.

4°. De la choroïde. *Situation et rapports.* Dans l'intérieur du globe de l'œil, dont elle occupe toute la partie postérieure ; entre la sclérotique et la rétine. *Division.* En face postérieure convexe, appliquée sur la face antérieure de la sclérotique, avec laquelle elle est unie par le moyen de nombreux vaisseaux ; en face antérieure concave, simplement contiguë à la rétine. En avant, la choroïde s'unit d'une manière intime au corps ciliaire, et de là se porte à la partie postérieure de l'iris, en concourant à la formation du corps et des procès ciliaires.

Structure et usages. La choroïde est très-mince et se déchire facilement. Les fibres qui la forment sont noirâtres. Elle paraît destinée à absorber les rayons lumineux inutiles pour la vision.

5°. De la rétine. *Situation et rapports.* A la partie postérieure du globe de l'œil, entre la choroïde et le corps vitré. *Division.* En face postérieure, contiguë à la choroïde ; en face antérieure, également contiguë au corps vitré. Sa circonférence se termine au cercle ciliaire, sans y adhérer.

Structure et usages. La rétine, d'une couleur d'un blanc tirant sur le gris, d'une mollesse extrême, paraît n'être autre chose que l'épanouissement du nerf optique, alors sous forme pulpeuse. Tous les physiologistes s'accordent à la regarder comme le siége immédiat de la vision.

6°. De l'iris. *Situation et rapports.* Espèce de cloison flottante

25*

dans l'humeur aqueuse, qu'elle sépare pour former les deux chambres, dont une antérieure plus grande, et l'autre postérieure plus
petite. *Division.* La face antérieure répond dans la chambre
antérieure; la face postérieure, dans la chambre du même
nom. La première de ces faces présente deux espèces d'anneaux,
formés de fibres rayonnées et convergentes vers la pupille. Des
vaisseaux sanguins nombreux parsèment cette partie de l'iris,
et lui donnent la couleur qu'on lui remarque. La face postérieure offre également deux espèces d'anneaux, et des traces des
procès ciliaires; de plus, cette face est couverte d'un enduit noirâtre très-tenace.

La grande circonférence de l'iris s'unit au cercle et aux procès ciliaires, ainsi qu'à la choroïde. Sa petite circonférence forme
la pupille.

Structure et usages. L'iris ne paraît être autre chose qu'un
assemblage de nerfs et de vaisseaux multipliés; l'existence de
ses fibres musculaires est encore un problême. Ses fonctions
sont de la plus haute importance dans l'accomplissement de la
vision; par sa dilatation ou son resserrement, elle permet ou
empêche l'entrée d'une quantité plus ou moins grande de rayons
lumineux.

7°. Du ligament et des procès ciliaires. *Situation et rapports.*
L'un est la continuation de l'autre. Le ligament est le cercle blanchâtre, d'une ligne de largeur, qui unit en devant la choroïde
avec la sclérotique : il est situé derrière la circonférence de l'iris.
Les procès ciliaires semblent naître du cercle ciliaire, s'épanouir,
sous forme de feuillets rayonnés, sur la face postérieure de l'iris,
et s'avancer de dehors en dedans, jusqu'au canal godroné. Un enduit noir et tenace se remarque sur leur face postérieure, et sont
des traces de celui qu'on voit sur le corps vitré, et une partie de
cristallin. Les intervalles répondent aux procès ciliaires.

Structure et usages. Le ligament et les procès ciliaires paraissent être composés d'une membrane cellulaire très-mince, dans
laquelle se rend une grande quantité de vaisseaux sanguins et
nerveux. Les fonctions de ces parties ne peuvent être exactement
déterminées.

8°. De l'humeur aqueuse. *Situation et rapports.* Dans la partie antérieure du globe de l'œil, entre le cristallin et la cornée. Ce qu'on appelle chambre antérieure, est l'espace compris entre l'iris et la cornée ; et chambre postérieure, celui qui se trouve entre l'iris et le cristallin. L'humeur aqueuse occupe également les deux chambres que l'iris sépare. La quantité de cette humeur est de quatre grains, dont la sixième partie à peine est contenue dans la chambre postérieure. Sa transparence est moindre que celle du corps vitré. Elle est immédiatement contenue dans une membrane qui lui est propre, et dont la mincité est extrême.

9°. Du cristallin. *Situation et rapports.* Il occupe le centre du globe dans le sens de son diamètre horizontal ; il est situé entre l'humeur aqueuse et le corps vitré. Sa forme est celle d'une lentille, dont le diamètre est de douze à quatorze lignes, et sa plus grande épaisseur est de deux et demie. Sa face antérieure regarde l'iris, dont elle est séparée par la chambre postérieure ; sa face postérieure est reçue et même enchâssée dans un enfoncement que lui présente le corps vitré. Sa circonférence répond au canal godroné. Le cristallin est aussi enveloppé d'une membrane qui lui est propre ; sa transparence est parfaite jusqu'à l'époque moyenne de la vie ; elle diminue à mesure qu'on avance en âge, et devient jaunâtre chez les vieillards. Le cristallin est formé de lames concentriques, que l'ébullition rend visibles.

Du corps vitré. *Situation et rapports.* Il occupe une grande partie du globe, au fond duquel il est situé, entre le cristallin et la rétine. Son volume est considérable, en le comparant à celui de l'humeur aqueuse, puisque son poids est de plus de cent grains. Sa consistance est celle du verre fondu, et sa transparence celle de l'eau la plus limpide. La membrane qui lui est propre porte le nom d'yaloïde. Elle revêt non-seulement toute la face externe du corps vitré, mais elle pénètre également dans son intérieur, et forme de petites cellules dans lesquelles est contenue l'humeur du corps vitré.

Usages des humeurs de l'œil. Sans elles le mécanisme de la vision ne pourrait avoir lieu ; elles dirigent, pour ainsi dire, les rayons lumineux que les membranes intérieures de l'œil modifient pour donner lieu à la vision. Reçus dans l'humeur aqueuse, ces rayons lumineux éprouvent une divergence sensible ; mais, rassemblés de nouveau par la densité et la convexité du crisiallin, ils se rapprochent de la perpendiculaire, et arrivent ainsi dans le corps vitré, qui, moins dense que le cristallin, leur permet de s'écarter un peu ; de là ils sont transmis sur la rétine, sur laquelle ils retracent la figure de l'objet d'où ils sont émanés.

DE L'ORGANE DE L'OUÏE.

Considérations générales.

De tous les sens, celui de l'ouïe est le moins connu. Le mécanisme de l'audition a jusqu'ici échappé aux recherches des physiologistes ; et tandis que l'odorat, le goût, la vision même, sont analysés, modifiés dans leurs perceptions par les agens physiques, « on ne sait pas même encore ce qui est nécessaire pour qu'il y ait, en général, ouïe ou perception du son. » (Cuvier.)

L'oreille, qui est l'organe de l'ouïe, est distinguée en externe et en interne. On appelle oreille externe cette partie saillante située sur les côtés de la tête, qu'aucun objet ne cache, et qu'on aperçoit sans peine. L'oreille interne comprend, au contraire, les objets placés à l'intérieur, et que l'œil de l'anatomiste ne peut voir qu'à l'aide de préparations longues et minutieuses.

L'oreille externe se compose du pavillon et du conduit auditif. L'interne présente une plus grande quantité d'objets. Elle comprend la caisse du tympan et le labyrinthe, composé lui-même du vestibule, du limaçon, et des trois canaux demi-circulaires.

Administration anatomique.

DE L'OREILLE EXTERNE.

Du pavillon. Cette partie ne demande aucune préparation, et rien n'est si facile ne son étude. Il n'en est pas de même de ses muscles intrinsèques : leur petitesse, leur pâleur extrême en rendent la dissection très-embarrassante ; on ne les trouve même pas toujours. Il faut que le sujet sur lequel on cherche à les préparer soit fort et vigoureux, et que ses muscles soient en général bien prononcés : dans le cas contraire, on risque d'employer son tems en vain ; souvent on ne peut les découvrir, quelqu'attentives que soient les recherches. J'ai moi-même éprouvé quelquefois tant de difficultés pour les rencontrer, et les parties que je prenais pour ces muscles étaient si peu apparentes, que je conseille de ne point s'occuper de l'étude de ces petits muscles de l'oreille, quand on rencontre autant d'obstacles pour les rendre apparens. Cependant, si l'élève désire absolument faire des recherches à cet égard, il doit choisir un sujet fort et vigoureux, chez lequel l'auricule sera très-saillante et bien développée, et porter une attention particulière sur les parties proéminentes du pavillon, où se trouvent de petites productions rougeâtres, qui sont les muscles en question : ce sont le grand et le petit muscles de l'hélix, le muscle du tragus, celui de l'anti-tragus et le transversal. Ce dernier est placé à la partie interne du pavillon ; il offre les mêmes difficultés.

Le cartilage du pavillon, après avoir été examiné extérieurement, doit être mis à nu. Pour cela, on enlève la peau mince, dense et serrée qui le recouvre ; il garde à-peu-près la même forme qu'il avait auparavant ; mais il offre plusieurs éminences et cavités qui ont reçu des noms particuliers. Les premières sont l'hélix, l'anthélix, le tragus et l'anti-tragus ; les secondes sont la grande rainure de l'hélix, la fosse naviculaire et la conque. La portion molle qui termine l'oreille en bas s'appelle le lobule.

Du conduit auditif externe. Il s'étend de la conque à la

membrane du tympan. On peut l'étudier d'abord sur l'os temporal, dépourvu de ses parties molles, ensuite avec ses parties. Si on voulait faire une préparation plus recherchée, il faudrait scier en long le rocher, en faisant passer la scie sur la partie moyenne du conduit ; mais les avantages qu'on retirerait de cette coupe ne compenseraient pas l'embarras de l'exécuter. D'ailleurs, la préparation de l'oreille interne offre plusieurs fois l'occasion d'examiner le conduit auditif et les parties qui le tapissent.

DE L'OREILLE INTERNE.

La préparation de l'oreille interne est, sans contredit, la plus difficile de toutes celles de la splanchnologie. Je suis tellement convaincu de cette difficulté pour l'élève qui commence l'anatomie, que je lui conseille bien plutôt de se procurer des oreilles internes toutes préparées, que de chercher à les préparer lui-même. Tous les professeurs d'anatomie et plusieurs prosecteurs en possèdent. Les écoles publiques en conservent en cire. Je pense donc qu'il vaut mieux pour lui qu'il ait recours à ces ressources. Quelque soin que l'on prenne de lui indiquer les coupes et les préparations de telle ou telle partie de l'oreille interne, je ne crois pas qu'il puisse en profiter. D'ailleurs, il faut perdre un tems considérable pour ce travail, manquer très-souvent telle ou telle coupe, s'impatienter du peu de succès, se rebuter et abandonner l'étude de l'oreille interne, qui mérite cependant qu'on lui donne une grande attention. Pour ne pas faire les difficultés plus grandes qu'elles ne sont cependant, et inspirer le désir de connaître plus particulièrement l'organe de l'ouïe, je vais indiquer les préparations les plus communes, celles qui peuvent être plus facilement exécutées par le plus grand nombre d'élèves, en observant d'ailleurs que ces préparations ne sont pas suffisantes pour celui qui voudrait approfondir l'étude de l'oreille interne.

S'il est plus convenable de préparer l'oreille interne sur des os d'adulte, il est plus aisé de le faire sur ceux de fœtus ; c'est par ces derniers qu'on doit commencer ; ils cèdent plus facilement aux instrumens, et on a moins d'objets à emporter : c'est une remarque qu'il importe d'ailleurs de faire, que les organes des sens en général, de la vision et de l'ouïe en particulier, sont très-développés chez l'enfant.

Enlevez donc toutes les parties molles, et observez que les temporaux de fœtus n'ont point de conduit auditif externe : il est remplacé par un cercle osseux que ferme la membrane du tympan. Craignez d'intéresser cette membrane : il importe de la laisser en place, et de l'étudier ainsi. Il n'est même pas nécessaire de la déchirer pour voir la caisse du tambour, car il est une autre manière d'y parvenir, c'est d'enlever avec un scalpel ou un canif, portion de la face supérieure du rocher. Cette coupe permet de voir non-seulement l'étendue et la forme de la caisse, mais aussi les quatre osselets de l'ouïe en place. La coupe servira de plus à découvrir les objets que la simple vue ne peut apercevoir. De quatre osselets, le *marteau* est appliqué, d'une part, sur la face interne de la membrane du tympan; de l'autre, il s'articule avec l'*enclume*, dont une des branches se porte en bas pour s'unir à l'*étrier*. Entre ces deux os, se trouve l'os *lenticulaire*, dont la petitesse est extrême. L'étrier lui-même, par sa base, bouche une ouverture appelée *fenêtre ovale*, à côté de laquelle on en voit une autre nommée *fenêtre ronde*. Dans l'intervalle est une petite éminence, c'est la pyramide. En arrière se voit l'entrée des cellules mastoïdiennes, et en avant le conduit de la trompe d'Eustache.

Les autres parties de l'oreille interne sont le limaçon et les trois canaux demi-circulaires; leur ensemble forme ce qu'on appelle le labyrinthe. La première de ces parties occupe le milieu à-peu-près de la face supérieure du rocher. On peut le mettre à découvert par le même procédé que pour la caisse du tympan, c'est-à-dire, qu'avec un scalpel ou un canif, il faut enlever avec précaution la lame extérieure du rocher, jusqu'à ce qu'on découvre une espèce de spirale, formée d'une lame osseuse et d'une double gouttière, qu'on nomme les rampes : l'une d'elles, l'externe, communique dans le vestibule; l'interne aboutit à la fenêtre ronde.

Il faut chercher les trois canaux demi-circulaires à la partie postérieure et interne de la caisse, et les découvrir de la même manière qui vient d'être indiquée. Chacun d'eux décrit une courbe particulière, de manière que, naissant du vestibule, ils y rentrent, après avoir parcouru l'épaisseur du rocher à sa partie postérieure, en formant une espèce d'ovale.

C'est d'ans l'intervalle du limaçon et des trois canaux demi-circulaires, et à la partie interne de la caisse, que se trouve le vestibule, ainsi nommé, parce qu'il forme, pour ainsi dire, l'entrée des deux premières parties. La manière de le mettre à découvert est d'autant plus difficile à indiquer, qu'on ne peut trop lui assigner de figure particulière : ce n'est que par une connaissance exacte de toutes les autres parties de l'oreille, qu'on peut se former une idée du vestibule, et sur-tout de ses nombreuses communications, soit avec la caisse, soit avec les rampes, soit avec les canaux demi-circulaires. On ne peut même donner ici que des préceptes généraux sur une telle préparation, et ce n'est qu'avec le tems et beaucoup de goût pour ce genre de travail, que l'élève parviendra à bien préparer l'oreille interne. Les muscles et les nerfs situés dans cet organe, quoique très-petits et très-déliés, portent cependant des noms particuliers, et remplissent des fonctions qui excitent le plus vif intérêt, par la haute idée que les usages de ces parties nous donnent de la main divine qui les forma. En effet, le marteau a deux petits muscles, dont l'un passe par la scissure de Glaser, et l'autre vient du sommet du rocher, en traversant la petite cavité appelée le bec de cuiller, pour se rendre au marteau. L'étrier a aussi un petit muscle qui s'insère dans la pyramide, et de là va embrasser le col de l'étrier. Deux nerfs, l'acoustique et le facial, entrent par le trou auditif interne, et vont se rendre, l'acoustique dans les rampes du limaçon, et le facial, après avoir parcouru l'aqueduc de Fallope, sur les parties latérales de la face. Ce dernier donne dans l'intérieur de l'oreille une branche qu'on appelle la corde du tympan, qui naît dans les environs de la pyramide, tourne autour de l'enclume et du marteau, et sort de l'oreille par la fêlure de Glaser.

L'ostéologie minutieuse décrit deux ouvertures, l'une à la partie moyenne de la face postérieure du rocher, appelée l'aqueduc du vestibule, et l'autre sur le bord postérieur du même os, nommée aqueduc du limaçon : ces deux ouvertures communiquent, d'une autre part, dans le vestibule. On peut, à l'aide d'une sonde très-fine, d'une soie de cochon ou du mercure, parcourir le trajet de ces cavités. C'est de cette manière qu'on en doit user pour toutes celles de l'oreille interne, pour laquelle, je le répète, il faut se procurer des pièces préparées, à moins d'être assez fort soi-même, en anatomie, pour se passer de conseils.

DESCRIPTION.

DE L'ORREILLE EXTERNE.

Elle se compose du pavillon et du conduit auditif externe.

Du pavillon, *Situation et rapports.* C'est ce qu'on appelle communément l'oreille; cette partie, allongée de haut en bas, aplatie, est située sur les parties latérales de la tête; sa figure est celle d'un ovale. *Division.* En face externe, où se voient quatre éminences, qui sont l'hélix en arrière, un peu plus en devant l'anthélix, le tragus et l'anti-tragus autour de la conque. Trois cavités séparent ces premières parties : la première s'appelle rainure de l'hélix, la seconde fosse naviculaire, et la troisième conque.

La face interne répond aux os du crâne, dont elle est séparée dans la plus grande partie de son étendue. Sa circonférence présente, en bas, une partie molle, appelée le lobule.

Cinq petits muscles font mouvoir, quoique faiblement, les différentes parties de l'oreille externe. Le plus considérable est le grand muscle de l'hélix; il naît de l'hélix, dans les environs du tragus, et se termine, après un trajet de trois à quatre lignes, à la partie antérieure de l'hélix.

Le second est le petit muscle de l'hélix, qui naît de la partie de l'hélix qui divise la conque.

Le troisième est le muscle du tragus, qui naît de la base de cette éminence et se termine à son sommet; c'est le plus apparent des trois.

Le quatrième est le muscle de l'anti-tragus. Il naît du bord postérieur de cette éminence, et se perd dans les environs de l'anthélix.

Le cinquième enfin est le transversal, situé à la partie interne du pavillon. Il naît de la convexité de la conque, et va se terminer sur celle de la fosse naviculaire.

Structure et usages. Un cartilage qui a la même figure que le pavillon de l'oreille, trois ligamens qui le fixent sur les parties latérales de la tête, quelques parties musculaires, un prolongement de la peau, des glandes sébacées, des vaisseaux, entrent dans la composition du pavillon. Ses usages sont de rassembler les rayons sonores et de les diriger dans le conduit auditif.

Du conduit auditif externe. Situation et rapports. De la conque à la membrane du tympan, en se portant de dehors en dedans, et de derrière en devant; sa longueur est de dix à douze lignes, et sa largeur est plus considérable à ses deux extrémités que dans le milieu.

Structure et usages. Le conduit est composé d'une portion osseuse qui appartient au temporal, d'un cartilage qui a la forme du conduit, et d'une membrane mince qui renferme des glandes cérumineuses. L'humeur qu'elles versent entretient la souplesse des parties intérieures du conduit, et entraînent au dehors les corpuscules ambians.

DE L'OREILLE INTERNE.

De la membrane du tympan. Situation et rapports. Au fond du conduit auditif externe, qu'elle sépare de la caisse du tambour; sa figure est à-peu-près circulaire. *Division.* En face externe, qui répond dans le conduit externe; en face interne, qui se voit dans la caisse, et sur laquelle s'appuie le manche du marteau. Sa circonférence est reçue dans une petite rainure creusée sur l'os temporal.

De la caisse du tympan. Situation et rapports. Dans l'épaisseur du rocher, au côté interne du conduit auditif externe, au côté externe du labyrinthe. *Division.* En paroi externe, qui répond à la membrane du tympan; en paroi interne, on y voit deux ouvertures séparées par une proéminence: la première porte le nom de fenêtre ovale, fermée par l'étrier; la seconde, celui de fenêtre ronde, fermée par une membrane mince. La proéminence s'appelle le promontoire.

La circonférence présente, en haut et en arrière, la pyramide qui loge le muscle de l'étrier ; plus en arrière, l'entrée des cellules mastoïdiennes ; un peu en avant, la scissure de Glaser ; au-dessus, la trompe d'Eustache, et le bec de cuiller. Dans la caisse sont encore contenus les quatre osselets de l'ouïe, qui sont : le marteau, l'enclume, l'os lenticulaire, l'étrier, et les petits muscles des osselets de l'ouïe.

Le marteau est le plus extérieur ; il répond d'une part à la membrane du tympan, et de l'autre à l'enclume : on lui considère une tête, qui s'articule avec l'enclume ; un col, d'où naît une apophyse grêle, qui donne attache à son muscle antérieur ; un manche, dont la pointe appuie sur le centre de la membrane du tympan. De son origine, le manche donne naissance à une apophyse à laquelle s'attache le muscle interne du marteau.

L'enclume est située entre le marteau et l'étrier. On lui considère un corps, qui s'articule avec le marteau, et deux branches, dont l'une, supérieure et postérieure, se porte vers l'entrée des cellules mastoïdiennes, et l'autre, inférieure, s'articule avec l'os lenticulaire.

L'os lenticulaire est le plus petit de tous ; situé entre l'enclume et l'étrier, il s'articule avec ces deux os.

L'étrier est situé horizontalement entre l'os lenticulaire et la fenêtre ovale, qu'il ferme en grande partie. On lui considère une tête, qui s'articule avec l'os lenticulaire ; un col, qui donne attache au muscle de l'étrier, et un corps qui a la figure d'un étrier, dont la base est placée sur la fenêtre ovale. Une membrane mince, appelée périoste par le plus grand nombre des anatomistes, membrane muqueuse par Bichat, se réfléchit sur toutes les parties de la caisse, affermit les osselets, et envoie des prolongemens dans les cellules mastoïdiennes, et dans la trompe d'Eustache.

Les muscles de l'ouïe sont au nombre de trois, qui sont le muscle de l'étrier et les muscles interne et antérieur du marteau.

Le muscle de l'étrier naît du fond de la pyramide, et se porte de là vers l'étrier, sur le col duquel il se fixe. Il fait exécuter à cet os un mouvement de bascule.

Le muscle interne du marteau naît de la portion raboteuse du rocher, qui se voit devant le trou auditif interne. De là, ce muscle entre dans l'oreille interne, renfermé dans un canal osseux, appelé le bec de cuiller, pour aller s'implanter au manche du marteau; il entraîne cet os en dedans, et tend la membrane du tympan.

Le muscle antérieur du marteau est beaucoup plus petit que le précédent. Il se porte de l'apophyse épineuse du sphénoïde et de la partie voisine du cartilage de la trompe d'Eustache, à la fêlure de Glaser, qu'il traverse pour pénétrer dans la caisse, et se fixer à l'apophyse grêle du marteau. Il relâche la membrane du tympan, en l'entraînant en dehors.

Du vestibule. *Situation et rapports.* Au côté interne de la caisse, derrière le limaçon, devant les trois canaux demi-circulaires; on y voit les orifices des trois canaux; de plus, l'ouverture de la fenêtre ovale, celle de la rampe externe du limaçon, et celle de l'aqueduc du vestibule. L'intérieur du vestibule est tapissé par un périoste très-mince.

Du limaçon. *Situation et rapports.* Au-dessous de la face supérieure du rocher, au côté externe des autres parties du labyrinthe. *Division.* Le limaçon se compose d'un noyau commun, d'où partent deux lames osseuses, dans l'intervalle desquelles se voient les deux rampes, distinguées en externe, plus longue et plus étroite, qui aboutit au vestibule; et en interne, plus large, plus courte, qui se termine à la fenêtre ronde. L'intérieur du limaçon est tapissé par un prolongement du périoste du vestibule.

Des trois canaux demi-circulaires. *Situation et rapports.* Ces canaux naissent tous du vestibule, et y rentrent après avoir décrit, dans l'épaisseur du rocher, des courbes de l'étendue d'un demi-ovale. On les distingue en vertical supérieur, en vertical postérieur, et en vertical horizontal. Ils sont également tapissés par un prolongement du périoste très-fin, continuation de celui du vestibule.

Structure et usages. Le temporal forme à lui seul toutes les parties de l'organe de l'ouïe : les auriculaires, les muscles du pavillon et son cartilage, ceux des osselets, les osselets eux-mêmes, une membrane très-fine, l'expansion pulpeuse du nerf acoustique, sont les parties qui entrent dans sa composition. Ses usages sont de servir à l'audition. On n'en connaît point le mécanisme. On dit seulement que les rayons sonores, ou, ce qui est la même chose, l'air mis en mouvement par des corps sonores et vibrans, se précipite dans le conduit auditif, ébranle la membrane du tympan; cet ébranlement se communique aux osselets, qui le transmettent par le vestibule dans les rampes du limaçon, où l'on suppose qu'il va, en dernière analyse, se porter sur la portion pulpeuse du nerf acoustique, et de là au *sensorium commune*, où se fait la perception du son.

DE L'ORGANE DE L'ODORAT.

Considérations générales.

L'organe de l'odorat a son siége dans le nez, qui est aussi une portion du conduit qui transmet l'air dans les poumons. Il peut donc être considéré sous le double rapport de la respiration et de la perception des odeurs. Comme partie de l'appareil respiratoire, il n'en forme qu'une portion isolée, dont la connaissance n'inspire qu'un faible intérêt; organe de l'odorat, il réclame toute l'attention du physiologiste, et c'est sous ce dernier point de vue que nous allons l'envisager. Il se compose du nez proprement dit, et des fosses nasales.

Administration anatomique.

Cette portion excédente, qu'on appelle le nez, ne demande qu'une préparation peu recherchée. Sa situation, sa figure, son étendue s'aperçoivent facilement. Les os, les muscles qui le forment en partie sont déjà connus. Il ne reste plus qu'à découvrir ses cartilages latéraux et celui de la cloison. Les premiers occupent les parties latérales et inférieures du nez, et ils ne sont recouverts que par une peau mince, dont on les débarrasse facilement; alors ils sont à nu, et on voit qu'ils sont composés de deux portions, dont l'inférieure a reçu le nom de cartilage gnomonique, ou de l'aile du nez. Le cartilage de la cloison appartient à la préparation des fosses nasales.

Celles-ci exigent un peu plus de soin, et on ne peut les apercevoir qu'en exécutant la coupe suivante : Faites d'abord l'ouverture de la tête, comme il a été indiqué page 116 ; sciez ensuite la
base du crâne par la partie moyenne, de devant en arrière ; que la
scie ne détruise pas la cloison du nez, mais passe à côté, de manière à la laisser intacte sur l'un des côtés sciés, et que la fosse
nasale du côté opposé soit toute à découvert. C'est une des
coupes les plus heureuses et les plus faciles, et celle au moyen de
laquelle les objets sont et plus visibles et moins endommagés.
L'ostéologie des fosses nasales ne donne que des notions incom-
plètes de ces organes ; mais, recouvertes et environnées de toutes
leurs parties molles, elles ne laissent rien à désirer, et présentent
une foule d'objets intéressans à connaître. La cloison qui, dans
l'ostéologie, n'était formée que par le vomer et une portion très-
peu étendue de l'ethmoïde, occupe ici tout l'intervalle des fosses
nasales, et ne laisse pas la plus petite trace de communication. Si
vous portez vos regards sur le plan externe de la fosse nasale découverte, vous voyez, en procédant de haut en bas, trois parties
saillantes appelées cornets, partagées par trois enfoncemens qu'on
nomme méats. Promenez avec précaution un petit stylet sur chacun de ces méats, vous trouverez que le supérieur communique
dans les cellules ethmoïdales, et plus en arrière, dans un trou
appelé sphéno-palatin. Dans la partie moyenne du méat moyen,
on rencontre un petit trou qui s'ouvre dans le sinus maxillaire,
et qui est l'orifice externe de ce sinus. On examinera la petitesse
actuelle de cette ouverture, comparée à la grandeur énorme
qu'elle offre dans l'ostéologie. A la partie antérieure du méat inférieur, se voit la terminaison du canal nasal. Il faut soulever le
cornet inférieur pour l'apercevoir. La manière dont le cornet se
recourbe sur la fin du canal nasal, explique la marche que l'on
doit faire tenir à l'instrument, quand on veut le sonder par sa
partie inférieure On ne doit point oublier de jeter un coup-d'œil
sur la trompe d'Eustache, qui se voit à la partie postérieure et supérieure des fosses nasales ; c'est ici l'occasion la plus favorable
de la bien observer.

Pour compléter la préparation des fosses nasales, on peut encore, sur une tête entière, exécuter une coupe horizontale, qui les divise par leur partie moyenne de haut en bas ; ce procédé procure l'avantage de voir les nombreuses anfractuosités recouvertes alors de leur membrane muqueuse (pituitaire).

Si je ne conseille pas de faire une coupe en travers, c'est que je la crois parfaitement inutile.

DESCRIPTION.

DU NEZ.

Situation et rapports. A la partie moyenne du visage, au-dessus de la bouche, au-dessous du front, entre les yeux et les joues. Sa figure est celle d'une pyramide dont la base est en bas. *Division.* En faces latérales, plus larges en bas qu'en haut, divisées par un sillon dans leur partie inférieure ; en bord antérieur, appelé le dos du nez, dont la partie supérieure, qui se perd dans le front, se nomme le sommet ou la racine. La base est percée de deux ouvertures, qu'on appelle les narines, séparées par le cartilage de la cloison. Sa partie postérieure répond dans les fosses nasales.

Structure et usages. Les os propres du nez, les apophyses montantes des os maxillaires, cinq cartilages, quelques muscles, forment le nez, qu'une peau mince et tendue recouvre de toutes parts, et sous laquelle il ne s'amasse jamais de graisse. Les cartilages du nez sont au nombre de cinq, dont un impair : c'est celui de la cloison ; et quatre pairs, appelés cartilages latéraux, distingués en cartilages latéraux proprement dit, et en cartilages des ailes du nez. Le nez peut être considéré comme une espèce de chapiteau, au-dessous duquel viennent se précipiter les corpuscules odorans : il met les fosses nasales à l'abri des corps étrangers voltigeans dans l'atmosphère, et de l'impression trop vive de certaines odeurs.

DES FOSSES NASALES.

Situation et rapports. Au nombre de deux , divisées en droite
et en gauche par le cartilage de la cloison , la lame perpendiculaire de l'ethmoïde et le vomer ; placées à la partie moyenne et
postérieure de la face , au-dessous de la partie antérieure de la
base du crâne , au dessus de la paroi supérieure de la bouche,
derrière le nez , devant le pharynx. *Figure.* Quadrilatères. *ivi-
sion.* On considère , dans chacune des fosses nasales , une paroi
supérieure , formée par l'ethmoïde ; une paroi inférieure , par
l'os maxillaire et le palatin ; une paroi postérieure , qui répond
aux arrières - narines; une paroi antérieure, cachée par le nez ;
une paroi interne , bornée par la cloison ; une paroi externe,
sur laquelle se voient les objets suivans : en haut et en arrière,
le cornet supérieur ; au-dessous, le méat , du même nom , dans
lequel viennent s'ouvrir les cellules ethmoïdales postérieures, et
l'orifice interne du trou sphéno - palatin. Plus bas, le cornet
moyen ; au dessous, le méat du même nom , qui présente dans
le milieu l'orifice du sinus maxillaire; plus bas, le cornet inférieur ; au-dessous, le méat du même nom , à la partie antérieure
duquel se voit l'orifice inférieur du canal nasal , qui commence
au-dessous du sac lacrymal , et se termine , après cinq à six lignes
de trajet , dans les fosses nasales. Par sa situation , et sur-tout par
ses usages , le canal nasal appartient également à la description
des voies lacrymales , et à celle des fosses nasales.

Structure et usages. Les os maxillaires, palatins, unguins, propres du nez , cornets inférieurs , l'ethmoïde , le sphénoïde , le vomer , le cartilage de la cloison et les cartilages latéraux, forment
la partie solide des fosses nasales , qu'une membrane épaisse ,
onctueuse, appelée pituitaire, de l'espèce des muqueuses , tapisse
dans toute leur étendue. Elle sécrète une humeur abondante , appelée morve ou mucus des narines. Le nez et ses dépendances
remplissent plusieurs fonctions. Comme partie de l'appareil respiratoire , le nez n'est qu'une portion du conduit qui donne passage
à l'air pour se rendre du larynx dans les poumons pendant l'inspiration , et de ceux-ci au dehors pendant l'expiration. Comme

organe de l'odorat, le nez reçoit l'impression des odeurs, les fixe sur la membrane pituitaire qui, au moyen de ses nerfs, les transmet au cerveau. En rendant le nez dépositaire de cette double faculté, la nature a donné une nouvelle preuve de sa prévoyance et de sa sagesse infinie. En effet, sans air il ne peut y avoir de respiration ; c'est dans l'air que se répand l'arome des corps odoriférans ; il est le véhicule dans lequel cet arome se développe avec la plus grande facilité : quoi de plus simple alors et de plus ingénieux que de placer l'organe de l'odorat à l'entrée du conduit aérien ! Sous ce rapport, le nez est une sentinelle toujours active, qui avertit les animaux qui respirent, de l'état favorable ou délétère de l'air environnant. Sous un autre point de vue, l'odorat est pour l'homme une source de sensations agréables et délicieuses.

L'ordre physiologique voudrait que l'exposition du toucher et celle de la peau, sur laquelle il s'exerce, se trouvassent ici ; mais l'étude de l'anatomie y met obstacle, et cet objet est renvoyé à la fin de la splanchnologie.

DES ORGANES GÉNITAUX DE L'HOMME ET DE LA FEMME.

Considérations générales.

Les organes génitaux ou de la génération appartiennent à la vie de l'espèce et à sa conservation. La nature, en ne donnant à ces parties qu'une action de courte durée, leur a imprimé, pendant qu'elles en jouissent, une activité extraordinaire. Avant l'âge de puberté, les individus des deux sexes n'ont que des volontés irrésolues : ce sont toujours des enfans, pour l'énergie des forces physiques comme pour le développement des fonctions intellectuelles ; et sous ce rapport, de l'enfant de trois à quatre ou cinq ans à celui de dix à douze, la différence est peu de chose. Mais

26*

lorsque les organes de la génération se sont définitivement prononcés, lorsque l'homme ou la femme ne peuvent plus se dissimuler leurs usages, alors une énergie singulière se manifeste dans
tous leurs mouvemens, un accroissement considérable se remarque dans toutes leurs parties; enfin, une intelligence plus forte
et plus étendue ne leur laisse plus de doute sur le rang qu'ils doivent tenir parmi leurs semblables. De tous les organes de l'économie animale, ce sont ceux qui portent une influence plus marquée sur certains actes de la vie, et cependant l'homme et la
femme peuvent en être privés sans qu'il en résulte pour eux des
accidens très-fâcheux. On remarque, au contraire, que, dans certaines circonstances, leur action trop répétée est souvent la source
de maladies graves. La phthisie, dans quelques cas, ne reconnaît
pas d'autre cause; la perte de la mémoire, la maigreur, la con-
somption dorsale, sont les effets très-ordinaires de la perte excessive du fluide séminal, ce qui semblerait indiquer, dans ces
diverses circonstances, la soustraction de ces organes, comme
moyen de guérison.

Ces organes présentent dans les deux sexes des différences, non-
seulement d'action, mais aussi de structure, qui mettent dans
l'obligation de les examiner séparément. Ainsi, en commençant
par l'homme, nous avons à considérer dans ces organes, ceux qui
préparent le fluide séminal et ceux qui le conservent, en lui
donnant peut-être de nouvelles propriétés; ceux enfin qui le
portent au-dehors. D'après cet ordre, les organes de la génération
de l'homme se composent des testicules et de leurs enveloppes,
des canaux déférens, des vésicules séminales, des canaux éjaculateurs, de la verge, et du canal de l'urètre.

Les organes de la génération de la femme se rapportent à la
génération, à la conception et à la grossesse, qui en est la conséquence. Ils sont naturellement divisés en deux classes: dans la
première se trouvent les organes externes ou préparateurs; la
seconde renferme les organes internes ou ceux dans lesquels se
consomme l'acte même de la génération. Les premiers se composent du mont de Vénus, du *pudendum* ou vulve, des grandes
lèvres, du vestibule, du clitoris, des petites lèvres ou nymphes,

du méat urinaire, de l'orifice externe du vagin, de l'hymen, des
caroncules myrtiformes, de la fosse naviculaire, et de la fourchette
ou commissure postérieure; on y ajoute le périné. Le vagin, la
matrice et ses dépendances forment les seconds.

DES PARTIES GÉNITALES DE L'HOMME.

Administration anatomique.

Des testicules. Quand on n'a pas préparé les muscles du périné
et de la génération lors de la dissection de la myologie, ce sont les
parties dont il faut premièrement s'occuper dans l'étude des organes de la génération : on passe ensuite aux testicules. Ces corps
glanduleux sont renfermés dans une espèce de poche commune,
formée par la peau, qu'on appelle scrotum ou les bourses. Cette
dernière dénomination est une expression générale : la première,
au contraire, ne s'étend que de la peau qui forme l'enveloppe
extérieure ou commune des testicules ; elle ne demande point de
préparation : on examinera seulement sa grande laxité, son extérieur rugueux et couvert de poils après l'âge de puberté. Immédiatement au-dessous se trouve ce que les anatomistes appellent le
dartos. Pour le découvrir, tirez en sens contraire la peau des
bourses, divisez-là dans une grande étendue, vous verrez sa face
interne tapissée par une expansion celluleuse rougeâtre, qui peut
en être facilement enlevée; c'est le dartos. Mais si on veut y faire
un peu d'attention, on voit que chaque testicule est renfermé dans
une poche particulière, indépendante de l'enveloppe commune,
laquelle se compose du dartos extérieurement, et de la tunique
vaginale intérieurement; le tout est suspendu à un cordon qui se
perd dans le ventre, en traversant l'anneau inguinal. Sur le côté
externe de ce cordon s'épanouit un prolongement musculaire, qui
semble se détacher des muscles obliques, et qui n'a que trois ou
quatre travers de doigts d'étendue; c'est le crémaster : on le re-
connaîtra à son aspect rougeâtre. On fend ensuite la tunique
vaginale du testicule, et on voit ce dernier flottant dans l'intérieur. Observez la différence des deux portions de cette tunique;
elle enveloppe également le testicule et le cordon, mais sans offrir

de communication. On peut s'en assurer en glissant le manche du scalpel, soit de bas en haut, soit de haut en bas; on est également arrêté par une espèce de cul-de-sac, suite de la manière dont la tunique vaginale s'applique sur ces parties. En effet, cette tunique se replie sur elle-même, pour se porter en sens contraire, et sur le cordon, et sur le testicule, de manière à présenter deux petits sacs sans ouverture. C'est ainsi, d'ailleurs, que se comportent le péritoine, la plèvre, et, en général, toutes les membranes séreuses et synoviales.

Le testicule demande seulement qu'on le fende dans sa longueur, pour voir la couleur, la forme et la disposition de ses canaux sémifères. Pour les rendre plus apparens, on peut user de deux procédés; le premier consiste à pousser de l'eau dans les testicules, à travers une plaie faite à la tunique albuginée, ou en les mettant macérer pendant quelque tems dans le même liquide. On parvient au même but en injectant du mercure par le canal déférent, à une certaine distance du testicule, que l'on suspend pour favoriser le passage du mercure à travers les canaux sémifères. Examinez la partie de cet organe, qui, supérieurement, répond à un corps allongé, rougeâtre, comme sur-ajouté au testicule, qu'on appelle l'épidydime; vous verrez que, dans cet endroit, l'enveloppe spéciale du testicule est plus dure, et comme tendineuse; là se trouve ce qu'on appelle le corps d'hygmore, qui communique avec l'épidydime, lequel se continue avec le cordon des vaisseaux spermatiques; suivez ce cordon jusque dans l'intérieur du ventre. Arrivé derrière l'anneau, il se divise; l'artère, la veine et le nerf dont il se compose, continuent de se porter au-delà du bassin, pour se rendre chacun aux troncs auxquels ils appartiennent. Une autre portion plonge dans le bassin, c'est le canal déférent; il se porte derrière la vessie, et va se terminer à la partie antérieure d'un corps allongé, bosselé, assez volumineux, appelé vésicule séminale. Quand on a bien vu la marche du canal déférent, il faut se disposer, pour étudier les vésicules séminales et ce qui reste des organes de la génération, à exécuter la coupe qui a été indiquée pour la préparation de la vessie. (*Voyez* p. 334.)

En détachant la pièce de l'intestin rectum, il faut prendre garde d'intéresser ces vésicules ; il vaudrait peut-être mieux enlever la totalité de l'intestin rectum, dont vous vous débarrasserez facilement, quand vous aurez détaché la pièce : alors, soufflez la vessie ; sans cette précaution, vous auriez beaucoup de difficultés à découvrir les vésicules et la portion du canal déférent, qui s'y rend. Dans cette dissection, prenez garde de percer la vessie ; son tissu est mince, et cet inconvénient est désagréable, parce que les urines qui s'y trouvent contenues s'échappent aussitôt, salissent la pièce, et son affaisement nuit à la préparation des objets que l'on veut étudier. Il faut ensuite passer à la préparation du canal de l'urètre, des canaux éjaculateurs, et terminer par la verge.

Malgré cette distribution, qui est très-méthodique, je conseille de commencer par la verge, et de laisser pour derniers objets l'urètre et les canaux éjaculateurs. De cette manière, rien n'est inutilement coupé, et la préparation d'une partie ne nuit pas à celle de l'autre. D'ailleurs, pour préparer le canal de l'urètre, on est obligé de sacrifier les bourses, qu'il est bon de conserver pour l'étude de la verge.

Celle-ci ne demande aucune préparation. Il suffit d'examiner la grande laxité de la peau qui la recouvre, la manière dont elle se réfléchit sur le gland, pour former le prépuce et son frein. Le gland lui-même, par sa conformation extérieure, par la peau douce, en apparence, qui l'enveloppe, mais réellement couverte d'une infinité de petits corps papillaires, mérite quelque attention. On doit encore mettre à découvert le ligament suspenseur de la verge, qui, d'une part, s'insère sur sa partie supérieure et postérieure, et de l'autre, va se perdre sur le corps des pubis. Mais pour la structure interne de la verge, ce n'est qu'après l'étude du canal de l'urètre qu'on doit chercher à l'examiner.

Enfin, on passe au canal de l'urètre, que l'on fend dans toute sa longueur d'avant en arrière. Examinez à mesure la fosse naviculaire située sous le gland, les brides qui quelquefois se trouvent dans la continuité du canal, effet d'affections pathologiques : le canal lui-même présente une différence de structure, qui a permis de le diviser en trois portions : la première, dont l'étendue est considérable, porte le nom de portion spongieuse ; la seconde

plus mince, se trouve sous la peau du périné : elle a peu de lon--
gueur, et a reçu le nom de portion membraneuse; la troisième,
qui se termine à la vessie, de trois travers de doigt d'étendue, n'a
point reçu de nom particulier. Cette dernière est embrassée par
la prostate, espèce de glande qui entoure le commencement du
canal de l'urètre. Pour bien voir ces derniers objets, et les préparer
à son aise, il faut fendre la symphyse du pubis dans toute son
étendue, et s'en débarrasser même complètement : enfin, il ne
faut pas oublier que les canaux éjaculateurs s'ouvrent sur les côtés
de l'urètre, à quelques lignes de sa naissance, et que, pour les
voir, il faut fendre ce dernier dans sa partie supérieur, et les chercher sur les parties latérales d'un corps allongé, placé longitudinalement dans le canal, appelé *verumontanum* (crête urétrale.)
Tâchez d'introduire l'extrémité d'un très-mince stylet, ou même
une soie de cochon, dans leur orifice; en suivant ainsi leur trajet,
d'un pouce d'étendue, vous arrivez aux vésicules. C'est le seul
moyen d'apprécier leurs directions, et la manière dont ils communiquent avec les vésicules. On peut encore injecter du mercure,
ou de la cire fondue, par le canal déférent; l'injection se précipite
dans les vésicules, et de là, en les pressant, dans les canaux
éjaculateurs; ce qui confirme que le canal déférent, qui s'ouvre
dans la vésicule, n'a point de communication directe avec les
canaux éjaculateurs.

La verge est composée, à l'intérieur, de deux larges canaux,
appelés corps caverneux, remplis d'un tissu cellulaire dense et
serré, et partagés par une cloison membraneuse. Il faut fendre ces
canaux dans toute leur longueur, pour voir leur intérieur, abreuvé
d'un sang noir et épais, mais dont on les débarrasse facilement,
en les plongeant souvent dans l'eau; après cette opération souvent
répétée, ils restent blanchâtres.

DESCRIPTION.

DES ORGANES GÉNITAUX DE L'HOMME.

Ces organes sont : les testicules, le canal déférent, les vésicules
et les canaux éjaculateurs. Les dépendances des testicules sont :

le scrotum, qui leur sert de tunique commune, le dartos, le crémaster et la tunique vaginale, qui sont ses tuniques propres. L'albuginée appartient au testicule même, et est indépendante des autres.

Du scrotum. *Situation et rapports.* Prolongement de la peau de la partie interne des cuisses; espèce de sac, de bourse, placé et suspendu au-dessous du périné et de la verge. *Division.* En face externe, rugeuse, parsemée de poils après l'âge de puberté, et parcourue dans son milieu par un repli (raphé), qui se continue avec la verge, d'une part, et avec le périné de l'autre : sa face interne est unie aux dartos.

Structure et usages. Enveloppe commune des testicules, le scrotum ne diffère de la peau, dont il est un prolongement, que par sa grande laxité.

Des dartos. *Situation et rapports.* Au-dessous du scrotum; d'une part, ils sont lâchement unis à cette première enveloppe; de l'autre, ils répondent à la tunique vaginale; de plus, ils sont adossés l'un à l'autre, de manière à former une cloison qui sépare les testicules.

Structure et usages. On n'est pas d'accord sur la structure des dartos. Les uns pensent que ce sont de véritables muscles; les autres soutiennent, au contraire, qu'ils ne sont formés que par un tissu cellulaire très - serré. Quoi qu'il en soit, ils paraissent avoir pour usages de comprimer les testicules, auxquels ils communiquent de légères secousses, qui facilitent l'expulsion du fluide séminal.

Des crémasters. *Situation et rapports.* Sur le cordon des vaisseaux spermatiques; ils s'étendent des muscles petit oblique et transverse, au côté externe de la tunique vaginale. D'une part, ils sont recouverts par la peau et les dartos; et de l'autre, ils répondent à la tunique vaginale.

Structure et usages. Plusieurs anatomistes n'admettent point de différence entre le crémaster et la tunique rouge ou érytroïde. C'est un véritable muscle cependant, dont les fibres sont très-pâles, et qui a pour usage de suspendre le testicule, de le secouer légèrement, et de concourir à l'expulsion du fluide séminal.

De la tunique vaginale. *Situation et rapports.* Dernière enveloppe propre du testicule. Elle répond, d'une part, au dartos et à une portion du crémaster ; de l'autre, elle est contiguë au testicule, et continuellement humectée d'une rosée limphatique, qui empêche leur adhérence réciproque ; lorsque ce liquide s'accumule dans la poche-formée par la tunique vaginale, et que son absorption n'est point en rapport avec sa sécrétion, elle forme alors ce qu'on appelle une hydrocèle.

Structure et usages. La tunique vaginale ne diffère point du péritoine, dont elle est un prolongement. Elle renferme le testicule ; ses usages particuliers sont, de fournir une humeur séreuse, abondante, propre à entretenir la souplesse du testicule, d'empêcher son adhérence avec les parties voisines, et de favoriser ses importantes fonctions.

Des testicules. *Situation et rapports.* Au nombre de deux, renfermés chacun dans une poche particulière, formée par la tunique vaginale ; ovalaires, allongés d'avant en arrière, et surmontés, dans leur partie supérieure, par l'épidydime et le corps d'hygmore placés au-dessous, qui les parcourent dans toute leur étendue. L'extrémité antérieure de l'épidydime, appelée la tête, communique avec le corps d'hygmore, par dix ou douze petits canaux ; son extrémité postérieure, nommée la queue, donne naissance au canal déférent.

Structure et usages. Une tunique extérieure, blanche, lisse (albuginée), renferme la propre substance des testicules formés de canaux multipliés, très-fins (canaux sémifères), qui s'ouvrent, en dernier résultat, dans le corps d'hygmore. Les testicules sont les organes sécréteurs du sperme ou fluide séminal.

Du canal déférent. *Situation et rapports.* Des testicules, aux vésicules séminales, en passant par l'anneau inguinal. Hors du ventre, il est renfermé, avec les vaisseaux spermatiques, dans une gaine commune, prolongement du péritoine ; dans le bassin, il se porte sur les parties latérales de la vessie, gagne son *bas-fond* et va s'ouvrir dans les vésicules séminales. *Figure.* Allongé, cylindrique.

Structure et usages. Une tunique extérieure, ferme, blanche,

DE L'ANATOMISTE. 411

que tapisse à l'intérieur une membrane muqueuse très-fine, compose le canal déférent, dont les usages sont de trasmettre dans les vésicules le fluide séminal, à mesure que les testicules le sécrètent.

Des vésicules séminales. *Situation et rapports.* A la partie inférieure de la vessie, entre cet organe et l'intestin rectum. En arrière, elles sont très-éloignées l'une de l'autre; mais elles se rapprochent en devant, au point de ne laisser que l'intervalle nécessaire pour loger les canaux déférens, avec lesquels elles communiquent par leur extrémité antérieure. *Figure.* Allongées, tortueuses et bosselées.

Structure et usages. La structure semblable à celle des canaux déférens. Les usages seuls diffèrent, les vésicules étant destinées à servir de réservoir au sperme, hors le tems du coït, et à le laisser échapper pendant l'acte vénérien.

De la verge et de ses accessoires. *Situation et rapports.* Au-dessous du pénis et de la symphyse du pubis, au-dessous des bourses. *Figure.* Allongée. *Division.* En face supérieure, qu'on appelle le dos; en face inférieure, sur laquelle règne le canal de l'urètre. En extrémité postérieure, qui porte le nom de racine de la verge, adhérente au pubis, et soutenue par un ligament suspenseur; en extrémité antérieure, terminée par le gland. Ce corps est comme sur-ajouté au reste de la verge. Il est percé à son extrémité libre par une ouverture, qui est la terminaison du canal de l'urètre, et ordinairement recouvert par un repli de la peau, qu'on appelle prépuce.

Structure et usages. Deux canaux membraneux, remplis d'un tissu spongieux très-dense et très-serré, forment la partie principale de la verge : ils portent le nom de corps caverneux. Une cloison les sépare, une peau lâche les recouvre. Telle est la structure de la verge, dont les usages sont de porter le fluide séminal dans les organes de la génération de la femme.

Les parties accessoires de la verge sont la prostate, les canaux éjaculateurs et le canal de l'urètre.

—La *prostate* est un corps glanduleux qui entoure le commencement de l'urètre. Elle répond, d'une part, à la partie inférieure de la symphyse du pubis, et de l'autre, à l'intestin rectum. Sa consistance est ferme, et sa couleur grisâtre. Son organisation et ses usages sont peu connus. Les canaux éjaculateurs la traversent de derrière en devant, et de dehors en dedans.

Les *canaux éjaculateurs* peuvent être considérés comme la suite des vésicules séminales et des canaux déférens. Leur longueur est d'une à deux lignes, et ils viennent s'ouvrir dans l'urètre, en passant à travers la prostate, sur les parties latérales et antérieures du *verumontanum* (crête urétrale). Leurs usages sont de transmettre le fluide séminal des vésicules dans l'urètre lors du coït.

L'*urètre* est un canal qui s'étend de la vessie à l'extrémité de la verge. Sa longueur est de dix à douze pouces. Il naît de la vessie à l'endroit de son col, passe à travers la prostate, s'applique sur la symphyse du pubis et dans le reste de son étendue, se place dans la gouttière que présentent les corps caverneux à leur partie inférieure. On divise l'urètre en trois portions : la première, d'un pouce et demi d'étendue, n'a point reçu de nom particulier; elle est très-mince, mais soutenue par la prostate; la seconde, longue d'un pouce, porte le nom de portion membraneuse; elle est à nu sous la peau et faible en cet endroit; la troisième occupe le reste de la verge, et s'appelle portion spongieuse. C'est à l'origine, à-peu-près, de cette dernière portion, que se voit le bulbe de l'urètre.

L'extrémité antérieure du canal de l'urètre traverse le gland et présente dans cet endroit, et à sa partie inférieure, un petit enfoncement appelé fosse naviculaire; son ouverture extérieure porte le nom de méat urinaire.

Une membrane muqueuse tapisse l'intérieur de ce canal, qui présente à son origine une espèce de crête appelée *verumontanum* (crête urétrale), sur les parties latérales de laquelle se voit l'orifice des canaux éjaculateurs. Le canal de l'urètre remplit la double fonction de transmettre au dehors les urines et le fluide séminal.

DES ORGANES GÉNITAUX DE LA FEMME.

On les divise en externes et en internes; mais cette distinction, qui en facilite l'étude, est très-arbitraire et purement conventionnelle.

Administration anatomique.

Parmi les organes de la génération de la femme, ce qu'on appelle parties externes ne demande aucune préparation. Quelques légères précautions, la situation *du sujet*, un peu d'attention, suffisent pour en prendre une très-bonne idée. Le sujet placé comme pour préparer les muscles du périné, écartez les glandes lèvres, après en avoir examiné les rapports : dans l'intervalle qu'on nomme la vulve ou *pudendum*, vous voyez alors, de devant en arrière, le clitoris, légèrement recouvert par la réunion des petites lèvres; au-dessous et à un pouce de distance, une petite ouverture, c'est le méat urinaire. Distinguez bien ces deux parties; étudiez leur situation respective. Souvent en cherchant à sonder les femmes, on prend l'une pour l'autre; plusieurs inconvéniens résultent de cette méprise. Au-dessous du méat urinaire, se voit l'ouverture extérieure du vagin, fermée en partie, chez les jeunes filles, par une petite membrane en forme de croissant, appelée l'hymen. Cette partie n'est point un être chimérique; les personnes qui fréquentent les amphithéâtres ou les hôpitaux d'enfans, ont souvent lieu de se convaincre de sa présence. Plusieurs élèves ont vu, à mon amphithéâtre, une femme très-avancée en âge, chez laquelle l'hymen existait encore. Cette connaissance doit mettre en garde contre les efforts inconsidérés que l'on fait pour toucher certaines femmes.

Au-dessous de l'hymen se voit la commissure postérieure. Lorsqu'à la suite du coït, de l'accouchement, ou d'attouchemens inconsidérés, l'hymen a été détruit, il est remplacé par des tubercules qu'il ne faut pas prendre pour des produits de maladie vénérienne.

Les parties internes de la génération demandent un peu plus de

soin, et voici la manière de les préparer : faites une coupe comme
si vous vouliez étudier la vessie (*voyez* page 334), laissez en place
cette dernière partie, ainsi que l'intestin rectum, qu'il faut lier à
quatre travers de doigt de l'anus, et couper ensuite au-dessus de
la ligature : emportez le tout avec précaution ; lavez la pièce : vous
pouvez alors examiner les rapports de la matrice avec la vessie et
l'intestin rectum ; observez ses ligamens qui naissent de ses parties
latérales. Ils sont distingués en ligamens larges, qui ne s'étendent
pas au-delà du bassin, et en ligamens ronds, qui passent à travers
l'anneau inguinal, et viennent se perdre sur les parties internes des
cuisses. Il est difficile de conserver ces derniers dans leur entier,
c'est pourquoi il ne serait pas mal de les étudier en place avant
de scier les pubis. Des dépendances de la matrice, c'est d'ailleurs
la partie la moins importante.

Lorsque la pièce sur laquelle on veut étudier la matrice est
complètement enlevée, il faut se débarrasser du tissu cellulaire et
de quelques autres objets inutiles et même embarrassans, accu-
mulés dans sa partie inférieure ; ensuite on divise la symphyse du
pubis, et on parvient à la vessie, qu'il faut également fendre dans
toute sa longueur ; on peut alors se convaincre combien cette
partie et l'utérus sont intimement unis, sur-tout dans les environs
du col de la vessie et du vagin.

Portez enfin le scalpel ou des ciseaux dans le vagin, et fendez-
le dans sa paroi antérieure et dans la même direction que la vessie :
écartez les parties divisées, et vous parvenez bientôt au col de la
matrice, auquel il ne faut toucher qu'après avoir étudié le vagin.
On peut alors, si on le désire, se débarrasser des pubis, et ne
garder même que la matrice et ses dépendances ; mais il vaut mieux
conserver le tout jusqu'après l'étude définitive de l'utérus, qu'il
faut également fendre sur sa longueur, mais seulement dans sa
paroi antérieure ; cela s'exécute également avec le scalpel ou les
ciseaux, portés longitudinalement dans la partie moyenne et de
bas en haut. Alors, rien ne s'oppose plus à l'étude de cet organe ;
ses ligamens larges, ce qui reste de ses ligamens ronds, sont
étendus sur la table et disposés convenablement. Les derniers ne
présentent rien de particulier, qu'on ne puisse apercevoir au

remier coup d'œil; les premiers, au contraire, exigent qu'on examine la longueur différente de la trompe de Falloppe et du ligament qui soutient l'ovaire, ainsi que la manière dont ils se réunissent à leur extrémité respective. La trompe elle-même est un véritable conduit, mais dont l'ouverture est si petite, sur-tout du côté de la matrice, qu'on peut à peine y introduire le plus petit stylet. Pour le faire avec plus de succès, tirez-là en sens contraire; coupez-la perpendiculairement, seulement à moitié et à-peu-près dans son milieu, on aperçoit alors son canal, dans lequel on peut introduire un petit stylet, mieux encore une soie de cochon, et plus large dans le milieu qu'aux deux extrémités. L'ovaire ne demande point de préparations, car tout ce que l'on croit apercevoir dans son intérieur, est le plus souvent illusoire.

DESCRIPTION.

DES PARTIES DE LA GÉNÉRATION DE LA FEMME.

En procédant de haut en bas, et de devant en arrière, on trouve :

1°. Le pénil ou mont de Vénus, élévation plus ou moins considérable, suite de la disposition des os pubis et du tissu cellulaire lâche et abondant, qui se trouve en cet endroit; il se couvre de poils après l'âge de puberté.

2°. Au-dessous du pénil se voient les deux grandes lèvres réunies en avant et en arrière. On appelle commissures, le point de leur réunion; l'intervalle porte le nom de vulve ou de pudendum; on y voit, de devant en arrière, le vestibule, situé entre la commissure antérieure et le clitoris; ce corps, plus ou moins saillant, ordinairement caché par une espèce de chapiteau formé par les petites lèvres; les petites lèvres ou nymphes, qui, réunies sur le clitoris, s'écartent à mesure qu'elles se portent en arrière, pour se terminer sur les parties latérales de l'entrée du vagin. Entre les petites lèvres, et au-dessous du clitoris, se voit le méat urinaire, orifice externe du canal de l'urètre, d'un pouce de longueur; au-delà, l'orifice externe du vagin, fermé en partie par l'hymen, chez les personnes qui n'ont point usé du coït, ou souffert quelques violences dans cette partie; en arrière, la vulve se termine par la commissure postérieure, en dedans de laquelle se voit la fosse naviculaire. L'espace compris entre la commissure postérieure et l'anus, porte le nom de périné.

Beaucoup de tissu cellulaire, des glandes nombreuses, une membrane muqueuse, composent, en grande partie, les objets que nous venons de décrire. Ils sont, comme nous l'avons dit, les organes préparatoires de la génération, dont l'accomplissement sa fait dans la matrice.

3°. Du vagin. *Situation et rapports*. Ce canal, vulvo-utérin, de quatre à cinq pouces de longueur, s'étend de la vulve à la matrice, sur le col de laquelle il se réfléchit. *Figure*. Allongé, aplati de devant en arrière. *Division*. En devant, il répond à la vessie, avec laquelle il contracte de fortes unions dans une grande partie de son étendue. En arrière, il offre les mêmes rapports avec l'intestin rectum; il se termine, inférieurement, par une ouverture appelée orifice externe, dont l'entrée est ordinairement plus étroite que le reste du canal; en arrière, il se confond avec le col de la matrice : l'intérieur, continuellement humecté par un mucus abondant, offre plusieurs rides ou replis, dont le développement, dans le moment de l'accouchement, favorise singulièrement cette pénible fonction.

Le vagin se compose d'une enveloppe externe, prolongement du péritoine, d'une membrane interne, muqueuse, continuation de celle qui tapisse les parties externes de la génération; d'une grande quantité de glandes, et d'un tissu particulier, regardé comme musculaire par plusieurs anatomistes. Quelle que soit la vérité de cette assertion, tous admettent deux muscles particuliers, placés à l'entrée du vagin, qui s'appellent constricteurs.

4°. De la matrice (*uterus*). *Situation et rapports*. Dans le petit bassin, entre l'intestin rectum et la vessie. *Figure*. Pyriforme, allongée de haut en bas, aplatie de devant en arrière. *Division*. En corps et en col. Le corps en occupe les deux tiers supérieurs; il est presqu'entièrement recouvert par le péritoine. L'intérieur,

qui peut à peine admettre une fève de haricot, présente trois
ouvertures : deux supérieures qui communiquent avec les trompes , et une inférieure qui répond au col , et qui en est l'orifice
interne. Le col est placé au-dessous du corps; sa longueur est
d'un pouce : il présente une ouverture supérieure, qui s'ouvre
dans la matrice; une inférieure , qui répond dans le vagin : la
première porte le nom d'orifice interne ou utérin; la seconde ,
celui d'orifice externe ou vaginal. La disposition du col , dans cet
endroit , lui a fait donner le nom de museau de tanche.

L'organisation de la matrice ressemble beaucoup à celle du
vagin. On y trouve , en effet, une membrane externe, prolongement du péritoine; une interne , muqueuse , et un tissu
particulier , regardé également comme musculaire. L'intérieur
de la matrice offre en outre les orifices de vaisseaux appelés
sinus utérins , dont le développement est très-considérable à la fin
de la grossesse. La matrice est l'organe principal de la reproduction.

Ses dépendances sont les ligamens ronds, et les ligamens
larges.

Les *ligamens ronds* naissent des parties latérales et supérieures
du corps de la matrice , devant et un peu au-dessous des trompes
de Fallope , se portent vers l'anneau inguinal , qu'ils traversent
pour aller se perdre dans les environs des grandes lèvres. Le tissu
de ces ligamens est membraneux; mais tout ce que les auteurs
ont avancé sur leurs usages paraît peu fondé.

Les ligamens larges sont formés de la trompe de Fallope (utérine) en devant, de l'ovaire et de son ligament en arrière. Les
trompes de Fallope sont deux conduits qui , de la matrice, se
portent sur les parties latérales du bassin. Elles se terminent , dans
cet endroit , par une portion frangée, espèce d'entonnoir qui se
replie sur l'ovaire; d'une part , elles communiquent dans la matrice par une ouverture très-étroite, et de l'autre , dans la cavité
abdominale ; ce qui explique la possibilité des grossesses extra-
utérines abdominales. Leur tissu est formé par une membrane extérieure , prolongement du péritoine; d'une tunique intérieure,
muqueuse , continuation de celle qui tapisse l'intérieur de l'utérus.

27.

Quoique très-étroite ordinairement, la trompe peut, dans certains cas, prendre un accroissement considérable, comme le prouvent les grossesses extra-utérines tubaires. Ces conduits paraissent destinés à porter à l'ovaire les fluides générateurs, et à rapporter dans la matrice le produit de la fécondation.

L'ovaire et son ligament sont placés derrière et un peu au-dessous de la trompe utérine. Le ligament n'a rien de remarquable; le corps qui le termine, de forme ovoïde, blanchâtre, adhère aux franges du pavillon de la trompe. Une membrane extérieure, prolongement du péritoine, enveloppe l'ovaire, dont la substance intérieure est peu connue : on y trouve plusieurs vésicules remplies d'eau, que des physiologistes ont prises pour des œufs. Les véritables usages des ovaires sont inconnus; dans le système des ovaristes, ces parties jouent un grand rôle, sans qu'on puisse affirmer qu'elles remplissent précisément les fonctions qu'on leur a attribuées.

DE LA PEAU.

Les tégumens communs ne se composent pas seulement de la peau; les ongles, les poils en font également partie; la graisse et le tissu cellulaire sont partout contigus à leur surface interne; c'est pourquoi on les trouvera exposés ici, non seulement comme enveloppe générale de l'économie, mais encore comme organe du toucher.

Administration anatomique.

De la peau. La préparation de la peau ne peut être faite que d'une manière incomplète par les élèves; les instrumens et les agens nécessaires pour cette préparation leur manquent : malgré ces inconvéniens, ils peuvent, par des moyens simples et ordinaires, en prendre une connaissance suffisante. En effet, sans les secours des agens physiques ou chimiques, la couleur, l'épaisseur et la densité de cette enveloppe commune leur sont facilement dévoilées. Son élasticité, qui forme une de ses plus étonnantes propriétés, n'a pas besoin du secours du scalpel pour être appréciée. L'observation de certains phénomènes de la vie suffit pour s'en convaincre; il en est de même de sa grande sensibilité. Rien ne doit plus étonner à cet égard, quand on se rappelle que la peau est l'organe du toucher par excellence; que ce sens, répandu généralement sur toute sa surface extérieure, est porté au dernier degré de perfection à l'extrémité des doigts de la main. Mais ces connaissances générales ne suffisent pas sans doute : il est utile, il est indispensable même, de savoir quelle est l'intime composition de la peau. C'est à l'aide de la macération que l'on parvient à acquérir cette connaissance, au moins superficielle ; ce moyen peut être facilement mis en usage. En effet, en plongeant un morceau, plus ou moins grand, de peau dans de l'eau bouillante, on voit bientôt l'épiderme s'enlever par écailles et la graisse se fondre. Ce procédé suffit pour démontrer d'abord que l'épiderme ne doit être considéré que comme une *sur peau*, dont les fonctions et l'organisation diffèrent du reste des tégumens communs; que la graisse n'en fait point partie intégrante, mais qu'on la considère plutôt comme une espèce de coussin interposé entre la peau et les parties, quelquefois très-dures, sur lesquelles elle est développée.

Après avoir ainsi détaché l'épiderme, il reste cette portion des tégumens qu'on appelle *chorion*, et dans laquelle se trouve le corps *réticulaire*, qui ne paraît être autre chose qu'un lascis de vaisseaux, dont le nombre et la direction sont également hors des recherches de l'anatomiste. On aperçoit également à la surface externe du chorion, des petites éminences, appelées *papilles*. Le plus grand nombre des anatomistes s'accorde à regarder ces petits corps saillans comme la terminaison des nerfs. Cette opinion paraît fondée, quoiqu'il soit impossible de suivre la dissection des nerfs jusque dans le chorion, et sur-tout à travers son tissu. Mais la vive sensibilité de cette partie, la douleur extrême qu'on y éprouve lorsqu'elle a été mise à nù par une cause extérieure quelconque, telle qu'une brûlure, un vésicatoire, etc., laissent peu de doute sur cette vérité.

Les poils et les ongles font aussi partie de la peau ; les premiers sont répandus avec une espèce de profusion sur toute la surface extérieure de l'économie animale : très-abondans dans certains endroits, ils sont à peine visibles sur tout le reste du corps; mais ils n'en existent pas moins ; leur petitesse extrême empêche seule qu'on les aperçoive au premier coup-d'œil. Dans l'expérience de la macération ou de l'ébullition de la peau, ils ne quittent point le chorion, malgré le détachement de l'épiderme, ce qui prouve qu'ils ne font que traverser cette première enveloppe, et que leur véritable implantation se fait dans le chorion : on peut même, après une longue macération de la peau et beaucoup d'attention, les suivre dans le chorion et arriver jusqu'à leur bulbe ou racine. Il faut suivre le même procédé pour voir de quelle manière les ongles s'implantent sur l'extrémité des doigts. En plongeant ces derniers dans l'eau bouillante, ou même en les exposant, avec précaution, sur des charbons enflammés, on voit qu'ils sont composés d'écailles, surposées les unes sur les autres, ce qui porte à croire que les ongles ne sont autre chose qu'une portion de l'épiderme épaissi ; ce qui le prouve, c'est leur insensibilité et la facilité avec laquelle ils se renouvellent. Sans doute, malgré cette espèce d'analogie entre les ongles et l'épiderme, ces deux parties de l'enveloppe générale du corps ne sont pas absolument les mêmes ; et on doit, peut-être, en attribuer la différence à la forme et à l'organisation des parties subjacentes avec lesquelles l'épiderme et les ongles sont en rapport.

DESCRIPTION.

DE LA PEAU.

Situation et rapports. La peau, enveloppe générale du corps, en occupe toute la surface extérieure. En dehors, elle est en rapport avec l'air ambiant : en dedans, elle répond à diverses parties plus ou moins solides, telles que des muscles, des tendons, des aponévroses, des os, des vaisseaux de toute espèce, etc.

Une couche de tissu cellulaire graisseux, dont la densité et l'épaisseur varient, est toujours interposée entre la peau et les parties subjacentes.

Structure et usages. La peau offre trois parties distinctes, qui sont le chorion, le corps réticulaire et l'épiderme; à ce dernier, il faut joindre les ongles et les poils.

Le premier de ces objets porte encore le nom de cuir ou de chorion; il est placé au-dessous des deux autres; c'est la partie qui reste après les diverses préparations qu'on fait subir à la peau. Le second a été appelé corps muqueux ou réticulaire : des expériences ont prouvé que ce corps n'était qu'un lascis de vaisseaux placés entre l'épiderme et le chorion, et dans lequel résident toutes les propriétés de la peau. Le troisième et dernier est connu sous le nom d'épiderme.

Les poils ont reçu différens noms : appelés cheveux à la tête, ils sont connus sous le nom de cils aux yeux, et de barbe au menton. On distingue dans les poils, en général, une tige et une racine : la première est la portion qui se montre au dehors; elle est allongée, cylindrique, et paraît composée de deux membranes, dans l'intérieur desquelles se voit un petit canal cylindrique; la racine est renfermée dans une espèce de bulbe ou sac membraneux implanté dans le chorion.

Les ongles ne se voient qu'aux doigts des pieds et des mains; ils se présentent sous la forme de lames dures, blanchâtres et transparentes. On leur distingue une racine qui est implantée dans la propre substance de la peau; un corps, qui en forme toute la portion visible, jusqu'à l'extrémité, qui en est la terminaison. La couleur rougeâtre que présentent ordinairement les ongles ne leur est point propre; elle dépend des vaisseaux qui sont placés au-dessous.

Les usages de toutes ces parties sont nombreux et très-variés : la peau, en général, défend la surface extérieure du corps, de l'impression trop forte que pourraient y faire les objets environnans. L'épiderme, en particulier, en modère la trop vive sensation, et permet que nous puissions approcher et saisir certains objets, dont la présence immédiate sur le chorion serait trop douloureuse. La peau est l'organe du toucher, de la sécrétion de la sueur, de l'insensible transpiration et de l'absorption cutanée. Les ongles et les poils paraissent destinés à modérer l'impression des corps durs et solides, et à prévenir leur trop vive percussion sur le corps.

DE L'ANGÉIOLOGIE.

EXPOSITION PRÉLIMINAIRE.

L'angéiologie est la partie de l'anatomie qui traite des vaisseaux sanguins. On divise ces vaisseaux en artériels et en veineux : les premiers partent du cœur pour se porter à toutes les parties du corps, en se divisant à l'infini ; les seconds naissent des extrémités capillaires des premiers, et se rendent ainsi vers le cœur, en réunissant leurs nombreuses divisions en deux troncs principaux. Les artères reçoivent du cœur et transmettent au loin, avec une rapidité extraordinaire, un sang vermeil, léger, chargé d'oxygène, et dont les propriétés ne laissent rien à désirer pour l'entretien de la vie. Les veines, au contraire, rapportent avec lenteur, vers l'organe principal de la circulation, un sang noir, épais, privé d'oxygène et surchargé d'azote et d'hydrogène : l'un contient les élémens de la nutrition et de la vie, l'autre ne renferme que des agens destructeurs de cette précieuse faculté. La marche du liquide présente aussi des considérations importantes. En sortant du cœur, il est poussé par des secousses vives et périodiques, qui se font sentir également, et presque en même tems, dans toutes les parties du corps. Ce mouvement porte le nom de *sistole* quand le cœur se contracte et chasse le sang au loin ; on lui donne celui de *diastole* quand il se relâche. Ce mouvement alternatif se fait également sentir dans les artères ; c'est ce qui constitue leurs pulsations. Le pouls n'est autre chose que le résultat de ces pulsations. Les veines n'ont point de mouvement sensible au toucher ni à la vue, comme les artères : chez elles, le cours du sang se fait d'une manière lente et insensible.

La structure des artères et des veines n'est point la même; leurs fonctions expliquent cette différence. Le sang, poussé avec violence dans les artères, exigeait que leurs parois fussent plus fermes et résistantes; les veines, au contraire, destinées seulement à contenir ce liquide, qui n'exerce aucune puissance sur elles, n'avaient pas besoin d'offrir des parois aussi solides. Aussi, observe-t-on que celles des artères sont composées de plusieurs tuniques posées les unes sur les autres, sur le nombre desquelles les anatomistes ne sont pas d'accord ; la plupart admettent une tunique extérieure, celluleuse, fournie par le tissu cellulaire voisin, mais qui ne paraît pas faire partie essentielle des parois des artères. Au-dessous se trouve ce qu'on appelle la tunique membraneuse, de couleur jaunâtre, qui repose sur une troisième, regardée comme musculeuse; enfin, une quatrième et dernière, appelée tunique interne, mince, rougeâtre, lisse et polie. On compte bien le même nombre de tuniques aux veines; mais, outre que chacune d'elles est infiniment moins épaisse, leur existence n'est pas même admise par tous les anatomistes.

Nous suivrons, dans l'exposition de l'angéiologie, l'ordre suivant : d'abord nous nous occuperons des artères, et nous passerons ensuite aux veines. Les artères elles-mêmes seront décrites dans l'ordre de leur naissance des troncs principaux; c'est ainsi que les artères carotides et leurs divisions seront étudiées les premières; les sous-clavières les suivront; celles du tronc viendront après, et nous terminerons par celles des membres inférieurs. La dissection de ces parties, l'étude anatomique observée dans les amphithéâtres, ne permettent point de suivre une autre marche. Les veines demandent une exposition différente; celles de la tête et des membres supérieurs, enfin, toutes les divisions de la veine cave supérieure ou ascendante seront d'abord décrites, et on passera ensuite à la portion du système veineux, appartenante à la veine cave inférieure ou descendante. Le système de la veine-porte terminera l'angéiologie; on pourrait même la considérer, jusqu'à un certain point, comme une partie séparée et distincte de la veinologie, puisque ses diverses ramifications ne communiquent point directement avec la veine cave inférieure.

Dissection particulière de l'angéiologie.

L'angéiologie et la névrologie sont les parties de l'anatomie qui exercent le plus la patience et la dextérité des élèves, sur-tout quand ils veulent pousser loin la dissection des plus petites divisions de ces parties de l'anatomie. Il est vrai que la matière grossière que l'on injecte dans les vaisseaux, soit artériels, soit veineux, pour les rendre plus apparens, en facilite singulièrement l'étude; malgré cet avantage, il n'est point de parties que les élèves dissèquent plus mal et abîment davantage. Voyez, en effet, une préparation d'angéiologie faite par celui qui n'a point encore acquis l'habitude de la dissection; autant de coups de scalpel, autant d'artères coupées; les troncs sont divisés à leur origine; les branches dans leurs divisions, et les rameaux ne reconnaissent plus les artères principales auxquelles ils appartenaient.

Pour bien disséquer l'angéiologie, il faut avoir déjà montré de l'habileté dans la myologie: plusieurs artères traversent des muscles, ou se perdent dans leur tissu; si on ne connaît pas bien ces derniers, et qu'on ne les ait pas préparés avec soin, la dissection des artères en sera bien plus pénible et embarrassante. J'ai déjà observé que les instrumens nécessaires pour l'angéiologie, au moins pour les petites artères, devaient être plus fins et plus déliés que ceux qui servent pour la myologie. Certaines artères sont destinées pour les os, traversent leurs troncs ou conduits; il faut les suivre avec la scie, le maillet et le ciseau: on peut également, pour rendre ces vaisseaux plus sensibles, plonger les os dans certains réactifs, qui, en les dépouillant de la matière terreuse, laissent, pour ainsi dire, à nu, à travers leur parenchyme, les vaisseaux des os, ou au moins la trace des matières colorantes dont on les a pénétrés; mais ce mode de préparation des vaisseaux ne peut guère être employé par des élèves; le tems leur manque, ainsi que les ingrédiens nécessaires pour un pareil travail. Tous les préceptes que l'on pourrait donner à cet égard seraient donc à-peu-près perdus. Il faut l'avouer aussi, les préparations les plus minutieuses et les plus recherchées n'ont ordinairement pour but, que de poursuivre et de tâcher de voir des parties dont la connaisssance est au moins superflue pour l'élève qui commence l'étude de l'anatomie. Plus avancé et plus instruit, il peut se passer de conseils, son expérience et son génie le serviront mieux que les livres. M. Duméril, qui est entré dans des détails très-étendus sur tous les points de l'art de l'anatomiste, observe, en parlant de la variété et des corrections des instrumens, que « ces corrections pourraient » paraître minutieuses : elles dépendent de l'expérience de l'ana- » tomiste, et des circonstances où il se trouve forcé de les » imaginer. »

L'élève aura donc rempli complètement la tâche qui lui est imposée, s'il parvient à bien disséquer les artères principales, celles, par exemple, qui se portent aux viscères et les pénètrent, et sur-tout celles qui parcourent la longueur des membres. Si ces dernières ne sont pas les plus difficiles à poursuivre et à mettre à découvert, elles sont au moins les plus intéressantes à connaître, et, sous ce rapport, on leur doit plus de soins et d'attention. Pour les préparer avec une *sorte de propreté*, et pour ne point les couper, ni changer leur situation et leurs rapports, il faut commencer par une dissection assez soignée des muscles, couper en travers ceux dont la présence peut nuire à la préparation des artères, écarter ceux qui ne font que les cacher, et poursuivre ensuite les artères, des troncs aux branches, des branches aux rameaux, en isolant ces derniers de tout ce qui les cache à la vue, et en s'appliquant à ne jamais les saisir avec les pinces pour les soulever et les écarter du lieu qu'ils occupent, car on les déchire infailliblement; on peut le faire quelquefois avec le manche du scalpel, mais il vaut encore mieux ne pas y toucher.

Il me reste à dire un mot sur la matière des injections et sur la manière d'injecter en général; cet objet, d'ailleurs, demande quelques précautions, et n'est point exempt de plusieurs inconvéniens qu'il ne sera pas inutile de noter ici. Tous les sujets ne conviennent pas, à beaucoup près, pour faire l'angéiologie, et les

désavantages qu'ils présentent sont relatifs à la difficulté de les
injecter, d'une part, et à celle de les disséquer, de l'autre. Il n'est
point de partie de l'anatomie qui soit accompagnée de plus
d'embarras que l'angéiologie; c'est le sujet qui ne vaut rien, c'est
l'injection qui a manqué, ou bien, poussée avec trop de force,
elle a rompu les artères du bas-ventre, s'est épanchée dans cette
cavité, et n'est point parvenue jusqu'aux artères des membres
inférieurs. Les sujets trop gros, infiltrés et d'une forte stature,
sont, le plus souvent, inconvenables. Il est rare que l'injection
pénètre également dans toutes les parties; outre ce premier
inconvénient, ces sujets sont embarrassans. difficiles à disséquer
et prennent trop de tems, d'ailleurs, pour poursuivre les artères;
car ici ce n'est ni la grosseur, ni l'étendue des vaisseaux qu'il
importe de connaître le plus; leur situation, leurs rapports et
leurs distributions, voilà ce qu'ils présentent d'intéressant; et
comme il f ut plus de tems pour mettre à nu, par exemple, l'artère brachiale d'un membre supérieur très-long, que celle d'un
bras maigre et petit, on conviendra qu'un jeune sujet, toutes
choses égales d'ailleurs, est plus favorable pour faire l'angéiologie,
qu'un individu d'une haute et forte stature. Choisissez donc, s'il
est possible, un sujet maigre, jeune, depuis six, huit, douze,
jusqu'à dix-huit ans. Les parties, en général plus molles, plus
flexibles, permettront à la matière de l'injection de parcourir
plus librement les artères principales et leurs nombreuses divisions.

La saison pendant laquelle on étudie l'anatomie, est froide en
général; cette circonstance nuit encore à la facilité des injections.
Les parties sont roides, resserrées, quelquefois même plus ou
moins gelées; dans ce cas, l'injection est arrêtée dans sa marche,
et remplit à peine les grosses branches artérielles. C'est pour cette
raison qu'on est dans l'habitude, autant qu'on le peut, de plonger le cadavre que l'on veut injecter, dans l'eau chaude : alors
les membres deviennent souples, toutes les parties se ramollissent,
et l'injection arrive sans peine jusqu'aux plus petites divisions.
Lorsqu'on ne peut jouir de cet avantage, il faut y suppléer, au
moins en partie, en agitant le cadavre dans tous les sens, en le

pétrissant, pour ainsi dire, et en faisant jouer vivement toutes
ses articulations : alors on le place horizontalement sur le dos, on
soulève légèrement les épaules, au moyen d'un corps solide placé
dessous, de manière à ce que la tête puisse facilement se renverser
en arrière, et par là permette à l'injection de parcourir plus facilement les artères des parties supérieures; on écarte les membres
supérieurs du tronc, les inférieurs l'un de l'autre, en portant les
pieds en dehors, et on se dispose à injecter. Dans quelques écoles
des départemens, on est dans l'habitude d'injecter en deux tems;
ce procédé est mauvais et présente de grands inconvéniens : on
injecte, à Paris, en un seul tems ; et cette méthode, préférable
sous tous les rapports, n'offre que des avantages. Pour cela on
enlève, avec le ciseau et le maillet, une portion du sternum dans
sa partie supérieure, dans l'étendue de quatre à cinq pouces sur sa
longueur, et d'un pouce et demi sur sa largeur; on évite de porter
l'instrument trop profondément, dans la crainte d'intéresser
l'aorte, qui se trouve précisément sous la portion du sternum
enlevée, et pour ne point couper également les artères mammaires
internes qui rampent sous les cartilages inter-costaux, très-près
de leur articulation avec le sternum. Le premier objet qui se présente est le péricarde, qu'il faut diviser avec précaution, pour
soulever ensuite l'aorte et l'artère pulmonaire, que leur différence
de tissu et de grosseur fait aisément reconnaître. La première
est ordinairement placée sur la seconde; mais, pour ne point se
tromper et prendre quelquefois l'une pour l'autre, on n'a qu'à
tirer légèrement sur l'une des deux, afin d'apercevoir dans quelle
direction se portent les tractions que l'on exerce; quand on tire
réellement sur l'artère aorte, les parties latérales du col sont plus
ou moins agitées, ce qui vient du tiraillement des carotides. On
passe ensuite un scalpel entre ces deux artères, dont la supérieure,
plus grosse, plus épaisse, et l'aorte, que l'on divise sur sa longueur, le plus près possible du cœur, dans une étendue de six à
huit lignes. C'est dans cette ouverture que doit être placé le
tube sur lequel l'artère est liée, et dans lequel on ajoute le canon
de la seringue, remplie d'injection. Celle-ci est faite de matières
grasses, auxquelles on ajoute quelques parties solidifiantes, telle

que la colophane et toutes les espèces de résines. Voici une
recette publiée par M. Duméril, qui est peu dispendieuse et
facile à se procurer.

Suif en branches................................ 5 parties.
Poix de Bourgogne.............................. 2
Huile d'olive ou de noix........................ 2
Térébenthine liquide et matière colorante, dissoute
dans l'huile volatile......................... 1

Dans tous les amphithéâtres particuliers, on met encore moins
d'apprêts : 2 livres de suif , 6 onces de résine ou poix de Bourgogne, un gros de noir d'ivoire, composent la matière des injections ; quelquefois on délaie le noir d'ivoire dans trois ou quatre
onces d'huile de térébenthine, que l'on injecte en premier lieu,
pour colorer les parois des artères ; on passe ensuite l'injection
bouillante à travers le linge qui a servi à recevoir l'huile de térébenthine et la matière colorante : de cette manière, sa couleur en
noir est toujours assez prononcée, pour qu'on puisse suivre les
divisions artérielles. Quel que soit le mode d'injection qu'on
adopte, et les matières qui forment la base des injections, il faut
toujours passer le liquide bouillant à travers un linge assez serré
pour retenir les parties grossières, qui, poussées sans cette précaution dans les artères, arrêteraient la matière de l'injection, et
causeraient souvent la rupture des vaisseaux dans lesquels elles
auraient pénétré. Quand on veut faire des injections très-soignées,
il faut en varier singulièrement les ingrédiens ; je crois devoir
passer cet objet sous silence, parce qu'il m'entraînerait dans des
détails qui ne peuvent trouver place ici, et pour lesquels on pourra
consulter l'ouvrage de M. Duméril, qui ne laisse rien à désirer à
cet égard , ainsi que celui de M. Marjolin.

DES ARTÈRES EN PARTICULIER.

Dans cette description seront exposées l'origine de l'aorte et les premières divisions qui en partent. Ces divisions constituent ce qu'on appelle l'aorte ascendante : ce sont les carotides et les sous-clavières, ainsi que leurs diverses parties.

Les carotides, appelées d'abord primitives, se divisent, à quelques travers de doigt de leur origine, en carotide externe et en carotide interne. Les branches principales de la première sont la thyroïdenne supérieure, la linguale, la labiale, l'occipitale, l'auriculaire postérieure, la pharyngienne, la temporale et la maxillaire interne : une seule branche remarquable naît de la carotide interne, c'est l'optique.

Administration anatomique.

Des carotides primitives. Enlevez la presque totalité du sternum, ainsi que la partie interne des clavicules, que l'on porte en dehors ; il reste un grand espace, dans lequel se trouvent la crosse de l'aorte et les quatre artères qui en partent. Il ne faut point détacher les clavicules à leur articulation humérale, on détruirait les artères cervicales transverses. Une assez grande quantité de tissu cellulaire lâche recouvre toutes ces parties ; il faut s'en débarrasser. On arrive bientôt aux veines jugulaires et sous-clavières, que leur couleur bleuâtre et leur facile compression feront aisément reconnaître, et qu'il faut respecter. Au-dessous de ces veines se trouve la crosse de l'aorte, de la convexité de laquelle naissent quatre artères ; celles qui se portent directement de bas en haut, sur les côtés de la trachée-artère, sont les carotides primitives, qui conservent ce nom jusqu'à la hauteur de la mâchoire inférieure, où elles se divisent en deux branches. On ne peut suivre les carotides primitives, comme il le convient, qu'en procédant d'abord à la préparation des muscles de la partie antérieure du col, tels que le sterno-mastoïdien, les sterno-thyroïdien et hyoïdien, ainsi que l'omo-hyoïdien. On ne doit couper les muscles en question qu'a-près avoir pris une idée des rapports qu'ils ont avec les artères; mais il faut laisser en place le nerf de la huitième paire, qui se trouve placé au côté externe des carotides, ainsi que le récurrent, éga-lement situé à leur côté externe, mais dans leur partie inférieure seulement, car il finit par s'enfoncer sous ces artères, pour aller gagner le larynx. On passe ensuite aux divisions de l'artère caro-tide externe, qu'il faut disséquer en un seul tems, excepté la maxillaire interne, qu'on laissera pour la dernière, et qu'il n'est même pas possible de voir encore, car elle est absolument cachée par la partie interne des branches de la mâchoire inférieure. Elle seule sera l'objet d'une préparation particulière.

De la carotide externe. A la hauteur de la mâchoire inférieure, les carotides primitives se divisent en deux branches; celle qui est plus en dedans est la carotide externe; l'autre est l'interne. Au moment même de la séparation de ces deux artères, l'externe fournit en dedans une branche qui va en descendant vers la glande thyroïde, c'est la thyroïdienne supérieure; il suffit d'écarter, sans les enlever, les muscles sterno-thyroïdien et sterno-hyoïdien, pour voir parfaitement la distribution de cette artère, que l'on peut suivre très-facilement dans la glande thyroïde. Deux autres artères naissent de la carotide externe, presque immédiatement après l'origine de la thyroïdienne; la plus en dehors est la maxil-laire externe ou faciale; l'autre est la linguale. Il faut commen-cer par la faciale, sa situation superficielle ne permet point de suivre une autre marche; elle se porte, en serpentant, vers l'angle de la mâchoire, recouverte par le digastrique, une petite portion du stylo-hyoïdien et par la glande maxillaire, au côté ex-terne de laquelle on la trouve. Il est donc essentiel d'avoir mis à découvert ces divers objets, dont la préparation préliminaire favo-risé singulièrement l'étude de la maxillaire dans cet endroit. On la voit ensuite sortir de dessous la mâchoire pour se placer sur un léger enfoncement qu'on remarque au bord inférieur, et à la face antérieure de la mâchoire inférieure, à l'endroit où le corps de cet os s'unit aux branches , et se porter, en serpentant , vers la commissure des lèvres , où elle se divise en deux branches qui marchent le long de l'une et l'autre lèvre. Comme les flexuosités de la labiale sont très-multipliées , et que la peau des joues est très-flasque , il arrive qu'elle est fréquemment coupée , quand on ne la dissèque pas avec attention. Pour éviter cet inconvénient , on place dans la bouche des tampons de linge ou de papier , on fait tirer en divers sens la peau des joues, et on met ainsi les parties dans une tension convenable pour disséquer cette artère.

De la linguale. Celle-ci , immédiatement après sa naissance , s'enfonce profondément entre les muscles génioglosse et hypoglosse , en dedans de la glande sublinguale. Pour en suivre la distribution , il faut scier le corps de la mâchoire inférieure dans sa partie moyenne, en écarter les deux fragmens et tirer ensuite fortement la langue en dehors et en haut. Afin de rendre cette dernière opération plus facile , il faut couper l'aponévrose buccinato-pharyngienne ; de cette manière, il est facile de suivre la marche de l'artère linguale , dont le tronc se porte particulièrement vers la base de la langue. Arrivé là , ce tronc se divise en trois branches qu'il est aisé de poursuivre , en ayant l'attention de faire tenir la langue dans un degré de tension qui permette de disséquer les muscles dont elle se compose. Des trois branches , celle qui se porte en arrière et qui remonte sur la base de la langue, s'appelle artère dorsale de la langue ; les deux autres vont gagner la pointe de la langue , et portent les noms de sublinguale et de ranine : cette dernière marche parallèlement à celle du côté opposé , pour se rendre ensemble vers la pointe de la langue. C'est cette artère qui peut être quelquefois coupée dans l'opération du filet.

De l'occipitale et de l'auriculaire postérieure. La dissection de l'une facilite beaucoup celle de l'autre ; la plus considérable est l'occipitale. L'une et l'autre ont une direction qui les fait aisément reconnaître ; aussitôt après leur naissance , elles se portent en arrière , profondément cachées , l'occipitale sur-tout , par les muscles sterno-cléido-mastoïdien , digastrique , spléhius , etc. Pour suivre la distribution de cette dernière , il faut couper dans sa partie moyenne le sterno-mastoïdien, et en écarter les lambeaux, ainsi que ceux du digastrique. En poursuivant alors l'occipitale, on la voit s'enfoncer profondément dans l'espace compris entre l'apophyse transverse de la première vertèbre cervicale, et l'apophyse mastoïde, recouverte dans cet endroit par le digastrique, le nerf de la neuvième paire, et un peu plus en arrière par le sterno-mastoïdien; au-delà, l'occipitale se porte sous le splénius, qu'il faut couper en travers pour la découvrir; mais bientôt elle devient sous-cutanée, et peut alors être suivie très-facilement.

Le travail qu'a exigé l'étude de l'occipitale a mis à nu l'auriculaire postérieure, qui se porte sur l'apophyse mastoïde et sur les deux faces du pavillon de l'oreille, en s'anastomosant fréquemment avec la précédente.

De la temporale. Après la préparation et l'étude des artères exposées plus haut, il reste à disséquer la terminaison de la carotide externe. Les uns regardent la temporale comme la suite et la fin de la carotide; d'autres veulent que ce soit la maxillaire interne. Je ne déciderai point ici cette question, assez peu importante d'ailleurs; il s'agit d'indiquer quelle est la marche que doit suivre l'élève dans leur préparation respective; l'étude anatomique réclame la priorité pour la temporale; cette artère monte dans la direction même de la carotide externe, dans l'espace compris entre l'oreille et la mâchoire inférieure, au-dessous, et enveloppée par la glande parotide, qu'il faut disséquer avec soin pour mettre la temporale à nu. Parvenue à la hauteur de l'apophyse zigomatique, elle fournit la transversale de la face, qui est aussi en partie couverte par la glande parotide; alors il est extrêmement facile de suivre les divisions de la temporale, qui se porte sur toutes les parties latérales de la tête.

De la maxillaire interne. Cette artère est, sans contredit, une des plus difficiles à préparer, et elle exige beaucoup de soins et de patience pour son étude. On ne peut trop recommander aux élèves d'avoir continuellement sous les yeux une tête sèche et sa mâchoire, et même, s'il est possible, des têtes coupées eu divers sens. Sans ce secours et la connaissance exacte des trous et conduits que par-

courent les divisions de la maxillaire interne , il est très-difficile de
s'en former une bonne idée. Pour cette préparation , observez les
précautions suivantes : sciez la mâchoire à côté de la symphyse du
menton ; brisez l'arcade zygomatique, en arrière auprès de sa
racine , en avant le long d'une ligne qui marche de l'angle supérieur à l'angle inférieur de l'os de la pommette ; détachez le masseter de haut en bas , et laissez-le uni à la portion de l'arcade
zygomatique, à laquelle il s'insère ; portez le tout en arrière ; sciez
alors la branche de la mâchoire au-dessous du col du condyle et
de l'apophyse coronoïde ; détachez le muscle temporal de haut
en bas de dessus la portion des os de la face sur lesquels il
repose ; portez également le tout un peu en arrière , et faites enfin
un lambeau osseux de toute la surface mise à découvert , dont le
sommet se trouve au trou sphéno-palatin , et vous voyez la maxillaire interne profondément située entre le petit ptérigoïdien et la
branche de la mâchoire. Mais il ne faut pas poursuivre plus loin la
préparation de cette artère, qu'on n'ait étudié auparavant, 1°. les
ptérigoïdiennes, petites artères qui se perdent dans les muscles du
même nom ; 2°. la buccale, qui se porte dans la membrane interne
de la bouche, au-dessous du muscle buccinateur ; 3°. l'alvéolaire ,
située un peu plus bas , mais qui se porte dans la même direction ,
appliquée sur la tubériosité maxillaire et recouverte par une assez
grande quantité de graisse, qu'il faut enlever ; 4°. la dentaire inférieure , qui pénètre dans le canal du même nom , et qu'il est à
craindre qu'on ne déchire, en portant trop vivement la branche de
la mâchoire inférieure en dehors ; 5°. la masseterine , qui se
contourne sur l'enfoncement sigmoïde des branches de la mâchoire , pour se perdre dans le muscle masseter. Il arrive assez
souvent que cette artère est déchirée , malgré toute l'attention
qu'on a apportée dans la coupe nécessaire pour l'étude de la maxillaire interne.

Après l'étude de ces diverses artères, on passe 1°. aux temporales , qui exigent , d'une part , qu'on enlève , comme je l'ai dit
plus haut , le muscle temporal de haut en bas, et de l'autre , que
l'on brise portion de l'os de la pommette pour mettre à nu la temporale profonde antérieure ; 2°. à la sous-orbitaire , qui naît à-peu

28

près à la même hauteur que l'alvéolaire, mais qui se porte dans une direction différente et va gagner le canal sous-orbitaire, unie dans cet endroit au nerf du même nom. Lorsqu'on veut suivre cette artère plus amplement, il faut mettre à découvert le plancher de l'orbite, briser même portion de l'os maxillaire, et terminer cette étude en la poursuivant sur la face, sous le muscle canin.

Quant aux artères palatine, vidienne, ptérigo-palatine et sphéno-palatine, on ne peut les suivre qu'en brisant la presque totalité de la mâchoire supérieure : on voit alors chacune de ces artères se porter dans un canal particulier, dont l'ostéologie doit retracer la direction à la mémoire ; car, je le répète, sans cette connaissance, il serait très-difficile de faire ces artères. Nous observerons cependant que la palatine s'introduit dans le canal palatin et reparaît à la voûte du même nom, cachée par la membrane palatine, qu'il faut enlever ; que la sphéno-palatine pénètre dans le trou du même nom, pour se porter sur la membrane pituitaire, et qu'on la retrouve dans l'intérieur des fosses nazales ; que la pharyngienne supérieure, et la ptérigoïdienne, ou vidienne de quelques-uns, vont gagner chacune le canal du même nom ; enfin, que la ptérigo-palatine, qui est regardée comme la terminaison de la maxillaire interne, s'enfonce et parcoure le canal du même nom.

Je place ici la sphéno-épineuse, quoique, par ordre d'origine, elle soit la première dont les auteurs fassent mention. Puisqu'on ne peut la faire qu'après la préparation de toutes les autres, ses divisions se faisant toutes dans le crâne, il faut nécessairement scier cette boîte osseuse pour les suivre. On peut donc, ou procéder de suite à l'ouverture du crâne pour étudier la sphéno-épineuse, ou attendre qu'on en soit à la préparation de la carotide interne, qui demande la même opération préliminaire.

Arrivée dans l'intérieur du crâne, elle se place dans une gouttière, qui se voit à la partie interne de l'angle inférieur et antérieur du pariétal. De là elle se distribue à toute la face externe de la dure-mère, et imprime par ses nombreuses divisions, sur toute la partie concave du pariétal, ces lignes creusées en forme de sillons, que retracent assez bien les nervures d'une feuille de figuier.

Lorsqu'on détache la dure-mère de la partie interne des os du crâne, les divisions de l'artère sphéno-épineuse restent appliquées à la surface externe de cette membrane, sur laquelle on peut alors facilement les suivre.

DESCRIPTION.

DES CAROTIDES PRIMITIVES.

(*Tronc céphalique.*)

Situation. Sur les parties latérales et inférieures du col. *Etendue.* De la crosse de l'aorte, à la hauteur du cartilage thyroïde. *Direction.* Un peu oblique de bas en haut, de dedans en dehors, et de devant en arrière. *Rapports.* Avec le peaucier; le sterno-mastoïdien, sterno et thyro-hyoïdiens en devant, avec la colonne vertébrale en arrière; en dedans, avec la trachée-artère et le larynx; en dehors, avec les veines jugulaires internes, le grand sympatique et le nerf de la huitième paire.

Divisions. Elles n'en donnent aucune, mais elles se terminent par deux grosses branches, qui sont la carotide externe et la carotide interne.

DE LA CAROTIDE EXTERNE.

(*Faciale.*)

Situation. Sur les parties latérales et supérieures du cou. *Etendue.* De la fin de la carotide primitive, à la hauteur du condyle de la mâchoire inférieure. *Direction.* Verticale. *Rapports.* En devant, avec le peaucier d'abord, ensuite avec le muscle digastrique, le nerf de la neuvième paire et le stylo-hyoïdien, et tout-à-fait en haut avec la glande parotide; en dedans, avec le stylo-pharyngien et le stylo-glosse.

28*

Division. 1°. En thyroïdienne supérieure (*idem*), destinée pour la glande du même nom , et qui dans son trajet donne un petit rameau pour le larynx , appelé rameau laryngé ;

2°. En labiale (palato-labiale) , qui monte en serpentant sur le corps de la mâchoire , fournit , avant d'y arriver , la submentale ; marche flexueuse , jusqu'à la commissure des lèvres , se divise en coronaires et va s'anastomoser , sous le nom d'angulaire , avec la terminaison de l'optique ;

3°. En linguale (*idem*), qui se porte à la langue , fournit la sublinguale , la dorsale de la langue , et se termine par la ranine ;

4°. En occipitale (*idem*) , qui , profondément cachée , se porte à la partie postérieure de la tête , postérieure et supérieure du cou ;

5°. En articulaire postérieure (*idem*) , qui s'avance vers la partie interne de l'oreille , donne , dans son trajet , la stylo-mastoïdienne , dont les rameaux se perdent dans le conduit auditif externe , dans l'aqueduc de Fallope et dans l'apophyse mastoïde ;

6°. En pharyngienne inférieure (*idem*) , qui monte le long de la colonne vertébrale derrière le pharynx , et fournit des rameaux qui se portent , d'une part , vers la trompe d'Eustache , et de l'autre pénètrent dans le crâne par le trou déchiré postérieur ;

7°. En temporale (*idem*) , qui monte , dans la direction du tronc principal , vers la tempe , fournit , à la hauteur de l'apophyse zygomatique , la transversale de la face , et répand des rameaux nombreux sur les parties supérieure , antérieure et postérieure de la tête ;

8°. En maxillaire interne (*gutturo-maxillaire*) , qui , du condyle de la mâchoire inférieure , monte jusqu'au sommet de la fosse zygomatique , et fournit les artères suivantes.

La sphéno-épineuse, qui se porte directement de bas en haut jusqu'au trou sphéno-épineux , qu'elle traverse pour pénétrer dans le crâne et se diviser en rameaux multipliés , sur la face externe de la dure-mère.

La dentaire inférieure, qui se dirige de haut en bas et de derrière en avant ; pénètre dans le canal dentaire de la mâchoire inférieure par le trou du même nom, en parcourt toute l'étendue, donne en chemin des branches pour toutes les dents et sort par le trou mentonnier pour se perdre dans les muscles carré et triangulaire de la face.

Les temporales profondes, qui sont au nombre de deux, distinguées en antérieure et en postérieure. L'une et l'autre se portent sous le muscle temporal, entre ce muscle et la fosse temporale.

La buccale, qui marche transversalement de derrière en devant et se perd dans le muscle buccinateur.

L'alvéolaire, qui se porte dans la même direction que la précédente, en marchant le long du bord alvéolaire de la mâchoire supérieure, sur laquelle elle se ramifie.

La masseterine, artère peu considérable, qui se porte, après un court trajet, de dedans en dehors, vers l'échancrure sigmoïde de la mâchoire inférieure, pour de là pénétrer dans le muscle masseter dans lequel elle se perd.

Les ptérigoïdiennes, au nombre de deux, qui parcourent un trajet très-peu étendu, pour se porter dans les ptérigoïdiens et se perdre dans ces muscles.

La sous orbitaire, qui gagne le fond de la fosse zygomatique, pour se placer dans une échancrure que lui présente la partie postérieure de la face orbitaire de l'os maxillaire supérieur; de là elle se porte en avant, logée dans une gouttière creusée dans la propre substance de l'os maxillaire, et sort par le trou sous-orbitaire pour se perdre dans les muscles de la face.

La palatine supérieure, qui se dirige vers la partie supérieure du canal palatin postérieur, le parcourt dans toute son étendue, sort par son orifice inférieur, et se ramifie dans la membrane palatine.

La vidienne, qui se divise en deux branches; la première parcourt le canal creusé à la base des apophyses ptérigoïdes, se porte de devant en arrière, gagne un petit canal creusé sur le temporal, et pénètre dans cet os par l'hiatus fallopii; la seconde, qui peut être appelée la pharyngienne supérieure, se perd dans les parois du pharynx et de la trompe d'Eustache.

La ptérigo-palatine, qui s'avance à travers un petit canal formé par l'articulation du vomer et de l'os sphénoïde, et se perd dans la partie la plus élevée du pharynx.

La sphéno-palatine, qui se porte de dehors en dedans, et pénètre par le trou sphéno-palatin dans l'intérieur des fosses nasales, sur les parties latérales desquelles elle se ramifie.

DE LA CAROTIDE INTERNE.

Elle fournit l'optique, la communicante, l'artère du corps calleux et celle du lobe du cerveau.

Administration anatomique.

De la carotide interne. Cette artère est destinée pour le cerveau et l'organe de la vision. Les différentes préparations faites jusqu'ici l'ont mise à nu hors du crâne, de manière à n'en point exiger de nouvelles; mais il est indispensable de faire l'ouverture de la tête pour la suivre dans le cerveau; on est même obligé d'y joindre l'étude de la vertébrale, quoique celle-ci naisse de la sous-clavière, parce que ces deux artères s'anastomosent fréquemment, et que c'est de leur ensemble que le cerveau reçoit toutes ses artères. Comme la vertébrale pénètre, dès son origine, dans un canal formé par les vertèbres cervicales, il suffit de la prendre à son entrée dans le crâne et d'en suivre la distribution, conjointement avec celle de la carotide interne. On conçoit donc que, pour l'une ou pour l'autre de ces deux artères, il faut faire l'ouverture de la tête comme il a été indiqué page 116; on doit même profiter de cette occasion pour étudier la méningée, destinée principalement pour la dure-mère. C'est pour cette raison qu'il faut enlever la calotte osseuse avec précaution, et laisser, pour le moment, la dure-mère intacte sur le cerveau; c'est le seul moyen de bien voir la marche et la distribution de la meningée. Cela fait, on coupe cette membrane dans la direction du sinus longitudinal supérieur, on en renverse les lambeaux, de manière à découvrir complètement le cerveau, dont on se dispose à enlever la masse entière par la base du crâne. C'est de devant en arrière que l'on doit procéder. A mesure qu'on le renverse ainsi, on coupe d'abord les artères optiques à quelques lignes du trou du même nom ; plus en arrière le tronc des deux carotides ; enfin les vertébrales, le plus avant possible, dans le canal vertébral ; alors on enlève le cerveau, que l'on renverse avec précaution sur la table, ou que l'on reçoit dans la calotte osseuse. Un grand nombre de vaisseaux se voit à la base du cerveau : en arrière sont les deux vertébrales, qui se réunissent en un tronc commun, qui reçoit de même, en devant, deux branches de la carotide, appelées communicantes. Les branches qui naissent des parties latérales du tronc basilaire sont les artères supérieures et inférieures du cervelet, les artères postérieures du cerveau et les spinales. En devant, le tronc des carotides donne les artères du corps calleux, qu'il faut suivre en retournant le cerveau et en écartant ses deux hémisphères. Il en part également deux autres branches qui s'enfoncent dans la scissure du cerveau, et qui n'ont pas reçu de noms particuliers.

De l'ophtalmique ou optique. Par la préparation qu'on a été obligé de faire, l'optique se trouve coupée à l'entrée du trou optique. Cette artère fournit beaucoup de branches, qu'il n'est pas toujours facile d'apercevoir, parce qu'il arrive souvent que l'injection ne pénètre pas également dans toutes ; quoi qu'il en soit, il faut exécuter, pour faire l'optique, la même coupe qui a été indiquée pour la préparation des muscles de l'œil. Renversez donc en devant la portion de l'orbite sciée ; ménagez l'artère sous-orbitaire, l'une des premières branches que fournit l'optique, et passez de suite à la préparation des autres. La meilleure manière d'y parvenir, c'est de procéder comme si on voulait étudier les muscles de l'œil, et respecter toutes les branches qui se trouvent sous le scalpel. Quand on s'est bien débarrassé de la graisse, on voit alors, sans peine la lacrymale, qui se porte et se perd dans la glande du même nom ; les musculaires, au nombre de deux, les deux palpébrales, les deux ethmoïdales, l'artère centrale de la rétine, les ciliaires, la nasale et la frontale ; chacune de ces artères se rend vers une partie distincte, ce qui rend l'étude de toutes beaucoup plus facile ; mais, nous le répétons, on ne parviendra point à bien voir ces artères, si on n'a pas la précaution de les débarrasser de la graisse abondante qui enveloppe le globe de l'œil et les parties qui l'environnent. Cette dissection, d'ailleurs, est une affaire de patience et de dextérité ; car les artères que l'on a à préparer sont nombreuses et très-rapprochées les unes des autres, ce qui fait qu'on en coupe souvent quelques-unes, et que la confusion qui en résulte augmente encore les difficultés.

DESCRIPTION.

DE LA CAROTIDE INTERNE.

(Cérébrale antérieure.)

Situation. Sur les parties latérales du cou et dans l'intérieur du cerveau. *Étendue.* De la carotide primitive, au trou carotidien, et de là, dans l'orbite et toute la masse cérébrale. *Direction.* Verticale. *Rapports.* Au cou, elle répond en dedans au pharynx, en dehors à la veine jugulaire interne, en arrière à la colonne vertébrale, et en devant à portion de la carotide externe et du pharynx : dans le crâne, elle est d'abord contenue dans le canal carotidien ; ensuite logée dans le sinus caverneux, elle se recourbe en arrière, et va communiquer avec le tronc basilaire. *Divisions.* 1°. En optique, qui naît du coude que forme la carotide, en sortant du sinus caverneux, pénètre dans l'orbite placée au côté externe du nerf optique, et fournit les branches suivantes : la lacrymale, la sus-orbitaire, la centrale de la rétine, les ciliaires, les musculaires, les palpébrales, les ethmoïdales, la frontale, et la nasale qui en forme la terminaison et s'anastomose avec l'angulaire, branche et terminaison de la labiale ; 2°. en artère communicante, qui naît en arrière près du pont de Varole, et s'anastomose bientôt avec les branches du tronc basilaire ; 3°. la carotide se divise ensuite en deux branches, dont une, appelée artère du corps calleux, se porte en devant dans l'intervalle des hémisphères du cerveau, et l'autre, plus longue et plus grosse, s'enfonce dans la scissure de Silvius.

DES SOUS-CLAVIÈRES.

Ces deux artères naissent également de la crosse de l'aorte, mais à une distance assez considérable l'une de l'autre; destinées pour les membres supérieurs, elles se dirigent de suite vers ces parties, et changent de nom à mesure qu'elles s'éloignent de leur origine première. Ainsi, l'une et l'autre sous-clavières deviennent axillaires sous l'aisselle, brachiales ou humérales le long du bras, radiales et cubitales à l'avant-bras, et palmaires à la main. Parcourons successivement chacune de ces divisions.

Administration anatomique.

Des sous-clavières. La préparation des carotides a fait une partie du travail nécessaire pour celle des sous-clavières. En effet, déjà une portion des clavicules est enlevée, ainsi que la plus grande partie du sternum; le tissu cellulaire l'est aussi, les jugulaires sont isolées, et enfin, l'origine même des sous-clavières est mise à découvert; il ne s'agit plus que de les poursuivre. On observera, avant d'aller plus loin, que des deux sous-clavières, la droite naît d'un tronc commun avec la carotide du même côté, qu'elle est aussi placée plus en avant que la sous-clavière gauche, qui est assez profondément située, et naît de la partie la plus éloignée de la crosse de l'aorte. Ces deux artères parcourent à peine un trajet de deux travers de doigt, qu'elles fournissent plusieurs branches, toutes remarquables par leur grande étendue, et les anastomoses fréquentes qu'elles forment dans leur marche. Une des premières est la mammaire interne, qui se porte sous le sternum, et va s'anastomoser sous les parois du ventre avec une branche de l'iliaque. Je suis dans l'habitude de commencer l'angéiologie par l'exposition de la mammaire et de l'épigastrique. On risque de ne plus retrouver l'occasion de les faire, quand on ne commence pas par elles. Pour les bien voir, il faut scier la totalité du sternum dans sa longueur, fendre les parois de l'abdomen jusqu'au pubis, et en écarter en dehors les parties divisées; en regardant en dedans, et sans le secours d'aucune dissection, on voit la marche et les anastomoses des deux artères ; et une fois bien reconnus, on peut les suivre dans toutes leurs divisions.

Un peu plus en arrière de la mammaire, naissent les inter-costales supérieures, qu'il faut laisser pour l'instant, pour y revenir après l'étude de toutes les branches de la sous-clavière. A-peu-près au même endroit paraît la thyroïdienne inférieure, que sa direction vers la glande du même nom fera aisément reconnaître. Un peu plus profondément et en haut naît la vertébrale, grosse branche, qui s'introduit de suite dans le canal formé par les vertèbres cervicales, et que l'on peut suivre jusqu'à son entrée dans le crâne, en brisant à mesure les apophyses transverses de ces vertèbres. Plus en dehors, la sous-clavière fournit la cervicale ascendante, la cervicale transverse, la profonde, et enfin la scapulaire supérieure. Comme ces différentes artères se perdent dans des muscles ou s'enfoncent sous leur masse, il faut, avant de de procéder à leur étude, découvrir ces muscles et les disséquer en grande partie, comme on l'a indiqué dans la myologie : c'est, sans contredit, le meilleur moyen de pouvoir suivre ensuite les artères aussi loin que l'exige leur importance ; on doit même s'accoutumer de bonne heure à poursuivre une artère très-loin, sur-tout quand l'injection très-heureuse permet de le faire avec succès.

De l'axillaire. En franchissant les scalènes, la sous-clavière perd son nom pour prendre celui d'axillaire. Celle-ci demande qu'on procède à la dissection du grand pectoral, qu'il faut couper en travers pour la découvrir. Ce n'est pas assez, les muscles du bras doivent être aussi disséqués en partie, le deltoïde sur-tout, quoique l'étendue de l'axillaire soit peu considérable, mais elle s'enfonce profondément dans le creux de l'aisselle ; là, beaucoup de tissu cellulaire l'entoure, les glandes axillaires la cachent quelquefois ; il faut se débarrasser de tous ces objets, et suivre le trajet de l'artère pour la voir s'entremêler avec le plexus brachial, qu'il faut respecter. D'abord placée au-dessus de ce plexus, et couverte par la veine axillaire, bientôt elle passe à travers les rameaux du plexus, et en est comme entourée. Suivez cette distribution ; ne vous pressez pas; ici les difficultés sont médiocres, il ne faut que de la patience et de l'attention.

Si on a bien dégagé l'axillaire de tous les objets qui l'entourent, et qu'on n'ait point coupé les branches qu'elle fournit , on voit qu'elle donne, pour le muscle pectoral et les parties environnantes, trois ou quatre branches , qu'on appelle thorachiques, dont la distribution est d'ailleurs peu importante ; mais en dehors et en arrière , elle en fournit deux remarquables, une qui se porte vers le deltoïde, sous le nom d'acromiale , et l'autre sous l'omoplate, appelée scapulaire commune. Il ne faut pas se presser de poursuivre ces deux artères, on y reviendra dans un instant, car il vaut mieux , à cette époque, détacher le membre supérieur du tronc, pour étudier facilement les artères qui s'y distribuent, et pour lesquelles il est indispensable de le tourner tantôt dans un sens , tantôt dans un autre. La clavicule et l'omoplate doivent rester unies à l'extrémité supérieure, et n'en être séparées que beaucoup plus tard. Avant d'aller plus loin, on peut revenir sur les inter-costales supérieures, placées sous les deux premières côtes , et que rien n'empêche plus d'examiner avec tout le soin possible. Le bras, ainsi isolé, permet qu'on découvre beaucoup mieux deux autres artères, branches de l'axillaire, qui , entourant le col de l'humérus dans toute sa circonférence, ont été nommées circonflexes. L'une d'elles (l'externe) passe sous le deltoïde, qu'il faut couper en travers, pour en relever le lambeau supérieur qui la couvrait ; l'autre, plus volumineuse, s'engage sous le triceps pour venir s'anastomoser avec la précédente ; d'où il est facile de voir quelle est la marche que l'on doit tenir pour suivre ces deux artères. A cette époque du trajet de l'axillaire, elle a perdu son nom , pour prendre celui de brachiale ou d'humérale.

De la brachiale. La dissection des muscles du bras, du biceps en particulier, suffit pour l'étude de la brachiale. Les branches qu'elle fournit dans sa marche jusqu'au pli du bras, se perdent dans les muscles, et, à l'exception de deux plus considérables, elles n'ont point reçu de noms particuliers. Celles dont je veux parler sont les collatérales, dont l'une (l'externe) naît très-haut, s'enfonce sous le triceps, et vient reparaître en dehors et au bas de l'humérus, pour se perdre dans l'articulation de l'avant-bras, en s'anastomosant avec les récurrentes; l'autre (l'interne) naît très-bas de la brachiale, se jette de suite vers l'articulation et s'anastomose de même avec les récurrentes. La brachiale est constamment accompagnée du nerf médian, qu'il ne faut point couper, mais conserver, au contraire, pour mieux voir les rapports de ces deux parties.

De la radiale et de la cubitale. Au dessous du pli du bras, la brachiale se divise en deux branches, dont l'une (la radiale) se porte au côté externe de l'avant-bras, et l'autre (la cubitale) au côté interne. Pour faire ces artères, ainsi que les rameaux nombreux qui en partent au pli du bras, il faut, après avoir fendu les tégumens de l'avant-bras dans toute leur étendue, et les avoir renversé en sens opposés, s'occuper d'abord de la radiale, qui marche sous la peau, dans la direction du radius, et la laisser près du poignet, pour revenir à la cubitale qui marche également dans la direction du cubitus; mais cette dernière est plus profondément située : pour la suivre, elle exige que l'on dissèque le biceps, le rond pronateur et les autres muscles de la partie antérieure de l'avant-bras. Ce n'est qu'après avoir marché long-tems sous ces muscles et les avoir croisés dans leur direction, qu'on la voit reparaître très-bas, placée au côté externe du cubital antérieur, et se porter vers le poignet, où il faut l'abandonner pour revenir aux branches articulaires que la radiale et la cubitale fournissent, et qu'on appelle récurrentes : ces artères sont au nombre de quatre, deux radiales et deux cubitales, que l'on distingue en supérieures et en inférieures; chacune d'elles entoure l'articulation, et il est facile de les suivre quand on en reconnaît bien le tronc. En allant avec lenteur, on parvient sans peine jusqu'à la terminaison de ces artères, qui, quoique petites, demandent cependant beaucoup d'attention, la chirurgie retirant les plus grands avantages de leur connaissance exacte.

Indépendamment des récurrentes, la cubitale fournit une artère, appelée inter-osseuse, laquelle se divise en deux branches, l'une pour la partie antérieure du ligament inter-osseux, l'autre pour la partie postérieure : il faut chercher l'une et l'autre, en écartant les muscles qui auront été préliminairement disséqués ; on peut les suivre jusqu'au poignet, où elles se terminent en s'anastomosant avec les palmaires ; mais l'inter-osseuse postérieure fournit la récurrente radiale postérieure ; il ne faut pas l'ignorer, pour ne pas la chercher inutilement ailleurs.

Des Crosses palmaires. Elles sont distinguées en superficielle et en profonde : la première est la continuation de la cubitale, la seconde de la radiale. Leur dissection demande beaucoup d'attention, parce que leurs divisions sont multipliées, et disposées de manière à s'entremêler avec une sorte de régularité qu'il importe beaucoup de connaître. En suivant la cubitale dans la main, ou la voit former ce qu'on appelle l'arcade palmaire superficielle. Il suffit d'enlever les tégumens de la paume de la main et l'aponévrose palmaire, pour la voir aussitôt ; mais si l'on veut la poursuivre jusque dans ses distributions aux doigts, il faut nécessairement débarrasser ces derniers de la peau qui les recouvre.

La crosse palmaire profonde, demande un peu plus de soins et présente plus de difficultés ; c'est à la partie postérieure du pouce, dans l'intervalle de ce dernier doigt avec l'indicateur, que le tronc de la radiale s'enfonce sous l'adducteur du pouce, pour se porter profondément dans le creux de la main, et affecter, dans cet endroit, la même disposition que la crosse palmaire superficielle. On conçoit que sa dissection ne peut être exacte, si on n'enlève pas la plupart des muscles de la paume de la main ; et si dans cette préparation on veut aller vite, on risque de tout gâter, et de perdre beaucoup de tems inutilement.

DESCRIPTION.

DES SOUS-CLAVIÈRES.

(*Tronc brachial.*)

Situation. A la partie supérieure de la poitrine et inférieure du cou. *Etendue.* De la crosse de l'aorte, à la première côte. *Direction.* Oblique de dedans en dehors, et de bas en haut, en formant une

courbure, dont la convexité est en haut. *Rapports.* La sous-clavière droite répond, en devant, à la veine du même nom, aux
muscles sterno-hyoïdien et sterno-thyroïdien, et à la calvicule;
en arrière, à la trachée-artère et à la colonne vertébrale. La
sous clavière gauche répond, en devant, au poumon gauche, à la
veine du même nom et à la clavicule; en arrière, à la colonne vertébrale. *Divisions.* 1°. En vertébrale, qui naît de leur partie supérieure, parcourt le canal formé par les vertèbres cervicales,
pénètre dans le crâne, forme le tronc basilaire, qui fournit les
artères inférieures et supérieures du cervelet, ainsi que les spinales
antérieures et postérieures, s'anastomose avec les communicantes,
après avoir donné l'artère postérieure du cerveau; 2°. en thyroïdienne
inférieure, qui monte vers la glande thyroïde et se perd dans cette
glande en s'anastomosant avec celle du côté opposé et la thyroïdienne supérieure; 3°. en scapulaire supérieure, qui se porte en
arrière vers l'omoplate, passe sur son bord supérieur et va se perdre
dans les muscles sus-épineux et sous-épineux; 4°. en cervicale
transverse, qui se porte sur les parties latérales inférieures du cou,
au-dessous des muscles de cette partie, et va se perdre dans ceux
de la partie supérieure du dos et inférieure du cou; 5°. en mammaire
interne, qui naît de la partie inférieure de la sous-clavière, se
porte sous les cartilages des côtes, fournit en chemin la diaphragmatique, poursuit sa marche sous les cartilages inter-costaux,
donne des petites branches à toutes les côtes, et va s'anastomoser
avec l'épigastrique et l'iliaque antérieure; 6°. en inter-costale supérieure, qui se porte, aussitôt sa naissance, sous le col de la
première côte, et se divise en deux branches, destinées pour les
deux premières côtes.

DE L'AXILLAIRE.

(*Idem.*)

Situation. Dans le creux de l'aisselle. *Etendue.* De la première
côte, au-dessous de la tête de l'humérus. *Direction.* Oblique de
dedans en dehors et de haut en bas. *Rapports.* En devant, avec la
clavicule, le grand et le petit pectoral; en arrière, avec le plexus

brachial; en haut, avec la peau et le peaucier; en bas, avec la première côte, sur laquelle elle imprime un enfoncement remarquable; ensuite avec la seconde côte. *Divisions.* 1°. En trois ou
quatre thorachiques, qui se portent en devant, et se perdent dans
la mamelle, les muscles pectoraux, le grand dentelé et les intercostaux; 2°. en acromiale, qui se porte en dehors vers l'articulation, et donne aux muscles deltoïde et aux pectoraux; 3°. en
scapulaire commune, qui naît de la partie postérieure de l'axillaire, se porte vers le sous-scapulaire, fournit à ce muscle d'abondans rameaux, se divise en deux branches principales, l'une en
dedans, l'autre au-dessus de l'omoplate, et se perd dans les
muscles qui recouvrent cet os; 4°. en circonflexes, dernières branches que fournit l'axillaire, et que l'on distingue en antérieure
très-petite, et en postérieure plus grosse. La première se porte
dessous le deltoïde, donne à ce muscle, au biceps, à l'articulation,
et se contourne sur l'humérus de dehors en dedans, pour s'anastomoser avec la circonflexe postérieure : celle-ci passe sous les
muscles grand et petit ronds, se porte entre le triceps et l'humérus,
donne des rameaux à ces diverses parties, et va s'anastomoser avec
la précédente.

DE LA BRACHIALE.

(*Humérale.*)

Situation. A la partie interne et antérieure du bras. *Etendue.*
De l'aisselle, au pli du bras. *Direction.* Oblique de haut en bas,
et de dedans en dehors. *Rapports.* En devant, avec les tégumens
communs; en arrière, avec le triceps brachial en haut, et le brachial antérieur en bas; en dedans, avec le nerf médian; en dehors,
avec le bord interne du biceps. *Divisions.* 1°. En collatérale externe
ou supérieure, qui naît de la partie interne et supérieure de la
brachiale, se contourne, accompagnée du nerf radial, sur l'humérus, en passant sous les trois portions du triceps brachial,
descend vers la tubérosité externe de l'humérus, pour s'anastomoser avec les récurrentes radiales; 2°. en collatérale interne,
qui naît très-bas de la brachiale, se porte vers la tubérosité in

terne de l'humérus, pour s'anastomoser avec les récurrentes cubitales.

DE LA RADIALE.

(Idem.)

Situation. A la partie antérieure et externe de l'avant-bras. *Etendue.* Du pli du bras, à la paume de la main. *Direction.* Parallèle à celle du radius. *Rapports.* En devant, avec la peau ; en arrière elle repose sur les muscles rond pronateur, sublime, profond, et carré pronateur. *Divisions.* 1°. En récurrente radiale antérieure, qui naît de la partie supérieure de la radiale, se contourne sur l'articulation, fournit aux muscles voisins, à l'articulation, et s'anastomose avec la collatérale externe, branche de la brachiale ; 2°. dans son trajet, la radiale fournit plusieurs petites branches pour les muscles de l'avant-bras ; arrivée vers la paume de la main, elle en donne une, destinée à s'anastomoser avec la fin de la crosse palmaire superficielle ; ensuite elle se détourne en dehors pour se placer entre le pouce et le doigt indicateur, donne, avant d'y arriver, la dorsale du pouce, se porte de là dans l'intervalle du premier et du second os du métacarpe, et forme l'arcade palmaire profonde, dont la terminaison s'anastomose avec l'arcade palmaire superficielle. De cette arcade naissent une infinité de rameaux, qui se perdent dans les parties voisines, et dont les plus considérables vont gagner les côtés des doigts, sous le nom de collatéraux.

DE LA CUBITALE.

(Idem.)

Situation. A la partie antérieure et interne de l'avant bras. *Etendue.* Du pli du bras, à la paume de la main. *Direction.* Parallèle à celle du cubitus. *Rapports.* En devant, avec les muscles rond pronateur, radial antérieur, palmaire grêle, fléchisseur sublime, cubital interne, et en bas les tégumens ; en arrière, avec le cubitus et le carré pronateur ; en dedans, avec le nerf cubital, et en dehors, avec le sublime. *Divisions.* 1°. En récurrentes cubitales, distinguées en antérieure et en postérieure. Elles naissent très-haut de la cubitale, se contournent en devant et en arrière sur l'articulation, fournissent des rameaux à l'articulation, aux parties voisines, et finissent par s'anastomoser entre elles, ainsi qu'avec la collatérale interne; 2° en inter-osseuses, distinguées en antérieure et en postérieure, qui se portent sur le ligament inter-osseux, et finissent par s'anastomoser avec l'une et l'autre arcades palmaires. L'inter-osseuse postérieure donne de plus, dans sa partie supérieure, la récurrente radiale postérieure, qui, dans sa distribution, ne diffère point des autres branches du même nom; 3° dans le reste de son trajet, la cubitale fournit plusieurs petites branches pour les muscles de l'avant-bras; enfin, arrivée vers la paume de la main, elle forme l'arcade palmaire superficielle, qui n'est recouverte que par la peau, et qui se distribue aux parties environnantes, comme il a été dit pour la radiale.

DE L'AORTE DESCENDANTE.

Après avoir fourni les carotides et les sous-clavières, l'aorte s'enfonce dans la poitrine, va gagner la diaphragme qu'elle traverse, parcourt la cavité abdominale, et, arrivée vers la dernière ou l'avant-dernière vertèbre lombaire, elle se divise en deux branches, qui portent le nom d'iliaques. Dans ce long trajet, elles fournit les coronaires, les inter-costales, les péricardines, les œsophagiennes, les bronchiales, les médiastines, les diaphragmatiques, le tronc cœliaque, la mésentérique supérieure, les capsulaires, les rénales, les spermatiques et la mésentérique inférieure.

Administration anatomique.

Quelques personnes sont dans l'habitude de commencer l'étude des diverses artères que nous venons d'énumérer, par le tronc cœliaque; plusieurs traités d'anatomie débutent même par sa description dans leurs traités d'angéiologie. Cette méthode n'est point dénuée de raison; par ce procédé, on se débarrasse des parties molles contenues dans le ventre, dont la putréfaction marche avec plus de rapidité que les autres parties du cadavre; mais d'une autre part, la facilité qu'ont les élèves, aujourd'hui, de se procurer une quantité plus que suffisante de sujets pour toutes les parties de l'anatomie, les divers ingrédiens qui entrent dans la matière de l'injection, dont la nature s'oppose, jusqu'à un certain point, au développement de la décomposion, la saison même, peuvent autoriser à suivre une marche contraire, et à ne point interrompre sans besoin l'ordre anatomique. Il faut donc commencer par l'aorte thorachique ou pectorale, dont la préparation est des plus faciles. Faites, pour cela, l'ouverture de la poitrine à la manière accoutumée, si elle ne l'est pas déjà; ménagez les côtes, et ne les brisez que dans une portion de leur étendue, ou même laissez-les intactes pour mieux voir la marche des inter-costales; soulevez, sans le détacher, le poumon du côté gauche; renversez-le fortement du côté droit, et vous voyez, sans peine, l'aorte, qu'a beaucoup développé l'injection, descendre le long de la colonne vertébrale, légèrement déjetée du côté gauche ; vous verrez également les petites artères, qui, de sa partie antérieure, se rendent à l'œsophage et au médiastin; de plus, de ses parties latérales, on en voit partir de plus considérables, placées, avec une sorte de régularité les unes au-dessous des autres, au nombre de neuf; elles sont destinées pour les neuf intervalles inter-costaux : on peut en suivre la marche, sans autre préparation que celle que nous avons indiquée pour voir l'aorte. Lorsqu'on veut les examiner d'une manière plus particulière, il faut enlever la portion de la plèvre qui les recouvre, ce qui se fait avec facilité. On observera qu'il n'est pas nécessaire de chercher à voir à droite les objets qu'on a très-bien sous les yeux à gauche, car l'éloignement de l'aorte du côté droit, dont on aperçoit à peine la trace, en dispense; d'ailleurs, ce sont absolument les mêmes objets. Si cependant on était jaloux de comparer la différence d'étendue des artères inter-costales, qui ont un trajet plus long à parcourir à droite qu'à gauche, par suite de la situation particulière de l'aorte, qui se déjette, d'une manière très-sensible, à gauche, pendant qu'elle est contenue dans la poitrine, alors il faudrait attendre qu'on pût débarrasser complètement cette cavité; du cœur et des poumons, ce qui ne peut guère se faire qu'après avoir, en grande partie, étudié les artères du ventre.

Du tronc cœliaque. Cette artère, profondément située, d'une étendue médiocre, n'est remarquable que par les branches qui en partent ; toutes, en effet, vont se rendre à des viscères importans, et leur distribution mérite elle-même une attention particulière, et présente beaucoup d'intérêt. L'abdomen ouvert dans une grande étendue, cherchez l'intervalle qui se trouve entre le foie et l'estomac ; débarrassez, avec lenteur et précaution, le tissu cellulaire lâche qui vous gêne ; plongez le doigt vers la colonne vertébrale, cherchez l'aorte, et vous sentez facilement l'artère cœliaque, qui naît de l'aorte presqu'aussitôt après son passage à travers le diaphragme ; le plus difficile n'est pas de trouver le tronc cœliaque, il faut encore suivre les trois branches qui en partent, et qui sont destinées pour l'estomac, le foie et la rate, sous les noms de coronaire stomachique, d'hépatique et de splénique. C'est au moment de leur entrée dans chacun de ces viscères, qu'il faut les prendre, pour les suivre ensuite d'une manière rétrograde vers leur tronc commun. Pour rendre cette préparation plus facile, on brise les dernières fausses côtes, ce qui donne la facilité de renverser également le foie et l'estomac en dehors, et de mettre à découvert un grand intervalle entre eux. Ménagez les coups de scalpel, dans la crainte de couper les artères principales, qui sont ici en grand nombre. La première et la plus petite est la coronaire stomachique, qui se porte vers le commencement de la petite courbure de l'estomac, du côté gauche, et qui la parcourt dans toute son étendue. Pour mieux apercevoir, d'une autre part, les divisions de cette artère, on souffle l'estomac, ce qui produit un coup d'œil très-agréable et instructif en même tems. Une autre branche du tronc cœliaque se porte à droite vers le foie ; c'est l'hépatique qui en fournit une autre considérable, laquelle se rend à la portion droite de l'estomac, vers sa grande courbure, ainsi qu'au pancréas, sous le nom d'artère gastro-épiploïque droite ; elle donne également une petite branche pour le pylore, sous le nom de pylorique. Quant à la splénique, qui est la plus volumineuse des trois, elle se porte transversalement sous l'estomac pour

29*

se rendre à la rate. En la suivant de ce dernier viscère vers le tronc commun, il faut prendre garde, en soulevant l'estomac pour la rendre plus apparente, de déchirer de nombreux vaisseaux qui se portent de la rate vers l'estomac, sous les noms de vaisseaux courts, ainsi qu'une branche assez considérable, qui va gagner la grande courbure de l'estomac, sous le nom d'artère gastro-épiploïque gauche. C'est aussi à cette époque qu'il faut s'occuper des artères diaphragmatiques inférieures, qui ne demandent que la plus légère préparation. En effet, soulevez, autant que vous le pourrez, la partie antérieure de la circonférence du diaphragme; abaissez d'une autre part l'estomac, le foie et la rate, et vous apercevez facilement des artères ramper sur la face inférieure du diaphragme: ce sont celles dont il s'agit. On peut, de cette manière, les suivre dans leurs distributions, et arriver sans peine au tronc qui leur a donné naissance. Il faut ensuite passer à la préparation des mésentériques, les rénales, les scapsulaires et les spermatiques devant terminer l'étude des artères du bas-ventre.

Des mésentériques. Ces deux artères doivent être préparées en même tems, leur description pouvant se faire immédiatement après, à moins de renverser l'ordre d'origine des artères que fournit l'aorte abdominale. Des deux mésentériques, la supérieure naît très-près du tronc cœliaque, et porte au loin ses nombreux rameaux, qui se distribuent à presque tous les intestins. Il est assez difficile d'indiquer, d'une manière précise, les moyens de bien reconnaître les branches principales, et les rameaux remarquables que fournit la mésentérique supérieure. Ils sont nombreux, et cette circonstance seule en rend l'étude très-embarrassante. Il est indispensable, cependant, de ne pas négliger de voir la distribution des branches appelées coliques. Pour y parvenir, on soulève l'épiploon, que l'on renverse sur les côtes, ainsi que le côlon transverse, et on porte en bas les autres intestins; on forme avec le côlon une espèce de cercle, dont on entoure la cavité abdominale, et qu'on agrandit le plus possible; dans l'intervalle se trouvent le jéjunum et l'iléum, qu'il faut porter un peu à gauche, et mettre à découvert, du côté droit, rois grosses branches qui naissent de la concavité de la mésentérique. Ces trois branches sont les coliques, dont chacune se divise en deux autres principales, destinées à s'anastomoser les unes avec les autres. Il faut faire ensorte de bien voir la célèbre anastomose des deux mésentériques, qui se fait du côté gauche, entre la colique supérieure droite, branche de la grande mésentérique, et la colique supérieure gauche, branche de la mésentérique inférieure. Les rameaux nombreux (de 15 à 20) qui naissent de la convexité de la grande mésentérique, n'ont point reçu de noms particuliers, malgré leur grosseur : ils se distribuent, en grande partie, au jéjunum et à l'iléum.

Quant à la mésentérique inférieure, elle naît très-bas de l'aorte, et à peu de distance de sa bifurcation ; beaucoup moins considérable que la supérieure, ses distributions sont beaucoup moins étendues et moins multipliées ; mais, comme la supérieure, elle décrit une espèce de courbure, dont la convexité qui est à gauche, fournit trois branches assez considérables, appelées coliques gauches : la supérieure s'anastomose, comme je l'ai dit plus haut, avec la mésentérique supérieure. Il faut étendre le côlon, le tirer en dehors et bien isoler, de cette manière, et les coliques gauches et les rameaux qui partent de sa concavité, dont la distribution se fait absolument comme à la mésentérique supérieure. Après ce travail, assez long et même embarrassant, on peut souffler le paquet intestinal et l'enlever ensuite avec précaution, ainsi que les deux mésentériques, mais laisser intactes les capsulaires, les rénales et les spermatiques : on peut également se débarrasser du foie, de la rate, ainsi que de l'estomac.

Des capsulaires, des rénales et des spermatiques. Les premières de ces artères ont peu d'étendue, et leur volume est aussi peu considérable. On les voit naître de l'aorte entre la mésentérique supérieure et les rénales, pour se porter vers les capsules atrabilaires, dans lesquelles elles se perdent. Il suffit de les débarrasser d'un tissu cellulaire lâche, qui quelquefois les cache au premier coup d'œil. Le reste de leur étude ne demande aucune préparation.

Les rénales sont très-grosses et on ne peut les méconnaître. Elles sont l'une et l'autre accompagnées des veines du même nom ; de plus, l'artère rénale droite est, en partie, recouverte par la veine cave inférieure. Un tissu cellulaire, lâche et abondant, les dérobe quelquefois à la vue ; il faut l'enlever. Il arrive très-souvent que la rénale se partage en deux et même en trois branches principales, et qu'elle pénètre ainsi dans le rein par divers points plus ou moins éloignés ; quelquefois encore les capsulaires sont fournies par les rénales. Ces différentes variétés pourraient peut-être embarrasser, si on n'en n'était pas prévenu. En général, les artères rénales, et même toutes celles du bas-ventre, présentent beaucoup d'anomalies.

Quand on remet l'étude des spermatiques après celle de la mésentérique inférieure, on risque de la faire disparaître en enlevant le paquet intestinal. Il faut y prendre garde, car cela est d'autant plus facile, que ces artères sont très-déliées et se portent au loin. Elles naissent de la partie antérieure de l'aorte, entre les rénales et la mésentérique inférieure, et vont jusque dans les testicules sans fournir de branches. On observera que ces artères passent à travers l'anneau pour se rendre à leur destination, et qu'elles concourent à la formation du cordon des vaisseaux spermatiques : dans le ventre, rien ne s'oppose à leur préparation ; hors de cette cavité, elles sont accompagnées d'un nerf, d'une veine et du canal déférent, mais unies à ces parties d'une manière très-lâche, et susceptibles d'être facilement étudiées dans toute leur étendue.

Des lombaires et de la sacrée moyenne. On ne peut étudier ces artères qu'après avoir enlevé, comme je l'ai conseillé, tout le paquet intestinal, même les reins. Il faut seulement conserver l'intestin rectum, dont on lie la portion supérieure : alors, en soulevant ce qui reste de tissu cellulaire, on découvre facilement l'origine et la marche des lombaires, qui font suite aux inter-costales, et qu'il faut chercher dans l'intervalle des vertèbres lombaires.

La sacrée antérieure est une petite artère qui naît à l'endroit même de la bifurcation de l'aorte, et qui se porte sur la partie antérieure et moyenne du sacrum. Sa petitesse est extrême, et on ne peut la bien apercevoir qu'en enlevant une couche assez épaisse de tissu cellulaire qui la cache presque toujours. L'intestin rec-

DE L'ANATOMISTE. 455

tum, laissé en place, en dérobe aussi quelquefois la vue; il est facile de l'écarter.

Ici se termine la dissection des artères de la poitrine et du ventre, dont l'étude ne peut point être isolée, et que nous allons décrire dans l'ordre de leur préparation.

DESCRIPTION.

DE L'AORTE DESCENDANTE.

On la divise en deux portions; celle qui est contenue dans la poitrine, porte le nom d'aorte descendante thorachique ou supérieure; la portion qui est au-dessous du diaphragme prend celui d'aorte descendante abdominale, ou inférieure.

DE L'AORTE DESCENDANTE THORACHIQUE.

Situation. Dans la cavité de la poitrine, le long de la colonne vertébrale. *Étendue.* Du ventricule gauche, à la hauteur du diaphragme. *Direction.* Du ventricule à la troisième vertèbre dorsale, elle offre une courbure remarquable, appelée crosse de l'aorte (*courbure sous-sternale*), et qui se porte d'abord de bas en haut, et de derrière en devant; ensuite de haut en bas, de devant en arrière, et de droite à gauche; dans le reste de son étendue, elle suit assez bien la direction de la colonne vertébrale, mais se déjette visiblement à gauche. *Rapports.* Elle répond, en arrière, à la partie latérale gauche du corps des vertèbres; en devant, à l'œsophage; sur les côtés, aux deux lames du médiastin; de plus, la veine azygos et le canal thorachique côtoient son côté gauche. *Divisions.* 1°. En coronaires (*cardiaques*), au nombre de deux, destinées pour le cœur; 2°. en bronchiques, dont une droite et l'autre gauche, qui se portent vers les bronches, s'avancent avec elles dans les poumons, et se perdent dans la substance de ces organes; 3°. en œsophagiennes, au nombre de 3, 4, 5 ou 6, qui de la partie antérieure de l'aorte, gagnent l'œsophage, pénètrent dans ce canal et s'y ramifient; 4°. en médiastines, dont le nombre varie, et qui se perdent dans le médiastin ; 5°. en inter-costales ou aortiques, au nombre de neuf ordinairement. Elles naissent des parties latérales de l'aorte, se placent de suite sur l'articulation des côtes avec les vertèbres, donnent là un rameau qui pénètre dans le canal vertébral, continuent de marcher le long des côtes, en se divisant en deux branches, dont l'une, plus petite, côtoie leur bord supérieur; et l'autre, plus grosse, et comme la continuation du tronc principal, marche le long de leur bord inférieur ; elles finissent par s'anastomoser avec la mammaire interne.

DE L'AORTE DESCENDANTE INFÉRIEURE OU VENTRALE.

Situation. Dans la cavité abdominale, le long de la colonne vertébrale. *Etendue.* Du diaphragme, à la hauteur de l'avant-dernière vertèbre lombaire. *Direction.* Verticale. *Rapports.* En arrière, elle est appuyée sur le corps des vertèbres lombaires; en devant, elle répond au foie, à l'estomac, au pancréas, au duodénum, au jéjunum et à l'iléum ; la veine cave inférieure la côtoie dans sa partie droite. *Divisions.* En diaphragmatiques inférieures, en tronc cœliaque, en mésentérique supérieure, en capsulaires, en rénales, en spermatiques, en mésentérique inférieure, en lombaires et en sacrée moyenne, qui toutes demandent une description particulière.

DES DIAPHRAGMATIQUES INFÉRIEURES.

(*Sous-diaphragmatiques.*)

Situation. Dans la cavité abdominale, au-dessous du diaphragme. *Etendue.* De l'aorte, à la face inférieure du diaphragme. *Direction.* Oblique de dedans en dehors. *Divisions.* Chacune des diaphragmatiques, arrivée au diaphragme, se divise en deux branches, dont l'une interne et l'autre externe, entourent le diaphragme, et finissent par s'anastomoser ensemble.

DU TRONC CŒLIAQUE.

(*Opisto-gastrique.*)

Situation. A la hauteur de la dernière vertèbre dorsale , entre les piliers du diaphragme. *Etendue*. A peine offre-t-il un demi-pouce de longueur , depuis sa naissance de la partie antérieure et gauche de l'aorte , jusqu'à sa trifurcation. *Rapports*. En devant, il est caché par le foie et l'estomac. *Divisions*. 1°. Il se termine en une espèce de trépied artériel , d'où naissent 1°. la coronaire stomachique (*stomo-gastrique*), qui se porte , à gauche , vers l'orifice supérieur de l'estomac, donne une petite branche pour l'œsophage, se recourbe à droite , parcourt toute la petite courbure de l'estomac , se ramifie sur ses deux faces , et finit par s'anastomoser avec la pylorique , branche de l'hépatique ; 2°. l'hépatique, plus grosse que la précédente , qui se porte , à droite , vers le foie, donne , vers l'orifice inférieur de l'estomac, la pylorique , un peu plus loin la gastro-épiploïque droite , et se place devant la veine-porte ventrale et derrière le conduit hépatique , en se divisant en deux branches , qui gagnent le sillon transversal du foie ; celle qui est à gauche pénètre dans le lobe du même côté ; la branche droite fournit l'artère de la vésicule , appelée cistique, et se perd dans le lobe du même côté ; 3°. la splénique qui , chez l'adulte , est la plus considérable des trois : elle se porte de droite à gauche , sous l'estomac, et arrive, en formant de nombreuses flexuosités , vers la rate , dans laquelle elle pénètre par quatre, cinq ou six grosses branches : vers la grosse extrémité de l'estomac, elle fournit plusieurs rameaux qui se portent vers ce viscère , sous le nom de vaisseaux courts, et un peu plus loin l'artère gastro-épiploïque gauche , destinée , avec celle du côté droit , à parcourir la grande courbure de l'estomac.

L'artère coronaire stomachique et les deux gastro-épiploïques donnent, dans leur trajet, de nombreux rameaux , qui se ramifient à l'infini sur les deux faces de l'estomac, et finissent par s'anastomoser fréquemment ensemble.

DE LA MÉSENTÉRIQUE SUPÉRIEURE.

(Idem.)

Situation. Dans la partie profonde de la région épigástrique , presque immédiatement au-dessous de la cœliaque. *Etendue.* De l'aorte, au côlon , au jéjunum et à l'iléum. *Direction.* Oblique de haut en bas, et de gauche à droite , en formant une grande courbure, dont la convexité est à gauche, et la concavité à droite. *Divisions.* 1°. En trois branches considérables , appelées coliques droites , qui naissent de sa concavité , distinguées en supérieure , en moyenne et en inférieure; chacune se divise en deux rameaux , qui, en s'anastomosant avec les rameaux voisins , forment des arcades , d'où partent de nouveaux rameaux, qui forment de nouvelles arcades, lesquelles donnent encore naissance à d'autres rameaux, qui se rendent vers le côlon, dans lequel ils se ramifient ; 3°. en quinze ou vingt branches, qui partent de sa convexité, et qui , après avoir formé diverses arcades, se perdent, en dernier résultat, dans les intestins jéjunum , iléum et portion du duodénum.

DE LA MÉSENTÉRIQUE INFÉRIEURE.

(Idem.)

Situation. Dans la région hypogastrique, entre les spermatiques et les iliaques primitives. *Etendue.* De la partie inférieure de l'aorte , à l'extrémité inférieure (*anale*) de l'intestin rectum. *Direction.* Oblique de haut en bas, et de gauche à droite, en formant une courbure, dont la convexité est à gauche et la concavité à droite. *Divisions.* 1°. En trois branches principales , appelées coliques gauches, qui se divisent chacune en deux gros rameaux , lesquels, en s'anastomosant entre eux , forment des arcades, d'où naissent de nouveaux rameaux qui donnent lieu à de nouvelles arcades , dont les ramifications vont se perdre dans les tuniques du côlon et rectum.

DES CAPSULAIRES.

(Surrénales..)

Situation. Dans la cavité abdominale, au-dessus de la mésentérique supérieure. *Etendue*. De l'aorte, aux capsules atrabilaires. *Direction*. Transversales. *Divisions*. D'une médiocre grosseur, leurs divisions se bornent à quelques rameaux, qu'elles envoient aux parties voisines ; ensuite elles vont se perdre dans les capsules atrabilaires.

DES RÉNALES.

(Idem.)

Situation. A la hauteur des reins, au-dessous des capsulaires. *Etendue*. De l'aorte, aux reins. *Direction*. Transversales. *Rapports*. En arrière, avec la colonne vertébrale ; en devant, avec la veine rénale. La veine cave couvre, en partie, l'artère rénale droite. *Divisons*. Elle n'en donnent aucune, mais se rendent directement aux reins, dans lesquels elles pénètrent par deux, trois ou quatre branches.

DES SPERMATIQUES.

(Testiculaires.)

Situation. Dans la cavité abdominale, au-dessous des rénales, au-dessus de la mésentérique inférieure. *Etendue*. De la partie antérieure de l'aorte, aux testicules. *Direction*. Légèrement oblique du haut en bas, et de dedans en dehors. *Rapports*. Dans leur trajet, elles sont placées, sur le psoas, dans la cavité abdominale, passent à travers le plexus, que forment les veines spermatiques, et auxquels on a donné le nom de corps pampiniforme. Arrivées à l'anneau, elles le traversent, accompagnées de l'uretère, de la veine et du nerf spermatiques ; au-delà, elles descendent vers les testicules, dans lesquels elles pénètrent, en se divisant en deux faisceaux, dont l'un va à l'épidydime, et l'autre au testicule même.

DE LA SACRÉE MOYENNE.

(*Médiane du sacrum.*)

Situation. Sur la partie antérieure et moyenne du sacrum. *Etendue*. De la bifurcation de l'aorte, à la partie inférieure du coccyx. *Direction*. Verticale. *Rapports*. En arrière, avec le sacrum ; en devant, avec l'intestin rectum. *Divisions*. Il naît des parties latérales de la sacrée moyenne, des petites branches, dont une, plus considérable, forme la dernière lombaire ; les autres s'anastomosent avec les sacrées latérales : elle forme de plus, à sa terminaison, des espèces d'arcades qui se perdent sur le coccyx.

L'aorte fournit, de plus, quatre lombaires de chaque côté, qui naissent de ses parties latérales. Arrivées à la racine des apophyses transverses des vertèbres, elles donnent, en arrière, un rameau qui se perd dans les muscles du dos, et qui envoie une petite branche dans le canal vertébral ; ensuite elles s'avancent vers les tégumens du ventre, dans lesquels elles se perdent.

DES ARTÈRES QUI NAISSENT DE LA BIFURCATION DE L'AORTE, JUSQU'A LA CRURALE.

Les artères qui naissent de la bifurcation de l'aorte, portent le nom d'iliaques primitives jusqu'à leur division en iliaque externe et en hypogastrique. La première est la continuation de l'iliaque primitive, et marche dans la même direction ; la seconde plonge dans le bassin, et donne un nombre considérable de branches ; les plus remarquables sont : l'iléo-lombaire, la sacrée latérale, l'obturatrice, l'iliaque postérieure ou fessière, l'ischiatique, la honteuse interne, l'hémorroïdale moyenne, la vésicale, l'utérine et la vaginale.

Administration anatomique.

De l'iliaque primitive et de l'iliaque externe. Lorsqu'on est parvenu à la bifurcation de l'aorte, il est facile d'en suivre les divisions principales, jusqu'au passage de l'iliaque externe sous l'arcade crurale. La précaution qu'on a eu d'enlever le paquet intestinal, favorise singulièrement cette préparation. Un tissu cellulaire, assez épais, les couvre en partie; il faut s'en débarrasser, ainsi que de tout ce qui pourrait empêcher que ces artères ne fussent bien mises à découvert. A l'endroit où le sacrum s'unit à l'os des îles, l'iliaque primitive donne une branche considérable, appelée hypogastrique, sur laquelle nous reviendrons dans un instant. En continuant de découvrir et d'isoler l'iliaque externe, on arrive à l'arcade crurale; dans cet endroit, et avant de passer sous l'arcade, l'iliaque externe donne deux branches très-remarquables, dont l'une, appelée épigastrique, marche sous la partie interne des parois abdominales; et l'autre, connue sous le nom d'iliaque antérieure, se porte en dehors. Ces deux artères demandent qu'on les prépare avant de s'occuper de l'hypogastrique et de ses branches. Une chose qu'on ne doit point négliger, c'est de bien mettre à découvert leur origine, et de les suivre ensuite dans une partie de leur étendue. Dejà, on doit savoir que l'épigastrique s'anastomose avec la mammaire interne; mais une circonstance très-importante dans l'étude de cette artère, et qu'il ne faut point oublier, c'est de se bien pénétrer des rapports de position qu'elle peut avoir avec l'anneau inguinal et le cordon des vaisseaux spermatiques, pour en faire l'application pratique dans le cas d'opération de hernie.

De l'hypogastrique et de ses branches. Cette artère passe pour être très-difficile à préparer; cela est vrai jusqu'à un certain point; on trouve les causes de cette difficulté dans la grande quantité de branches qu'elle fournit, dans la situation cachée de quelques-unes d'elles, dans le défaut de soutien et de point d'appui des parties molles contenues dans le bassin, et dans le mélange et la confusion

de leurs rameaux. Je vais tâcher de faire disparaître, au moin
en partie, ces inconvéniens.

L'essentiel est de bien débarrasser l'origine de l'hypogastrique
du tissu cellulaire qui la dérobe à la vue, et du sang qui s'échappe
des veines divisées. Des eaux et autres matières liquides sont
quelquefois épanchées dans le fond du bassin ; il faut les enlever
avec l'éponge, et enfin faire disparaître tout ce qui pourrait nuire
à son travail. Trois artères naissent de l'hypogastrique, au moment même où elle plonge dans le bassin : l'une est l'iléo-lombaire,
qui se porte en arrière et en dehors ; la seconde est la sacrée latérale, qui se porte sur le sacrum ; la troisième est l'obturatrice,
qui passe par l'ouverture du même nom. L'iléo-lombaire se trouve
dans l'enfoncement qui se voit entre les dernières vertèbres lombaires et la fosse iliaque interne. Cachée par beaucoup de tissu
cellulaire, il faut l'en débarrasser pour l'apercevoir, sur-tout à
son origine. Le muscle psoas la couvre en grande partie dans
ses distributions ; il faut le disséquer avec soin, et l'écarter sans le
détacher entièrement. La sacrée ou les sacrées latérales sont
cachées par le rectum. La préparation de la sacrée moyenne a mis
à découvert une grande partie de ces artères, et leur origine est
à-peu-près à la même hauteur que la précédente. L'obturatrice
naît de la partie antérieure de l'hypogastrique, et se porte dans
la direction du rebord du bassin, mais un peu plus bas, pour aller
gagner l'ouverture obturatrice. Le nerf du même nom, qui
l'accompagne, doit être conservé. Au-dela du trou obturateur,
elle se perd dans les muscles de la cuisse ; et comme il faudrait
sacrifier les honteuses externes pour en voir la distribution, il
vaut mieux en remettre l'étude après celle de ces artères ; il en est
de même pour la honteuse interne. Lorsqu'on a terminé la préparation de ces trois artères, il faut passer de suite aux petites branches fournies par l'hypogastrique, et qui se portent à la vessie
chez l'homme et la femme, et de plus, s'occuper des utérines et
des vaginales chez cette dernière ; mais comme il est toujours assez
difficile de porter les instrumens dans le fond du bassin, et que les
parties sont extrêmement lâches et sans soutien, il est convenable
de diviser le bassin, en séparant, d'une part, le corps de l'un des

pubis, à un pouce de la symphyse, afin de laisser intacts les organes de la génération, pour l'étude de la honteuse interne ; et de l'autre, celle de la symphyse postérieure, du côté opposé aux artères que l'on veut étudier ; alors, si on suit la marche de l'hypogastrique, on voit qu'elle se divise en deux branches principales qui se portent également vers la partie postérieure et inférieure du bassin. La plus élevée de ces deux branches, est l'iliaque postérieure ou fessière ; l'autre est l'ischiatique. De cette dernière naissent les petites branches dont j'ai parlé. Mais avant de s'échapper du bassin, l'ischiatique fournit une artère très-importante à connaître, c'est la honteuse interne. Il est essentiel de faire de suite les branches fournies par l'ischiatique, puisqu'il faut les couper et emporter les organes vers lesquels elles se rendaient. L'intérieur du bassin ainsi débarrassé, il est bien plus facile de suivre la marche de celles qui restent. Observez bien le lieu de leur sortie du bassin. Le muscle pyramidal, qui sert de guide, sépare la fessière qui est en haut, de l'ischiatique qui est en bas. Hors du bassin, on ne peut les voir qu'en retournant le sujet, et en disséquant avec soin le grand fessier, que l'on renverse vers l'anus, après l'avoir détaché du grand trochanter. Au-dessous du muscle grand fessier, se voit l'ischiatique ; mais on ne peut apercevoir l'iliaque postérieure que quand on a enlevé le moyen fessier de la même manière. Ceci fait, il faut suivre la distribution de ces artères, en coupant le moins possible les branches qu'elles fournissent.

De la honteuse interne. Il faut garder celle-ci pour la dernière, et mettre d'ailleurs, dans sa préparation, beaucoup de soin et de lenteur. Elle naît, comme je l'ai dit, de l'ischiatique, au moment où cette dernière sort du bassin. Comme l'ischiatique, elle sort du bassin un peu au-dessus du grand ligament sacro-ischiatique ; mais elle y rentre bientôt par la petite échancrure sacro-ischiatique, pour se porter entre la tubérosité de l'ischion et l'anus ; c'est dans cet endroit qu'il est important d'en bien reconnaître toutes les divisions. A cette époque, je conseille de procéder à la dissection bien soignée des muscles du périné et de la verge, et d'aller jusqu'à la rencontre de cette artère, entre l'ischion à l'anus, pour la suivre dans ses divisions, qui vont au périné, aux bourses, à la

4

MANUEL

verge, et aux environs des organes de la génération. Mais si on n'a pas l'attention de faire la coupe des os du bassin, comme je l'ai indiqué plus haut, on détruit nécessairement quelques branches intéressantes de cet artère, et on ne peut s'en former qu'une idée inexacte.

DESCRIPTION.

DES ILIAQUES PRIMITIVES.

Situation. A la partie inférieure du bas-ventre. *Etendue.* De la bifurcation de l'aorte, à la hauteur des symphyses sacro-iliaques. *Direction.* Oblique de haut en bas, et de dedans en dehors. *Rapports.* En arrière, elles sont appuyées sur la colonne vertébrale, et reposent sur les veines du même nom; en devant, elles répondent au paquet intestinal, et sont croisées par l'uretère à angle aigu. *Divisions.* En iliaque externe et en hypogastrique.

DE L'ILIAQUE EXTERNE.

Situation. Sur les parties latérales du bassin. *Etendue.* De l'union du sacrum avec l'os des îles, jusqu'à l'arcade crurale. *Direction.* Oblique de haut en bas et de dedans en dehors. *Rapports.* En dedans, elle répond à la veine iliaque; en dehors, au muscle psoas.

Divisions. 1°. En épigastrique (sus-pelvienne), qui naît de sa partie interne, près l'arcade crurale, monte derrière le muscle droit, au côté interne du cordon spermatique, et arrivée à la hauteur de l'ombilic, s'anastomose avec les branches de la mammaire interne;

2°. En iliaque antérieure (circonflexe de l'ilium), qui naît, en dehors, au niveau de l'épigastrique, se porte vers l'épine antérieure de l'os des îles, et se divise en deux rameaux qui se perdent dans les muscles du bas-ventre.

DE L'HYPOGASTRIQUE.

(*La pelvienne.*)

Situation. Dans le petit bassin, devant la symphyse sacro-iliaque. *Etendue.* De l'union du sacrum avec l'os des iles, à deux ou trois travers de doigt dans l'intérieur du bassin. *Direction.* Légèrement oblique de haut en bas, et de derrière en devant.

Division. 1°. En iléo-lombaire (iliaco-musculaire), qui naît très-près de l'origine de l'hypogastrique, se porte en dehors et en haut, cachée par le muscle psoas, et se divise bientôt en deux branches, l'une ascendante et l'autre transversale, qui se perdent dans les parties voisines ;

2°. En sacrée latérale (idem), qui se porte sur la face antérieure du sacrum au-devant des nerfs sacrés ; fournit des rameaux qui, d'une part, pénètrent par les trous sacrés dans le canal vertébral, et de l'autre s'anastomosent fréquemment avec ceux de la sacrée moyenne ;

3°. En obturatrice (sous-pubio-fémorale), qui marche le long et au-dessous du rebord du bassin, accompagnée du nerf obturateur, jusqu'à l'ouverture du même nom, qu'elle franchit dans sa partie supérieure, et se divise en deux branches, dont les rameaux se perdent dans la partie supérieure des muscles de la cuisse ;

4°. En vésicale (idem), dont l'origine présente beaucoup de variétés, mais qui naît le plus ordinairement de l'hypogastrique, et se porte à la partie inférieure de la vessie, en donnant des rameaux aux vésicules séminales, à la prostate, au canal déférent, et à l'uretère ;

5°. Chez les femmes, l'hypogastrique fournit, de plus, l'utérine et la vaginale (idem) : la première se porte sur les parties latérales et inférieures de la matrice, et se perd dans cet organe ; la seconde se place aussi sur les parties latérales du vagin, s'avance jusqu'à sa partie antérieure, et se perd dans son tissu.

Ces diverses artères présentent tant de variétés, et pour leur origine, et pour leur distribution, qu'on peut à peine trouver deux sujets sur lesquels elles donnent les mêmes résultats.

Après avoir fourni ces artères, l'hypogastrique se partage en trois branches principales, qui sont l'iliaque postérieure, l'ischiatique, et la honteuse interne.

DE L'ILIAQUE POSTÉRIEURE.

(*Fessière.*)

Situation. A la partie postérieure et inférieure du bassin, supérieure et postérieure de la cuisse. *Etendue.* Du petit bassin, à la région supérieure de la fesse, en passant par l'échancrure ischiatique, au-dessus du muscle pyramidal. *Direction.* Oblique de dedans en dehors, et de bas en haut. *Rapports.* Dans le bassin, elle est placée entre les dernières paires lombaires et les premières sacrées ; hors du bassin, ses divisions marchent entre le grand et le moyen fessier. *Division.* En deux branches principales, destinées pour les muscles fessiers et quelques-uns de ceux de la partie postérieure du tronc.

DE L'ISCHIATIQUE.

(*Fémoro-poplité.*)

Situation. A la partie inférieure du petit bassin et postérieure de la cuisse. *Etendue.* Du petit bassin, à la partie postérieure de la cuisse, en passant par l'échancrure ischiatique, au-dessous du muscle pyramidal. *Rapports.* Elle est accompagnée par le grand nerf sciatique dans la plus grande partie de son étendue. *Division.* En un nombre assez considérable de rameaux, qui se perdent dans les muscles de la fesse, ceux de la partie postérieure et supérieure de la cuisse, et dont un, plus remarquable, accompagne toujours le nerf sciatique.

DE LA HONTEUSE INTERNE.

(*Sous-Pelvienne.*)

Situation. A la partie inférieure du petit bassin et dans la région du périné. *Etendue.* Du petit bassin, au périné et aux organes de la génération. *Rapports*. Dans le bassin, elle est placée devant le plexus sciatique et le muscle pyramidal ; sortie du bassin, elle passe par la petite échancrure sciatique, marche dans l'espace compris entre la tubérosité de l'ischion et l'anus, et se perd dans les parties voisines. *Division*. Dans son trajet jusqu'au muscle transverse, elle fournit un grand nombre de rameaux qui se portent à la vessie, à l'urètre, aux vésicules séminales, aux fessiers, aux jumeaux, etc. ; ensuite elle se partage en deux branches, dont une inférieure et l'autre supérieure : la première est appelée artère du périné, la seconde celle de la verge.

DES ARTÈRES DES MEMBRES INFÉRIEURS.

Ces artères sont : la crurale, la poplité, la tibiale postérieure, la péronière, la tibiale antérieure, la pédieuse et les plantaires.

Administration anatomique.

De l'artère crurale. A son passage sous l'arcade crurale, l'iliaque externe change de nom pour prendre celui de crurale, qu'elle conserve jusqu'au creux du jarret, où elle prend celui de poplité. L'artère crurale, proprement dit, n'est pas très-difficile à préparer : en général, sa situation est très-superficielle, au moins dans sa partie supérieure, et cette circonstance en rend la dissection et l'étude des plus aisées. Faites, pour cela, une incision à la peau de la cuisse, qui, de sa partie supérieure et moyenne, soit dirigée obliquement à sa partie inférieure et postérieure, jusque dans le creux du jarret ; écartez les lambeaux en sens coûtraire, et vous trouvez l'artère crurale presqu'à nu, placée à la partie interne du muscle couturier, qu'elle abandonne aux trois quarts inférieurs de la cuisse, pour passer à travers le troisième adducteur, et se montrer, au-delà, dans le creux du jarret, sous le nom de poplité. Dans sa marche, elle fournit plusieurs branches, dont la plus considérable est la profonde, ou petite crurale, qui donne, elle-même, naissance aux deux circonflexes ; les autres branches moins remarquables naissent de la partie la plus élevée de la crurale, et sont connues sous le nom de honteuses externes. Je ne saurais trop recommander la plus grande exactitude dans la préparation de toutes ces artères, leur connaissance ayant des résultats très-importans pour le traitement de quelques maladies des membres, et sur-tout pour certaines opérations, dans lesquelles la vie du malade est souvent compromise.

Le meilleur et le plus sûr moyen de parvenir à une bonne préparation des artères de la cuisse, c'est de procéder d'abord à la dissection des muscles de cette partie, en respectant toutes les branches qui se rencontrent sous la marche du scalpel. Les premières se portent tranversalement en dedans et en dehors à la partie supérieure de la cuisse; celles de la partie interne ont moins d'étendue, mais elles sont situées plus profondément que les externes, dont une, sur-tout, se porte le long de la cuisse, en passant sous les parties externes du fémoral, pour s'anastomoser avec les artères de l'articulation du genou.

La petite crurale ou profonde naît de la partie postérieure de la grande crurale, un peu au-dessus du petit trochanter, entre les adducteurs et le droit interne. Cette circonstance explique la nécessité de la préparation préliminaire de ces muscles pour la bien voir. Cette préparation doit même être assez minutieuse pour pouvoir suivre trois ou quatre branches de cette artère, qui se perdent, sous le nom de perforantes, dans les adducteurs, le troisième particulièrement. A sa partie supérieure, la profonde fournit les circonflexes, qui se comportent à la cuisse, comme celles du même nom le font au bras; mais, nous le répétons, si on n'a pas la précaution de débarrasser complètement les muscles de la cuisse de la graisse abondante qui les enveloppe de toutes parts, si on n'isole pas ces muscles parfaitement, il ne faut point espérer de pouvoir préparer les divisions de l'artère crurale.

De l'artère poplité. Cachée profondément dans le creux du jarret, cette artère est enveloppée d'une très-grande quantité de graisse, et demande beaucoup de patience pour être mise à nu. Fendez la peau dans une grande étendue; enlevez le tissu cellulaire et la graisse abondante; disséquez les muscles, et coupez-les à quatre travers de doigt au-dessus de l'articulation ; renversez en bas, en les séparant avec précaution, les portions inférieures des muscles coupés ; de cette manière, on arrive plus facilement à l'artère poplité, que l'on trouve, pour ainsi dire, collée au nerf et à la veine du même nom. Isolez ces divers objets, mais ne les coupez pas ; écartez-les, au contraire, pour suivre avec plus d'avantage des petites branches qui s'échappent des parties latérales de la poplité, appelées articulaires. Les articulaires inférieures même ne peuvent être bien vues qu'après avoir disséqué et enlevé partie des jumeaux, dans l'intervalle desquels ces artères se trouvent.

Des artères de la jambe et du pied. La dissection des muscles jumeaux et des autres muscles de la partie postérieure de la jambe permet de suivre la continuation de la poplité, jusqu'à sa division en tibiale postérieure et en péronière ; mais avant sa division, et à l'endroit de l'union du tibia et du péroné, la poplité donne, de sa partie antérieure, une artère qui perce le ligament inter-osseux, pour se porter à la partie antérieure de la jambe, sous le nom de tibiale antérieure ; il faut en abandonner la préparation ultérieure, pour passer, auparavant, à celles de la partie postérieure. Celles-ci exigent qu'on enlève la couche superficielle des muscles pour les bien voir, parce qu'elles marchent, pour ainsi dire, sur les os tibia et péroné ; les branches qu'elles fournissent, quoique nombreuses, n'ayant point reçu de noms particuliers, ne méritent point une préparation spéciale ; une seule est digne d'attention, c'est celle que la tibiale donne pour le tibia même, et qui pénètre par le trou nourricier de cet os.

Lorsqu'on a suivi ces artères jusqu'à la partie inférieure de la jambe, il faut les abandonner là, et revenir à la tibiale antérieure, division de la poplité, et dont on voit l'origine à la partie postérieure de la jambe, plus profondément située que les deux précédentes. Elle s'enfonce de suite dans l'écartement des deux os de la jambe, au-dessus du ligament inter-osseux, qu'elle perce dans cet endroit, pour se montrer à la partie antérieure, entre le jambier antérieur et l'extenseur commun des orteils. La préparation et l'étude de cette artère exigent, comme les précédentes, qu'on procède d'abord à la dissection des muscles. A mesure qu'elle se porte en bas, cette artère devient de plus en plus superficielle, et se jette ainsi sur le dos du pied, en prenant le nom de pédieuse : on revient ensuite aux plantaires, suite et divisions de la tibiale postérieure.

Pour diminuer d'autant les difficultés de la préparation des plantaires, on peut désarticuler le pied, et ne conserver, pour les étudier, que cette dernière partie des membres inférieurs. On conçoit que, pour en agir ainsi, on a dû achever l'étude des artères de la jambe. C'est sous la voûte du calcanéum qu'il faut chercher le tronc commun des deux plantaires; mais là se trouvent également les tendons de plusieurs muscles, des nerfs, une grande quantité de tissu cellulaire dense et serré, par conséquent beaucoup de difficultés. Isolez les artères le plus possible, et une fois mises à découvert, suivez-en la marche et les divisions, en coupant, sans ménagement, tout ce qui s'oppose à leur préparation, en respectant seulement leurs plus petits rameaux, parce que chacun d'eux mérite une attention particulière.

DESCRIPTION.

DE LA CRURALE.

(*Fémorale.*)

Situation. A la partie antérieure et interne de la cuisse. *Etendue.* Dé l'arcade crurale, à la partie inférieure et postérieure du fémur, à quatre travers de doigt de l'articulation. *Direction.* Oblique de haut en bas, et de devant en arrière, en suivant le trajet du couturier. *Rapports.* En procédant de haut en bas, cette artère est couverte, en devant, par la peau, le couturier, et par l'aponévrose du fascia-latia; en arrière, elle répond de même, de haut en bas, aux tendons réunis du psoas et de l'iliaque, au muscle pectiné et au premier adducteur; en dehors, elle correspond au nerf crural, au couturier et au vaste interne; en dedans, elle répond à la veine crurale, au pectiné et au premier adducteur. *Divisions.* 1° En honteuses externes, au nombre de deux, qui naissent de la partie interne de l'artère crurale, se portent, en dedans, l'une plus superficiellement, l'autre plus profondément. Les rameaux que ces deux branches fournissent se portent au pubis, au scrotum, et s'anastomosent avec les branches de la honteuse interne; de plus, il naît quelquefois de la crurale une très petite artère, sous le nom d'artère des tégumens, qui se perd en dehors dans ces parties. 2°. En profonde, elle mérite une description particulière.

DE LA PROFONDE OU PETITE CRURALE.

(Grand musculaire de la cuisse.)

Situation. A la partie interne et postérieure de la cuisse. *Etendue.* De la partie postérieure de la crurale, près du petit trochanter, jusqu'à la partie inférieure du fémur, en passant dans cet endroit, à travers le troisième adducteur. *Direction.* Oblique de haut en bas, et de dedans en arrière. *Rapports.* Dans sa marche, elle est presque toujours placée entre les adducteurs et le vaste interne. *Divisions.* 1°. En circonflexes, distinguées en externe et en interne; la première, plus considérable, se porte en dehors, fournit deux branches, dont l'une, transversale, se contourne sur le fémur, donne à l'articulation, à quelques muscles voisins, et s'anastomose avec la circonflexe interne. Le second rameau se porte en dehors et en bas, jusqu'à l'articulation, pour s'anastomoser avec les articulaires. La circonflexe interne, plus grosse que la précédente, se contourne également sur le fémur, pour aller gagner la circonflexe externe et s'anastomoser avec elle. Dans son trajet, elle fournit deux branches, qui se perdent dans les parties voisines, principalement dans les muscles de la partie postérieure et supérieure de la cuisse. 2°. En perforantes, qui sont au nombre de trois ou quatre : ces artères, situées très-profondément, sont destinées pour les muscles de toute la partie postérieure de la cuisse, et elles percent les adducteurs d'une manière très remarquable. C'est la seconde perforante qui fournit le rameau qui pénètre dans l'ouverture nutricière supérieure du fémur, l'ouverture inférieure recevant la petite artère qui doit la parcourir, de la terminaison de la profonde même.

DE L'ARTÈRE POPLITÉ.

(Idem.)

Situation. Dans le creux du jarret. *Etendue.* De la partie inférieure de la cuisse, à-peu-près à la hauteur de son quart inférieur, jusqu'à une distance égale de la partie supérieure de la jambe. *Direction.* Presque verticale. *Rapports.* En devant, elle est appuyée sur le quart inférieur du fémur, sur l'articulation du genou, et plus bas sur le poplité; en arrière, elle est couverte d'abord par le demi-membraneux, ensuite par du tissu cellulaire graisseux, et à la jambe, par les jumeaux et le soléaire; en dedans et en dehors, elle répond aux condyles du fémur et du tibia; et de plus, son côté externe est cotoyé par la veine et le nerf du même nom. *Divisions.* En articulaires, au nombre de cinq, dont trois supérieures et deux inférieures : les premières naissent de la poplité, presque aussitôt après le passage de la crurale à travers le troisième adducteur. Ces artères se contournent sur l'articulation, donnent aux parties voisines, et s'anastomosent avec la profonde et la circonflexe externe, ainsi qu'avec les articulaires inférieures. Des trois articulaires supérieures, l'une diffère par sa situation et sa distribution; elle occupe la partie moyenne et postérieure de l'articulation du genou, et donne, en grande partie, à cette articulation.

Les articulaires inférieures naissent à deux ou trois travers de doigt des précédentes, se portent obliquement en bas, en se contournant sur l'articulation, et se comportent comme les articulaires supérieures, avec lesquelles elles s'anastomosent d'une manière très-remarquable.

DE LA TIBIALE ANTÉRIEURE.

(*Idem.*)

Situation. A la partie antérieure de la jambe. *Etendue.* De l'union supérieure des deux os de la jambe, jusqu'à la partie supérieure du pied. *Direction.* Un peu oblique de haut en bas, et de dehors en dedans. *Rapports.* Elle perce à la partie postérieure de la jambe, le jambier postérieur et le ligament inter-osseux ; le long de la jambe, elle se trouve constamment entre le jambier antérieur qui est en dedans, et le péronien antérieur qui est en dehors ; en arrière elle repose sur le ligament inter-osseux, et en bas sur le tibia ; en devant, elle est non-seulement couverte par les muscles précédens, mais aussi par l'extenseur du gros orteil, et l'extenseur commun des doigts. *Divisions.* Un grand nombre de rameaux, destinés pour les muscles, naissent de la tibiale antérieure dans sa marche, jusqu'au bas de la jambe, où elle donne deux rameaux, l'un en dedans, l'autre en dehors, qu'on pourrait appeler les artères des malléoles, et qui s'anastomosent avec la tibiale postérieure et la péronière.

La tibiale antérieure se continue sur le pied, sous le nom de pédieuse.

DE LA PÉDIEUSE.

(*Idem.*)

Situation. A la partie supérieure du pied. *Etendue.* Du ligament annulaire du pied, jusqu'au premier os du métatarse. *Direction.* Horizontale de derrière en devant. *Rapports.* D'une part, elle est couverte par la peau, les tendons de l'extenseur commun des orteils, et le pédieux ; de l'autre, elle repose sur les os du tarse. *Divisions.* 1°. Près de son origine, elle donne des rameaux plus ou moins considérables, qui se portent en dedans et en dehors, et se distribuent aux parties voisines ; 2°. un peu plus en dehors, naissent l'artère du tarse et celle du métatarse : la première, plus

près de l'origine de la pédieuse, se porte sur le côté externe du
pied, pour s'anastomoser avec la plantaire externe, après avoir
fourni un grand nombre de rameaux aux parties voisines; la
seconde, qui naît plus en devant que l'artère du tarse, forme une
courbure, dont la convexité, tournée en avant, donne naissance
à des rameaux qui se portent dans l'intervalle des os du métatarse,
et qu'on peut appeler artères inter-osseuses : le reste de cette
artère donne aux parties voisines ; 3°. arrivée vers l'extrémité
antérieure du premier os du métatarse, elle s'enfonce sous le pied,
et s'anastomose avec l'artère plantaire interne.

DE L'ARTÈRE PÉRONIÈRE.

(Idem.)

Situation. A la partie postérieure et externe de la jambe.
Etendue. De la fin de la poplité, à la malléole externe. *Direction.*
Un peu oblique de haut en bas, et de dedans en dehors. *Rapports.*
En arrière, elle est couverte par la soléaire et le long fléchisseur
du gros orteil; en devant, elle repose en haut sur le jambier postérieur, et en bas sur le ligament inter-osseux. *Divisions.* Dans sa
marche, jusqu'à la partie inférieure de la jambe, elle ne donne
que des rameaux destinés pour les muscles; près de la malléole,
elle se divise en deux branches, dont une pour le côté externe du
pied, et l'autre, qui perce le ligament inter-osseux, se répand sur
la partie supérieure du pied.

DE L'ARTÈRE TIBIALE POSTÉRIEURE.

(Idem.)

Situation. A la partie postérieure et interne de la jambe. *Eten-*
due. De la fin de la poplité, jusqu'à la voûte du calcanéum. *Di-*
rection. Oblique de haut en bas, et de dehors en dedans. *Rapports.*
Postérieurement, elle est couverte en haut par les jumeaux et le
soléaire; en bas, par les tégumens : en devant, elle est appuyée
sur le jambier antérieur, le long fléchisseur commun des orteils,
et sur le tibia ; son côté externe est cotoyé par le nerf sciatique

poplité externe. *Divisions*. En rameaux considérables, qui se distribuent à tous les muscles de la partie postérieure de la jambe; parmi ces rameaux, un pénètre dans le tabia par l'ouverture nutricière. Arrivée sous la voûte du calcanéum, la tibiale se divise en plantaires, dont une interne, et l'autre externe.

DE L'ARTÈRE PLANTAIRE INTERNE.

(*Idem*.)

Situation. A la partie inférieure, et au côté interne du pied. *Etendue*. De la division de la tibiale, jusque près du gros orteil. *Rapports*. Elle est, en grande partie, couverte par le muscle adducteur du gros orteil, et le court fléchisseur commun des orteils. *Divisions*. Les rameaux qu'elle fournit se perdent dans les muscles voisins, l'aponévrose plantaire, le périoste, et elle finit par s'anastomoser avec les collatérales du gros orteil.

DE L'ARTÈRE PLANTAIRE EXTERNE.

Situation. A la partie inférieure et externe du pied. *Etendue*. De la division de la tibiale, jusqu'à l'extrémité postérieure du cinquième os du métatarse. *Direction*. Oblique de derrière en devant, et de dedans en dehors. *Rapports*. Dans sa marche oblique, elle est couverte, d'une part, par le court fléchisseur des orteils, et de l'autre est appuyée sur l'abducteur du gros orteil, et l'abducteur du petit. *Divisions*. Plusieurs rameaux se portent aux muscles superficiels de la plante du pied; mais, arrivée vers le cinquième os du métatarse, elle s'enfonce sous la plante du pied, marche de dehors en dedans, pour s'anastomoser avec la pédieuse, et former l'arcade plantaire, de laquelle partent des rameaux nombreux qui se portent en avant, en arrière, en haut et en bas. Les branches antérieures sont les plus remarquables, et elles sont destinées à former les collatérales des orteils.

DE L'ARTÈRE PULMONAIRE.

(Idem.)

Situation. Dans la poitrine, à la hauteur de la troisième vertèbre dorsale. *Etendue.* De la partie supérieure et gauche du ventricule droit, aux poumons. *Rapports* et *Divisions.* Elle repose d'abord sur l'aorte ; mais bientôt elle lui devient postérieure ; et lorsqu'elle a parcouru un espace d'environ deux pouces, elle se divise en deux branches, dont une droite, plus grosse et moins longue, pour le poumon droit, et l'autre gauche, plus petite et plus longue, pour le poumon gauche. Ces deux artères pénètrent dans ces organes par un nombre indéterminé de branches, qui se ramifient à l'infini dans leur tissu.

DE LA VEINOLOGIE.

L'exposition des veines appartient à l'angéiologie, et leur distribution présente les mêmes considérations que celles des artères. Comme ces dernières, les veines offrent des troncs, lesquels fournissent des branches, d'où naissent des rameaux et des ramifications, dont les dernières divisions échappent à l'œil de l'anatomiste. Les veines même ne présentent pas, à beaucoup près, le même intérêt que les artères ; la lenteur de la circulation du fluide qui les parcourt, la nature de ce fluide, l'incertitude de leurs rapports et de leurs divisions, l'influence peu marquée qu'elles ont sur l'ensemble des fonctions de l'économie, rendent raison de l'espèce d'indifférence qu'elles inspirent et du peu d'empressement que mettent les élèves à les étudier.

Il faut en excepter cependant le système de la veine-porte, qui réclame, au contraire, la plus sérieuse attention et qui présente les détails les plus instructifs, comme les plus intéressans. Je me bornerai donc à n'indiquer, pour les veines, que des préparations générales, et leur description n'occupera que le plus court espace possible.

La manière de les injecter diffère de celle des artères; ce n'est point par les gros troncs qu'on procède à cette opération, mais il faut au contraire prendre les deux veines caves à leurs dernières ramifications, et faire une injection séparée pour l'une et pour l'autre. Les valvules dont sont garnies les veines, et qui ont pour usage de faciliter le cours du sang vers le cœur, en s'opposant à son retour vers les extrémités, expliquent la raison de cette différence. C'est sur le dos de la main qu'il faut injecter les veines des membres supérieurs; pour cela, on se sert d'un tube, dont le calibre soit proportionné à la petitesse de la veine dans laquelle on l'introduit. De cette manière, il est vrai, les veines jugulaires, celles de la face sont difficilement gonflées par l'injection, mais à peine en ont-elles besoin. La grosseur des premières, dont l'origine répond au sinus du cerveau, la situation superficielle des secondes dispensent, jusqu'à un certain point, de les injecter. Il n'en est pas de même pour les membres abdominaux, et pour toute la veine cave inférieure. L'injection, poussée en quantité suffisante dans l'une des veines du pied, remplit parfaitement toutes les divisions de cette veine. Celles de la veine-porte sont difficiles à injecter, mais elles n'en ont point besoin : on peut en suivre les divisions sans ce secours, à moins qu'on ne voulût en suivre la distribution dans le foie; car, alors, il serait indispensable d'injecter la portion de cette veine, qui se rend dans cet organe. Je peux même assurer qu'on injecte rarement les veines dans les amphithéâtres particuliers. Il est vrai que la connaissance des artères facilite singulièrement celle des veines qui accompagnent presque toujours ces dernières dans leur distribution.

Jankius n'est pas le seul qui soit parvenu, comme on le prétend, à faire passer l'injection des artères dans les veines. Le hasard avait plus d'une fois offert cette circonstance à plusieurs anatomistes. Un de mes anciens collègues dans les hôpitaux de la marine, le docteur Brunel, le même qui a imaginé des appareils à ressort pour les fractures des membres, pecfectionnés depuis par le professeur Boyer, m'a plusieurs fois montré des membres supérieurs dont les artères et les veines avaient été injectées par le même coup de piston, et qui présentaient absolument les mêmes résultats obtenus depuis par Jankius.

Le sang revient au cœur par deux veines principales, qui sont la veine cave supérieure ou ascendante, et la veine cave inférieure ou descendante. La première rapporte au cœur le sang de la tête, du cou, et des membres supérieurs; la seconde le ramène des membres inférieurs et de quelques organes du bas-ventre. Les veines des autres viscères de cette cavité se réunissent en un tronc commun, appelé veine-porte, qui aboutit au foie, et s'y consume entièrement.

Les veines de la poitrine se rendent en grande partie dans un, quelquefois dans deux gros troncs, isolés et distincts, qui portent le nom de veines azygos.

DE LA VEINE CAVE SUPÉRIEURE.

Administration anatomique.

La portion supérieure du système veineux est en partie déjà connue, puisque les sinus du cerveau, qui en forment, pour ainsi dire, l'origine, le sont déjà. La veine jugulaire interne, qui en est la continuation, et la jugulaire externe, rendez vous commun des veines de la face, sont très-volumineuses, et on peut les suivre jusqu'à leur réunion à-peu-près à la hauteur de la clavicule. Il est essentiel d'ouvrir la poitrine et d'écarter les clavicules pour les voir se rendre, ainsi réunies, vers le cœur, et recevoir, avant d'y arriver, les veines sous-clavières. Les choses ne sont pas les mêmes à droite et à gauche. Comme c'est du côté droit que se trouve l'oreillette dans laquelle viennent aboutir les deux veines caves, il s'ensuit que les veines jugulaire et sous-clavière du côté gauche ont un plus long espace à parcourir pour se rendre dans la veine cave. Si les veines sont injectées, tout cela s'aperçoit très-facilement; dans le cas contraire, il faut aller avec précaution, dans la crainte d'ouvrir une de ces veines ; car le sang coule en abondance; et quelque soin qu'on prenne alors de l'enlever, il s'en épanche toujours assez pour nuire à la préparation. D'ailleurs les veines s'affaissent, et cette circonstance en rend encore l'étude plus désagréable.

Les veines du bras, celles au moins qu'il importe de connaître, sont superficielles, et on peut également les suivre dans l'un ou l'autre sens. Elles sont au nombre de deux, la céphalique et la basilique, dont les divisions multipliées n'ont pas reçu de noms particuliers, excepté au pli du bras, où chacune d'elles en fournit une seconde; ce qui donne quatre veines principales pour cette partie, qui portent les noms de céphalique, de médiane, de basilique, et de cubitale, en procédant de dehors en dedans. Lorsqu'on est arrivé au creux de l'aisselle, il faut un peu plus de soin pour dégager la veine axillaire de l'artère et du plexus brachial ; et sans chercher à disséquer les branches de l'axillaire, passez de suite à la sous-clavière pour terminer par la veine cave.

Pour les membres inférieurs, il faut d'abord s'occuper de la préparation de la grande veine, qui, de la malléole interne, se porte le long de la jambe et de la cuisse, pour se rendre sous le nom de grande veine saphène, dans la veine crurale; passer ensuite à l'étude de cette dernière, qui suit absolument la marche et les distributions de l'artère du même nom. La petite saphène, placée au côté externe de la jambe, vient se perdre dans la veine poplité, qui est elle-même la continuation de la crurale.

Mais pour étudier la veine cave inférieure, il faut absolument s'être déjà occupé de la veine-porte, et s'en être même débarrassé. Il faut donc procéder à l'étude de cette dernière, dont la préparation consiste particulièrement à découvrir le tronc commun des branches qui en forment l'origine, et de celles qui se distribuent dans le foie. On trouve ce tronc dans le faisceau des vaisseaux du foie, situé un peu en arrière et à droite. Son volume, sa couleur bleuâtre ne permettent point de la méconnaître. Déjà on a dû rencontrer souvent cette grosse veine sous l'instrument, lors de l'étude du canal cholédoque et de l'artère hépatique. On peut ensuite suivre les branches qui viennent des viscères abdominaux et celles qui se distribuent dans le foie. Si on avait le tems et les moyens, on pourrait injecter le tronc de la veine-porte, pousser l'injection du côté du foie, dont l'artère et le canal auraient été également remplis de matières de couleur différente ; ce qui offrirait l'avantage de suivre, dans l'intérieur de ce viscère, la marche de ses divers vaisseaux. Mais ce travail est long et demande beaucoup de soin : l'élève seul ne peut pas l'entreprendre.

La veine-porte et ses principales divisions connues, il faut enlever le paquet intestinal avec les précautions d'usage ; mais, de plus, il est indispensable de ne pas toucher à la veine cave, qui est placée sur la colonne vertébrale, mais à droite. Les veines crurales, iliaques et hypogastriques doivent être respectées : si on les ouvre, le sang coule en abondance et gâte tout. Le foie doit rester en place, ainsi que les reins. J'observe, de plus, que la préparation de la veine cave inférieure, dans toute son étendue, exige un soin, une propreté très-grande. C'est sur-tout lorsqu'elle franchit le foie pour se rendre dans l'oreillette droite, en recevant les veines hépatiques, qu'elle est plus difficile à découvrir, parce qu'elle est entièrement cachée par cet organe ; mais on la découvre facilement, en soulevant le foie, qu'on peut même se dispenser d'emporter, pour étudier cette veine.

Une dernière veine reste à voir : c'est l'azygos ; contenue dans la poitrine, elle marche sur la colonne vertébrale à côté de l'aorte, dont elle est facilement distinguée par sa couleur : cette veine, qui prend origine de la veine cave inférieure, à la hauteur à-peu-près de la première vertèbre lombaire, vient se perdre dans la même veine cave inférieure, près du cœur, et forme, de cette manière, une longue courbure, dont la convexité est à gauche.

DESCRIPTION.

DE LA VEINE CAVE SUPÉRIEURE OU ASCENDANTE.

(*Veine cave thorachique.*)

Situation. A la partie latérale droite et supérieure de la poitrine. *Etendue.* De l'oreillette droite, an cartilage de la première côte. *Direction.* Un peu oblique de bas en haut, et de droite à gauche. *Rapports.* D'adord contenue dans le péricarde, au côté droit de l'aorte, elle en sort après avoir parcouru un espace de deux pouces, et se divise bientôt en deux grosses branches, qui sont les sous-clavières.

DES VEINES SOUS-CLAVIÈRES.

(*Idem.*)

Situation. A la partie supérieure de la poitrine, inférieure et latérale du cou. *Etendue.* De la fin de la veine-cave, jusqu'à la face supérieure de la première côte. *Direction.* Elle est différente pour les deux veines sous-clavières; la droite, plus courte, monte obliquement de dedans en dehors, et de devant en arrière; la gauche, plus longue, marche transversalement. *Rapports.* La droite est placée devant l'artère du même nom; la gauche passe au devant de l'aorte, des artères sous-clavières, et de la carotide gauche. *Divisions.* 1°. En thyroïdienne inférieure, en inter-costale supérieure et en vertébrale, qui suivent la marche et la distribution des artères du même nom; 2°. en jugulaires, distinguées en interne et en externe; 3°. de plus, la sous-clavière gauche donne la mammaire interne. Enfin chaque veine sous-clavière se termine en donnant naissance aux veines axillaires, ou des membres thorachiques.

DE LA VEINE JUGULAIRE EXTERNE.

(Trachélo sous-clavière.)

Situation. Sur les parties latérales du cou. *Etendue.* De la partie supérieure de la sous-clavière, à la hauteur de la parotide. *Direction.* Très-peu oblique de haut en bas, et de derrière en devant. *Rapports.* Entre le peaucier qui est en devant, et le muscle sterno-mastoïdien en arrière. *Divisions.* En branches multipliées qui se distribuent à toutes les parties de la face, sous les noms d'auriculaire postérieure, de maxillaire interne, de temporale, de frontale, de surcilière et de palpébrale.

DE LA VEINE JUGULAIRE INTERNE.

(Cérébrale, encéphalique.)

Situation. Sur les parties latérales et profondes du cou. *Etendue.* De la sous-clavière, au trou déchiré postérieur. *Direction.* Légèrement oblique de bas en haut, et de devant en arrière. *Rapports.* Elle est placée au côté externe de la carotide interne, couverte par les muscles sterno-mastoïdien, sterno-hyoïdien, et sterno-thyroïdien. *Divisions.* 1°. En thyroïdienne supérieure, linguale, pharyngienne, faciale, occipitale, maxillaire interne et temporale, dont la marche et les divisions correspondent à celles des artères ; 2°. arrivée au trou déchiré postérieur, la jugulaire interne se perd dans les sinus du cerveau qui ont été exposés plus haut. Elle fournit de plus la veine ophtalmique, dont les divisions et l'anastomose avec la veine labiale, sont semblables à celles de l'artère du même nom.

DE LA VEINE AXILLAIRE.

Situation. Dans le creux de l'aisselle. *Etendue.* Des environs du muscle scalène, à la partie supérieure du bras. *Direction.* Oblique de devant en arrière, et de haut en bas. *Rapports.* Semblables à à ceux de l'artère du même nom. *Division.* 1°. En céphalique, qui naît de l'axillaire, au niveau de la tête de l'humérus, gagne l'intervalle du deltoïde et du grand pectoral, descend le long du bras, au côté externe du biceps, donne au pli du bras la médiane céphalique, et continue de marcher le long de la partie externe de l'avant-bras, pour se perdre sur le dos de la main ; 2°. en basilique, qui naît de l'axillaire, comme la précédente, gagne le pli du bras, donne la médiane basilique, et se divise en deux branches principales, qui descendent le long de la partie interne de l'avant-bras, pour se perdre sur le dos de la main ; 3°. de plus, l'axillaire fournit les veines qui accompagnent l'artère brachiale, ainsi que les veines des artères radiale et cubitale.

DE LA VEINE CAVE INFÉRIEURE OU ABDOMINALE.

(Idem.)

Situation. Dans les cavités thorachique et abdominale. *Etendue.* De l'oreillette droite, à la quatrième ou cinquième vertèbre lombaire. *Direction.* Parallèle à celle de la colonne vertébrale. *Rapports.* En sortant du péricarde, elle traverse le diaphragme, se place derrière le foie, qui l'embrasse de toutes parts, accompagne l'aorte dans le reste de son étendue, placée à son côté externe, et se trouve recouverte par la masse des intestins dans la cavité de l'abdomen.

Divisions. 1°. En veines diaphragmatiques inférieures, dont les distributions suivent celles des artères.

2°. En hépatiques, au nombre de trois ou quatre, distinguées en droites, plus grosses, et en gauches, plus petites : elles pénètrent dans le foie, et se perdent dans sa substance.

3.° En rénales, qui se ramifient dans les reins ; la droite, plus courte, passe sur l'artère du même nom ; la gauche, plus longue, passe sur l'aorte.

4°. En capsulaires, dont la gauche naît de la veine rénale du même côté.

5°. En spermatiques, qui naissent, la droite de la veine cave, la gauche de la veine rénale, descendent sur le muscle psoas,

31*

forment, dans cet endroit, un réseau appelé plexus pampiniforme, traversent l'anneau inguinal, et vont se rendre aux testicules.

6°. En lombaires et en sacrée moyenne, qui ne présentent rien
de particulier.

DE LA VEINE ILIAQUE PRIMITIVE.

Situation. A la partie inférieure de la cavité abdominale. *Etendue.* De la bifurcation de la veine cave, à l'union du sacrum avec
l'os des îles.

Divisions. 1°. En hypogastrique, dont les divisions sont semblables, pour le nombre et la marche, aux artères dont elles
portent le nom. Les veines vésicales forment de plus un plexus sur
les parties inférieure et postérieure de la vessie, d'où partent des
branches pour les organes de la génération.

2°. En iliaque externe, qui donne l'épigastrique et l'iliaque
antérieure.

DE LA VEINE CRURALE.

Situation. A la partie antérieure et interne de la cuisse. *Etendue.* Du ligament de *Fallope*, au creux du jarret, où elle prend
le nom de poplité. *Direction et rapports.* Semblables à ceux de
l'artère crurale.

Divisions. 1°. En grande saphène (tibio-malléolaire), qui
naît de la partie interne de la crurale, descend sous-cutanée
parallèlement au muscle couturier, passe derrière le condyle
interne du fémur, se porte sur la jambe, passe au-devant de la
malléole interne, et se perd sur le pied.

2°. La veine crurale, arrivée au pli du jarret, prend le nom
de poplité, se place au côté externe de l'artère, et, parvenue à
un pouce au-dessous, fournit la tibiale antérieure, et se divise
ensuite en tibiale postérieure, et en péronière, dont les distributions répondent à celles des artères du même nom. De plus,
la poplité donne la petite saphène (péronéo-malléolaire), qui

descend sous-cutanée le long de la partie externe de la jambe, passe devant la malléole externe, et se perd sur le dos du pied.

DE LA VEINE-PORTE OU SOUS-HÉPATIQUE.

Cette grande veine, qui forme un système particulier de circulation, a ses racines dans la plupart des viscères du bas-ventre, et ses distributions dans le foie. Le tronc commun de toutes ces veines occupe l'intervalle du foie au pancréas. Sa grosseur est considérable, et sa direction, en partant du foie, est oblique de haut en bas, et de droite à gauche. Les branches qu'elle envoie dans le foie sont les veines-portes hépatiques, dont le nombre et la marche correspondent aux artères. Les branches ou racines qui la forment sont la mésentérique supérieure, la coronaire stomachique, la veine splénique, et la mésentérique inférieure, ainsi que quelques autres petites branches, qui viennent du duodénum et du pancréas.

DE LA MÉSENTÉRIQUE SUPÉRIEURE.

Situation. Cette veine, qui porte encore le nom de grande veine mésaraïque, naît de la veine-porte ventrale, dont elle paraît être la continuation; située d'abord derrière le pancréas, elle se porte au-devant de la portion transversale du duodénum, rencontre bientôt l'artère mésentérique supérieure, dont elle suit la direction et les distributions. *Divisions.* 1°. En gastro-épiploïque droite, qui naît de son côté droit, fournit au pancréas et au duodénum, et se perd sur la grande courbure de l'estomac, en s'anastomosant avec le gastro-épiploïque gauche; 2°. en trois coliques droites qui se portent aux intestins grêles, et qui se comportent, dans leurs distributions, comme les artères du même nom; 3°. en plusieurs branches qui naissent de son côté gauche, et qui sont destinées pour les intestins grêles.

DE LA CORONAIRE STOMACHIQUE.

Situation. Elle prend naissance de la veine-porte ventrale, près du pancréas, marche d'abord le long du bord supérieur de cette glande, et de là va gagner l'orifice cardiaque ou œsophagien de l'estomac, dans lequel elle se perd. *Divisions.* 1°. En rameaux, destinés pour la partie inférieure de l'œsophage; 2°. le tronc continue de marcher le long de la petite courbure de l'estomac, sur les deux faces duquel la veine coronaire stomachique se ramifie, en s'y anastomosant avec les gastro-éploïques droite et gauche.

La veine duodénale naît également de la veine-porte ventrale, à-peu-près au même endroit que la coronaire stomachique, et se perd dans le duodénum et la portion droite du pancréas.

DE LA VEINE SPLÉNIQUE.

Situation. Moins grosse que la mésentérique, la veine splénique, située derrière le pancréas, marche flexueuse de droite à gauche, parallèlement à cette glande, accompagnée de l'artère du même nom, pour se perdre dans la rate.

Divisons. 1°. En mésentérique inférieure, dont il sera parlé plus bas.

2°. En coronaire stomachique gauche, ou petite coronaire, destinée pour les mêmes parties que la grande coronaire.

3°. En gastro-épiploïque gauche, qui marche le long de la grande courbure de l'estomac et s'anastomose avec la gastro-épiploïque droite.

4°. En plusieurs petites branches qui se rendent à la grosse extrémité de l'estomac, sous le nom de *vaisseaux courts.*

DE LA MÉSENTÉRIQUE INFÉRIEURE.

Situation. Cette veine, qui porte encore le nom de petite mésaraïque, marche du commencement de la splénique, le long de la partie gauche de l'aorte, à la partie postérieure de l'intestin rectum, jusqu'à l'anus.

Divisions. 1°. De son côté gauche, elle donne trois coliques, distinguées en supérieure, en moyenne et en inférieure, qui se portent dans le côlon et suivent la marche des artères du même nom.

2°. En plusieurs branches pour l'*S* du côlon et l'intestin rectum, qu'elles accompagnent jusqu'à son extrémité inférieure.

De quelques autres veines, dont la description n'a pu se trouver dans l'histoire des deux veines caves et de la veine-porte.

De la veine azygos. Elle naît de la partie supérieure de la veine cave, descend le long de la colonne vertébrale, à côté de l'aorte, franchit le diaphragme, et se perd non loin de là, tantôt dans la veine cave inférieure, tantôt dans l'une des rénales. Elle donne, dans sa marche, aux bronches, au médiastin, à l'aorte; de plus, elle fournit la demi-azygos, dont la marche parallèle à la sienne, donne ordinairement les inter-costales, et se perd, comme la première, tantôt dans la veine cave, tantôt dans la rénale gauche.

Des veines pulmonaires. Elles sont au nombre de quatre, dont deux droites et deux gauches, qui, de l'oreillette gauche, se portent vers les poumons, dans lesquels elles se ramifient à l'infini. Ce sont les veines qui rapportent des poumons vers le cœur un sang vermeil, qui, par ses propriétés, a tous les caractères du sang artériel.

Des veines du cœur. La principale veine de cet organe s'appelle coronaire : elle parcourt le cœur dans presque toute son étendue, et s'anastomose fréquemment avec quelques autres moins considérables du même organe.

DE LA NÉVROLOGIE.

EXPOSITION PRÉLIMINAIRE.

La névrologie est la partie de l'anatomie qui traite des nerfs. Parmi ceux-ci, les uns appartiennent aux organes du mouvement et du sentiment ; les autres sont principalement destinés pour les viscères du cou, de la poitrine et de l'abdomen. Les uns et les autres diffèrent par leur origine et leur structure : les premiers partent du cerveau et de la moelle allongée (rachidienne) et se montrent sous forme de cordons blanchâtres, d'une consistance ferme et serrée, et qui, en géuéral, diminuent de grosseur à mesure que les branches s'éloignent des troncs, et les rameaux des branches. Organes du mouvement et du sentiment, on les voit se rendre à ceux des sens, aux membres, où leurs divisions sont très-multipliées, et en général à toute la surface extérieure du corps : ce sont les nerfs de la vie animale de *Bichat.*

Les seconds, au contraire, renfermés dans les grandes cavités de la poitrine, de l'abdomen, et la partie profonde du cou, n'ont point d'origine fixe et déterminée : des renflemens d'une médiocre grosseur, appelés ganglions, et auxquels on a donné le nom de petits cerveaux, semblent leur donner naissance; leur couleur est rougeâtre, et leur consistance molle. Destinés pour les viscères de la poitrine, de l'abdomen et du cou, ils paraissent avoir des fonctions isolées et indépendantes des premières : Bichat leur a donné le nom de nerfs de la vie organique. Ces ingénieuses distinctions, dont la physiologie moderne a su tirer un si grand parti, sont loin de reposer sur des fondemens solides. La sévère anatomie, qui dédaigne le faux éclat d'une vive imagination, et qui se refuse aux systèmes qu'enfante cette dernière, ne respecte ni les hypothèses, ni les brillantes applications qu'on en fait découler. La nature se joue des méthodes physiologiques, et dans ses opérations les plus évidentes, comme les plus cachées, le véritable ressort échappe à notre vue; ce qui nous paraît compliqué et incompréhensible, n'a peut être été qu'un jeu pour elle. C'est le scalpel à la main que l'anatomie peut démontrer que les nerfs du cerveau et ceux des ganglions se confondent, croisent leurs rameaux, se donnent mutuellement naissance, et se rendent indifféremment aux mêmes parties. Le nerf de la huitième paire (pneumo-gastrique) en est un exemple pour les nerfs du cerveau, et les connexions nombreuses des branches du grand sympatique avec celle des nerfs cervicaux, dorsaux et sacrés, l'est pour les nerfs des ganglions. Qu'on n'accuse donc plus l'anatomie de n'être qu'une sèche nomenclature de mots et de faits : sa connaissance profonde est, au contraire, le guide le plus assuré dont puissent se servir le physiologiste, le médecin et le chirurgien, pour éviter des erreurs.

Dissection particulière de la névrologie.

C'est une conduite très-sage que de terminer ses travaux anatomiques par la névrologie. On ne peut disconvenir que sa préparation ne soit très-difficile et n'exige les soins les plus minutieux et beaucoup d'adresse. Mais la grande habitude qu'on a acquise de la dissection à cette époque de ses études anatomiques, donne les moyens de surmonter facilement les obstacles que présente celle de la névrologie. Ainsi, l'élève qui a parcouru avec quelques succès les premières parties de l'anatomie, ne doit point hésiter d'entreprendre la dissection de la névrologie. Cependant, on ne peut se le dissimuler, il faut qu'il s'arme d'un grand courage et d'une patience à toute épreuve. Rien, en effet, n'est plus difficile à bien préparer que les nerfs de la tête, par exemple; les plexus cervicaux, cardiaques et pulmonaires ne présentent pas moins de difficultés. Les nerfs des membres, au contraire, sont d'autant plus faciles à disséquer, que les parties qu'ils parcourent sont plus connues et qu'ils sont plus distincts dans leurs distributions.

Tout ici doit concourir à faire disparaître les obstacles ou du moins à les diminuer; la bonté des instrumens, l'élégance de leurs formes, appropriées d'ailleurs au genre de travail pour lequel elles ont dû être disposées : les loupes ou verres lenticulaires pour grossir certains nerfs très-déliés ou des ganglions que l'œil à nu ne peut voir qu'imparfaitement ; la gouge, le maillet, le marteau, les érignes, les éponges, doivent être continuellement en action pour seconder les efforts de l'élève. Un avantage que présente cependant la dissection de la névrologie, c'est que les cordons qui la composent offrent une certaine résistance, et qu'on peut les tirailler, les soulever, sans nuire à la précision de leur étude. Leur couleur, constamment blanche, donne encore un moyen de les poursuivre avec assurance.

Mais, nous le répétons, sans une connaissance précise de l'ostéologie de la tête, on espérerait en vain de pouvoir posséder à fond la névrologie de cette partie. Sans cette connaissance, on perd un tems considérable à découvrir des objets qu'on eût trouvé sans peine, si l'étude approfondie des os de la tête eût précédé celle des autres parties de l'anatomie. On accuse l'angéiologie et la névrologie de la tête d'être difficiles, sans s'apercevoir que ces difficultés tiennent le plus souvent à la négligence qu'on a mise à étudier scrupuleusement les os qui la composent.

Je termine ce qui regarde les préceptes de la dissection de la névrologie, par ces deux passages de l'Essai de M. Duméril.

« Ainsi, par exemple, afin de rendre plus visibles les vaisseaux des os, on peut plonger ces derniers dans un acide minéral affaibli, qui, en dissolvant complètement le sel terreux, laissera les vaisseaux en position et sensibles, au travers du tissu fibreux de l'os, changé de nature et presque gélatineux. En faisant dessécher lentement et à l'ombre ce corps muqueux, il acquerra la transparence nécessaire pour manifester la distribution des vaisseaux qui les pénètrent ».

Et plus bas : « On plongera la pièce dans une dissolution légère de carbonate de potasse, ou dans une eau de savon, afin de neutraliser l'acide dont l'os est imprégné, parce qu'il attaquerait les instrumens d'acier, et noircirait la surface. On suit alors les ramifications nerveuses avec beaucoup de facilité ».

C'est sur-tout pour la névrologie qu'il importe de choisir le sujet le plus convenable à l'étude de cette partie de l'anatomie.

En général les enfans, les jeunes gens et les femmes conviennent mieux, sous le rapport de la préparation de la névrologie, que les hommes et les vieillards des deux sexes. Les nerfs, toutes choses égales d'ailleurs, sont plus gros et plus faciles à découvrir dans les premiers individus, que dans les derniers. Mais, quel que soit le sexe ou l'âge du sujet, on ne doit pas ignorer que ceux qui sont infiltrés, maigres, blancs de peau, conviennent mieux pour la névrologie. J'ai également observé qu'un commencement de putréfaction, loin de nuire à la préparation, comme à l'étude des nerfs, les favorisait au contraire. Les nerfs, comme les tendons, les artères, etc., résistent infiniment plus aux effets de la putréfaction ; et tandis que le tissu cellulaire, les muscles et la plupart des viscères sont en partie détruits par la décomposition putride, les nerfs sont encore intacts. Seulement l'anatomiste doit prendre alors des précautions qu'exigent la prudence et la conservation de sa santé.

DES NERFS EN PARTICULIER.

L'ordre anatomique, suivi par tous les professeurs d'anatomie, ainsi que dans tous les ouvrages qui traitent de cette science, veut qu'on s'occupe d'abord des nerfs de la tête et des membres, et qu'on termine par ceux des grandes cavités thorachique et abdominale ; c'est aussi la marche que nous aurions voulu suivre ; mais nous y avons fait de légers changemens que la dissection de ces parties rend indispensables.

DES NERFS DU CERVEAU.

Administration anatomique.

La préparation des nerfs de la tête exige qu'on la partage, pour ainsi dire, en trois tems : le premier est consacré à voir les nerfs en place, ce qui se fait en soulevant la masse cérébrale de devant en arrière, et en les coupant à mesure, à une distance égale du cerveau et des ouvertures du crâne, par lesquelles ils se précipitent

au-dehors. La portion qui tient au cerveau sert à guider l'anatomiste dans ses recherches pour voir leur origine, c'est ce qui
constitue le second tems ; la seconde portion à conserver n'est pas
moins nécessaire pour les poursuivre au-dehors et ne pas les confondre, les uns avec les autres : ce dernier travail, le plus long et
le plus difficile, complète la préparation des nerfs cérébraux, et
forme le troisième tems. Car il est une obligation à laquelle l'élève
ne doit pas manquer, c'est de ne jamais prendre un nerf, qu'il veut
étudier, à une distance plus ou moins considérable de son origine.
Cette manière d'étudier est des plus vicieuses, et ne peut produire
que des connaissances très-superficielles.

Premier tems. Aperçu général. La tête sciée, comme pour l'étude
du cerveau, soulevez celui-ci de devant en arrière, et penchez la
tête dans le même sens ; de cette manière, le cerveau, quoique
soutenu par ses nombreux vaisseaux, s'éloigne et s'écarte suffisamment des os du crâne, en laissant un intervalle qui permet de bien
voir les nerfs dans l'ordre de leur origine. On peut encore, pour
ne perdre aucun rameau nerveux, détacher les tégumens, avant
de scier le crâne, de la manière suivante : Faites une incision longitudinale de la racine du nez, à la protubérance occipitale : cette
incision doit pénétrer jusqua'ux os ; ensuite, détachez de chaque
côté, avec le manche du scalpel, toutes les parties molles, et
même le périoste, jusqu'à la moitié de la fosse temporale. De cette
manière, on se ménage la facilité de suivre les plus petites divisions des nerfs, qui se portent aux tégumens de la tête. De
quelque manière enfin qu'on ait ouvert le crâne, en renversant
avec précaution le cerveau de devant en arrière, on voit successivement tous les nerfs de la tête. Les premiers qui s'offrent aux
regards, sont les olfactifs, ou nerfs de la première paire : ils sont
pulpeux et mous, et se rompent facilement ; la portion qui répond
au cerveau reste appliquée sur la partie inférieure de ses lobes
antérieurs ; au-delà et en arrière se voit une large production médullaire, qui ne tarde pas à se diviser en deux gros cordons qui se
perdent dans les trous optiques ; ce sont les nerfs optiques et le
carré du même nom : on peut les couper au niveau du trou optique,
dans lequel ils s'engagent. Comme ils sont fort courts, il est

essentiel d'en laisser le plus possible du côté du cerveau, pour
en mieux apprécier l'origine. Un peu plus en arrière et en dehors
se montrent les nerfs de la troisième paire, dont la grosseur est
bien peu considérable, en comparaison des précédens, quoique
leur longueur le soit beaucoup plus; ils se portent de derrière en
devant, et pénètrent dans l'orbite par la fente sphénoïdale: leur
grande étendue permet de les couper où on le juge à propos; il en
reste toujours assez de part et d'autre, soit pour en rechercher
l'origine dans le cerveau, soit pour en poursuivre les distributions
hors du crâne. A côté de ces derniers et en dehors, on aperçoit
deux longs filets très-minces, venant de fort loin en arrière, se
contournant sur les bras de la moelle allongée, et marchant parallèlement au bord supérieur du rocher, pour pénétrer dans l'orbite
par la fente sphénoïdale; d'abord placés plus bas que les nerfs de
la troisième paire, ils leur devienent supérieurs lors de leur
entrée dans l'orbite; ce sont les nerfs de la quatrième paire: près
de ceux-ci, mais plus en dehors, de nombreux filets venant des
parties latérales des cuisses de la moelle allongée, se réunissent
en un gros cordon aplati, qui se place sur le milieu du bord
supérieur du rocher, et de là se précipite dans les fosses moyennes
du crâne, où il se divise en trois portions; c'est le nerf de la cinquième paire ou tri-facial. La première branche porte le nom
d'ophtalmique, la deuxième de maxillaire supérieur, et la troisième de maxillaire inférieur. Plus en arrière, plus bas et plus
en dedans, se voit, de chaque côté de la gouttière basilaire, un
assez long nerf, qui tient le milieu, pour la grosseur, entre celui
de la troisième et celui de la quatrième paires, et qui s'engage dans
le sinus caverneux, à un pouce, à-peu-près, au-dessous des apophyses clinoïdes postérieures, pour pénétrer dans l'orbite par la
fente sphénoïdale, sous le nom de nerf de la sixième paire, ou
moteur externe: au côté externe des précédens, on voit deux cordons, d'une grosseur et d'une consistance différentes, se porter en
dehors, et après un court trajet, pénétrer dans le rocher par le
trou acoustique; ce sont les nerfs de la septième paire. La portion
molle porte le nom de nerf acoustique: celle qui a plus de consistance s'appelle portion dure ou nerf facial.

A cette époque de l'examen général des nerfs, la plus grande partie de la masse cérébrale est hors du crâne, renversée en arrière : il faut ménager sa sortie définitive, et prendre toutes les précautions possibles pour empêcher qu'elle ne soit dérangée ni altérée : on poursuit donc, et on aperçoit, non loin du nerf de la septième paire, plusieurs filets se réunir pour former deux cordons qui se portent en haut et en dehors, pour gagner le trou déchiré postérieur, et sortir du crâne par cette ouverture, sous le nom de nerf de la huitième paire : il est facile de distinguer les deux cordons qui la composent; l'antérieur, plus petit, porte le nom de glosso-pharyngien ; et le postérieur, plus gros, celui de pneumo-gastrique : les filets qui les forment naissent, comme il est très-facile de le voir, des parties latérales et supérieures de la queue de la moelle allongée, un peu plus en arrière que la septième; enfin, la neuvième paire naît par dix à douze filets de la queue de la moelle allongée, et se dirige aussitôt vers les trous condyloïdiens antérieurs, qu'elle traverse pour se porter à la langue : on ne peut voir le trajet que parcourent ces nerfs, qu'en écartant fortement le cerveau, et en jetant les regards dans le commencement du canal vertébral.

Deuxième tems. Origine des nerfs. Cet examen préliminaire des nerfs étant achevé, on coupe la moelle allongée au-dessous de la naissance des nerfs de la neuvième, et on enlève le cerveau, pour le placer à la renverse sur la table, et passer à l'étude de leur origine. Quelques personnes blâmeront peut-être la marche que je tiens dans la préparation des nerfs du cerveau; ils observeront, avec une espèce de raison, qu'il est difficile de reconnaître, après les avoir coupés, les filets qui donnent naissance à la plupart des nerfs; que ces filets sont affaissés sur le cerveau, et qu'il règne la plus grande confusion quand on ne se hâte pas de les étudier aussitôt la section faite. J'avoue, qu'instruit par ma propre expérience, j'aurais désiré pouvoir indiquer un mode de préparation qui eût fait disparaître cet inconvénient; j'ai, en effet, très-souvent remarqué, et fait remarquer aux élèves qui étaient présens à ces expériences, qu'en coupant un nerf du cerveau avec un instrument métallique quelconque, il se retirait, avec une espèce de frémissement, vers la masse cérébrale, s'y collait intimement, et finissait presque par disparaître; j'ai également fait observer aux mêmes élèves, qu'en me servant des ciseaux ou du scalpel pour couper ces nerfs, leur rétraction était et plus vive et plus complète. J'ai pensé qu'il y avait quelque analogie entre ces phénomènes, que le hasard m'a fait connaître avant la découverte du galvanisme et qui sont produits par les moyens les plus simples, avec ceux que ce même galvanisme développe, aidés de ses instrumens et appareils. Je reviens à la préparation des nerfs.

Malgré les inconvéniens attachés à la méthode que je conseille de suivre dans l'étude de ces parties, je pense qu'il faut la conserver, parce qu'il n'en est point de préférable. Occupez-vous donc de suite de l'origine des nerfs, dans le même ordre que vous les avez mis à découvert.

Première paire. *Olfactifs.* Elle naît en arrière des lobes antérieurs du cerveau par deux racines, dont une se porte dans la direction du tronc commun, et l'autre, plus longue, se jette en dehors, et s'enfonce profondément dans le sillon qui sépare le lobe antérieur du cerveau, de son lobe moyen. Suivez avec soin cette marche différente des deux racines, et poursuivez-les aussi loin que vous le pourrez. Cela est d'autant plus facile, que les racines du nerf olfactif présentent d'autant plus de densité qu'elles s'enfoncent davantage dans la propre substance du cerveau. Mais en général, ces recherches minutieuses de l'origine des nerfs, qui offrent un intérêt si vif pour les vrais anatomistes, ne présentent que de l'embarras pour les élèves, et leur font perdre un tems précieux, que réclament d'autres études.

Deuxième paire. *Optiques.* L'origine de ces nerfs s'aperçoit sans peine; ils naissent de la partie inférieure et postérieure des couches des nerfs optiques, et se réunissent à peu de distance de là, pour former ce qu'on appelle le carré optique. Il est également facile de voir que l'origine des nerfs optiques a lieu au-delà de la couche du même nom. C'est ce dont on peut s'assurer en la fendant sur sa longueur, ce qui permet de poursuivre le cordon optique jusque dans les environs des tubercules quadri-jumeaux.

Troisième paire. *Moteurs communs.* Cherchez l'origine de ceux-ci à la partie postérieure des prolongemens antérieurs de la moelle allongée. Là, on les voit naître par plusieurs filets, qui se réunissent bientôt en un faisceau arrondi, pour se porter dans la direction indiquée plus haut. Mais quand on veut poursuivre plus loin l'origine des nerfs de la troisième paire, on n'y parvient qu'avec beaucoup de peine, parce qu'on les enlève facilement avec la pie-mère, ce qui tient à ce que, très-minces à leur origine, ils abandonnent sans peine la substance cérébrale.

Quatrième paire. *Pathétiques.* Ces nerfs, quoique très-minces, parcourent un trajet fort long avant de sortir du crâne. En effet, c'est vers l'union des tubercules quadri-jumeaux qu'ils naissent; suivez-les jusqu'à ces éminences, et vous les voyez faire un circuit considérable autour des bras de la moelle allongée, et de la protubérance annulaire.

Cinquième paire. *Tri-jumeaux, tri-facial.* Plusieurs filets naissent des cuisses de la moelle allongée, à l'endroit de leur union à la protubérance, et se réunissent en un gros cordon aplati, pour former le tri-facial, qui se place bientôt sur le bord supérieur du rocher, pour se porter ensuite dans l'enfoncement qui se trouve au-devant de cet os, et former ce qu'on appelle la patte-d'oie.

Pour bien voir la disposition de ce nerf au-devant du temporal, et pour pouvoir suivre plus facilement les branches qui en partent, il faut enlever la dure-mère, qui, dans cet endroit, est fortement adhérente à ces nerfs.

Sixième paire. *Moteurs externes.* Ceux-ci prennent naissance du sillon qui sépare la protubérance de la queue de la moelle allongée, par quelques filets faiblement réunis entre eux.

Septième paire. *Acoustique et facial.* Ces deux nerfs ont une origine différente. La portion molle (acoustique) naît plus en arrière de la partie postérieure de la queue de la moelle allongée, et la portion dure (facial), plus haut, et en avant, des prolongemens du cervelet.

Huitième paire. *Pneumo-gastrique et glosso-pharyngien.* Ces deux nerfs ont une origine commune, et on les voit naître des parties supérieures et latérales de la queue de la moelle allongée, par un grand nombre de filets , isolés d'abord , puis réunis , et formant deux cordons, dont l'un antérieur , plus petit , est le pneumo-gastrique.

Neuvième paire. *Hypoglosse.* Dix ou douze filets tirent leur origine du sillon qui sépare les éminences olivaires et pyramidales , se dégagent des vaisseaux nombreux qui se trouvent en cet endroit , pour se réunir en un seul cordon , sous le nom de grand hypoglosse.

Telle est l'origine des nerfs fournis par le cerveau , la protubérance annulaire et le commencement de la moelle allongée. On peut passer ensuite à leur préparation définitive, et les poursuivre hors du crâne , dans l'ordre à peu-près de leur origine , mais avec les modifications que demandent leurs distributions différentes et leur mode de préparation.

Troisième tems. Préparation spéciale. *Première et deuxième paires.* L'élève est arrêté dès le moment où il veut s'occuper de la première paire de nerfs , parce qu'il faut sacrifier une partie de ceux qui entrent dans l'orbite , ou au moins nuire singulièrement à leur préparation , pour étudier les olfactifs. Ces considérations sont encore plus directement applicables à la deuxième paire , qui pénètre dans l'orbite , et qu'on ne peut étudier qu'après ceux dont nous allons nous occuper plus bas. On pourra ensuite revenir aux premières paires , et y donner l'attention qu'elles exigent.

Je vais cependant indiquer en deux mots ce que l'on sera obligé de faire plus tard , pour l'étude de ces nerfs , à moins qu'on n'eût un assez grand nombre de têtes , pour n'avoir pas besoin de remettre la préparation des deux premières paires.

La première est beaucoup plus difficile que la seconde ; celle-ci n'éprouvant aucune division dans sa marche et se portant directement de son origine à la partie postérieure de la sclérotique, dans laquelle elle s'introduit pour former la rétine, n'exige pas un long travail pour sa préparation. Il suffit , en effet , de briser la partie postérieure de l'orbite , pour mettre à découvert la portion du nerf qui se rend à la sclérotique , et d'examiner la manière dont elle pénètre dans cette membrane.

La consistance pulpeuse des nerfs olfactifs étant la principale

32

cause de la difficulté de leur dissection, il faudrait peut-être, pour rendre cette difficulté moins grande, plonger dans un acide quelconque, ou même dans un peu d'alcohol étendu dans de l'eau commune, les fosses nasales supérieures.

Cherchez alors les divisions des nerfs olfactifs, répandues principalement sur les parties supérieures et latérales des fosses nasales. On peut même se contenter de râcler avec le dos du scalpel les surfaces sur lesquelles on les aperçoit bientôt.

Troisième, quatrième, sixième paires, et première branche de la cinquième. Ces divers nerfs doivent être préparés simultanément. Tous pénètrent dans l'orbite par la fente sphénoïdale, pour se rendre la plupart aux muscles de l'œil et de la paupière supérieure. Le premier qui se présente à l'étude est l'ophtalmique; vient ensuite la quatrième; la troisième suit, et ou termine par la sixième. Pour marcher avec méthode, procédez ainsi: faites avec la scie deux sections à la voûte orbitaire, de devant en arrière, qui représente un V, dont la base répond en devant, et le sommet en arrière. L'une des sections doit commencer à la racine du nez, l'autre à la région temporale; renversez en devant, sans la détacher complètement, la portion de la voûte orbitaire comprise dans les deux traits de scie: un coup de maillet suffit. De cette manière, l'œil est à nu, ainsi que les parties molles qui le recouvrent. Divisez la portion de la dure-mère épanouie sur ces objets; enlevez-la, et vous avez immédiatement au-dessous les divisions principales de la première branche de la cinquième paire. Mais avant de procéder à l'étude ultérieure des nerfs qui se portent dans l'orbite, il est indispensable de bien déterminer l'entrée respective de chacun d'eux dans cette cavité, pour ne pas les confondre les uns avec les autres; c'est pourquoi, et en les prenant à leur entrée dans l'orbite, on trouve que le nerf optique, le plus gros de tous, est situé d'abord au-dessus des autres, et à leur partie interne, mais que bientôt il en est recouvert. Plus en arrière se voit la troisième paire, d'abord située au-dessus de la quatrième, mais qui lui devient bientôt inférieure. Un peu plus en arrière, et toujours en dehors, se voit cette quatrième, très-mince, mais que l'on trouve assez facilement, en suivant le repli que fournit la dure-mère, pour former le sinus pétreux supérieur; plus bas que les deux précédens se voit la première branche de la cinquième, qui pénètre également dans l'orbite; au-dessous de tous ces nerfs, et dans l'intérieur du sinus caverneux, se remarque celui de la sixième, que l'on ne peut bien voir qu'après l'étude de tous les autres. Tous ces nerfs, avant d'entrer dans l'orbite, sont tellement serrés et unis entre eux par la dure-mère, qu'il serait presque impossible de les séparer; il vaut beaucoup mieux les prendre dans l'orbite même, dans l'ordre où ils se présentent. C'est donc par la première branche de la cinquième paire qu'il faut commencer; elle se divise en trois branches principales. Deux de ces divisions rampent sur le muscle releveur de la paupière supérieure, dont l'une, plus grosse, se porte vers le trou sus-orbitaire, et l'autre, beaucoup plus petite, se rend vers la glande lacrymale. Pour mieux découvrir cette branche, prenez-la du côté de la glande, et suivez-la d'une manière rétrograde vers le tronc commun. L'autre se perd dans les tégumens du front, et on a suit facilement. Une branche, sous le nom de nerf frontal, sort de l'orbite, vers l'angle orbitaire interne.

Il faut passer ensuite à la dernière branche de l'ophtalmique, appelée nasale; on la trouve au-dessous des releveurs de la paupière supérieure, de celui du globe de l'œil, et au-dessus du droit interne et du grand oblique. Il suffit d'écarter ces muscles sans les couper; on verra facilement la branche en question se porter obliquement de derrière en devant, et de dehors en dedans, vers les trous orbitaires dans lesquels les divisions pénètrent et se ramifient sur la membrane pituitaire. En écartant légèrement les muscles grand oblique et droit interne, on verra de même une division du nasal, filer le long de la paroi interne de l'orbite, et se porter en dehors, pour s'anastomoser avec le frontal. Mais une circonstance importante qu'il ne faut pas négliger dans l'examen du nasal, c'est qu'il donne, en passant sur le nerf optique, une branche rétrograde en dehors, qui va gagner le nerf de la troisième paire, et concourir à la formation du ganglion ophtalmique. Nous y reviendrons plus bas.

La quatrième paire, dont il faut se débarrasser avant de passer

32*

à la troisième, doit être prise du muscle grand oblique, dans lequel ce nerf se perd; sa petitesse, son entrelacement avec les autres nerfs, en rendraient la préparation extrêmement difficile, en s'y prenant autrement; du reste, on peut le poursuivre en arrière, autant que la patience et les lumières de l'élève le permettront. En examinant ce nerf dans le muscle grand oblique, on doit en suivre les divisions multipliées, en écartant les fibres du muscle.

. Pour bien voir les divisions de la troisième paire, on doit, autant qu'on le pourra, commencer par découvrir son ganglion. Je l'ai rarement manqué, en cherchant d'abord, à la partie postérieure du globe, et à son côté externe, de très-petites branches qu'il fournit sous le nom de nerfs ciliaires, et en les poursuivant en arrière, jusqu'à ce que j'eusse trouvé un petit corps rougeâtre, placé au côté externe du nerf optique, et toujours enveloppé d'une grande quantité de graisse, dont il faut le débarrasser avec précaution. Si on a été assez heureux pour trouver ce ganglion, on voit alors facilement la branche du nerf nasal qui concourt à sa formation; on voit également le gros et court filet que lui donne, en arrière et en bas, la troisième paire: de sa partie antérieure naissent les rameaux qui se portent le long du nerf optique, pour pénétrer dans le globe, sous le nom de nerfs ciliaires.

Les autres branches de la troisième paire méritent une attention moins grande; elles se portent aux muscles, et la dissection de ceux-ci suffit à la préparation de ceux-là. Les muscles dans lesquels les branches de la troisième paire se perdent, sont le droit supérieure et le releveur de la paupière supérieure, pour la branche supérieure, et les muscles droit-inférieur, droit externe, petit oblique, pour ses trois branches inférieures.

La sixième reste; on prend ce nerf dans le sinus caverneux même : observez qu'il est renfermé avec l'artère carotide, au côté externe de laquelle il est situé; que sa couleur très-blanche le fait assez reconnaître; suivez-le vers l'orbite; il va se perdre dans le muscle droit externe. En passant sur le trou carotidien, la sixième donne un filet qui descend par cette ouverture, et va concourir, dit-on, à la formation du grand sympatique; sa peti-

tessé et sa grande ténuité le dérobent presque toujours aux recherches, parce qu'il se déchire ou qu'on le casse : la meilleure
manière de le voir, est de soulever, avec une érigne, le tronc de la
sixième, et de porter, avec ménagement, les instrumens au-dessous, pour enlever les parties qui le tiennent caché. On pourrait
également faire en sorte de voir ce filet, lors de la préparation de la branche supérieure du ganglion cervical supérieur,
dans lequel il se jette. Ce travail demande beaucoup de patience.
J'y reviendrai plus bas.

Deuxième branche de la cinquième paire. Il faut prendre ce
nerf à son entrée dans le trou maxillaire supérieur, et le suivre
jusqu'à la fosse zygomatique, en brisant la portion d'os qui le
recouvre; il ne faut toucher cependant ni à l'os maxillaire supérieur, ni au rocher; mais on doit se débarrasser de la graisse abondante qui se trouve dans la fosse zygomatique, quand on l'a mis à
découvert, à l'endroit à-peu-près où commence le canal sous-
orbitaire : il faut alors chercher les branches qui s'enfoncent derrière l'os maxillaire, et mettre à nu un ganglion appelé sphéno-
palatin, qui se trouve, à deux ou trois lignes au-dessous, caché
par une grande quantité de graisse, dont il faut se débarrasser.
Trois branches principales naissent de ce ganglion; l'une se porte
dans le canal palatin postérieur, et rampe sous la membrane interne du palais osseux : la plus légère notion d'ostéologie suffit
pour la poursuivre. Pour bien mettre ce rameau à découvert, il
faut scier longitudinalement les fosses nasales, enlever la pituitaire au niveau du conduit palatin postérieur, ainsi que la lame
osseuse qui l'en sépare. L'apophyse palatine étant ensuite brisée,
la membrane palatine reste, et on aperçoit sur sa surface supérieure les terminaisons du palatin. La seconde branche naît de la
partie interne du ganglion, pénètre par le trou sphéno-palatin dans
l'intérieur des fosses nasales, et s'anastomose avec le nasal fournie
par la première branche de la cinquième paire, ainsi qu'avec l'olfactif, dont l'élève ne doit s'occuper, comme je l'ai dit plus haut,
qu'après toute la névrologie de la tête. Mais le ganglion sphéno-
palatin fournit une troisième branche, remarquable par la difficulté de la poursuivre et par sa petitesse ; c'est le nerf ptérigoïdien :

il naît de la partie postérieure du ganglion, et s'enfonce de suite, en se portant directement en arrière, dans le canal ptérigoïdien, qu'il faut briser dans toute sa longueur pour le voir. On y réussit en portant le ciseau ou un fort scalpel, si c'est un enfant, sur le corps du sphénoïde, en s'éloignant un peu de la partie moyenne, et en y mettant beaucoup de précaution et de lenteur. Quand on a réussi à découvrir le canal ptérigoïdien et à mettre le nerf à nu, on le voit alors se porter de devant en arrière jusqu'au sommet du rocher, où il se divise en deux branches très-déliées, dont l'une, inférieure, sort par le trou déchiré antérieur, pour concourir, avec le filet de la sixième, à la formation du ganglion cervical supérieur, et qu'on peut suivre avec assez de facilité quand on veut y mettre le tems et la patience; l'autre branche, enveloppée par un repli de la dure-mère, continue de marcher dans un canal creusé sur la face supérieure du rocher, pour se perdre dans l'*hiatus Fallopii* qui termine ce canal.

Après avoir donné les branches qui forment le ganglion sphéno-palatin, il faut revenir au tronc du maxillaire supérieur, qui est logé dans le commencement du canal sous-orbitaire, dans lequel il s'enfonce toujours de plus en plus, et reparaît sur la face en sortant par le trou sous-orbitaire. Débarrassez-vous de toutes les parties molles contenues dans l'orbite; brisez même, si vous le jugez convenable, la portion de l'os maxillaire qui cache la marche de ce nerf, et disséquez avec soin les muscles canin, releveur de la lèvre supérieure, dans lesquels il se perd en grande partie.

Il forme sur cette fosse une espèce de plexus ou patte d'oie qu'il faut mettre à découvert, avec d'autant plus de raison que ce travail est très-facile.

De la troisième branche de la cinquième paire. Ce nerf exige que l'on sacrifie toutes les parties dont nous avons parlé jusqu'ici; on doit, par une coupe faite aux os du crâne, enlever tout ce qui masque ce nerf, jusqu'à sa sortie du trou ovalaire ou maxillaire inférieur. Cette coupe doit être faite en portant la scie depuis la racine du nez jusqu'à la pointe du rocher, d'une part; et depuis la région temporale transversalement, jusqu'au même endroit, de l'autre. Lorsqu'on a enlevé les parties comprises dans les deux sections, il en résulte un espace triangulaire, dans le fond duquel on voit à nu le tronc de la troisième branche de la cinquième paire. On doit conserver un moment en place la pièce, pour voir une branche particulière qui se distribue vers la bouche, sous le nom de nerf buccinateur. Les autres filets, que la troisième branche de la cinquième paire fournit, se perdent dans le temporal et le masseter; on reconnaît ces nerfs à leur direction transversale de dedans en dehors, et à leur petitesse; il en est de même des ptérigoïdiens, qui sout encore plus petits, et qui s'enfoncent profondément dans les muscles du même nom.

Lorsqu'on a terminé l'étude de ces nerfs, il faut continuer la dissection des deux branches principales, connues, l'une, sous le nom de maxillaire inférieure ou dentaire, qui se perd dans la mâchoire inférieure; et l'autre, de lingual, destiné pour la langue : ces deux branches sont moins difficiles à suivre et à disséquer que les autres, parce qu'elles sont plus grosses, et que leur division est mieux caractérisée. Il faut commencer par scier la mâchoire inférieure à sa partie moyenne, écarter en sens contraire les deux fragmens, tirer la langue au-dehors pour l'alonger et rendre le nerf lingual plus apparent. De cette manière, on peut continuer la dissection des deux branches dont on vient de parler; c'est aussi à cette époque qu'il faut chercher l'articulaire, qui présente le plus de difficultés; il se porte en arrière, et va gagner l'articulation de la mâchoire inférieure, en se contournant sur le col de l'os. En poursuivant la branche qui va se perdre à la mâchoire inférieure, il faut faire attention à quelques rameaux qu'elle fournit en chemin, et qui se perdent dans les muscles de la partie antérieure et profonde du cou, parmi lesquels il faut distinguer le milo-hyoïdien, qui est constant, et qui se perd dans le muscle du même nom.

Le tronc du dentaire ou maxillaire inférieur, après avoir parcouru tout le corps de la mâchoire inférieure, sort par le trou mentonnier, qui se voit à la partie antérieure de cet os ; on peut le prendre là pour le poursuivre dans les muscles et tégumens de la face, où il s'anastomose fréquemment avec la portion dure de la septième paire.

De la septième paire. Les deux nerfs qui la composent pénètrent également dans le rocher par le trou acoustique. La portion molle reste dans cet os et s'épanouit, sous forme pulpeuse, sur les rampes du limaçon. La portion dure parcourt l'aqueduc de Fallope, donne quelques petites branches dans l'intérieur du rocher, entre autres la corde du tambour, et sort par le trou stylo-mastoïdien. Je ne conseille point à l'élève de vouloir lui-même suivre ce nerf dans le rocher, c'est un travail trop difficile; il faut qu'il se contente de le prendre à sa sortie du trou stylo-mastoïdien.

La portion dure de la septième paire, à sa sortie du crâne, se voit donc à l'orifice externe du trou stylo-mastoïdien, qui est la terminaison de l'aqueduc de Fallope, par conséquent très-profondément située, et demandant un soin particulier pour être bien préparée. Commencez par diviser les tégumens de haut en bas dans la direction de la mâchoire inférieure; renversez les lambeaux et laissez l'oreille à sa place, ainsi que la parotide; enlevez avec ménagement le tissu cellulaire qui recouvre cette glande, sans toucher aux branches nombreuses qui naissent de la septième paire; mais débarrassez-vous sur-tout du tissu cellulaire qui se trouve dans l'enfoncement compris entre la branche de la mâchoire inférieure et la partie voisine de l'os temporal; c'est dans le fond de cet espace que l'on trouve l'origine de la septième paire. Quand on est arrivé à son tronc principal, il est alors assez facile d'en parcourir les nombreuses divisions, lesquelles se répandent plus particulièrement sur les parties latérales de la face, du cou, et même du crâne; mais il est nécessaire, quand on est parvenu à ce point de sa préparation, d'enlever une partie de la parotide qui masque le trajet de ce nerf, dont les nombreuses distributions se font sur-tout aux parties superficielles de la face.

La septième partie fournit encore une branche remarquable qui se porte derrière l'oreille, sur la région mastoïdienne, sous le nom de nerf auriculaire postérieur; cette branche, très-mince et qui se perd presqu'entièrement dans les tégumens de ces parties par des filets très-déliés, exige beaucoup d'attention. Après avoir divisé les tégumens de la partie postérieure de l'oreille, on saisit quelques rameaux de cette branche, qui servent de guide pour arriver à son origine, qui a lieu à la partie postérieure du tronc de la septième paire : observez que cette branche, ainsi que les autres dont j'ai déjà parlé, sont situées très-superficiellement, et s'anastomosent fréquemment avec les branches antérieures et sous-cutanées de la première paire cervicale.

De la huitième paire. Ce nerf, un des plus étendus de ceux que fournit le cerveau, ne présente pas cependant une grande difficulté dans sa préparation : une connaissance assez exacte des organes avec lesquels il a des rapports, en facilite beaucoup l'étude ; destiné pour la langue, les parties latérales du cou, les poumons, le cœur et l'estomac, il est facile d'en suivre les distributions, quoiqu'un peu minutieuses. A sa sortie du trou déchiré postérieur, ce nerf se trouve profondément situé sur les parties latérales et supérieures de cette partie ; pour l'y trouver, on incise les tégumens du cou depuis la région de l'oreille jusqu'à la hauteur des côtes (je dirai tout à l'heure la manière de le poursuivre dans la poitrine). On enlève à mesure toutes les parties molles qui se trouvent interposées jusqu'au trou déchiré postérieur. Mais pour voir parfaitement la huitième à sa sortie du crâne, il faut scier celui-ci en avant et en arrière, à un pouce au moins du trou déchiré postérieur, afin de le mettre parfaitement à découvert. Sans cette opération préliminaire, rien n'est plus difficile que d'arriver dans le fond de l'échancrure formée par les mâchoires, d'une part, et la région mastoïde, de l'autre, dans laquelle se trouve le trou déchiré postérieur. En procédant, au contraire, comme je viens de le dire, on a l'avantage, non-seulement de bien voir la huitième, mais on aperçoit également, et les deux autres branches, qui sortent du trou déchiré avec la huitième, qui sont le glosso-pharyngien et l'accessoire de *Willis*, ou spinal, et le nerf grand hypoglosse, qui, à sa sortie du crâne, contracte, avec le précédent, des unions qu'il importe absolument de connaître.

A l'endroit de sa sortie du crâne, la huitième se trouve confondue avec l'accessoire de *Willis*, la neuvième paire et le glosso-pharyngien, qu'on a toujours regardé comme une branche de la huitième ; il est facile de reconnaître chacun de ces nerfs par la direction différente dans laquelle ils se portent ; car le tronc de la huitième est placé, de haut en bas, sur les parties latérales du cou, et au côté externe de l'artère carotide ; l'accessoire de Willis, qui sort également du trou déchiré postérieur avec la huitième, forme avec elle un angle très-aigu, pour se porter à la partie postérieure du cou, au-dessous du muscle sterno-cléido-mastoïdien, mais que l'on peut suivre plus loin si on le juge à propos : on voit alors ses rameaux se perdre dans les muscles de la partie postérieure du cou et du dos, et s'anastomoser avec des rameaux de la première cervicale. Il serait peut-être à propos de ne s'en occuper essentiellement qu'au moment de l'étude des premières cervicales.

La neuvième paire, ou grand hypoglosse, qui sort du crâne par le trou condyloïdien antérieur, se trouve d'abord placée au dessous et derrière la huitième paire ; mais elle lui devient bientôt supérieure pour se diriger vers la langue. Si la grosseur de la neuvième paire est égale au tronc de la huitième, elle l'emporte de beaucoup sur le glosso-pharyngien, qui est situé beaucoup plus haut. Après avoir déterminé ainsi la situation, la direction et les rapports de la huitième paire, de l'accessoire de Willis, du glosso-pharyngien et de la neuvième paire, on peut passer à la préparation définitive de chacun de ces nerfs, en commençant par celui qui est le plus commode. Je crois seulement qu'il est plus convenable de procéder d'abord à l'étude du glosso-pharyngien, passer ensuite à la neuvième paire et à l'accessoire de Willis, avant que de terminer le reste de la huitième, à moins qu'on ne voulût remettre plus tard, comme je le conseillais plus haut, l'étude définitive de l'accessoire.

Du glosso-pharyngien. Ce nerf, prétendue branche de la huitième, sort du crâne, ainsi que cette dernière, par le trou déchiré postérieur ; il s'écarte du précédent aussitôt qu'il en est sorti, pour se porter à la partie postérieure de la langue, et se perdre dans cet organe avec le lingual et le grand hypoglosse. En le prenant à sa sortie du crâne, on le suit avec facilité jusqu'à la langue, en disséquant, avec ménagement, les parties à travers lesquelles il marche pour se porter à sa destination. Ce nerf donne et reçoit quelques rameaux des nerfs voisins , dont la description fera connaître la distribution.

De la neuvième paire. Celui-ci sort du crâne par le trou condyloïdien antérieur. Aussitôt après sa sortie , il se contourne sur la huitième paire , et de postérieur qu'il était , il lui devient antérieur et supérieur ; alors il est placé entre la carotide, la huitième paire , et la veine jugulaire interne ; on le reconnaît à sa grosseur , à sa direction et à sa terminaison dans la langue : c'est sur sa face inférieure et vers la pointe qu'il se porte principalement. Sa préparation est peu embarrassante, sur-tout après l'étude du glosso-pharyngien et de la portion supérieure de la huitième.

On ne doit pas manquer de remarquer les branches qui partent de sa partie inférieure, et qui forment, au-devant du cou, des anastomoses avec la première et la deuxième paires cervicales, parmi lesquelles une plus remarquable décrit une arcade dont la convexité est en bas.

Du spinal ou *accessoire de Willis.* Celui-ci ne prend point son origine dans le cerveau ; il naît, au contraire, de la moelle de l'épine , et on ne peut voir cette origine qu'après l'étude de presque tous les nerfs ; mais en le prenant à sa sortie du crâne par le trou déchiré postérieur, on le voit bientôt s'engager sous le muscle sterno-mastoïdien, dont il faut détacher la partie supérieure, et continuer ensuite de se porter à la partie latérale et postérieure du cou, et à la partie supérieure du dos , sans fournir, d'ailleurs, aucune branche remarquable. Sa dissection est même d'autant plus facile, que les branches qu'il fournit se perdent toutes dans les larges muscles du dos.

Suite de la huitième paire. Lorsque les nerfs dont nous venons de parler ont été étudiés , il faut poursuivre le tronc de la huitième paire, qui se porte le long des parties latérales du cou , et fournit une infinité de petites branches qu'il faut disséquer avec soin. Parmi ces rameaux, il en est un plus gros que tous les autres , qui se porte au larynx , sous le nom de nerf laryngé : on le reconnaît à sa grosseur , à sa direction vers le larynx , et sur-tout à sa situation profonde ; il naît très-haut de la huitième, et se trouve, aussitôt après son origine, derrière l'artère carotide interne, et par conséquent au-dessous de toutes les parties dont nous avons déjà parlé, et immédiatement sur la colonne vertébrale; lorsqu'il est parvenu du larynx, il est très-facile alors d'en suivre la distribution.

Enfin, le tronc de la huitième, arrivé à la partie inférieure du cou et supérieure de la poitrine, s'enfonce dans cette cavité; pour le suivre, il faut nécessairement faire l'ouverture de la poitrine, de manière à mettre à nu le péricarde et le diaphragme; cela fait, il faut, avant de passer plus loin, procéder à la préparation des deux récurrens, droit et gauche, qui naissent à l'instant même où le tronc de la huitième pénètre dans la poitrine, le droit, au-dessous de l'artère sous-clavière du même côté, et le gauche au-dessous de la crosse de l'aorte.

Aussitôt après s'être séparés du tronc commun, les deux récurrens s'enfoncent profondément, comme s'ils étaient destinés à pénétrer dans la poitrine; mais ils ne tardent pas à rétrograder en se contournant, l'un sur l'artère sous-clavière, l'autre sur l'aorte, et on les voit alors, placés sur les parties latérales de la trachée-artère, continuer de se porter, de bas en haut, jusqu'à la hauteur de la partie inférieure du larynx, pour se perdre dans cette cavité, comme l'a fait le laryngé : il suffit d'écarter la carotide et de tirer en sens opposé la trachée-artère, pour en voir la distribution. Du tissu cellulaire lâche se trouve là en grande quantité, il faut l'enlever.

Aussitôt que la huitième a donné le récurrent, il est plus difficile alors d'en suivre la distribution; on y parviendra en soulevant particulièrement le poumon gauche, et en le portant à droite, de manière à mettre à nu l'œsophage. On voit alors, en enlevant le tissu cellulaire qui les recouvre dans leur trajet, les deux troncs de la huitième descendre le long de ce canal. Ils fournissent des rameaux qui se portent vers les poumons, d'autres vers le cœur, pour concourir à la formation des plexus cardiaques et pulmonaires : c'est au-dessous de ces parties que les nerfs de la huitième se contournent sur l'œsophage pour se perdre sur l'estomac, qu'il faut développer en le soufflant, pour en suivre la distribution avec plus de facilité. Divisez le diaphragme à l'endroit où l'œsophage entre dans l'abdomen, et en écartant chacune de ces parties, on voit alors le tronc de la huitième paire se répandre sur l'estomac, et se rendre particulièrement vers son orifice inférieur pour se perdre dans le plexus soléaire et les autres plexus de l'abdomen.

DESCRIPTION.

De la première paire. — OLFACTIFS - ETMOÏDAUX.

Situation. Dans l'intérieur du crâne; sous les lobes antérieurs du cerveau. *Etendue.* De l'intervalle des lobes antérieurs et des lobes moyens du cerveau, dans les fosses nasales. *Direction.* Horizontale, de derrière en devant. *Rapports.* D'une part, ils sont recouverts par les lobes antérieurs; de l'autre, ils reposent sur la face supérieure du sphénoïde, et sur une portion de la lame criblée de l'ethmoïde. *Divisions.* En un nombre considérable et indéterminé de rameaux très-fins, qui se répandent sur la membrane pituitaire, et particulièrement sur celle qui tapisse la cloison, la paroi supérieure et les parois latérales du nez.

De la deuxième paire. — OPTIQUES-OCULAIRES.

Situation. Sous la partie moyenne du cerveau. *Etendue.* Des couches des nerfs optiques, au globe de l'œil. *Direction.* Oblique, de derrière en devant et de dehors en dedans, jusqu'au carré optique; ensuite, de dedans en dehors et toujours de derrière en devant, jusqu'au globe. *Rapports.* Recouverts par le cerveau, les nerfs optiques reposent en partie sur la selle turcique, et en partie sur la face supérieure des petites ailes du sphénoïde; l'artère optique marche à leur côté externe et inférieur, pour pénétrer dans l'orbite avec ces nerfs. *Divisions.* Parvenus dans le globe de l'œil, les nerfs optiques, après avoir pénétré à travers la sclérotique, s'épanouissent sous forme d'une membrane molle et pulpeuse, qui est l'organe immédiat de la vision (c'est la rétine).

De la troisième paire. — MOTEURS COMMUNS. — OCULO-MUSCULAIRES.

Situation. Sous la partie moyenne du cerveau, un peu en dehors. *Étendue.* Des bras de la moelle allongée, à la plupart des muscles de l'œil. *Direction.* Légèrement oblique de derrière en devant, de dedans en dehors, et de haut en bas. *Rapports.* Libres sous le cerveau, jusqu'à l'apophyse clinoïde postérieure, ils s'engagent ensuite dans une espèce de gaîne formée par la dure-mère, fortement unis dans cet endroit avec les nerfs de la quatrième et de la première branche de la cinquième, qui leur sont d'abord inférieurs, mais qui leur deviennent supérieurs à leur entrée dans le crâne. *Divisions.* En deux branches, 1°. une supérieure, qui va gagner le muscle droit supérieur, et de là envoie un rameau qui se perd dans le releveur de la paupière supérieure ; 2°. une inférieure, plus considérable, placée au côté externe du nerf optique, et qui se divise en trois branches : une interne, qui passe sous le nerf optique, et va se perdre dans le muscle droit interne ; une moyenne, qui va directement se perdre dans le muscle droit inférieur ; une externe, plus considérable, destinée pour le petit oblique : de cette branche, il naît en dedans un rameau gros et court, qui concourt à la formation du ganglion ophtalmique.

De la quatrième paire. — PATHÉTIQUES. — OCULO-MUSCULAIRES INTERNES.

Situation. Sous le cerveau, un peu plus en dehors que la troisième paire. *Étendue.* Des environs des tubercules quadrijumeaux, au muscle grand oblique, en décrivant un long circuit autour de la protubérance annulaire et des bras de la moelle allongée. *Direction.* Semblable à celle de la troisième paire. *Rapports.* Recouverts par le cerveau dans la plus grande partie de leur étendue, ils s'engagent dans la gaîne commune à la troisième et à la première branche de la cinquième, pour aller se perdie entièrement, en passant au-dessus des releveurs du globe de l'œil et de la paupière supérieure, dans le grand oblique.

De la cinquième paire. — TRI-JUMEAUX. — TRI-FACIAL.

Situation. Sous les parties latérales et moyennes du cerveau. *Etendue.* Des cuisses de la moelle allongée, près de la protubérance, à toutes les parties de la face. *Direction.* Oblique de dedans en dehors, et de haut en bas, en passant sur la partie moyenne du bord supérieur du rocher. *Rapports.* Recouverts par la masse cérébrale et la tente du cervelet; dans une petite partie de leur étendue, on les voit monter sur le bord supérieur du rocher, et se précipiter de suite dans le fond des fosses temporales internes. *Divisions.* En trois branches remarquables.

Première branche. *Opthalmique.* C'est la plus petite des trois; elle se porte de derrière en devant, et de bas en haut, s'engage dans la gaîne commune à la troisième et à la quatrième, passe au-dessous de ces nerfs, et va gagner la voûte orbitaire : là elle se divise en trois rameaux, dont deux supérieurs et un inférieur; des deux supérieurs, l'interne, appelé surcillier ou frontal, et plus gros que l'externe, sort de l'orbite par le trou sous-orbitaire; l'externe, lacrymal, très-mince, va se perdre dans la glande lacrymale. Dans son trajet, il fournit quelques petits rameaux aux parties voisines, et parmi ceux-là un plus considérable, qui perce l'os malaire, pour se porter dans la fosse temporale, dans laquelle il se perd. Le rameau inférieur, nasal, marche obliquement vers la paroi interne de l'orbite, en passant au-dessus du nerf optique, et pénètre dans les fosses nasales par les trous orbitaires internes, après avoir fourni une branche qui marche parallèlement à la paroi interne de l'orbite, et sort de cette cavité vers l'angle orbitaire interne.

A la hauteur du nerf optique, le nasal envoie en arrière et en dehors un filet mince, qui concourt à la formation du ganglion ophtalmique; ce ganglion, d'une couleur rougeâtre, d'une figure triangulaire, est placé au côté externe du nerf optique, et donne de son angle antérieur deux faisceaux de nerfs, appelés ciliaires, qui marchent parallèlement au nerf optique, percent la sclérotique, se rendent vers le cercle ciliaire, et se répandent en forme de rayons dans l'iris.

Deuxième branche. *Maxillaire supérieur.* Celui-ci est placé et naît entre l'ophtalmique et le maxillaire inférieur; il s'engage de suite dans le trou qui porte son nom, de là va gaguer la partie supérieure de la fosse zygomatique, jusqu'au commencement du canal sous-orbitaire, qu'il parcourt dans toute son étendue, ainsi que le filet orbitaire, qui se porte le long de la paroi externe de l'orbite, et s'anastomose avec le nerf lacrymal, après avoir donné, avant d'y entrer, les dentaires postérieurs; il sort de ce canal par le trou sous-orbitaire, et se perd, par des divisions multipliées en forme de plexus ou patte d'oie, dans presque tous les muscles de la face, après avoir donné les nerfs dentaires antérieurs.

Avant d'entrer dans le canal sous-orbitaire, le maxillaire supérieur donne deux rameaux de sa partie inférieure, qui, après avoir parcouru une étendue de deux à trois lignes, forment le ganglion sphéno-palatin; sa couleur rougeâtre le fera aisément distinguer de la graisse abondante qui l'entoure de toutes parts. Ce ganglion, de la grosseur d'une forte lentille, est situé de manière que sa face interne répond au trou sphéno-palatin, et l'externe à beaucoup de graisse. De ce ganglion naissent trois branches : une inférieure, c'est le palatin postérieur, qui s'engage dans le canal du même nom, se montre sous la voûte palatine, et se place, dans sa distribution, entre la membrane palatine et l'os maxillaire supérieur : une seconde branche en dedans, c'est le spléno palatin, qui pénètre par le trou du même nom dans les fosses nasales et s'y ramifie, principalement sur ses parois latérales : une troisième branche en arrière, c'est le vidien, ou ptérigoïdien, qui traverse le trou du même nom, passe sur le trou déchiré antérieur, donne dans cet endroit un filet qui sort du crâne par ce trou, pour se jeter dans le ganglion cervical supérieur; ensuite le vidien gagne le sommet du rocher, s'engage dans un canal creusé sur une de ses faces et pénètre dans cet os par l'*hiatus Fallopii.*

Troisième branche. *Maxillaire inférieur.* Cette branche est la plus grosse et la plus postérieure des trois ; elle s'engage de suite dans le trou maxillaire inférieur, et se place dans le fond de la fosse zygomatique ; dans cet endroit il en part six ou sept rameaux, sous le nom de temporaux profonds, de buccal, de masseterin, d'auriculaire et de ptérigoïdien ; ensuite le maxillaire inférieur se divise en deux branches principales : l'une d'elles porte le nom de nerf lingual, l'autre de maxillaire inférieur ou dentaire. Le premier reçoit d'abord la corde du tambour qui sort par la fêlure de *glazer* ; il se porte ensuite, de derrière en devant, et de haut en bas, entre la branche de la mâchoire et le grand ptérigoïdien, et va gagner les parties latérales de la langue, dans laquelle il se perd en entier. Le second semble être la continuation du tronc principal, marche à côté du lingual ; un peu plus en dehors, il se place entre la branche de la mâchoire inférieure et le grand ptérigoïdien, et se présente à l'orifice postérieur du canal dentaire. Dans cet endroit, il donne un rameau qui marche dans un sillon creusé sur le corps de la mâchoire ; il pénètre ensuite dans le canal dentaire, parcourt ce canal dans toute sa longueur, donne aux dents de la mâchoire inférieure, et sort par le trou mentonnier, pour se perdre dans les muscles de la mâchoire inférieure.

De la sixième paire. — OCULO-MUSCULAIRES EXTERNES.

Situation. Sous les parties inférieures et postérieures de la masse cérébrale. *Etendue.* De la moelle allongée, au muscle droit externe. *Direction.* Oblique de derrière en devant, et de bas en haut, en passant par le sinus caverneux. *Rapports.* En arrière, ils sont placés entre la protubérance annulaire et la gouttière basilaire ; arrivés dans les environs des apophyses clinoïdes postérieures, ils s'engagent dans le sinus caverneux, se placent au côté externe de l'artère carotide, et pénètrent dans l'orbite, pour aller se perdre dans le muscle droit externe.

De la septième paire, divisée en acoustique et en facial.

DE L'ACOUSTIQUE.

Ce nerf pénètre, avec le facial, par le trou auditif interne, dans le labyrinthe; et de là, sous forme pulpeuse, se répand sur les parois du vestibule, du limaçon et des canaux demi-circulàires.

DU FACIAL.

Situation. Sous les parties moyennes de la masse cérébrale. *Etendue.* Des parties latérales de la protubérance, aux parties latérales de la tête, de la face et du cou, en traversant l'oreille interne. *Rapports.* Jusqu'à son entrée dans l'oreille interne, l e nerf facial est placé au-dessus de l'acoustique; il l'abandonne ensuite, et parcourt l'aqueduc de Fallope, sort de ce canal par le trou stylo-mastoïdien et se jette sous les tégumens des parties latérales de la face, après avoir traversé la glande parotide.

Divisions. 1°. En rameaux peu considérables, qui, dans l'intérieur du rocher, se portent, au marteau, à l'étrier, et à la membrane du tympan, sous le nom de corde du tambour; 2°. aussitôt après sa sortie du crâne, il donne en arrière le nerf auriculaire postérieur, et quelques autres petits rameaux, qui se perdent dans les muscles milo-hyoïdien et digastrique; 3°. au-delà la glande parotide, le facial se divise en deux branches, dont une supérieure, qui forme sur la tempe une espèce de patte d'oie, d'où partent des rameaux temporaux, malaires et buccaux; et une inférieure, qui descend le long des branches de la mâchoire, et se divise en quatre rameaux principaux, qui n'ont point reçu de noms particuliers.

De la huitième paire. — PNEUMO-GASTRIQUE ET GLOSSO-PHARYNGIEN.

Du pneumo-gastrique. *Situation.* Au cou, sur les parties latérales de la colonne vertébrale et dans le médiastin postérieur, dans la poitrine. *Etendue.* De la moelle allongée, à l'estomac et à la plupart des viscères abdominaux. *Direction.* Longitudinale, mais un peu oblique de haut en bas, et de dehors en dedans. *Rapports.* Dans le crâne, la huitième et le glosso-pharyngien ont des rapports très-intimes; à leur passage dans le trou déchiré postérieur, ces deux nerfs sont de plus unis au nerf spinal. Hors du crâne, la huitième se détache des deux précédens, passe derrière la neuvième paire, et descend le long du cou, au-devant du muscle droit antérieur du cou, derrière et au côté externe de l'artère carotide. En pénétrant dans la poitrine, la huitième paire passe, à droite, devant l'artère sous-clavière droite, et à gauche, devant l'aorte et derrière la veine sous-clavière du même côté. Dans le reste de leur étendue, les deux troncs de la huitième s'approchent de l'œsophage, en se contournant sur ce conduit, de manière que le gauche devient antérieur, et le droit postérieur.

Divisions. 1°. En nerf laryngé, qui marche de haut en bas, et de derrière en devant, en passant derrière l'artère carotide interne, pour se porter vers le larynx, et se diviser en deux rameaux, dont l'un pénètre dans ce conduit aérien, et l'autre se perd sur les parties molles qui le recouvrent; 2°. en plusieurs filets destinés pour la formation des plexus cardiaques, et quelques autres qui vont se perdre dans le grand sympathique; 3°. avant d'entrer dans la poitrine, il naît de la huitième un gros cordon, appelé récurrent, qui se porte, en remontant, sur les parties latérales de la trachée-artère, va gagner le larynx, et se comporte, à son égard, comme le nerf laryngé; 4°. dans le reste de son étendue sur l'œsophage, la huitième donne à cet organe plusieurs filets, et d'autres qui concourent à la formation des plexus cardiaques et pulmonaires; ensuite les troncs de la huitième se jettent sur l'estomac, forment les nerfs stomachiques antérieur et postérieur, et se perdent, en dernière analyse, dans les plexus abdominaux.

DU GLOSSO-PHARYNGIEN.

Situation. Semblable à celle de la huitième dans le crâne; mais hors de cette cavité, ce nerf est situé sur les parties supérieures et

profondes du cou. *Etendue.* De la moelle allongée, à la langue.
Direction. Oblique de haut en bas, et de derrière en devant. *Rapports.* Dans le crâne, il est uni au nerf de la huitième; mais hors
de cette cavité, il en est d'abord séparé par la veine jugulaire interne; ensuite il se porte sur l'artère carotide interne, passe entre
le stylo-pharyngien et le stylo-glosse, et s'avance en devant et
en dedans, pour se perdre dans la partie postérieure de la langue.
Divisions. Les filets qu'il donne, ou qu'il reçoit, viennent de la
septième et de la huitième. Parmi ces filets, un plus remarquable
descend le long de l'artère carotide interne, pour aller concourir
à la formation des plexus cardiaques; quelques autres se joignent
à ceux que fournit le ganglion cervical supérieur, pour former
une espèce de plexus pour les branches de l'artère carotide
externe.

De la neuvième paire. — GRANDS HYPOGLOSSES.

Situation. A la partie postérieure de la masse cérébrale, et
sur les parties latérales, supérieures et antérieures de la moelle
allongée. *Etendue.* De la moelle allongée, à la langue. *Direction.*
Semblable à celle du précédent. *Rapports.* A sa sortie du crâne,
l'hypoglosse est situé à la partie postérieure de la huitième, répond ensuite à la partie antérieure du ganglion cervical supérieur,
se place, en se portant vers la langue, devant la carotide interne,
derrière la veine jugulaire, et devenant de plus en plus superficiel,
il se place derrière le muscle sterno-mastoïdien, et va se perdre
sur les parties latérales et inférieures de la langue, à un pouce
environ de sa pointe. *Divisions.* Elles se bornent à quelques filets
qui concourent, avec pareils filets des premières paires cervicales,
à la formation d'une anse nerveuse très-remarquable. De la convexité de cette espèce d'arcade, partent des rameaux pour les
parties voisines. Dans le reste de son étendue, la neuvième paire
donne des rameaux nombreux à tous les muscles de la partie antérieure et profonde du cou.

DE L'INTERCOSTAL — GRAND SYMPATHIQUE.

(Tri-splanchnique.)

Son étude ne peut être partagée en plusieurs sections ; elle doit, au contraire, se faire d'une manière générale et continue. C'est ce nerf qui fournit, selon Bichat, tous ceux de la vie organique, et qu'il considère comme n'ayant aucuns rapports avec les nerfs du cerveau ; mais indépendamment de ce que nous en avons dit plus haut, les expériences de M. le Gallois viennent de prouver que le grand sympathique tire son principe nerveux de la moelle épinière, et semblent détruire les hypothèses de Bichat sur la différence des nerfs de la vie organique et de la vie animale.

Administration anatomique.

Ce nerf est plus embarrassant par son étendue et ses nombreuses distributions, que par la difficulté de le bien préparer. En effet, la préparation et l'étude de la huitième et de la neuvième ont déjà familiarisé l'élève avec ce nerf, qui se porte à-peu-près aux mêmes parties, et dans les mêmes directions que les premiers.

Le tri-splanchnique naît de la partie latérale et supérieure du cou, par une portion renflée, rougeâtre, qu'on appelle ganglion cervical supérieur. Ce ganglion se voit à la hauteur des premières vertèbres cervicales, sur lesquelles il est immédiatement appliqué, un peu au côté externe de l'artère carotide, uni très-souvent à la huitième et à la neuvième par du tissu cellulaire, qu'on peut détruire en entier pour le mieux apercevoir. Quand on est parvenu à le découvrir, il est facile de le poursuivre, parce que sa situation ne change pas, et qu'il est comme collé aux parties sur lesquelles il se trouve. Il faut absolument s'aider de la description, pour une très-grande quantité de filets donnés et reçus, qui, alternativement, vont à la huitième, à la neuvième ; ainsi qu'aux cervicales, et qu'il faut bien ménager, pour entendre quelque chose à la distribution du tri-splanchnique.

Comme dans la préparation du grand sympathique, on n'a plus rien à ménager, on doit tout faire pour voir les filets supérieurs qui, du ganglion cervical, se portent au nerf vidien et à la sixième. Il faut nécessairement, pour cela, briser les portions des os du crâne qui avoisinent le trou déchiré antérieur, et mettre à découvert l'ouverture elle-même, avec les précautions cependant qu'exige un travail aussi minutieux. On n'a pas besoin de recommander de ménager les troncs du vidien et de la sixième paire, qui, une fois détruits, ne permettraient plus d'apercevoir les filets en question.

Il ne faut pas se décourager; lorsqu'arrivé à la préparation de la portion du tri-splanchnique, situé dans le ventre, on s'apperçoit que ce nerf semble disparaître; le retrouve toujours un peu plus bas; mais il faut de la patience et un peu de tems.

Parvenu au-dessous de la première côte, il s'enfonce profondément dans la poitrine, et s'applique sur les côtes à l'endroit de leur tubérosité. Il faut soulever les poumons, le foie même, ainsi que les intestins, les porter du côté opposé où l'on étudie ce nerf, mettre par conséquent à nu la cavité de la poitrine, ainsi que celle du bas-ventre, ensuite enlever une lame de la plèvre qui le recouvre immédiatement; et vers la quatrième, cinquième ou sixième vertèbre, observer l'espèce de division de ce nerf en deux branches remarquables, dont l'une, plus grosse, se rend sur le corps des vertèbres, jusqu'à la hauteur de la dernière dorsale, et se termine là en formant le *ganglion semi-lunaire*; l'autre, plus petit, va se terminer aux reins, sous le nom de *petit splanchnique*. Après avoir examiné cette distribution, il faut revenir au ganglion semi-lunaire, le dégager du tissu cellulaire qui l'unit aux parties voisines, et pour le bien voir, tirer en sens contraire le foie, le paquet des intestins, ainsi que l'estomac; suivre avec précaution les rameaux nombreux fournis par ce ganglion, et qu'il est assez facile de poursuivre quand on a une légère connaissance de l'angéiologie, parce que ces rameaux nombreux forment autour des artères des principaux organes du bas-ventre, des espèces d'entre-

lacemens connus sous le nom de *plexus*; il suffit donc de prendre les
artères à leur naissance, et de les poursuivre jusque dans les organes où elles se distribuent, en ménageant les filets blancs qui les
accompagnent, et qui sont fournis par ces plexus. C'est sur-tout à
l'origine du tronc cœliaque qu'il faut porter une attention particulière, parce que les filets y sont très-nombreux, et que le
réseau qu'ils forment, connu sous le nom de *plexus soléaire*,
semble donner naissance à tous les autres, qu'il faut alors poursuivre, aidé de la description.

Quand on a vu la distribution des deux splanchniques, on peut
enlever tout ce qui est dans la poitrine et le bas-ventre, pour travailler plus à son aise à la préparation de ce qui reste de l'inter-
costal; on le retrouve tantôt plus haut, tantôt plus bas; alors il se
rapproche de plus en plus de la colonne vertébrale, immédiatement appliqué sur les os qui la forment; on le poursuit ainsi jusque
dans le bassin, en usant des mêmes précautions que nous avons
dit d'observer plus haut; enfin, il disparaît dans cette cavité
osseuse, sans qu'on puisse dire au juste où il finit; mais dans la
préparation du tri-splanchnique, il ne faut pas se borner à ne faire
que ce qu'il serait nécessaire pour l'étudier d'une manière isolée,
et comme si ce nerf n'avait aucuns rapports avec les nerfs voisins.
Il en a, au contraire, de continuels et de très-nombreux, depuis
son origine jusqu'à sa terminaison. Il ne faut donc pas quitter le
grand sympathique sans voir le long de la colonne vertébrale les
filets que jettent dans ce nerf les paires cervicales, dorsales, lombaires et sacrées, et qui, par leur union au grand sympathique,
donnent lieu à des renflemens connus sous les noms de ganglions,
dorsaux, lombaires et sacrés.

NERFS DE LA MOELLE DE L'ÉPINE. — CERVICAUX. — DORSAUX. —
LOMBAIRES ET SACRÉS.

Administration anatomique.

Ce sont les nerfs les plus difficiles à préparer, sur-tout la première paire, qui demande beaucoup de patience, et même une

certaine habitude de la dissection; mais il n'est rien dont un travail assidu ne vienne à bout. On doit savoir, en commençant l'étude de ces nerfs, qu'ils se divisent, à leur sortie par les trous de conjugaison, en deux branches, une antérieure, et l'autre postérieure; que la postérieure est beaucoup moins considérable, et présente moins d'intérêt que l'antérieure; que toutes les branches postérieures se perdent dans les muscles de la partie postérieure du tronc, et qu'elles n'offrent pas, à beaucoup près, autant de difficultés que les antérieures.

La première paire cervicale exige qu'on enlève ou qu'on écarte le muscle sterno-mastoïdien dans sa partie supérieure, et qu'on mette à nu l'espace compris entre l'apophyse transverse de la première vertèbre cervicale, et l'apophyse mastoïde du temporal; cette préparation veut aussi qu'on enlève partie ou totalité des muscles droits antérieurs du cou, du latéral et de l'oblique supérieur de la tête; c'est dans la partie la plus profonde de cet espace qu'on trouve la première paire cervicale. Le plus simple travail suffit alors pour en poursuivre la distribution, sur-tout si on ne se presse pas; les autres paires cervicales sont infiniment moins difficiles, à cause de leur grosseur, qui est plus considérable, et de leur situation, qui est moins cachée; on y parviendra d'autant plus facilement, qu'on aura plus exactement enlevé le muscle sterno-mastoïdien ainsi que les scalènes, qui les couvrent en partie.

En suivant le bord externe du sterno-mastoïdien, et en cherchant l'intervalle de chaque vertèbre, on trouvera assez aisément le tronc des autres paires cervicales; et laissant pour un autre moment les branches antérieures qui en partent pour y revenir plus tard, on poursuivra les postérieures, qui, comme nous l'avons dit, se perdent en entier dans les muscles de la partie postérieure du cou et du dos, et dont la description fera encore mieux connaître la distribution. Quant aux paires dorsales, lombaires et sacrées, leur préparation porte sur les mêmes principes, et exige les mêmes précautions. Ce n'est guère que pour les plexus brachial, lombaire et sacré, qu'il est nécessaire d'entrer dans de plus grands détails. Nous nous en occuperons plus bas.

DESCRIPTION.

GRAND INTER-COSTAL OU GRAND SYMPATHIQUE.

(*Tri-splanchnique.*)

Situation. Sur les parties antérieures et latérales de toute la colonne vertébrale et du sacrum. *Étendue.* Des environs de l'orifice externe du canal carotidien, à la partie inférieure du sacrum. *Direction.* Parallèle à celle de la colonne vertébrale. *Rapports.* Au cou, ce nerf est placé immédiatement sur les muscles droits antérieurs du cou, derrière l'artère carotide, au côté interne de la huitième et de la neuvième; dans la poitrine, il est placé devant l'extrémité postérieure des côtes, derrière la plèvre, et recouvert par la masse des poumons; dans le ventre, il se rapproche de la colonne vertébrale; sur les parties latérales de laquelle il est situé, caché alors par le paquet intestinal; de plus, le tri splanchnique, du côté droit, est couvert par la veine cave inférieure, et le gauche par l'artère aorte; dans le bassin, ce nerf repose sur le sacrum, d'une part, et répond à l'intestin rectum de l'autre. *Divisions.* En portions cervicale, thorachique et abdominale.

1°. *Portion cervicale.* Elle commence en haut par le ganglion cervical supérieur, dont l'étendue n'a guère moins de trois travers de doigt. Sa partie supérieure reçoit ou donne les filets qui se rendent à la sixième et à la cinquième paires cérébrales; sa partie inférieure se continue avec le tronc commun, qui, arrivé à la hauteur de la cinquième vertèbre cervicale, se tuméfie et forme le ganglion cervical moyen, beaucoup moins volumineux que le précédent, et qui manque quelquefois: à peu de distance de là et près de son entrée dans la poitrine, le tri-splanchnique donne naissance à un troisième ganglion, appelé cervical inférieur: dans tout ce trajet, ce nerf fournit de nombreux rameaux de sa partie antérieure, postérieure, interne et externe, les uns pour s'anastomoser avec des rameaux semblables fournis par la huitième, la neuvième et le glosso-pharyngien; les autres, pour concourir à la formation des plexus cardiaques, pulmonaires et cervicaux; d'autres enfin, pour se jeter en arrière et s'anastomoser fréquemment avec les branches antérieures des paires cervicales.

2°. *Portion thorachique.* Elle commence au-dessous du ganglion cervical inférieur, et finit lors du passage du tri-splanchnique à travers le diaphragme : dans ce trajet, ce nerf reçoit de chaque paire dorsale un rameau qui en augmente beaucoup la grosseur, et semble déterminer, dans cet endroit, la formation d'un petit ganglion. A la hauteur de la racine des poumons, il jette sur les divisions de l'artère pulmonaire des filets, qui forment le plexus pulmonaire : plus bas, et à la hauteur de la cinquième vertèbre dorsale, le tri-splanchnique donne naissance à un long cordon (le grand splanchnique), qui se porte de haut en bas et de dehors en dedans, pour aller passer entre les piliers du diaphragme et se perdre immédiatement au-dessous, dans un corps rougeâtre, en forme de croissant, appelé ganglion semi-lunaire. Un peu plus bas naît un nerf à-peu-près semblable au précédent (petit splanchnique), qui pénètre de la poitrine dans l'abdomen, en passant au côté externe des piliers du diaphragme, et se perd dans le plexus rénal.

3°. *Portion abdominale.* Après avoir donné ces deux nerfs, le tri-splanchnique semble disparaître pour se montrer de nouveau sur la colonne vertébrale, en se rapprochant de plus en plus de celui du côté opposé, pour se jeter ensemble dans le bassin et se terminer à la partie inférieure du sacrum : dans tout ce trajet, les branches antérieures des nerfs lombaires et sacrés ont, chacune, envoyé un rameau au tri-splanchnique pour la formation d'un ganglion, beaucoup plus gros qu'à la poitrine.

Le plus gros de tous est celui qui se voit dans la cavité abdominale, au-dessous du diaphragme, appelé semi-lunaire; sa figure est en effet celle d'un croissant, dont la convexité est en bas et la concavité en haut. De ce ganglion part une grande quantité de filets très-déliés, qui se portent sur l'aorte, le tronc cœliaque, la mésentérique supérieure, en formant un large plexus, appelé *solaire.* Les divisions de ce plexus se portent à tous les viscères du bas-ventre, en suivant les divisions de leurs artères principales et formant autant de nouveaux plexus, d'où partent de nouvelles divisions qui pénètrent dans les organes vers lesquels ces artères se portent.

DES NERFS VERTÉBRAUX.

La moelle épinière fournit de ses parties latérales dans toute l'étendue du canal vertébral, à la hauteur des trous de conjugaison, deux troncs nerveux qui ne tardent pas à se diviser en deux branches, une antérieure et l'autre postérieure; leur nombre absolu est de trente-une paires, huit cervicales (*trachéliennes*), douze dorsales, cinq lombaires et six sacrées.

Première paire cervicale. Elle naît entre l'occipital et la première vertèbre cervicale. Sortie du canal vertébral, elle se divise en deux branches, dont une antérieure et l'autre postérieure. La postérieure se porte en arrière et se divise en trois rameaux, qui se perdent dans les parties voisines; l'antérieure passe derrière l'artère vertébrale, puis se contourne sur l'apophyse transverse de la première vertèbre cervicale, pour former, avec la branche antérieure de la seconde, une anse nerveuse, qui embrasse la base de cette apophyse, et dont il part des filets pour le grand sympathique, la huitième et la neuvième paires.

Deuxième paire cervicale. Elle sort entre le première et la deuxième vertèbres cervicales, et se divise, comme la précédente, en deux branches, dont une postérieure, qui se porte dans les muscles de la partie postérieure du cou; et une antérieure, divisée en trois rameaux qui se perdent dans les nerfs de la huitième, neuvième paires et tri-splanchnique. Un de ses rameaux monte vers l'apophyse transverse de la première cervicale, pour former l'anse dont il a été parlé.

Troisième branche cervicale. Elle ne diffère point des deux précédentes paires, pour l'origine et les distributions principales.

Quatrième paire cervicale. Outre la conformité d'origine et la distribution de celle-ci, avec les trois précédentes, la quatrième donne encore naissance à un nerf qui se porte au loin, et va gagner le diaphragme sous le nom de nerf diaphragmatique.

Ce nerf tire son origine principale de la quatrième paire cervicale, descend le long du cou, passe entre l'artère et la veine sousclavière, pénètre dans la poitrine, se place dans l'intervalle du médiastin, et se porte sur le diaphragme, dans l'épaisseur duquel il se perd.

Les premières paires cervicales, la première de toutes exceptée, se réunissent pour former le plexus cervical, dont les divisions très-multipliées semblent se porter davantage vers les tégumens des parties latérales du cou.

Cinquième, sixième, septième, huitième paires cervicales, et première dorsale. Ces cinq paires de nerfs présentent des traits de ressemblance que les autres n'offrent point ; toutes ont une branche postérieure, comme les précédentes, dont les distributions se font dans les muscles de la partie postérieure et supérieure du dos ; mais leurs branches antérieures ont toutes pour but principal la formation du plexus brachial, d'où naissent les nerfs des membres supérieurs. L'exposition de ces nerfs se trouvera plus bas.

Les onze paires dorsales suivantes présentent toutes une origine et une distribution semblables. Leur branche postérieure se perd dans les muscles de la partie postérieure du tronc : la branche antérieure, après avoir donné les rameaux de communication au tri-splanchnique, fournit une grosse branche qui se place dans l'intervalle des côtes, dont elle parcourt toute la longueur, en marchant parallèlement à leur bord inférieur ; une autre branche moins volumineuse, et qu'on peut appeler externe, perce les muscles inter-costaux pour se répandre sur la partie antérieure de la poitrine.

Des paires lombaires. Au nombre de cinq : la première sort entre la première et la deuxième vertèbres lombaires, et la cinquième entre la dernière vertèbre et le sacrum. Ces nerfs naissent de la moelle de l'épine, à la hauteur de la dernière vertèbre dorsale et de la première lombaire. par deux faisceaux de filets qui sont fort larges, et se portent fort obliquement en bas pour sortir hors du canal vertébral, de manière à être fort éloignés du lieu de leur origine. Les quatre derniers font partie du faisceau qu'on nomme la queue de cheval. Toutes ces paires de nerfs donnent en arrière une branche qui se perd dans les muscles de la partie postérieure et inférieure du tronc; leurs branches antérieures, la dernière exceptée, concourent à la formation du plexus crural : indépendamment de cette distribution remarquable, les branches antérieures des nerfs lombaires donnent encore beaucoup d'autres rameaux, dont les uns communiquent avec le grand sympathique, et les autres se perdent dans le muscle psoas et les parties voisines.

Des paires sacrées. Elles sont au nombre de six : la première sort entre la première et la deuxième pièces du sacrum, et la dernière par les échancrures qui se voient sur les parties latérales et supérieures du coccyx. La grosseur de ces nerfs, qui est considérable dans la première paire, va toujours en diminuant jusqu'à la dernière. Ils naissent par deux faisceaux de filets, descendent perpendiculairement dans le canal vertébral, et forment, avec les dernières paires lombaires, ce qu'on appelle *la queue de cheval.* Des deux branches que donne chaque paire sacrée, l'antérieure est considérable, et la postérieure très-petite. La première, dans toutes les paires sacrées, envoie un filet de communication au tri-splanchnique, et concourt dans la première, la deuxième, la troisième et la quatrième, avec les deux dernières lombaires, à la formation du plexus sciatique. De plus, la branche antérieure de la troisième et de la quatrième sacrées, donne quelques filets pour la formation du plexus hypogastrique, entrelacement nerveux difficile à décrire, et dont les ramifications se portent à la partie inférieure de l'intestin rectum, à la vessie, à la matrice et au vagin.

Les branches postérieures des nerfs sacrés se perdent dans les parties molles de la partie postérieure du bassin.

DU PLEXUS BRACHIAL, ET DES NERFS DES MEMBRES SUPÉRIEURS.

Administration anatomique.

Les travaux jusqu'ici entrepris pour l'étude de la huitième (pneumo-gastrique), du tri-splanchnique, et des paires cervicales et dorsales, ont laissé à découvert en partie le plexus brachial; il ne s'agit plus que de continuer la préparation de ce plexus : dans le cas contraire, enlevez les clavicules, et même la première côte, débarrassez l'espace compris entre ces parties et l'aisselle, de toutes les parties molles superficielles qui le cachent à la vue et aux recherches; conservez l'artère axillaire et la veine du même nom, dont la marche, dans cet endroit, se fait à travers le lacis inextricable que forme le plexus brachial : de cette manière, vous parvenez sans peine à voir les branches qui le forment, ainsi que celles qui en partent au-dessous du creux de l'aisselle, pour se rendre aux diverses parties du membre supérieur. Pour cela, il faut avoir fendu la peau jusqu'au pli du bras, et en avoir écarté les lambeaux à mesure qu'on poursuit les nerfs vers les parties inférieures; mais craignez d'intéresser des branches remarquables qui se perdent dans le propre tissu de la peau en dedans et en dehors : disséquez aussi les muscles du bras, pour poursuivre avec plus d'avantage les nerfs qui les traversent ou qui marchent parallèlement à leur longueur : cela fait, tâchez, avant de passer à la dissection des nerfs du bras en particulier, de les bien connaître dès leur origine, d'assigner à chacun le rang et la place qu'il occupe, et de ne point les confondre en les prenant l'un pour l'autre.

D'abord le plexus brachial envoie vers la partie antérieure de la poitrine plusieurs filets peu considérables, sous le nom de nerfs thorachiques : en arrière, il en donne un autre, un peu plus gros, qui se porte vers l'omoplate, sous le nom de sus-scapulaire; ensuite il fournit six branches remarquables, à travers lesquelles passe l'artère axillaire.

Quatre de ces nerfs sont placés au-devant de l'artère et deux en arrière. Les quatre premiers sont , en les prenant de dedans en dehors , le cutané interne , le cubital , le médian et le cutané externe ; les deux derniers sont le radial et l'axillaire ou articulaire. Mais dans l'étude de ces nerfs , il vaut mieux commencer par les deux cutanés, passer ensuite au médian, et terminer par le cubital. Ce n'est qu'après cette étude qu'il faut s'occuper du radial d'abord , et ensuite de l'axillaire.

Les deux cutanés se perdent presqu'en entier à la partie interne de la peau du bras et de l'avant-bras ; il faut nécessairement disséquer celle-ci dans toute son étendue, afin de pouvoir mieux poursuivre les nombreux filets des deux cutanés ; le médian se reconnaît à sa grosseur, à la place qu'il occupe au milieu des autres , ainsi qu'à sa terminaison qui se fait aux quatre premiers doigts. On observera également que le médian ne fournit point de branches jusqu'au pli du bras.

Le cubital , destiné pour les deux derniers doigts, marche à la partie interne du bras , se place derrière la tubérosité interne de l'humérus. Rien de plus facile que la dissection de ces nerfs, quand on les a bien reconnus à leur origine , et ce serait abuser du tems et de la patience de l'élève, que de lui indiquer minutieusement le mode de préparation de chacun des nerfs du bras. Je crois donc pouvoir m'en dispenser , et passer de suite à leur description.

DESCRIPTION.

NERFS DES MEMBRES SUPÉRIEURS.

(Brachiaux.)

Quatre nerfs sont placés devant l'artère axillaire , et deux derrière. Le cutané interne , le musculo-cutané , le médian et le cubital , forment le plan antérieur ; le radial et l'axillaire , le plan postérieur ; il faut y ajouter les nerfs thorachiques , et le sus-scapulaire.

DES NERFS THORACHIQUES.

(*Sterno-thorachiques.*)

Situation. Sur les parties latérales et antérieures de la poitrine. *Etendue.* Du plexus brachial, à la poitrine. *Direction.* De dehors en dedans, et de haut en bas. *Rapports.* Toujours recouverts par les tégumens, ils s'éloignent du plexus, en passant, les uns devant, les autres derrière l'artère axillaire, pour se rendre dans les muscles de la poitrine. *Divisions.* Ils forment trois branches, une antérieure, qui se perd dans le petit et le grand pectoral; une moyenne pour le grand dentelé, et une postérieure pour le grand dorsal.

DU NERF SUS-SCAPULAIRE.

(*Idem.*)

Situation. A la partie supérieure de l'épaule. *Etendue.* Du plexus brachial, à la partie supérieure et postérieure de l'omoplate. *Direction.* Oblique de devant en arrière, et de haut en bas. *Divisions.* De la partie supérieure du plexus brachial, il se porte en arrière, gagne l'échancrure qu'on remarque sur le bord supérieur de l'omoplate, se divise en deux branches, qui vont se perdre dans le sous-épineux, le sous-scapulaire et le petit rond.

DU NERF CUTANÉ INTERNE.

(*Cubito-cutané.*)

Situation. A la partie interne de la peau du bras et de l'avant-bras. *Etendue.* Du plexus brachial, dans les environs du poignet. *Direction.* Parallèle à la partie interne du bras et de l'avant-bras. *Rapports.* Recouverts par la peau de la partie interne du bras, d'une part; de l'autre, appliqué sur les muscles voisins, presque toujours accompagné de la veine basilique. *Divisions.* En deux branches, l'une externe, qui marche parallèlement au bord interne du biceps, et se perd sur la partie antérieure de l'avant-bras ; l'autre interne, plus considérable, qui descend le long de la partie interne du bras et de l'avant-bras, et se perd dans les tégumens de ces parties.

DU NERF MUSCULO-CUTANÉ.

(Radio-cutané.)

Situation. A la partie antérieure du bras, et externe de l'avant : bras. *Etendue.* Du plexus brachial, jusqu'au poignet. *Direction.* Oblique de haut en bas, en se contournant de dedans en dehors sur le membre supérieur. *Rapports.* Dès son origine, il perce le muscle coraco-brachial, passe ensuite entre le biceps et le brachial antérieur, pour se placer, comme le précédent, entre les tégumens de la partie antérieure et externe du bras et de l'avant-bras, et les muscles voisins. *Divisions.* Dans sa marche, il envoie d'abord un filet au nerf médian, puis il en donne un plus grand nombre au coraco-brachial, au biceps, et se perd, par des divisions très-multipliées, dans les tégumens de la partie externe et postérieure de l'avant-bras.

DU NERF MÉDIAN.

(Médian-digital.)

Situation. A la partie antérieure et moyenne du bras, de l'avant-bras et de la main. *Etendue.* Du plexus brachial, à la partie inférieure des quatre premiers doigts de la main. *Direction.* Parallèle à celle du membre supérieur. *Rapports.* Au bras, ce nerf descend entre l'artère brachiale, en dedans, et le biceps, en dehors ; à l'avant bras, il se place sur sa partie moyenne, en s'enfonçant un peu entre les muscles de cette région, passe sous le ligament annulaire du carpe, se place entre les tendons du sublime et ceux du profond, et devient sous-cutané dans le reste de son étendue. *Divisions.* 1°. Il ne donne aucunes ramifications jusqu'au pli du bras ; au-dessous, et jusque dans la paume de la main, il

34

fournit des rameaux assez nombreux aux muscles de l'avant-bas ;
2°. arrivé à l'extrémité supérieure des os du métacarpe , il se divise en cinq branches, qui sont destinées pour les côtés externes et internes des quatre premiers doigts , excepté le 4e., au côté interne duquel il ne fournit point de branche ; c'est le cubital qui en est chargé. Chacune de ces branches se divise en deux rameaux, excepté la première , qui se perd dans les muscles de l'éminence thénar.

DU NERF CUBITAL.

(Cubito-digital.)

Situation. A la partie interne du bras, interne et postérieure de l'avant-bras. *Etendue.* Du plexus brachial , aux quatrième et cinquième doigts. *Direction.* De haut en bas , en se contournant sur la partie postérieure de l'avant-bras. *Rapports.* Il descend d'abord collé à la partie interne du triceps brachial , passe derrière la tubérosité interne de l'humérus, entre cette éminence et l'oléocrâne, se contourne sur la partie interne et antérieure de l'avant-bras, placé entre le cubital et le profond, à la partie interne de l'artère cubitale, et va gagner la paume de la main , en passant entre le ligament annulaire et les tégumens. *Division.* 1°. Dans ce long trajet, il ne fournit que des rameaux peu remarquables aux muscles qu'il avoisine ; 2°. parvenu à deux pouces environ du poignet, il fournit une branche considérable qui se porte sur le dos de la main , et se divise en deux rameaux pour le petit doigt, l'annulaire et celui du milieu ; 3°. arrivé dans la paume de la main , le cubital se partage en deux branches, une profonde pour les muscles inter-osseux, et une superficielle pour le petit doigt , l'annulaire et celui du milieu.

DU NERF RADIAL.

(Radio-digital.)

Situation. A toute la partie postérieure du membre supérieur. *Etendue.* Du plexus brachial , à la partie postérieure des quatre premiers doigts. *Direction.* Parallèle à celle du membre supérieur, en se contournant sur l'humérus de haut en bas, de devant en arrière, et de dedans en dehors. *Rapports.* Aussitôt son origine, il se porte, en arrière, entre les trois portions du triceps et l'humérus; il passe ensuite entre le long supinateur et le brachial antérieur, et se partage en deux branches. *Divisions.* 1º. Il donne d'abord quelques rameaux pour le triceps brachial; un peu plus bas, il fournit une branche destinée pour les tégumens de la partie postérieure de l'avant-bras, et qui descend jusque dans les environs du poignet; 2º. arrivé vers l'extrémité supérieure du radius, il se partage en deux branches, une postérieure, qui descend très-bas, et se perd dans les parties molles de la partie postérieure de l'avant-bras; l'autre, antérieure, principalement destinée pour les côtés externe et interne des quatre premiers doigts de la main.

DU NERF AXILLAIRE.

(*Scapulo-huméral.*)

Situation. Dans le creux de l'aisselle. *Etendue.* Du plexus brachial; dans les muscles de l'épaule. *Direction.* Oblique de devant en arrière, et de haut en bas. *Rapports.* D'abord placé sous le muscle sous-scapulaire, il s'enfonce ensuite entre les grand et petit ronds, et se contourne sur la partie supérieure de l'humérus, recouvert par la longue portion du triceps. *Division.* En rameaux multipliés pour les muscles de l'épaule.

DU PLEXUS LOMBAIRE.

Administration anatomique.

C'est derrière le muscle psoas qu'on trouve ce plexus, qui est formé par les branches antérieures des quatre premières paires

34*

lombaires. Il suffit donc de disséquer avec soin ce muscle, et de l'écarter de dedans en dehors de la colonne vertébrale, sans le détacher, pour apercevoir facilement le plexus lombaire, qui d'ailleurs est beaucoup moins considérable que le brachial, et dont la préparation est aussi beaucoup plus facile. Deux nerfs seulement partent de ce plexus : ce sont l'obturateur et le crural. On les voit d'abord marcher le long du muscle psoas, en partie cachés par ce muscle ; une fois qu'ils en sont dégagés, on les suit facilement jusqu'au moment où chacun se rend à sa destination particulière.

Le crural doit être disséqué et même étudié le premier, l'obturateur étant entièrement caché par les divisions du crural.

En procédant avec un peu de lenteur, on suivra très facilement les divisions du crural, parce qu'elles sont superficielles, et qu'elles se perdent dans les muscles dont on connaît la position et les rapports.

L'obturateur, parvenu dans les environs de la symphyse sacro-iliaque, descend un peu dans le bassin et se place sur les os de cette cavité, dont il suit le contour jusqu'à la hauteur du trou obturateur. Sa préparation, pendant tout ce trajet, ne présente point de difficulté ; mais lorsqu'il a traversé le trou obturateur, il se trouve profondément caché par les muscles superficiels de la cuisse. On doit donc disséquer ces muscles, aller prendre le tronc de l'obturateur à sa sortie du trou du même nom, et poursuivre ensuite ses divisions, qui se portent aux muscles de la partie interne de la cuisse.

DESCRIPTION.

DU NERF CRURAL.

Situation. A la partie interne de la cuisse. *Etendue.* Du plexus lombaire, à la partie inférieure et interne de la jambe. *Direction.* Parallèle à la partie interne du membre inférieur. *Rapports.* Dans le ventre, il est caché par le muscle psoas, et devient sous-cutané le long de la partie interne du membre inférieur. *Divisions.* En rameaux superficiels, et en rameaux profonds. Les premiers se distribuent dans les tégumens de la partie interne de la cuisse et de la jambe ; les seconds peuvent être distingués en externes, qui se perdent dans les muscles de la partie supérieure et externe de la cuisse; et en internes, qui accompagnent l'artère crurale, parmi lesquels un plus considérable, sous le nom de saphène, devient sous-cutané, accompagne la veine du même nom, et se perd sur la partie interne du dos du pied.

DU NERF OBTURATEUR.

(Sous-pubio-fémoral.)

Situation. A la partie interne et supérieure de la cuisse. *Etendue.* Du plexus lombaire, aux muscles adducteurs de la cuisse. *Direction.* Parallèle à celle du muscle psoas. *Rapports.* Dans le ventre, il répond au côté interne de ce muscle, et se trouve, dans le bassin, entre l'artère obturatrice, qui lui est supérieure, et la veine du même nom, qui lui est inférieure : hors du bassin, il se place entre le pectiné et le premier adducteur. *Divisions.* En branches antérieures et postérieures, qui se perdent dans les muscles adducteurs.

DU PLEXUS SCIATIQUE.

Administration anatomique.

Le plexus sciatique, un des plus considérables du corps humain, se voit sur les côtés de l'excavation du bassin. Son volume, la grosseur des branches qui le forment, le font assez reconnaître. Je me bornerai donc à dire ici, qu'il faut séparer l'un des deux membres inférieurs de l'autre, pour mettre ce plexus complètement à découvert. La coupe nécessaire pour ce travail ne diffère point de celle qui a été indiquée pour la préparation de l'artère hypogastrique. Une fois débarrassé des parties molles qui le recouvraient, on le retrouve facilement à la partie postérieure de la cuisse. Suivre son tronc principal et ses nombreuses divisions, tout cela n'est plus qu'un jeu pour l'élève qui a mis du zèle et du soin dans ses premiers travaux. Je passe donc de suite à la description.

DESCRIPTION.

Le plexus sciatique fournit d'abord le nerf honteux et le petit sciatique. Le premier sort au-dessous du muscle pyramidal, passe entre les deux ligamens sacro-sciatiques, avec l'artère honteuse interne, et se partage en deux branches, qui se perdent dans les organes de la génération.

Le petit sciatique sort du bassin, au-dessous du muscle pyramidal, avec le grand sciatique, au côté externe duquel il est situé. Il se porte ensuite sur le muscle fessier, et se divise en deux branches, dont l'une se porte vers le périné, et l'autre descend le long de la partie postérieure de la cuisse et de la jambe, pour se perdre dans les tégumens de ces régions.

DU GRAND NERF SCIATIQUE.

(Grand fémoro-poplité.)

Situation. A la partie postérieure de la cuisse. *Etendue.* Du plexus sciatique, au creux du jarret. *Direction.* Parallèle à la partie postérieure de la cuisse. *Rapports.* A sa sortie du bassin, ce nerf est situé au-devant du grand fessier, derrière les muscles jumeaux et le carré; un peu plus bas, il se trouve derrière le troisième adducteur, au-devant de la longue portion du biceps et de la partie voisine du demi-tendineux; dans le creux du jarret, l'aponévrose

du *fascia lata* et la peau seules le recouvrent. *Divisions.* 1°. En
rameaux, qui se perdent dans les muscles de la partie postérieure
de la cuisse; 2° à quelques travers de doigt au-dessus du jarret, il
se partage en deux grosses branches qui portent les noms de poplité sciatique externe et de poplité sciatique interne.

DU NERF SCIATIQUE POPLITÉ EXTERNE.

Situation. A la partie postérieure externe de la jambe. *Etendue.*
Du creux du jarret, à la partie supérieure des orteils. *Direction.*
Parallèle à celle de la jambe, en se contournant sur cette partie,
de derrière en devant, sur son côté externe. *Rapports.* Au-dessous
du jarret, il est placé entre la longue portion du biceps et le jumeau
externe, et plus en dehors entre le péroné et le muscle long pé-
ronier latéral. *Divisions.* 1°. En rameaux peu considérables, qui
se perdent dans les parties voisines; 2°. vers l'extrémité supérieure
du péroné, il se partage en deux branches, l'une externe, appelée
nerf musculo-cutané, qui se perd dans les tégumens de la jambe
par des filets qui se contournent sur cette partie, de dehors en
dedans, et qui se consument sur le dos du pied; l'autre interne,
appelée nerf tibial antérieur, qui suit le trajet de l'artère tibiale,
se divise sur le dos du pied en deux rameaux, dont l'un se porte
au côté externe du pied, et l'autre à son côté interne.

DU NERF SCIATIQUE POPLITÉ INTERNE.

Situation. A la partie postérieure et interne de la jambe. *Etendue.* Du creux du jarret, à la voûte du calcanéum. *Direction.*
Oblique de haut en bas, et de dehors en dedans. *Rapports.* Au
creux du jarret, il est placé derrière les vaisseaux poplités, et au
côté externe du muscle demi-membraneux; au-dessous, il s'engage
entre l'articulation et les jumeaux; plus bas, il passe entre le
poplité et le soléaire, et descend le long de la partie postérieure
du tibia, sous le nom de nerf tibial postérieur, qui continue de se
porter à la partie inférieure de la jambe pour gagner la voûte du
calcanéum, et se partager en deux branches appelées plantaires,
distinguées en interne et en externe. Dans sa marche, le nerf

sciatique poplité interne donne des rameaux nombreux à toutes les parties qui entourent l'extrémité supérieure de la jambe; parmi ces rameaux, il en est un plus considérable, appelé saphène externe, qui accompagne la veine du même nom et se perd sur la partie externe et supérieure du pied.

Du nerf plantaire interne. Il est plus gros que l'externe, marche directement de derrière en devant, placé au-dessus de l'adducteur du gros orteil, à côté du tendon de son long fléchisseur, se divise bientôt en quatre branches, destinées pour les quatre premiers doigts, et qui se distribuent comme les artères de ces parties.

Du nerf plantaire externe. Celui-ci marche obliquement de derrière en devant, et de dedans en dehors, entre le court fléchisseur des orteils et l'accessoire du long fléchisseur : il se divise bientôt en deux branches, une profonde, qui donne aux muscles de la plante du pied, et l'autre superficielle, destinée pour les deux derniers orteils.

DES VAISSEAUX LYMPHATIQUES.

Ductus serosi, vasa lymphatica. — Vaisseaux absorbans.

CONSIDÉRATIONS GÉNÉRALES.

La partie de l'anatomie qui concerne les vaisseaux lymphatiques, est sans contredit celle sur laquelle il reste encore le plus de doute et d'incertitude, sous le rapport de la préparation, comme sous celui de l'étude. On doit en attribuer la cause à la petitesse extrême ds vaisseaux qui charrient la lymphe, ainsi qu'à la forme pellucide de leurs parois, ce qui ne permet point d'y faire pénétrer, par l'injection, des matières propres à en démontrer l'existence et de les poursuivre au loin, comme on peut le faire pour les artères et les veines, et sur-tout pour les nerfs. L'évaporation facile du fluide que contiennent pendant la vie les vaisseaux lymphatiques, devient aussi un obstacle à leur dissection. Les moyens dont on se sert en général consistent, pour la préparation du système lymphatique, 1°. à suivre à l'œil nu, ou armé de quelque instrument, les vaisseaux de ce système, sans autre guide que la marche incertaine de leurs divisions multipliées; 2°. à faire pénétrer, par les seules lois de la pesanteur, des liquides colorés, tels que de l'eau, du lait, du suif, de la graisse, une dissolution de gomme ou du mercure, dans un point quelconque de l'économie, d'où l'on suppose que ce métal s'introduit de proche en proche dans toutes les ramifications de la portion d'appareil lymphatique, dans le voisinage duquel on a fait couler le mercure; 3°. à plonger un viscère, un membre isolé, ou toute autre partie distincte et séparée du reste du corps, dans un liquide coloré, dont la chaleur soit modérée. Le liquide pénètre lentement par cette espèce de macération à travers le tissu de la pièce, filtre pour ainsi dire, s'insinue dans toutes les parties et remplit également les lymphatiques de la pièce sur laquelle on veut les étudier.

S'il était possible de reconnaître, par des caractères tirés de la forme et de la structure, les vaisseaux lymphatiques partout où ils se rencontrent, il n'y a pas de doute que le premier mode de préparation serait préférable. On aurait au moins, par ce procédé, la certitude de ne pas prendre pour des vaisseaux lymphatiques, des parties qui n'en sont pas, et de pouvoir les poursuivre dans des endroits où l'on croit qu'il n'en existe pas. Ce mode de préparation aurait de plus l'avantage, comme on le fait pour les nerfs, de pouvoir étudier le système lymphatique dans son ensemble, en partant d'un ou de plusieurs centres communs, pour se rendre de là dans leurs divisions respectives. Ce sont ces inconvéniens qui ont engagé à faire usage du mercure, que l'on introduit dans un point indéterminé de la surface extérieure du corps, dépouillée de ses tégumens, pour le faire pénétrer dans les vaisseaux lymphatiques qui se trouvent sur la marche du métal. On aide la marche progressive du mercure, et son passage dans le plus grand nombre de rameaux, soit en le poussant à travers leur calibre par une puissance mécanique quelconque, ou bien en suspendant la partie de manière que le mercure, obéissant aux lois de la pesanteur, s'introduit par son seul poids, dans les vaisseaux où l'on veut qu'il pénètre. Ce dernier procédé est plus expéditif; et, en supposant la possibilité ou la certitude de son passage dans tous les lymphatiques voisins, on peut alors, par une dissection attentive, suivre ces vaisseaux remplis et gonflés par le métal. On voit qu'ils se dilatent beaucoup plus dans les intervalles des valvules; de là résultent ces nodosités qui servent de caractère pour les distinguer d'avec quelques autres vaisseaux également ténus. Plusieurs inconvéniens sont attachés à cette manière de préparer les lymphatiques. D'abord on ne peut injecter par ce procédé qu'une partie isolée du système lymphatique; ensuite, outre que le mercure enfle considérablement les vaisseaux, il les rompt aussi très-souvent, se répand çà et là, et jette ainsi une confusion extrême dans le travail.

C'est pour éviter en partie les désordres produits par le mercure, qu'on se contente de plonger dans un liquide coloré les pièces sur lesquelles on veut étudier les lymphatiques.

Cependant on ne peut disconvenir que l'injection par le mercure ne présente de grands avantages: ainsi ce dernier mode convient mieux pour les membres, tandis que la dissection à nu est préférable pour les lymphatiques du tronc et de la tête, ou lorsqu'on ne veut voir ces vaisseaux que sur une pièce isolée et de peu d'étendue, après les avoir plongé, comme nous l'avons dit plus haut, dans un liquide convenable.

L'appareil lymphatique présente dans toutes les parties du corps, et à des distances plus ou moins rapprochées, des espèces des pelotons ou plexus lymphatiques, auxquels on donne le nom de glandes, et qui sont comme le rendez-vous commun des vaisseaux lymphatiques des environs. Ces parties distinctes, et d'une certaine grosseur, peuvent être facilement aperçues, soit par la dissection simple, soit à l'aide du mercure, qui, des vaisseaux, se rend au centre commun, soit par l'immersion dans l'eau. Cependant, pour bien voir les glandes lymphatiques, il faut nécessairement choisir un sujet jeune. Il n'est en effet aucune espèce d'organe dont le volume et le développement varient autant selon l'âge. L'enfance est la seule époque à laquelle les glandes soient toutes bien prononcées. Chez l'adulte, elles diminuent en nombre; chez le vieillard, on ne trouve plus guère que celles qui occupent les extrémités des membres.

C'est pour ces différentes raisons qu'il est indispensable de choisir le sujet sur lequel on se propose d'étudier la totalité des lymphatiques ou une partie de ce système. On peut même ajouter qu'il n'est point de branches de l'anatomie où cette précaution soit aussi nécessaire que pour le système lymphatique.

Les cadavres d'enfans, ceux de femmes, ceux encore des individus maigres, médiocrement injectés, sont en général les plus convenables. On peut encore se servir avantageusement des enfans morts du carreau, à la suite d'un scrophule bien prononcé, ou d'une maladie vénérienne, pour la guérison de laquelle le mercure aurait été prodigué.

Il me reste à dire un mot sur la manière de mettre à découvert l'ensemble du système lymphatique et de procéder à sa dissection. Le mode diffère selon les parties que l'on veut étudier, car il en est qui n'ont pas besoin de dissection proprement dit.

Les lymphatiques du ventre sont facilement mis à découvert et deviennent assez apparens, par les injections que l'on pousse dans le ventre d'un animal quelconque, soit vivant, soit mort récemment, pour qu'on n'ait pas besoin de les disséquer. On peut en dire autant des grands viscères, lorsqu'ils ont été plongés assez de tems dans de l'eau tiède colorée, pour que leurs lymphatiques en soient pénétrés.

Il n'en est pas de même des lymphatiques des membres, qu'on peut bien suivre en partie à l'œil nu, lorsqu'ils ont été injectés par le mercure, mais qu'il faut nécessairement disséquer pour en avoir une idée exacte.

On ne peut trop recommander ici l'extrême finesse des instrumens, dont il faut encore assurer la marche à l'aide de la loupe.

Mais de toutes les parties du système lymphatique, il n'en est point de plus importante à connaître, que le gros tronc connu sous le nom de canal thorachique.

On sait qu'il existe sur toute la surface du canal alimentaire, et

de ses dépendances, un ordre de vaisseaux appelés lactés ou chili-
feres ; que ces vaisseaux se rendent, en dernier résultat, vers une
espèce d'empoule, qu'on observe dans les environs des piliers du
diaphragme, et qui est l'origine du canal thorachique, situé à
droite de l'aorte, et derrière les vaisseaux rénaux. Les variétés du
canal thorachique sont très-multipliées : quelquefois on en trouve
deux et même trois qui communiquent ensemble par beaucoup de
vaisseaux courts et disposés en travers, mais qui se réunissent à la
fin en un tronc commun.

Pour bien voir les routes que parcourent le chyle, et mettre à
découvert les vaisseaux qui le charient, il faut ouvrir le ventre d'un
animal vivant, que l'on ait fait manger deux ou trois heures auparavant. On peut encore, pour rendre la chose plus sensible, après
avoir fait jeûner un chien, par exemple, lui donner à-la-fois une
grande quantité de lait, et l'ouvrir immédiatement après. On
pourrait également colorer les alimens, et même le lait que l'on
donne à l'animal que l'on veut soumettre à ses expériences. Pour
que les vaisseaux lactés et le canal thorachique ne se désemplissent
pas, il faut y faire des ligatures ; le froid qui condense sur-le-champ
les liqueurs est aussi fort utile pour ces sortes de recherches, et
elles ne se réunissent jamais mieux que lorsqu'il est plus vif et
plus intense.

On peut encore très-bien injecter le canal thorachique avec des
matières colorées, telles que du suif, des gommes, etc. On le
prend au-dessus de l'ouverture du diaphragmatique, au-devant des
vertèbres lombaires. C'est là qu'il faut introduire le tube d'une
petite seringue, remplie du liquide en question, que l'on porte
facilement dans toute l'étendue du canal thorachique.

Il en est de même pour le tronc lymphatique du côté droit. On
l'injecte par les branches assez grosses que l'on trouve dans le
creux de l'aisselle, entre le grand et le petit pectoral et sur les
côtés du col.

Je passe maintenant à l'exposition du système lymphatique ou
absorbant de quelques-uns.

EXPOSITION SOMMAIRE DES LYMPHATIQUES. (1).

Les lymphatiques ou absorbans sont des petits vaisseaux membraneux, minces, pellucides, qui, prenant *la lymphe* à toutes les surfaces, dans toutes les cavités, la rapportent au centre général de la circulation, forment un système particulier, distinct des autres vaisseaux, par leur origine, leur cours, leur terminaison, leur action et leurs usages. Ils naissent par des radicules ou petits canaux cylindriques, qui s'ouvrent à la surface des membranes, des organes creux, des cavités splanchniques, cellulaires, aréolaires, y forment des *pores*, des villosité qui, par leur action alternative de dilatation et de contraction, prennent, sucent les fluides qui touchent leurs orifices, et sont ainsi les organes de l'absorption.

Ces radicules ou suçoirs absorbans, qui sont si rapprochés et d'une ténuité si grande, qu'ils échappent à l'œil nu, se rassemblent par faisceaux, se réunissent par ramuscules collatéraux, s'enlacent par des replis multipliés, par des anastomoses fréquentes et réciproques, d'où résulte un réseau très-fin, qui forme en grande partie le tissu des surfaces et principalement des membranes de ce réseau radiculaire, d'où partent des rameaux qui, après avoir rampé sous les tégumens, sous les tuniques des viscères, dans les lames du tissu cellulaire qui sépare les différentes couches des muscles, qui enveloppe les nerfs, les vaisseaux sanguins, se prolongent, se réunissent successivement et forment des branches qui grossissent dans leur cours, par nombre de petits rameaux qui viennent s'y rendre.

Les lymphatiques, ainsi formés par la réunion successive de divers rameaux, accompagnent presque toutes les veines, se dirigent comme elles vers le centre général de la circulation ; mais 1° ils sont peu nombreux : en effet, outre que chaque veine est accompagnée de plusieurs lymphatiques, partout on en voit deux

---

(1) Une grande partie de ces considérations générales est extraite des leçons et des ouvrages du professeur Chaussier.

plans distincts par leur position ; les uns, superficiels, sous-cutanés, rampent sous les tégumens ; les autres, profonds, inter-musculaires, sont disséminés dans le tissu de l'organe, dans l'interstice des muscles ; 2°. ils ont entre eux de fréquentes anastomoses : ainsi, dans une partie, les lymphatiques superficiels communiquent avec les profonds, les supérieurs avec les inférieurs, ceux du côté droit avec ceux du côté gauche : disposition qui ouvre plusieurs voies différentes au trajet de la lymphe ; 3°. toujours dans leur trajet ils forment, d'espace en espace, ou des plexus, ou des agglomérations glandiformes, plus ou moins volumineuses, que l'on nomme glandes conglobées ou lymphatiques.

Ces glandes, qui font partie essentielle du système lymphatique, sont produites par l'assemblage de divers rameaux lymphatiques, qui, en s'approchant, se divisent, s'entre-croisent, s'enlacent, se contournent sur eux-mêmes, s'unissent, se confondent en différens points, forment dans leurs plicatures, leurs contours divers, des rétrécissemens, des dilatations alternatives qui ont l'apparence de cellules ou vésicules séparées, produisent ensuite de nouveaux rameaux moins nombreux, mais plus gros, qui s'élèvent et continuent à se diriger vers le centre général de la circulation ; un tissu cellulaire, très-fin, lie, soutient ce peloton ou glanglion lymphatique ; une membrane le revêt, en conserve la forme ; enfin, des vaisseaux sanguins rampent à sa surface, en pénètrent l'intérieur, s'y distribuent par des ramuscules d'une extrême ténuité, qui paraissent y fournir une sécrétion. La forme, le volume, la consistance, la couleur de ces glandes ou ganglions lymphatiques, diffèrent beaucoup selon l'âge, la situation, l'état des parties ; leur nombre est très considérable : il s'élève au moins à six ou sept cents ; mais elles ne sont pas également distribuées dans toute l'étendue du corps ; aux membres, elles sont peu nombreuses, et séparées par de grands intervalles ; au col, dans le thorax, dans l'abdomen, elles sont multipliées, rapprochées, même entassées en quelques endroits ; enfin, toutes s'enchaînent, se rattachent par des plexus ou rameaux lymphatiques, qui s'élèvent des unes aux autres, et en forment une série continue.

On a désigné ces différentes glandes par des dénominations tirées de leur situation ; les principales sont aux membres abdominaux, trois ou quatre glandes poplitées, huit à douze inguinales, dont les unes sont superficielles, les autres profondes ; dans l'abdomen, une série nombreuse de glandes prélombaires, disposées au pourtour de l'aorte, de la veine cave abdominale ; sur le corps des vertèbres des lombes, huit à dix iliaques, qui, d'un côté, se rattachent aux inguinales, et, de l'autre, aux prélombaires ; plus de cent mésentériques, environ soixante mésocoliques, une série de petites sous-hépatiques, spléniques, pancréatiques, qui se lient aux mésentériques ; six à dix gastriques disposées aux courbures de l'estomac ; enfin, dans la cavité du bassin, une vingtaine de glandes pelviennes qui se rattachent aux iliaques, aux prélombaires, aux mésocoliques. Dans le thorax, une série de glandes prédorsales, qui, d'un côté, se lient aux prélombaires, et, de l'autre, à celle du col ; douze inter-costales de chaque côté ; quelques diaphragmatiques, médiastines, sous-sternales, qui se lient les unes aux autres ; un grand nombre de glandes bronchiques, pulmonaires, situées aux divisions des bronches, au pourtour, au sommet des poumons ; quelques cardiaques situées sous la courbure de l'aorte, à la tête, au col, deux ou trois mastoïdiennes, parotidiennes, sous-zygomatiques, maxillaires, sous-linguales ; une série nombreuse de glandes trachéliennes, quelques cervicales ; enfin, aux membres thorachiques, quatre ou cinq huméro-cubitales, six ou huit axillaires, quelques sus-scapulaires et sous-clavières, qui, par leur plexus, se rattachent aux sous-sternales, aux prédorsales, et sur-tout aux trachéliennes. C'est après avoir passé par une ou plusieurs séries de ces glandes, c'est après avoir formé des plexus, des réunions successives, que les lymphatiques qui reviennent des différentes parties, aboutissent tous, d'une manière plus ou moins directe, à deux vaisseaux principaux, qui, par leur disposition, leur usage, correspondent en quelque sorte aux deux veines caves, sont les troncs de tous les lymphatiques, et le confluent général de la lymphe.

L'un de ces troncs, le plus long, le plus considérable, découvert par Pecquet, en 1649, est nommé canal thorachique ou

tronc gauche; il prend son origine sur le corps de la trosième
vertèbre des lombes, par la réunion successive des lymphatiques
qui reviennent des membres abdominaux, des organes pelviens,
et de presque tous ceux de la digestion; il passe dans le thorax,
est apposé sur le corps des vertèbres, traverse toute la hauteur de
cette cavité en s'inclinant à gauche, s'élève ensuite sur la face trachélienne du col, et se termine, en s'ouvrant dans la portion
sous-clavière de la veine brachiale gauche; ce canal, si remarquable par son étendue, sa situation, sa direction, et qui présente
beaucoup de variétes dans son origine, son trajet, sa terminaison,
reçoit le plus grand nombre des lymphatiques du thorax, tous
ceux du côté gauche de la tête, du col et du bras gauche.

L'autre tronc, indiqué par Stenon, est très-court et très-petit;
on le nomme tronc droit ou brachio-céphalique; il est situé obliquement à droite sur les apophyses trachéliennes de la sixième ou
septième vertèbre du col, et s'ouvre dans la portion sous-clavière
de la veine brachiale droite; ce tronc, qui a plusieurs connexions
anastomotiques avec l'extrémité trachélienne du canal thorahique,
reçoit les lymphatiques du côté droit, de la tête, du col, ceux
du bras droit, et quelques-uns qui proviennent du thorax et
du foie.

Pour saisir la disposition particulière des divers lymphatiques,
pouvoir en tirer des inductions applicables à la connaissance des
phénomènes de la santé et des maladies, il faut considérer dans
chaque partie leur nombre, leur trajet, leur direction, leur réunion successive aux différentes espèces de glandes; ainsi on divise l'étude de cet ordre de vaisseaux en plusieurs sections,
savoir :

SECTION 1re. LYMPHATIQUES DES MEMBRES ABDOMINAUX.

1°. *Les Cruraux*.
2°. *Les Fémoro-sous-pubiens*.
3°. *Les Fémoro-popolités*.
4°. *Les Fessiers*.

SECTION II⁰. — LYMPHATIQUES DES PAROIS DE L'ABDOMEN.

1°. *Les Sus-ombilicaux.*
2°. *Les Sous-ombilicaux.*
3°. *Les Circonflexes de l'ilium.*
4°. *Les Ilio lombaires.*
5°. *Les Lombaires.*
6°. *Les Sacrés.*

SECTION IIIᵉ. — LYMPHATIQUES DES ORGANES PELVIENS.

1°. *Les Sous-cutanés du périné et de l'anus.*
2°. *Les Sous-cutanés du pénis.*
3°. *Les Profonds du pénis.*
4°. *Les Scrotaux.*
5°. *Les Testiculaires.*
6°. *Les Vésicaux , les Prostatiques.*

SECTION IVᵉ. — LYMPHATIQUES DES ORGANES DE L'ABDOMEN QUI SONT HORS DU PÉRITOINE.

1°. *Les Rénaux.*
2°. *Les Urétériques.*
3°. *Les Surrénaux.*

SECTION Vᵉ. LYMPHATIQUES DES ORGANES DE LA DIGESTION, CONTENUS DANS L'ABDOMEN.

1°. *Les Epiploïques.*
2°. *Les Gastriques.*
3°. *Les Spléniques.*
4°. *Les Pancréatiques.*
5°. *Les Hépatiques.*
6°. *Les Mésentériques.*
7°. *Les Méso-coliques.*

SECTION VIᵉ. — LYMPHATIQUES DES PAROIS DU THORAX.

1°. *Les Cutanés de la face sterno-costale du thorax.*
2°. *Les Cutanés du dos.*
3°. *Les Sous-sternaux.*
4°. *Les Inter-costaux.*
5°. *Les Diaphragmatiques.*

SECTION VIIᵉ. — LYMPHATIQUES DES ORGANES CONTENUS DANS LE THORAX.

1°. *Les Thymiques.*
2°. *Les Médiastins, les Péricardins.*
3°. *Les Cardiaques.*
4°. *Les Pulmonaires.*
5°. *Les Œsophagiens.*

SECTION VIIIᵉ. — LYMPHATIQUES DE LA TÊTE ET DU COL.

1°. *Les Épicraniens.*
2°. *Les Sous-cutanés de la face.*
3°. *Les Linguaux, les Palatins, les Nasaux, les Orbitaires, les Pharyngiens.*
4°. *Les Trachéliens.*
5°. *Les Thiroïdiens.*
6°. *Les Cervicaux sous-cutanés.*

SECTION IXᵉ. — LYMPHATIQUES DES MEMBRES THORACIQUES.

1°. *Les Brachiaux.*
2°. *Les Huméro-olécraniens.*
3°. *Les Scapulaires.*

1°. *Les Cruraux* naissent des glandes placées derrière le ligament de Fallope, accompagnent l'artère et la veine crurales, et pénètrent dans les glandes inguinales. De plus, ces glandes, situées derrière le ligament, fournissent des lymphatiques pour les artères épigastrique et iliaque antérieure.

2°. *Les Fémoro-sous-pubiens* viennent des glandes inguinales, et se distribuent à la verge, aux tégumens de cette partie, et au prépuce.

3°. *Les Fémoro-poplités* sont ceux qui se distribuent à la cuisse et à la jambe ; ils viennent des glandes inguinales superficielles. On les distingue en superficiels et en profonds : les premiers se distribuent au membre inférieur, en formant par leurs anastomoses une espèce de cerceau qui enveloppe de toutes parts la cuisse, la jambe et le pied. Les profonds, moins nombreux, sortent des glandes inguinales, soit profondes, soit superficielles, et accompagnent l'artère et la veine crurales, puis celles du jaret et de la jambe.

4°. *Les Fessiers.* Ceux-ci, environnés d'une graisse abondante ; communiquent entre eux d'un côté à l'autre de chaque fesse, en se contournant les uns à la partie externe, les autres à la partie interne de la cuisse ; ils s'anastomosent avec les absorbans de ce membre et ceux du périné. Quelques-uns vont se réunir aux lymphatiques superficiels des lombes.

SECTION IIe. — LYMPHATIQUES DES PAROIS DE L'ABDOMEN.

1°. *Les Sus-ombilicaux* sont deux faisceaux qui viennent des lymphatiques du thorax. L'un de ces faisceaux est externe ; il suit le trajet de la branche externe de l'artère mammaire, et se distribue avec elle dans les muscles de l'abdomen : l'autre accompagne la branche interne de cette artère, traverse les fibres du

35*

diaphragme, derrière l'appendice xiphoïde, et se distribue aux muscles et aux tégumens du bas-ventre

2°. *Les Sous-ombilicaux* sortent des glandes qui sont placées derrière le ligament de Fallope; ils accompagnent les artères iliaque antérieure et épigastrique, et se distribuent aux muscles larges du bas-ventre, au péritoine et aux tégumens.

3°. *Les Circonflexes de l'Ilium* viennent du plexus hypogastrique et des glandes situées à la partie inférieure du bassin : ils vont se distribuer à l'os des iles et aux muscles de sa partie postérieure.

4°. *Les Ilio-lombaires* viennent également du plexus hypogastrique, puis des glandes situées près de l'articulation sacro-iliaque. Ces vaisseaux se distribuent aux muscles psoas et iliaque, et entrent dans le canal vertébral par le dernier trou de conjugaison.

5°. *Les Lombaires.* Ceux-ci viennent des glandes situées sur le corps des vertèbres des lombes, et se dirigent ensuite, conjointement avec les artères lombaires, vers le muscle psoas, dans lequel ils s'enfoncent. Après quoi ils se divisent en deux faisceaux, dont l'un va dans le canal vertébral et aux muscles des lombes, et l'autre se distribue aux muscles du bas-ventre, au carré des lombes et au péritoine.

6°. *Les Sacrés*, nés du plexus hypogastrique, accompagnent l'artère sacrée latérale : ils rampent sur la face antérieure du sacrum et dans le canal sacré.

SECTION III.° — LYMPHATIQUES DES ORGANES PELVIENS.

1°. *Les Sous-cutanés du périné, de l'anus* : Ceux-ci viennent des glandes situées à la partie inférieure du bassin, d'où ils sortent par l'échancrure ischiatique : ils se distribuent aux parties qui environnent l'anus, et forment les lymphatiques profonds de la verge.

2°. *Les Sous-cutanés du pénis*, fournis par ceux du membre abdominal, vont se confondre dans les glandes inguinales.

3°. *Les Profonds du pénis* viennent du plexus hypogastrique, et suivent le trajet de l'artère honteuse interne.

4°. *Les Scrotaux* : Plusieurs de ceux-ci sont fournis par les précédens ; les autres ; confondus avec les testiculaires, en suivent disposition.

5°. *Les Testiculaires* : Les vaisseaux absorbans du testicule sortis des glandes situées devant l'aorte et la veine cave, descendent devant le psoas, passent par l'anneau inguinal et concourent à former le cordon spermatique : leur nombre varie de six à douze.

6°. *Les Vésicaux*, *les Prostatiques* sortent de la partie inférieure du plexus hypogastrique : ils vont se distribuer à la glande prostate et aux vésicules, et n'offrent d'ailleurs rien de remarquable.

SECTION IV°. — LYMPHATIQUES DES ORGANES DE L'ABDOMEN QUI SONT HORS DU PÉRITOINE.

1°. *Les Rénaux.* Les vaisseaux lymphatiques des reins peuvent être divisés en superficiels et en profonds. Les superficiels se répandent sous la membrane du rein, et pénètrent dans la substance de cet organe en se réunissant aux profonds : ceux-ci s'enfoncent dans la scissure du rein et se distribuent au bassinet, aux calices et à la substance de l'organe.

2°. *Les Urétériques* enveloppent les uretères dans tout leur trajet et communiquent en haut avec les absorbans des reins, et en bas avec ceux de la vessie.

3°. *Les Surrénaux.* Ceux du côté droit sortent de quelques glandes situées sous le foie autour de la veine cave. Les gauches viennent de glandes situées devant le pilier gauche du diaphragme, et tous se portent vers les capsules surrénales, dont ils recouvrent l'extérieur et pénètrent le tissu interne.

SECTION V°. — LYMPHATIQUES DES ORGANES DE LA DIGESTION, CONTENUS DANS L'ABDOMEN.

1°. *Les Epiploïques* viennent des glandes qui se trouvent le long de la grande courbure de l'estomac ; ils se ramifien sur l'épiploon en accompagnant les artères que reçoit ce repli membraneux.

2°. *Les Gastriques* : Les vaisseaux lymphatiques de l'estomac naissent de l'extrémité inférieure du canal thorachique ; ils forment deux faisceaux, dont l'un traverse les glandes qui sont situées sur la petite courbure de l'estomac, avec lesquelles ils forment un plexus qui règne dans toute l'étendue de cette courbure. Ce plexus fournit un grand nombre de rameaux qui se distribuent à la tunique membraneuse et à la tunique interne.

Le second faisceau accompagne les artères gastro-épiploïques droites et gauches, traverse les glandes qui se trouvent à la grande courbure de l'estomac, et forme avec elles un plexus comme celui des premiers faisceaux. En sortant de ces glandes, les gastriques se distribuent aussi aux tuniques membraneuse et interne de l'estomac.

3°. *Le Spléniques* : Les absorbans de la rate viennent du canal thorachique, suivent le trajet de l'artère hépatique ; arrivés à la scissure de la rate, ils se partagent en deux plans : un, superficiel, qui se ramifie sous la membrane de ce viscère ; l'autre, profond, pénètre la substance de la rate. Ces deux faisceaux ont entr'eux plusieurs anastomoses.

4°. *Les Pancréatiques* n'ont rien de remarquable; nés des plexus stomachique et splénique, ils s'enfoncent dans le pancréas et suivent la direction des vaisseaux sanguins qui pénètrent cet organe glanduleux.

5°. *Les Hépatiques* : Aucun organe n'en contient davantage que le foie. On les distingue en superficiels et en profonds. Les premiers appartiennent à la face supérieure ou à la face inférieure de l'organe.

Les superficiels de la face supérieure se distinguent en ceux du lobe droit et ceux du lobe gauche.

Les absorbants du lobe droit forment quatre faisceaux différents : 1°. Ceux qui naissent dans l'intervalle des feuillets du ligament suspensoire, remontent dans ce ligament, entrent dans le thorax par l'ouverture triangulaire située derrière l'appendice xiphoïde, traversent une et quelquefois deux glandes médiastines, puis se subdivisent pour se réunir à plusieurs des absorbans thorachiques, et enfin vont se terminer dans le canal thorachique.

Le second faisceau naît à droite du premier; il se porte entre les lames du ligament latéral droit du foie, et là se divise en deux ordres; les uns traversent le diaphragme, rampent sur la face supérieure de ce muscle, reviennent dans l'abdomen par l'ouverture aortique, et se terminent ensuite aux glandes situées entre l'aorte et la veine cave, en se confondant avec les absorbans stomachiques. Les inférieurs traversent aussi le diaphragme vers les dernières côtes où il s'attache, rampent sur ces côtes; là, traversent des glandes et se confondent avec les absorbans intercostaux.

Le troisième faisceau se ramifie sur la partie postérieure du foie; les troncs qu'il forme s'unissent les uns aux absorbans hépatiques à leur entrée dans l'abdomen, les autres vont se terminer dans le conduit thorachique, réunis aux absorbans de l'aorte et de l'œsophage.

Le quatrième faisceau est situé sur la partie antérieure du lobe droit : il fournit des absorbans qui vont s'unir au premier faisceau, et d'autres qui descendent dans la scissure du foie, pour communiquer avec les faisceaux profonds et aboutir dans les glandes du pylore.

Les absorbans de la face supérieure du lobe gauche constituent trois ordres; ceux du premier ordre vont s'unir au premier faisceau du lobe droit.

Les seconds couvrent toute la surface du lobe gauche, et vont se ramifier derrière l'estomac et sur la face concave du diaphragme, puis enfin s'unissent à quelques absorbans spléniques, pour se jeter avec eux dans les plexus qui environnent l'aorte et la veine-cave inférieure.

Les absorbans du troisième ordre sont situés tout-à-fait devant le lobe gauche entre les ligamens suspensoir et latéral gauche, puis descendent le long de l'œsophage pour se perdre dans les glandes de la petite courbure de l'estomac.

Les absorbans superficiels de la face inférieure se divisent, en ceux du lobe droit et ceux du lobe gauche. Les premiers se partagent en trois ordres de rameaux.

1°. Les uns naissent entre la circonférence du foie et la vésicule biliaire, et se terminent aux glandes voisines de l'aorte et de la veine-cave.

2°. Ceux de cet ordre rampent sur la vésicule, entre son fond et le bord mince du foie, et se terminent au-dessus de l'intestin duodénum.

3°. Ces derniers enfin naissent entre la vésicule et la scissure longitudinale, et vont s'unir aux précédens.

Les absorbans du lobe gauche couvrent toute l'étendue de ce lobe et celui de Spigel, et se confondent avec les précédens et les profonds.

Les absorbans profonds naissent dans toute l'étendue du foie; ils accompagnent les vaisseaux sanguins, ceux du conduit biliaire, et en sortent avec eux pour gagner les glandes de la petite courbure de l'estomac, descendent derrière cet organe, et vont se réunir enfin aux absorbans intestinaux et spléniques.

Les Mésentériques : Les mésentériques sont un faisceau formé par les lymphatiques des intestins grêles, lequel traverse le paquet de glandes situé à l'origine du mésentère, d'où sort une grande quantité de branches lymphatiques qui se répandent dans toute les parties de ce repli membraneux; ces rameaux s'avancent vers le conduit intestinal, et là se divisent en superficiels et en profonds; les premiers rampent sur la tunique membraneuse; les seconds se ramifient sur la tunique interne.

6°. *Les Méso-coliques.* Ceux-ci procèdent du faisceau qui accompagne l'artère mésentérique supérieure, marchent entre les deux lames du méso-côlon transverse, et passent dans les glandes situées le long du bord postérieur du côlon. Les absorbans du côlon lombaire gauche et iliaque, de même que ceux du rectum, viennent des glandes qui se trouvent au-devant de la colonne vertébrale et de l'aorte, et de celles comprises entre les deux mes du méso-rectum.

SECTION VIe. — LYMPHATIQUES DES PAROIS DU THORAX.

1°. *Les Cutanés de la face sterno-costale du thorax* : Les glandes axillaires fournissent les vaisseaux superficiels des parois de la poitrine. Parmi ces vaisseaux, les uns rampent sur la face antérieure du muscle grand pectoral; quelques rameaux sortis de ceux-ci vont aussi vers la partie inférieure du col, et sur le deltoïde; d'autres contournent le bord inférieur du pectoral. Les autres absorbans se répandent sur les muscles grand dorsal, grand dentelé et oblique externe.

2°. *Les Cutanés du dos* viennent aussi des glandes axillaires; les supérieurs s'engagent entre le grand dorsal et le grand rond, passent sous le sous-épineux, où ils rencontrent quelques glandes qu'ils traversent, et viennent se distribuer au trapèze et aux tégumens qui le recouvrent. Les moyens naissent comme les précédens, se ramifient encore sur le grand dorsal, sur l'extrémité du trapèze et la peau correspondante. Les inférieurs, unis d'abord aux absorbans moyens, près de l'attache du grand dorsal, rampent sur toute l'étendue de ce muscle.

3°. *Les Sous-sternaux* viennent du conduit thorachique, unis aux absorbans du cou, se jettent dans les glandes inférieures de cette partie, descendent derrière et sur les côtés du sternum, en suivant l'artère mammaire interne, traversent l'ouverture située derrière l'appendice sternale, pour s'anastomoser avec les absorbans épigastriques.

4°. *Les Inter-costaux* : Ceux-ci, nés des parties latérales du canal thorachique, se dirigent de dedans en dehors, après avoir traversé les glandes situées devant les vertèbres du dos : ils forment différens plexus, après quoi ils passent à travers les glandes que l'on aperçoit près de l'articulation des côtes avec les vertèbres ; de ces glandes sortent une multitude de rameaux dont les uns se portent aux vertèbres et aux muscles du dos ; les autres suivent le bord inférieur des côtes, et se distribuent aux muscles inter-costaux, à la plèvre, aux muscles et aux tégumens qui recouvrent la poitrine.

5°. *Les Diaphragmatiques* : Les absorbans du diaphragme se confondent avec les inter-costaux, les hépatiques et les autres absorbans abdominaux; leurs troncs principaux occupent la face convexe du muscle, et se trouvent entre lui et la plèvre.

SECTION VII°. —'LYMPHATIQUES DES ORGANES CONTENUS DANS LE THORAX.

1°. *Les Thymiques* sont peu nombreux; ils sortent des glandes placées au-dessus de la crosse de l'aorte.

2°. *Les Médiastins et les Péricardins* : Les premiers sortent des glandes situées dans la partie supérieure du médiastin et de celles qui se trouvent au-dessus de la crosse de l'aorte, et se répandent dans l'épaisseur de cette cloison. Les autres, partis du même endroit, se ramifient dans les parois du péricarde.

3°. *Les Cardiaques* : Les vaisseaux lymphatiques du cœur viennent des glandes situées au-dessus de la crosse de l'aorte, et descendent, les uns sur la face supérieure, après avoir passé devant les artères aorte et pulmonaire; les autres descendent derrière l'aorte et se répandent sur la face inférieure du cou.

4°. *Les Pulmonaires* : Les lymphatiques des poumons n'ont pas la même origine. Ceux du poumon droit viennent des absorbans de l'extrémité supérieure de ce côté; ceux du gauche sortent du canal thorachique. Ces vaisseaux se réunissent de chaque côté en un faisceau, qui traverse les glandes bronchiques, et forme avec elles un plexus dans lequel les lymphatiques du poumon droit communiquent avec ceux du poumon gauche. De ces glandes sortent deux plans de vaisseaux; un, superficiel, qui se répand sous la membrane externe du poumon; l'autre, profond, pénètre dans la substance de l'organe.

5°. *Les Œsophagiens* viennent de glandes situées au-dessus de la crosse de l'aorte.

SECTION VIII°. — LYMPHATIQUES DE LA TÊTE ET DU COL.

1°. *Les Épicraniens* viennent des glandes qui environnent la veine jugulaire interne et qui sont situées entre le trapèze et le sterno-mastoïdien. Quelques-uns se portent en arrière sur le trapèze; d'autres environnent le pavillon de l'oreille; tous enfin viennent se ramifier de toutes parts sous la peau.

2°. *Les Sous-cutanés de la face* prennent leur origine dans les glandes qui se trouvent au-devant du pavillon de l'oreille, et dans l'échancrure parotidienne, ou de celles situées à la base de la mâchoire inférieure ; les uns, réunis, avec plusieurs absorbans du crâne, se portent au front et à la moitié externe des paupières ; les autres, réunis en deux troncs principaux, suivent le trajet de la veine faciale, et vont se ramifier sur le nez, la moitié interne des paupières et sur le milieu du front.

3°. *Les Linguaux*, *les Palatins*, *les Nazaux*, *les Orbitaires*, *les Pharyngiens* : Les absorbans de la langue viennent des glandes jugulaires, et suivent la direction des vaisseaux qui s'y rendent. Ceux du palais et des fosses nasales viennent des glandes jugulaires à la partie supérieure et latérale du cou : il en est de même des absorbans de la partie supérieure du pharynx. Ceux de la partie inférieure lui viennent des glandes inférieures du cou. Les lymphatiques de l'orbite sortent des glandes placées dans le fond de l'échancrure parotidienne, suivent le trajet des vaisseaux sanguins, et entrent dans la cavité orbitaire par la même ouverture.

4°. *Les Thyroïdiens* viennent des glandes placées sur le trajet de la veine jugulaire interne, et des glandes jugulaires inférieures.

5°. *Les Cervicaux cutanés* viennent des glandes qui occupent l'espace triangulaire formé par les muscles trapèze et sterno-mastoïdien, et de celles qui environnent les veines jugulaire et sous-clavière.

SECTION IX°. — LYMPHATIQUES DES MEMBRES THORACHIQUES.

1°. *Les Brachiaux.* Les absorbans du membre supérieur sont partagés en deux ordres, les superficiels et les profonds. Les premiers naissent des glandes axillaires, se dirigent le long de la partie interne du bras, et se rapprochent de sa partie antérieure et inférieure; là ils fournissent les lymphatiques de l'avant-bras, qui se distribuent à ses parties antérieure et postérieure ; puis plusieurs s'engagent sous le ligament annulaire pour fournir à la paume de la main, tandis que d'autres rampent sur le dos de la main et des doigts.

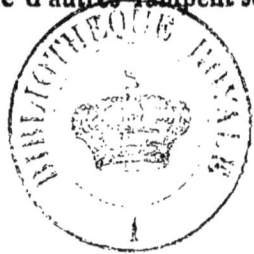

FIN.

TABLE

DES DIVISIONS.

DE LA SQUÉLÉTOLOGIE.

DE LA MYOLOGIE.

DE LA SPLANCHNOLOGIE.

DE L'ANGÉIOLOGIE.

DE LA VEINOLOGIE.

DE LA NÉVROLOGIE.

DES VAISSEAUX LYMPHATIQUES.

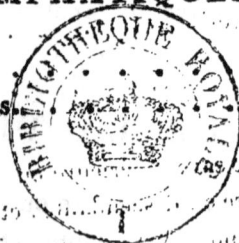

FIN DE LA TABLE.

www.ingramcontent.com/pod-product-compliance
Lightning Source LLC
Chambersburg PA
CBHW031721210326
41599CB00018B/2469